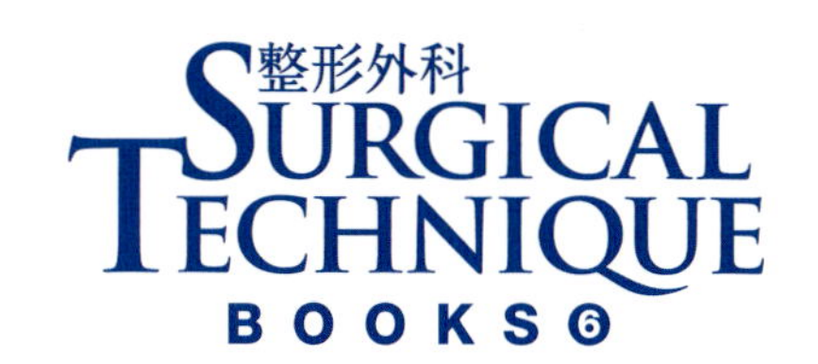

写真
WEB動画
で理解が深まる

手・手指外傷の診断・保存的治療・手術

監修 面川庄平 Shohei Omokawa
奈良県立医科大学 手の外科学講座教授

MC メディカ出版

監修にあたって

手・手指の外傷は日常診療で多くみられますが，適切な初期診断と治療選択が重要であることは言うまでもありません．一見軽微な外傷でも初療で見逃されると手の障害が残存することがあります．また，外傷や治療に伴う合併症から重篤な後遺障害が発生することもあります．スポーツ外傷や労働災害による手の損傷は，早期にパフォーマンスを回復させることが求められ，ハンドセラピストによる後療法の介入が重要となります．

今回，豊富な写真やイラストと動画で手術手技を解説し好評を得ている『整形外科 Surgical Technique』誌の別冊として，『手・手指外傷の診断・保存的治療・手術』をまとめた書籍を企画しました．本書は2015年に刊行した田中寿一先生企画の『実践！ 手・手指外傷の診断・治療のテクニック』をバージョンアップしたものです．執筆者を新たにして構成し，内容面では日常診療で頻繁に遭遇する「橈骨遠位端骨折」を新たに企画しました．また，手関節周囲の靱帯損傷を理解するために，「手根靱帯損傷」や「月状骨周囲脱臼」を追加しました．さらに，後療法が特に重要である外傷として「屈筋腱損傷後のリハビリテーション」を加えました．

本書を構成する各執筆者は国内外で活躍されている手外科専門医，ハンドセラピストの先生方であり，手外科診療の「極意」が多数含まれています．本書が手の外傷を扱う医療者のための必携の一冊となり，手外傷の治療成績向上のために役立つことを期待します．

奈良県立医科大学
手の外科学講座教授
面川庄平

contents

第2章
手・手指の軟部組織損傷

第3章
手関節部の脱臼・骨折

第4章
手関節部の靱帯損傷

監修

面川庄平 Shohei Omokawa
奈良県立医科大学 手の外科学講座教授

執筆

01 **日比野直仁** Naohito Hibino
徳島県鳴門病院整形外科部長

02 **今谷潤也** Junya Imatani
岡山済生会総合病院副院長

03 **篠原孝明** Takaaki Shinohara
大同病院整形外科主任部長

04 **長尾聡哉** Soya Nagao
板橋区医師会病院整形外科部長

05 **園畑素樹** Motoki Sonohata
佐賀大学医学部整形外科准教授

鶴田敏幸 Toshiyuki Tsuruta
鶴田整形外科理事長

浅見昭彦 Akihiko Asami
JCHO 佐賀中部病院院長

角田憲治 Kenji Tsunoda
さかえまち整形外科院長

峯 博子 Hiroko Mine
鶴田整形外科診療部長

石井英樹 Hideki Ishii
JCHO 佐賀中部病院整形外科部長

伊藤恵里子 Eriko Ito
佐賀大学医学部整形外科医員

伊藤康志 Koji Ito
JCHO 佐賀中部病院整形外科

馬渡正明 Masaaki Mawatari
佐賀大学医学部整形外科教授

06 **辻井雅也** Masaya Tsujii
三重大学大学院医学系研究科整形外科学講師

07 **松浦佑介** Yusuke Matsuura
千葉大学大学院医学研究院整形外科学助教

08 **坂野裕昭** Hiroaki Sakano
平塚共済病院副院長

09 **長谷川健二郎** Kenjiro Hasegawa
川崎医科大学手外科・再建整形外科学教室特任教授

10 **今田英明** Hideaki Imada
国立病院機構東広島医療センター整形外科医長

11 **岩部昌平** Shohei Iwabu
済生会宇都宮病院整形外科主任診療科長

12 **善家雄吉** Yukichi Zenke
産業医科大学整形外科学教室講師・
四肢外傷センター長

酒井昭典 Akinori Sakai
産業医科大学整形外科学教室教授

13 **金谷耕平** Kohei Kanaya
JR 札幌病院整形外科科長

14 越後 歩 Ayumu Echigo
札幌徳洲会病院整形外科外傷センター
作業療法士副室長

松井裕帝 Hirotada Matsui
札幌徳洲会病院整形外科外傷センター部長

倉田佳明 Yoshiaki Kurata
札幌徳洲会病院整形外科外傷センターセンター長

辻 英樹 Hideki Tsuji
札幌徳洲会病院副院長・外傷センター部長

15 森谷浩治 Koji Moriya
一般財団法人新潟手の外科研究所研究部長

16 大井宏之 Hiroyuki Ohi
聖隷浜松病院手外科・
マイクロサージャリーセンターセンター長

17 村田景一 Keiichi Murata
市立奈良病院四肢外傷センターセンター長

18 河村健二 Kenji Kawamura
奈良県立医科大学
玉井進記念四肢外傷センター准教授

19 藤岡宏幸 Hiroyuki Fujioka
兵庫医療大学リハビリテーション学部
理学療法学科教授・学長

田中寿一 Juichi Tanaka
荻原整形外科病院手外科・スポーツ傷害センター長

20 川崎恵吉 Keikichi Kawasaki
昭和大学横浜市北部病院整形外科准教授

21 児玉成人 Narihito Kodama
滋賀医科大学整形外科 / リハビリテーション部准教授

22 建部将広 Masahiro Tatebe
名古屋大学大学院医学系研究科
四肢外傷学寄附講座准教授

23 南野光彦 Mitsuhiko Nanno
日本医科大学整形外科准教授

24 坂本相哲 Sotetsu Sakamoto
小郡第一総合病院整形外科部長

25 有光小百合 Sayuri Arimitsu
行岡病院手の外科センター

森友寿夫 Hisao Moritomo
大阪行岡医療大学理学療法学科教授・
行岡病院手の外科センター

26 中村俊康 Toshiyasu Nakamura
国際医療福祉大学医学部整形外科学教授・
山王病院整形外科部長

WEB動画の視聴方法

本書の動画マークのついている項目は、WEB ページにて手術動画を視聴できます。以下の手順でアクセスしてください。

■メディカ ID（旧メディカパスポート）未登録の場合

メディカ出版コンテンツサービスサイト「ログイン」ページにアクセスし、「初めての方」から会員登録（無料）を行った後、下記の手順にお進みください。

https://database.medica.co.jp/login/

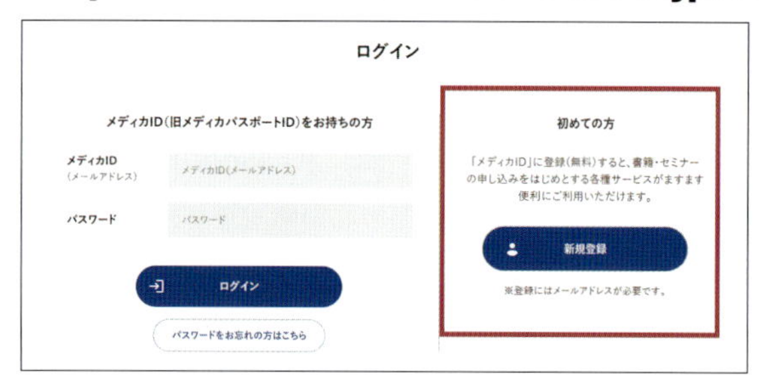

■メディカ ID（旧メディカパスポート）ご登録済の場合

①メディカ出版コンテンツサービスサイト「マイページ」にアクセスし、メディカ ID でログイン後、下記のロック解除キーを入力し「送信」ボタンを押してください。

https://database.medica.co.jp/mypage/

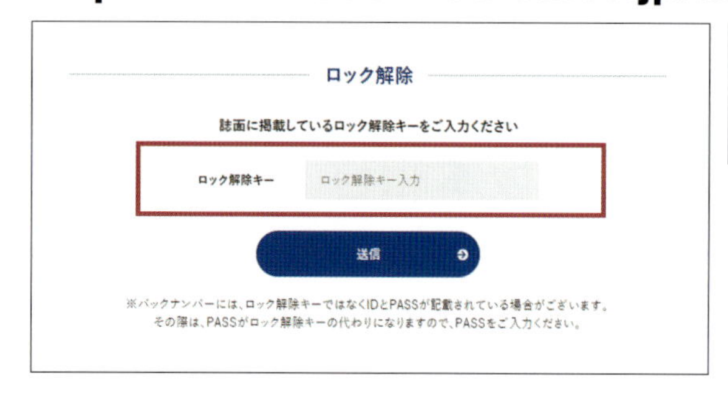

②送信すると、「ロックが解除されました」と表示が出ます。「動画」ボタンを押して、一覧表示へ移動してください。

③視聴したい動画のサムネイルを押して動画を再生してください。

銀色の部分を削ると，ロック解除キーが出てきます．

ロック解除キー

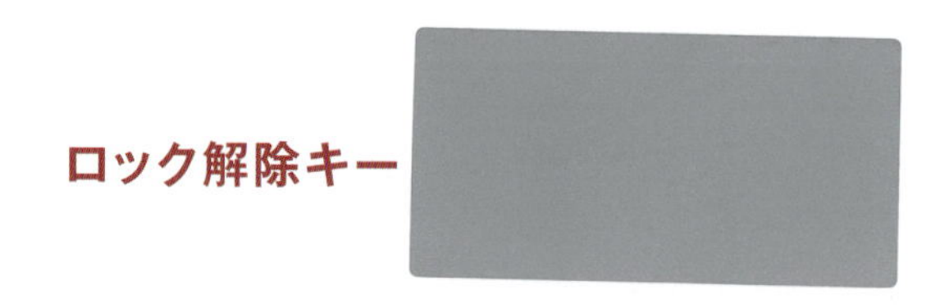

＊ WEB ページのロック解除キーは本書発行日（最新のもの）より 3 年間有効です。有効期間終了後、本サービスは読者に通知なく休止もしくは終了する場合があります。

＊ロック解除キーおよびメディカ ID・パスワードの、第三者への譲渡、売買、承継、貸与、開示、漏洩にはご注意ください。

＊図書館での貸し出しの場合、閲覧に要するメディカ ID 登録は、利用者個人が行ってください（貸し出し者による取得・配布は不可）。

＊ PC（Windows / Macintosh）、スマートフォン・タブレット端末（iOS / Android）で閲覧いただけます。推奨環境の詳細につきましては、メディカ出版コンテンツサービスサイト「よくあるご質問」ページをご参照ください。

第1章

手・手指の骨折

01 槌指

日比野直仁 Naohito Hibino ● 徳島県鳴門病院整形外科部長

槌指＝マレット指

多くの場合“突き指”で生じるが，遠位指節間（distal interphalangeal：DIP）関節を自動伸展できない状態をいう．以下の2つの病態が存在する．

・終止腱が切れる＝腱性マレット

・終止腱の付着部で末節骨が折れる＝骨性マレット

いずれの状態も末節骨に終止腱（伸筋腱）の力が伝達されずDIP関節が伸展しない．

受傷機転，症状

1. 受傷機転[1]

・腱性マレット：伸展位でいるときに屈曲を強制された場合に起こることが多い．

・骨性マレット：突き指など長軸方向からの軸圧で骨折が起こることが多い．

2. 症　状

骨性，腱性にかかわらずDIP関節の自動伸展制限＝伸展ラグ（他動伸展は可能だが，自動伸展が制限された状態）がみられる．近位指節間（proximal interphalangeal：PIP）関節の過伸展変形を伴うスワンネック変形を認める場合もある．

診　断

DIP関節の自動伸展制限を認める．他動伸展は可能である．

X線では指のDIP関節を中心とする正面，側面の2方向を撮像する．

Point

側面で中節骨の骨頭がきれいに重なった側面を撮像する．

陳旧例ではCTを撮像し，骨欠損の範囲などを確認しておく．

骨折がなければ腱断裂による腱性マレットが疑われる．

鑑　別

Heberden結節に伴う伸展制限があるかどうかを確認する．外傷の契機があるかどうかを聴取する．Heberden結節の場合，関節症性変化を認める．

治療法の選択

1. 骨性マレット：終止腱の付着部が三角骨片を伴い骨折する

転位がないあるいは転位がごく軽度の場合には保存的治療を選択するが，骨折部が離解するような転位があれば基本的には手術療法を選択する．特に背側骨片が関節面の40％以上を占める転位骨折はDIP関節の亜脱臼を呈するため，手術適応である．受傷からの時期，骨片の大きさにより治療法を選択する．

・新鮮例（受傷から3週以内）：石黒変法で経皮鋼線刺入固定[2-6]．

・亜急性（受傷から3～6週）：骨折部を経皮的に掻爬後，石黒変法で経皮鋼線刺入固定．

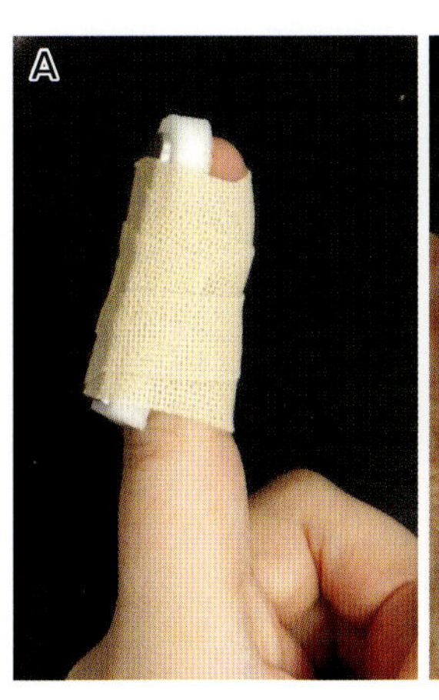

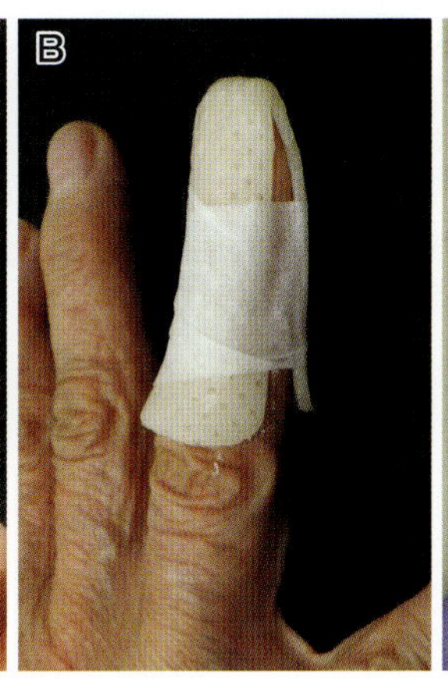

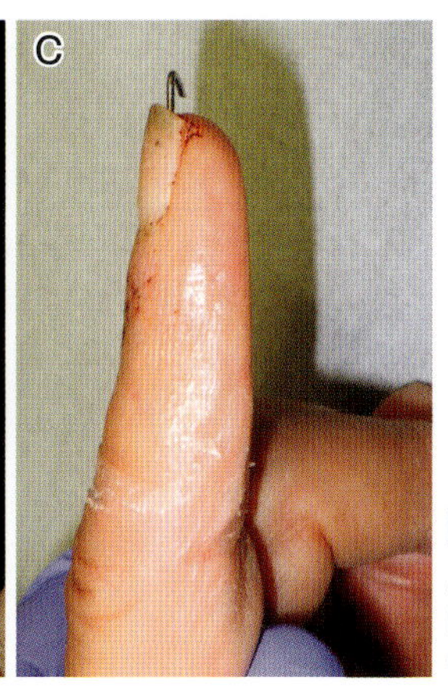

図1 腱性マレットの治療法
A：シーネ固定.
B：スプリント療法.
C：経皮鋼線刺入.

・陳旧例（受傷から6週以上経過）：観血的整復，内固定もしくは鋼線刺入固定[7].

2. 腱性マレット

基本的には保存的治療で伸展位を保持する[1]. 方法として以下の方法があるが一長一短がある.

①シーネ固定（**図1A**）：アルフェンスシーネを掌側もしくは背側にあてがいDIP関節を固定する. スワンネック変形が強いようであればPIP関節屈曲, DIP関節伸展位で保持することも考慮する.

②スプリント固定（**図1B**）：手の形に合わせてスプリントを作製する. 伸筋腱を遠位へ移動させるためにPIP関節を屈曲位に固定し，さらにDIP関節を伸展位に保持するスプリントを夜間のみ装着する場合もある.

③経皮鋼線刺入固定（**図1C**）：指ブロック下にDIP関節をKirschner鋼線で固定する. 筆者は最低でも6週間は固定期間をとっている. 伸展ラグが残っているようなら取り外し可能なスプリントを継続する. 特に夜間は装用するように指導する.

受傷からの時期による選択

・新鮮例（受傷から3週以内）：上記いずれかの方法で伸展位保持する.

・亜急性（受傷から3～6週）：まずは保存的治療を行い反応をみる. 20歳未満の場合は好成績が期待できることが多い.

・陳旧例(受傷から6週以上経過)：観血的に展開し，瘢痕を切除し縫合するか，縫縮する. 一時的にDIP関節はピンニングして伸展位固定する. 屈曲制限が出現する場合がある.

伸展ラグによる治療法の選択

伸展ラグが大きい, すなわち完全断裂の場合には, 約3週後に腱断端が瘢痕化して硬くなった時点で観血的展開，縫合をするという報告もある[8].

保存的治療

1. 骨性マレット

急性期であれば経皮鋼線刺入固定が第一選択であるが，安静，感染予防が行えない場合は保存的治療を選択せざるを得ない場合がある. まったく転位がなければ，シーネ固定を約4～5週間行い，経過をみる場合もある.

2. 腱性マレット

基本は保存的治療である.「治療法の選択」の項を参照のこと.

3. 外固定の合併症

指背部の褥瘡に注意が必要である.

スプリントは取り外しが可能な分，伸展ラグが残りやすい. 伸展位保持を励行させることが重要である.

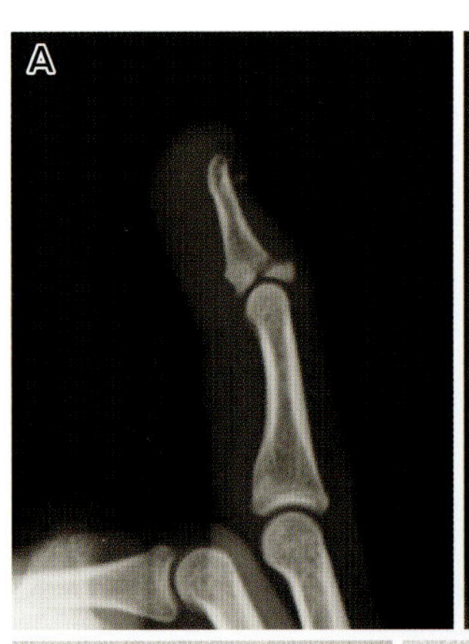

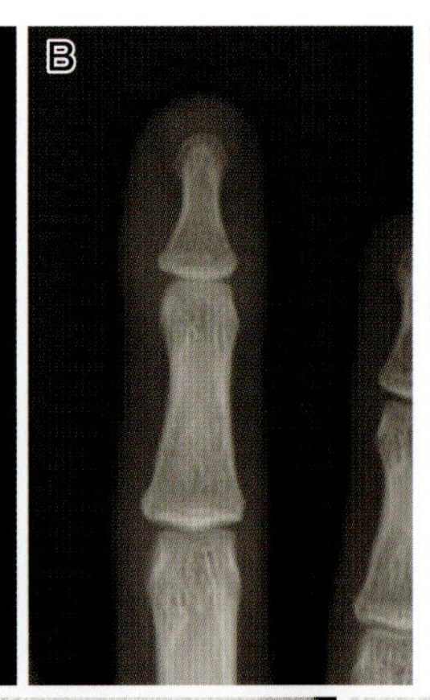

図2 13 歳，女性，骨性マレットの新鮮例（骨片が大きい場合）

A・B：初診時 X 線側面，正面
C：透視画像
D：骨片に 0.7 mm Kirschner 鋼線を刺入
E：伸展ブロックピンを刺入
F：関節面を整復後，骨片を 0.7 mm Kirschner 鋼線で固定
G：DIP 関節を固定

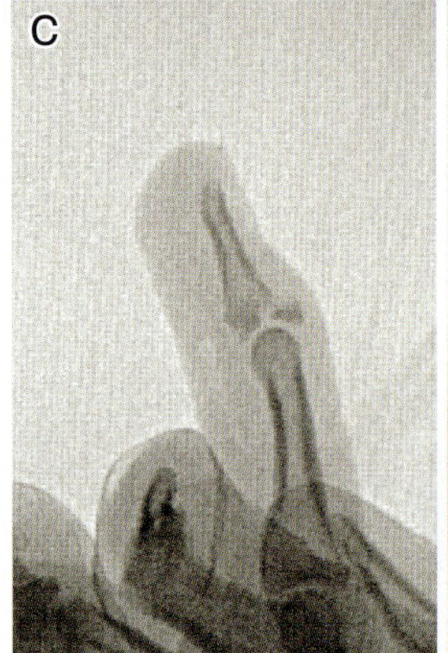

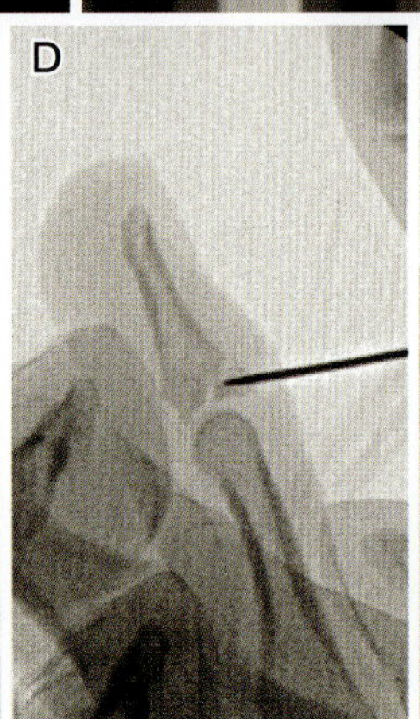

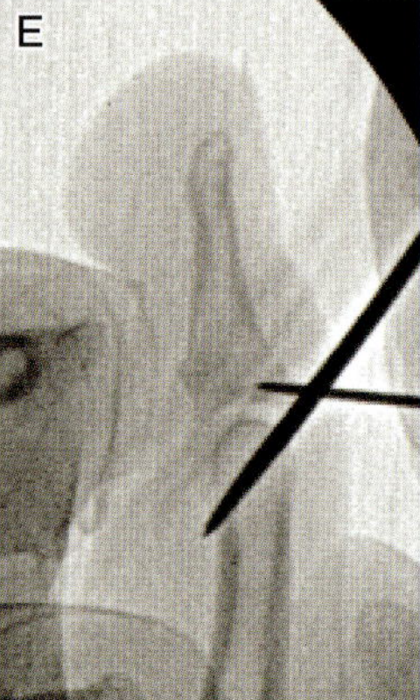

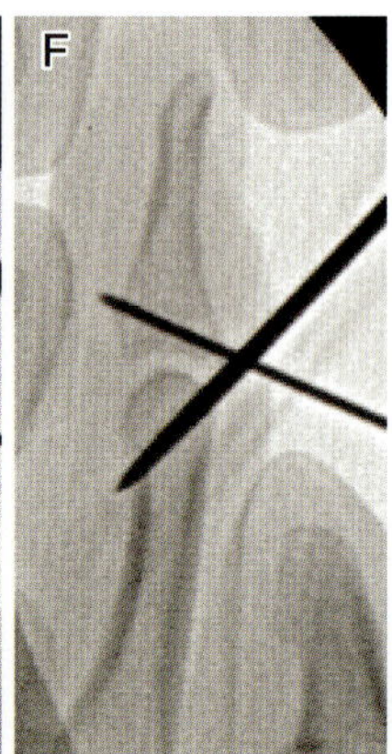

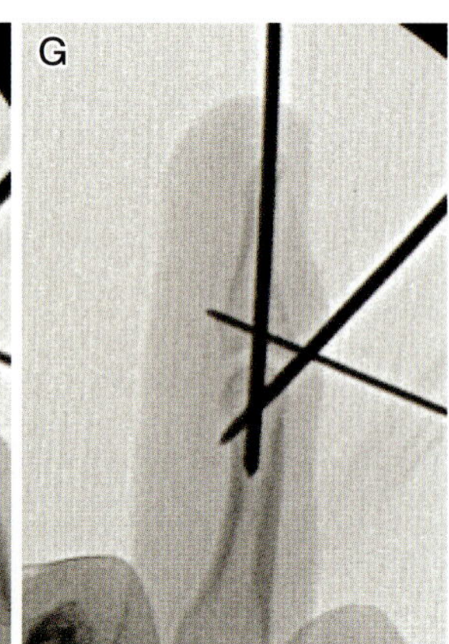

骨性マレットの手術治療

1. 新鮮例（受傷から 3 週以内の症例）

新鮮例では石黒変法により骨接合を行う．症例を供覧しながら手技を解説する．

1）骨片が大きい場合 [5]

症例供覧：13 歳，女性，バレーボールで受傷．伸展ラグ 15°．受傷後 7 日目に手術（図 2A, B）．

0.7 mm Kirschner 鋼線を骨片に刺入した（図 2D）．

手術のコツ

0.7 mm の Kirschner 鋼線を軟骨下骨ギリギリに刺入する．骨片を割ってしまわないよう細心の注意を払う（図 2D）．

指屈曲位で骨片を掌側へ移動させた後，中節骨頭背側から 1.2 mm Kirschner 鋼線を伸展ブロックピンとして，刺入固定した（図 2E）．

Point

伸展ブロックピンを入れると terminal tendon を近位へ牽引してしまうことにより，骨片が背屈してしまうことが多い．骨片に 0.7 mm Kirschner 鋼線を刺入し joystick として骨片をコントロールすることで，整復位の再獲得が可能となる（図 2E, F）．

続いて DIP 関節を 1.2 mm Kirschner 鋼線で関節固定した．石黒法の原法は屈曲位での関節固定であるが，伸展ラグが問題になることが多いので，われわれは伸展位で固定している [6]．

Point

関節固定は可能な限り掌側よりで Kirschner 鋼線を刺入することにより，X 線でフォローする際に骨折部の骨癒合状態が把握しやすい（図 2G）．

術後，約 5 週で抜釘（図 3）し，その後，中節部をしっかりブロックして自動屈曲，伸展を行わせる．夜間スプリントは術後 8 週間装用させる．伸筋に比

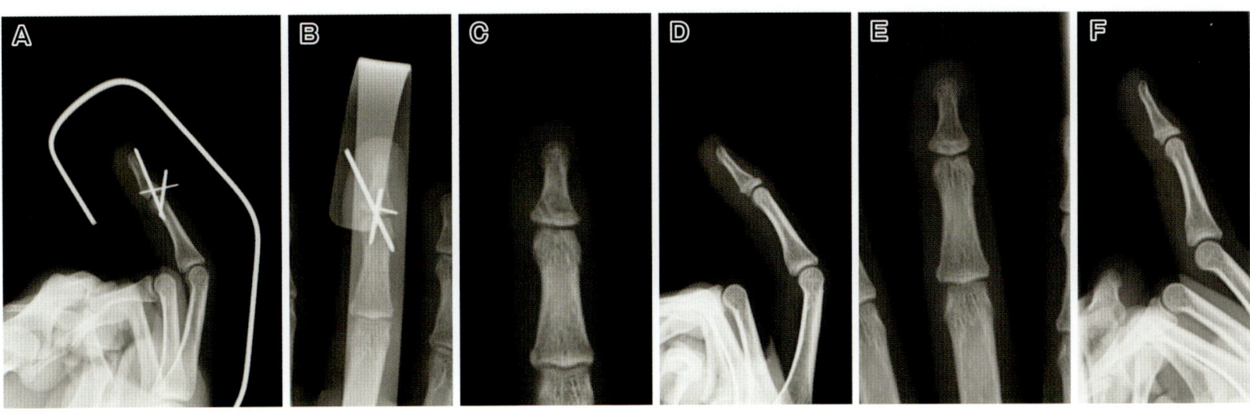

図3 図2の症例の術後経過

A・B：術直後，C・D：術後5週抜釘，E・F：術後120日（伸展0°，屈曲90°）．

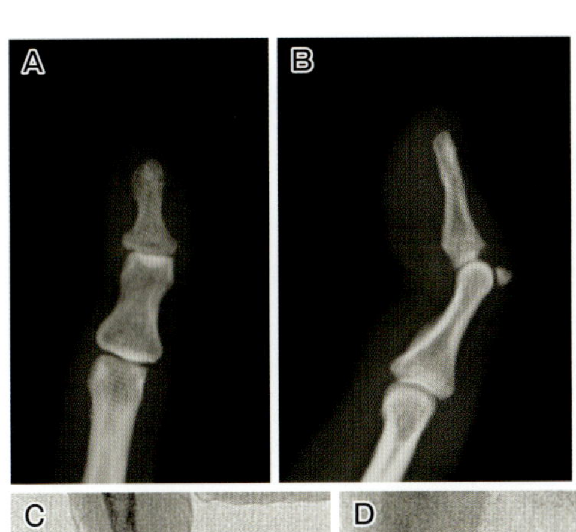

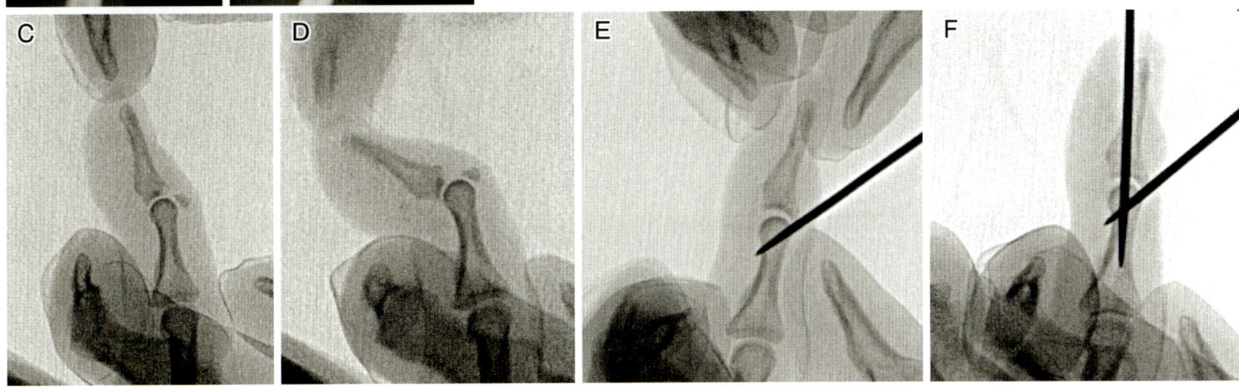

図4 43歳，女性，骨性マレットの新鮮例（骨片が小さい場合）

A・B：術前単純X線所見．
C：他動伸展しても骨折部のギャップが埋まらない，
D：他動屈曲で骨片を掌側移動させておく，
E：伸展ブロックピンを挿入し末節骨を伸展させ関節面を整復，
F：DIP関節を固定

べ屈筋が強いため，伸展ラグが残ることが多い．

2）骨片が小さい場合

症例供覧：43歳，女性，ママさんバレーで受傷．伸展ラグ20°．受傷後2日目に手術を行った（図4）．

指屈曲位で骨片を掌側へ移動させた（図4B，D）後，中節骨頭背側から伸展ブロックピンを刺入した（図4E）．続いて末節骨を整復し，DIP関節を1.2 mm Kirschner鋼線で固定した（図4F）．

術後経過を図5に示す．後療法は骨片が大きい場合に準ずる．

3）合併症

①感染：感染を生じると鋼線の早期抜去を余儀なくされる．コンプライアンスのよくない患者，汗を多量にかく代謝の良好な若年者は，鋼線の先端を皮下に埋没することも考慮する．

②伸展ラグの残存：鋼線抜去後もスプリントを装着させる．

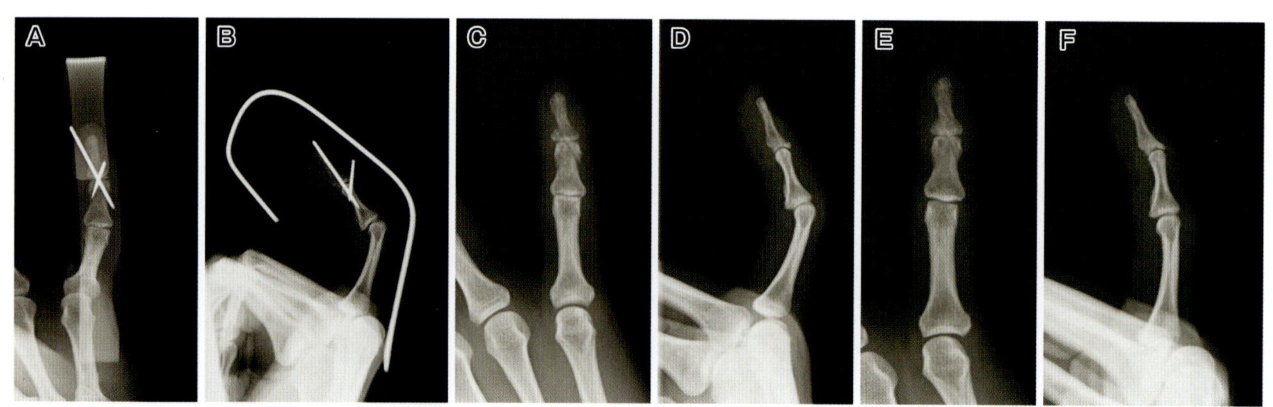

図5 図4の症例の術後経過
A・B：術直後，C・D：術後36日抜釘，E・F：術後4ヵ月（伸展：−7°，屈曲：70°）.

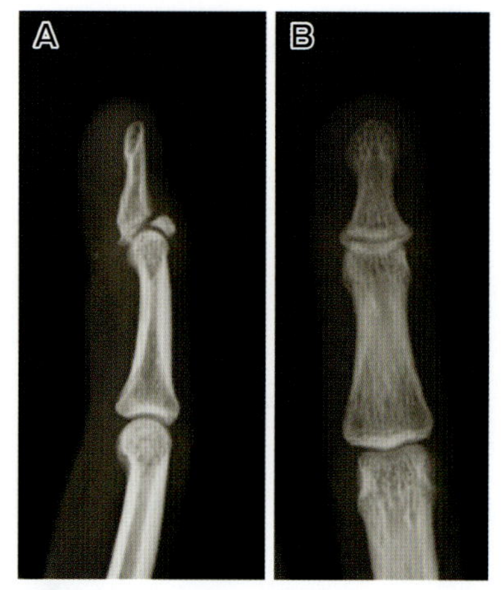

図6 38歳，男性，骨性マレットの陳旧例
A：側面像，B：正面像.

2. 亜急性期の症例（受傷から3～6週経過した症例）

骨硬化像，骨吸収像がなければ，透視下に骨折部を経皮的に23G注射針などを用いて掻爬後，石黒変法を施行する．骨片が大きければ新鮮例同様，骨片の固定も試みる．

3. 陳旧例（受傷から6週以上経過した症例）

症例供覧：38歳，男性，4ヵ月前に幼児に踏まれて受傷した．伸展/屈曲：−7°/60°（図6）.

1）展 開

皮膚上から圧迫してもgapが埋まらなければ（図7A），骨折部直上で背側皮膚をH字状もしくはY字状に切開し（整容面ではH字状のほうがよいが，展開が大きくなりすぎる），骨折部を展開，透視下に偽関節部を確認し（図7B），小さなパンチ，鋭匙を用いて瘢痕を切除する（図7C, D）．骨片が大きい場合は0.7 mm Kirschner鋼線を用いて関節面が適合するように骨片を操作し，固定する（図7E～G）.

2）フックプレート作製，設置[7]

爪母を損傷しないように骨折部の遠位の末節骨上を骨膜下に剥離しプレート，スクリュー設置場所を確保する．AOミニフラグメントシステム1.3 mmを用いてフックプレートを作製する（図8A～C）2孔あるプレートの1孔の中央をニッパーで切断し（図8E, F），ラジオペンチでフック状に形成し作製（図8G, H）する．フックの爪の長さは症例に応じて適宜調整する（図8H）.

手術のコツ

スクリュー長はあらかじめX線の側面像で計測し，長さの目安をつけておく．スクリューが関節内に入らないように末梢に向けてcortical screwを用いbicorticalで固定する（図9）.

3）関節固定

われわれはフックプレートの固定性を過信せず，関節固定を3～4週間行っている.

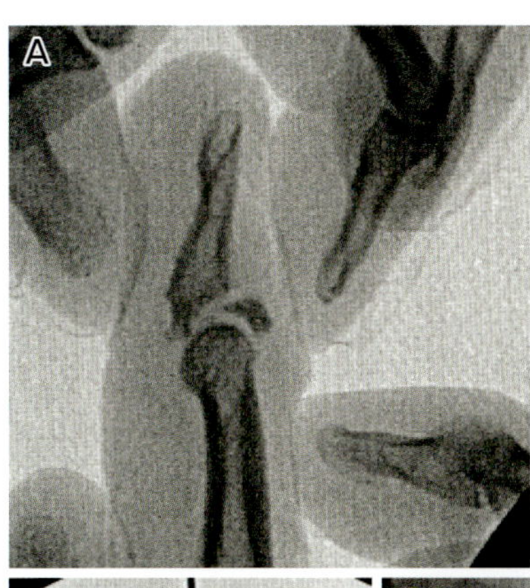

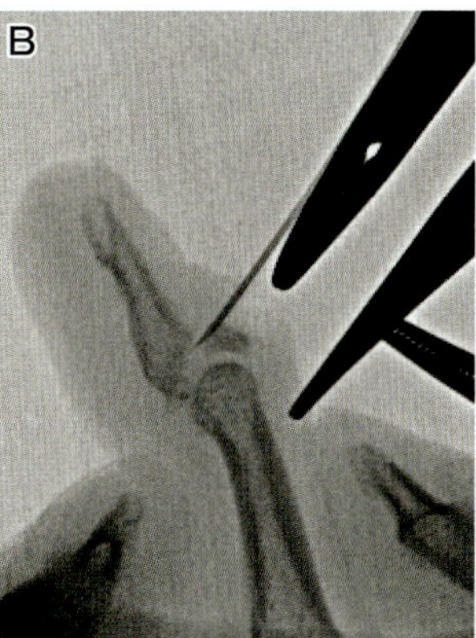

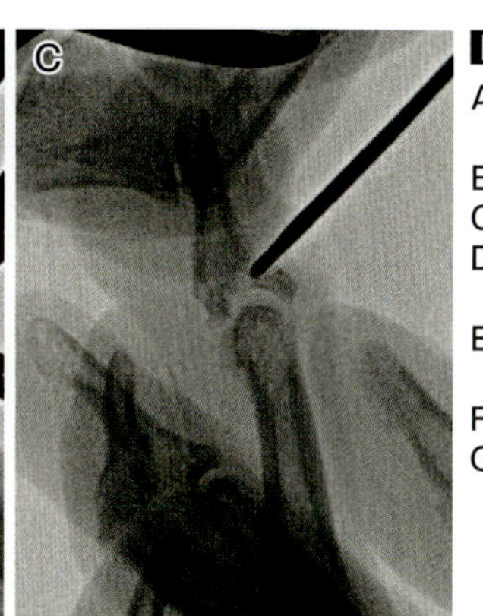

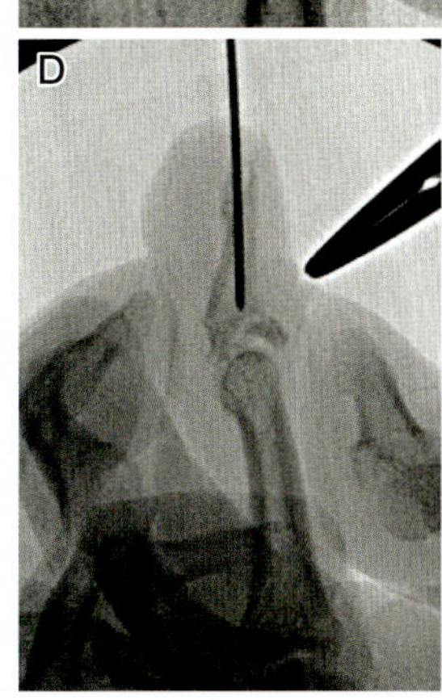

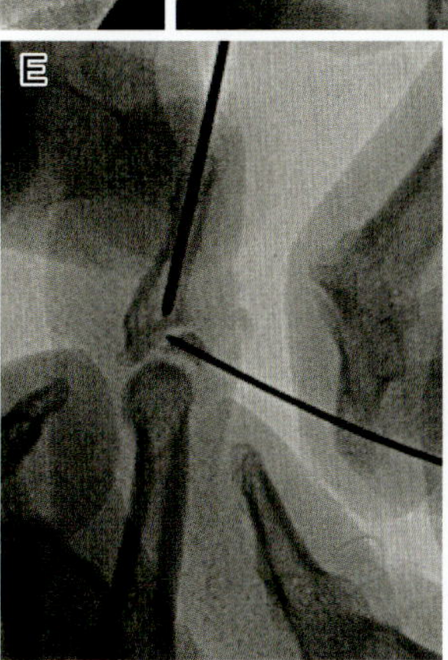

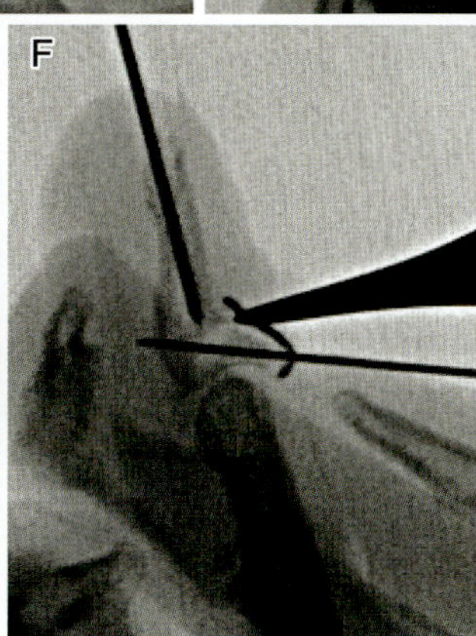

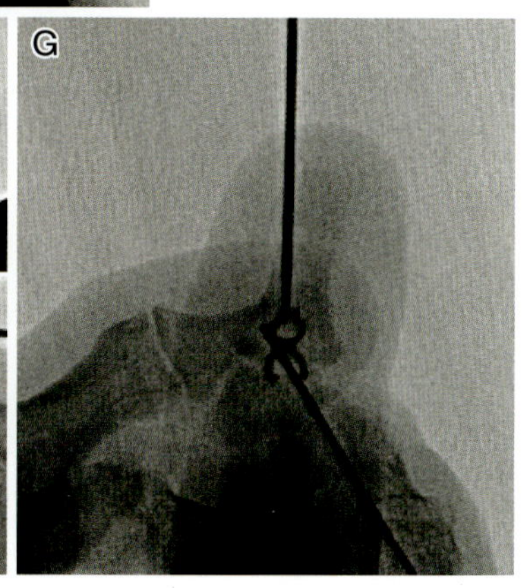

図7 図6の症例の展開

A：皮膚上から圧迫してもギャップは埋まらない，
B：骨折部を確認，
C：骨折部の瘢痕を切除，
D：圧迫してギャップが埋まることを確認，
E：骨片に 0.7 mm Kirschner 鋼線を刺入
F：関節面を整復して固定
G：正面像でプレートの位置を確認

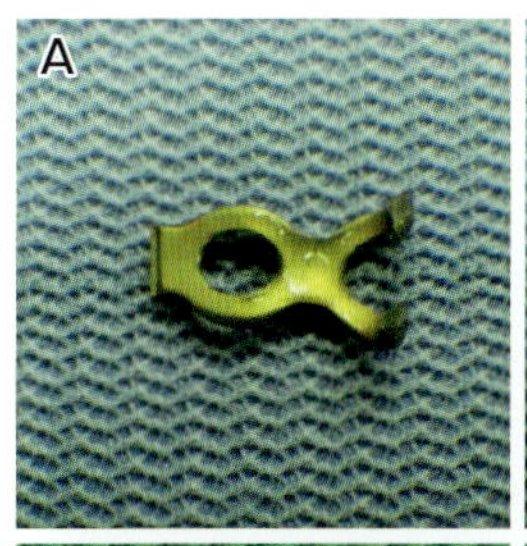

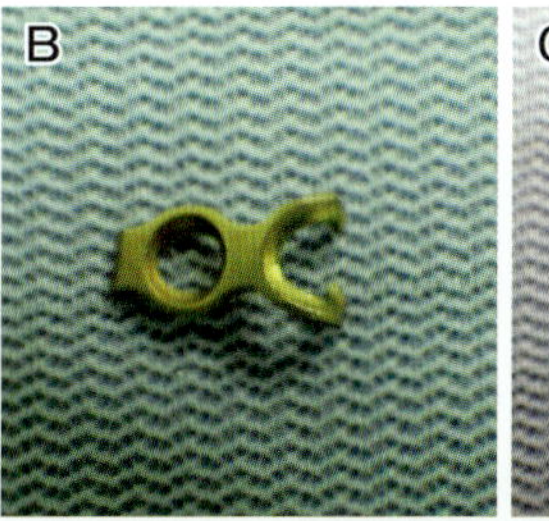

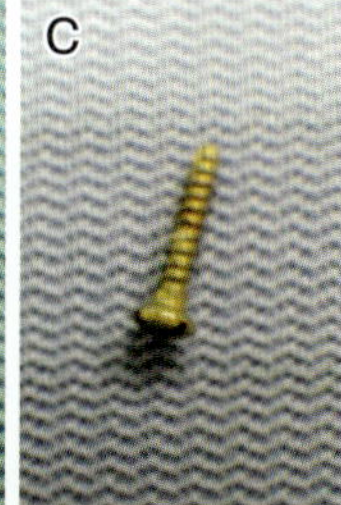

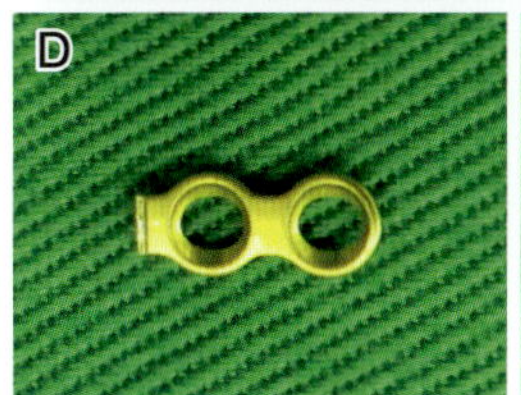

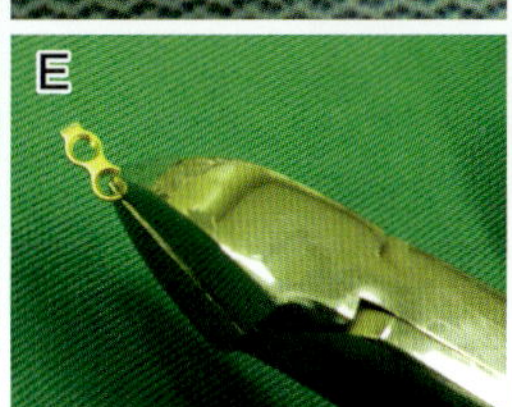

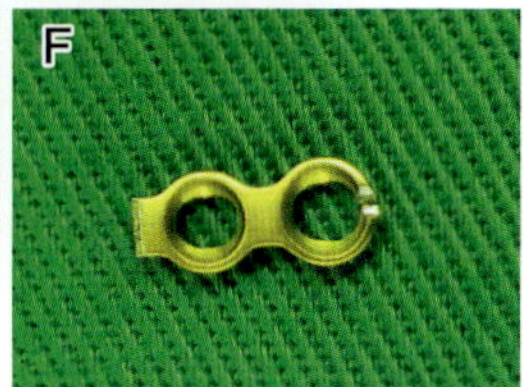

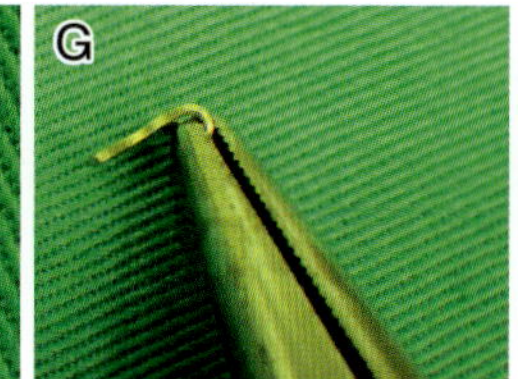

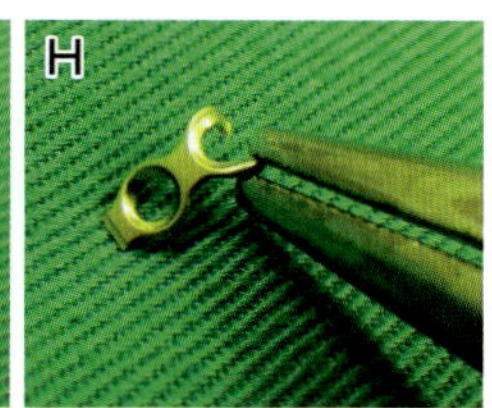

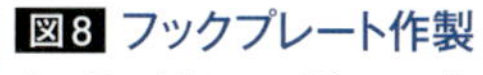

図8 フックプレート作製

A：骨に沿わせる側からの像
B：皮膚の側からの像
C：1.3 mm スクリュー
D：AO ミニフラグメントシステムプレート
E：ニッパーで切離
F：切離されたプレート
G：ラジオペンチでフックを作製（側面像）
H：フックプレート正面像

手術のコツ

DIP 関節固定時，フックプレートを固定するときのスクリューと干渉しないようにスクリューの刺入点，刺入方向を避けてイメージの正面像で確認して DIP 関節を固定する（図 9A ～ C）．

ピットフォール

手指が小さく，爪母の損傷が危惧される場合は，観血的掻爬後，石黒変法で固定する．このとき，皮膚の閉鎖も考慮してピンニングを行う必要がある．

4）後療法

固定性にもよるが約 3 ～ 4 週で関節固定ピンを抜去し，自動運動を開始する．骨片を貫通したピンは

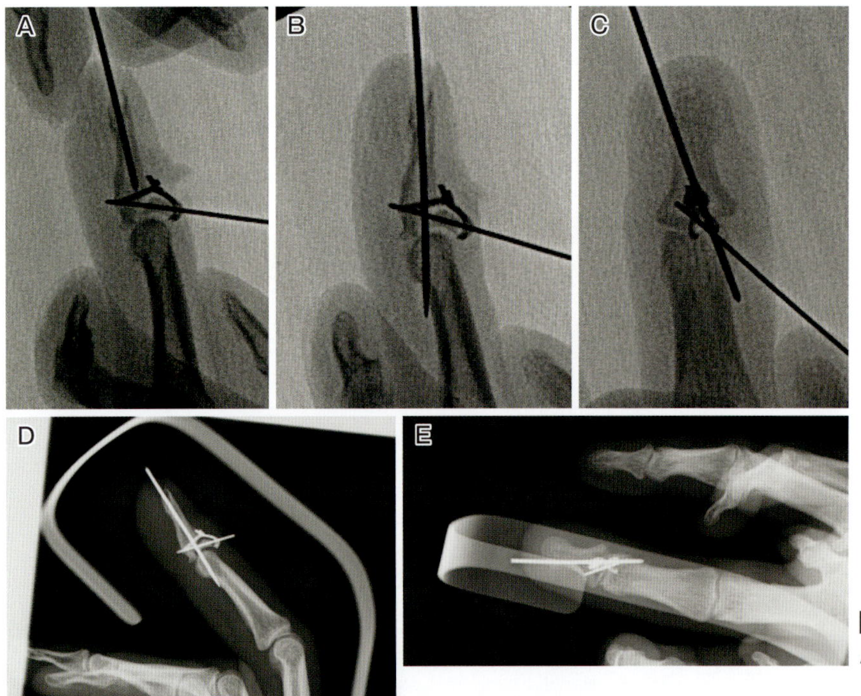

図9 図6の症例の術中・術後所見
A～C：術中，D・E：術直後．

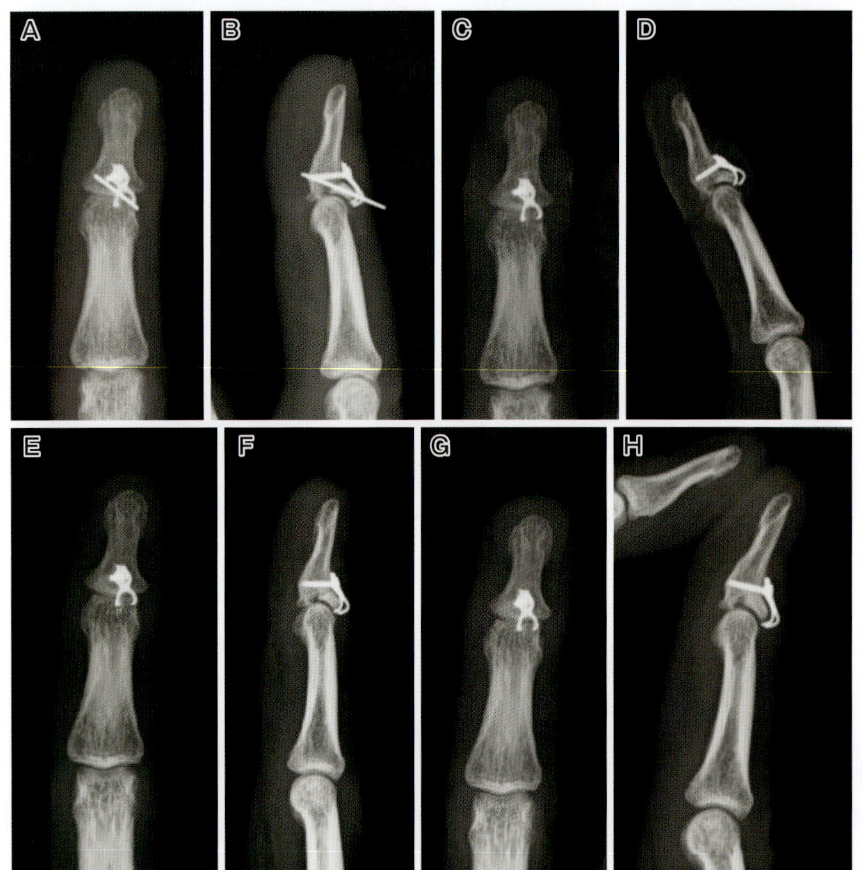

図10 図6の症例の術後経過①
A・B：術後4週，DIP関節固定ピン除去，
C・D：術後5週，骨片固定ピン抜去
E・F：術後8週，
G・H：術後11週．

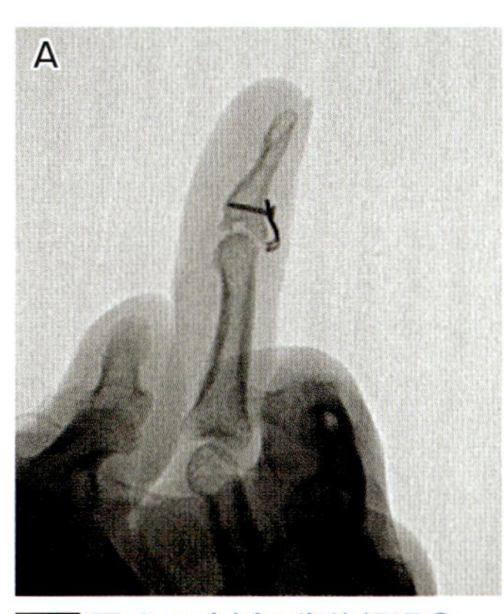
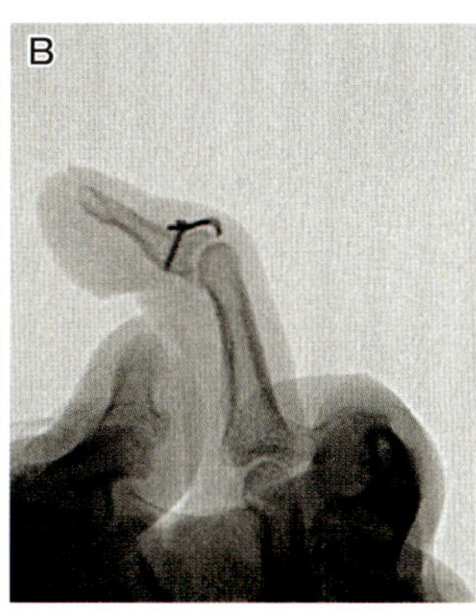
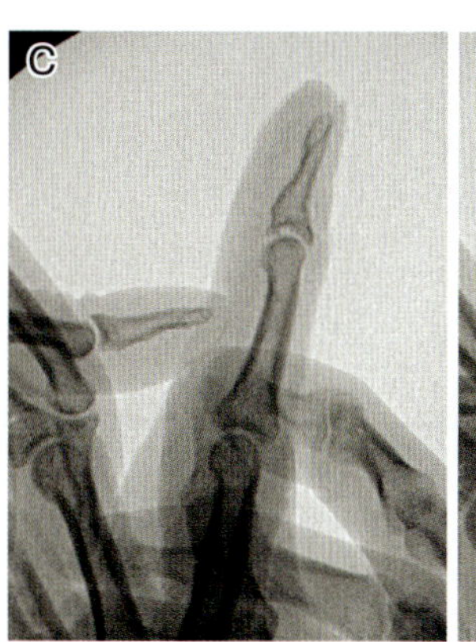
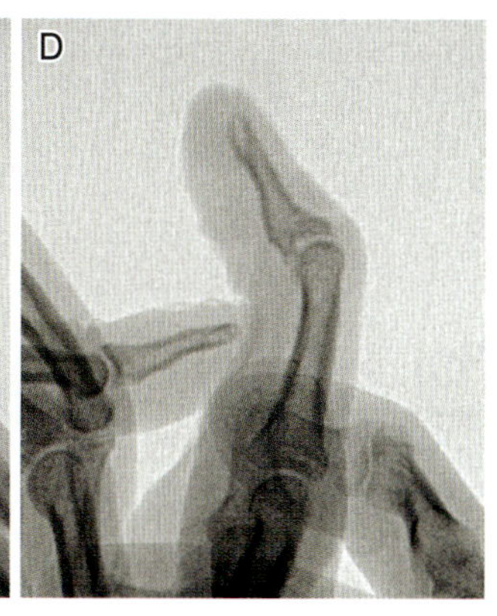

図11 図6の症例の術後経過②
A：術後7ヵ月：抜釘．自動伸展，B：術後7ヵ月：抜釘．自動屈曲，C：抜釘直後．自動伸展，D：抜釘直後．自動屈曲．

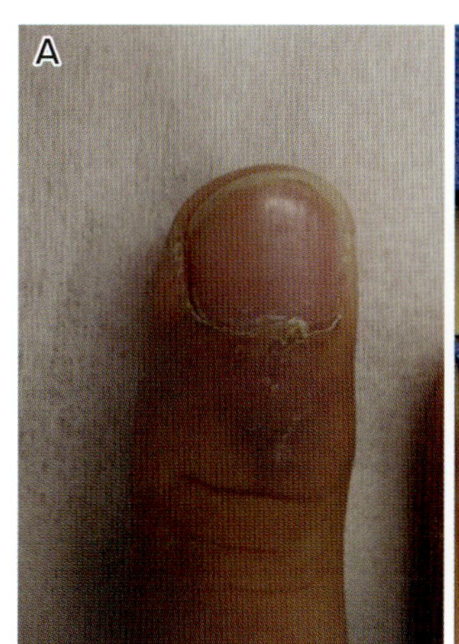
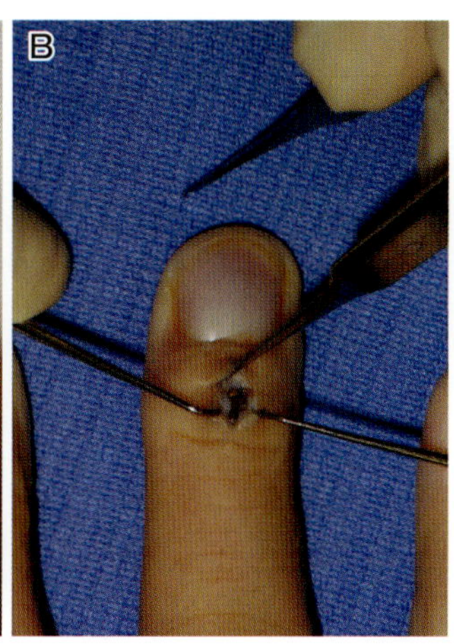
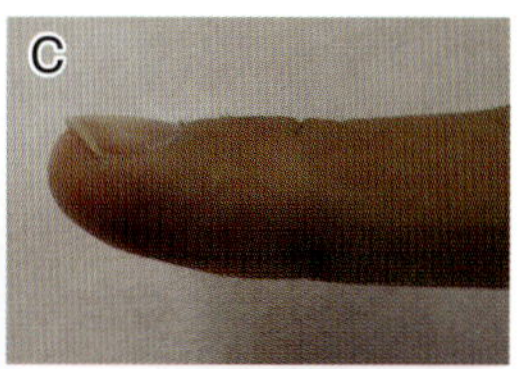
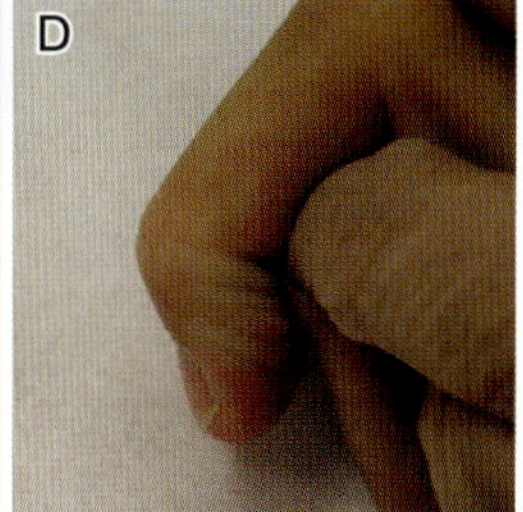

図12 図6の症例の術後経過③
A・B：術後7ヵ月：抜釘，C：自動伸展，D：自動屈曲．

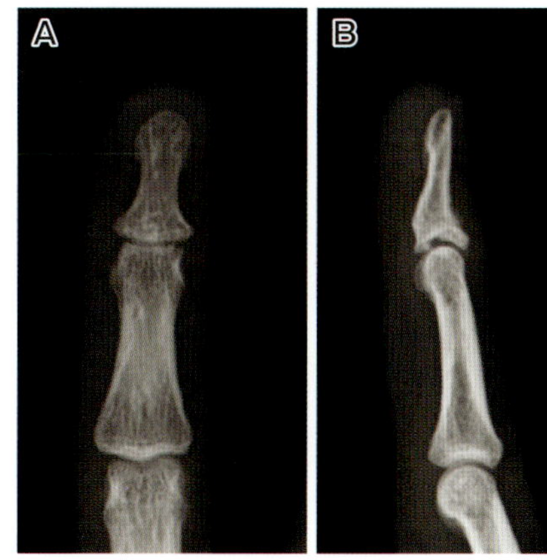

図13 図6の症例の術後経過④
術後8ヵ月（伸展／屈曲：0°/65°）．
A：正面像，B：側面像．

関節運動の支障にならないので置いておく場合もある．

術後爪変形をきたす場合があるが，抜釘することで改善することが多い．

術後経過を図9～図13に示す．

5）合併症

①感染：感染を生じるとプレートの早期抜去を余儀なくされる．

②伸展ラグの残存：鋼線抜去後もスプリントを装着させる．

③爪変形：プレートを抜去すると改善する場合が多い．

腱性マレットの手術治療

経皮鋼線刺入

指ブロック下にDIP関節をKirschner鋼線を用いて固定する．約6週間は固定している．

Point

若年者，感染が危惧されるような患者はKirschner鋼線を埋没している．抜釘に透視が必要になる場合がある．

合併症

屈曲障害が残る場合がある．

後療法

骨性マレットの固定期間は，X線で骨癒合状態を見ながらであるが，約4～5週間行っている．固定力に不安があるときは，3週間はPIP関節を屈曲位に固定し，以後PIP関節をフリーとする．

固定除去後，自動屈曲運動から始める．他動屈曲は，固定除去後約4週間は禁じる．

伸展ラグが出るようならスプリントを継続する．

引用・参考文献

1) 斎藤英彦．手の外科診療ハンドブック．茨木邦夫ほか編．東京，南江堂，2004，127-9．
2) 石黒隆．"槌指手術のコツ　extension block pinを利用したclosed reduction(石黒法)"．整形外科Knack & Pitfalls　手の外科の要点と盲点．岩本幸英監，金谷文則編．東京，文光堂，2007，148-9．
3) 吉川泰弘．"槌指"．新OS NOW No. 22　手指の外科：修復，再建とリハビリテーション．高岡邦夫編．東京，メジカルビュー社，2004，56-62．
4) 石黒隆ほか．骨片を伴ったmallet fingerに対するclosed reduction の新法．日手会誌．5，1988，444-7．
5) 坪川直人ほか．大きな骨片を有するMallet骨折に対する石黒法変法．日手会誌．22(2)，2005，58-61．
6) 萩原弘晃ほか．骨性マレット変形に対する石黒法および石黒変法：伸展位固定の検討．日手会誌．29(6)，2013，768-70．
7) Teoh LC. et al. Mallet fractures：a novel approach to internal fixation using a hook plate. J Hand Surg Eur Vol. 32(1), 2007, 24-30.
8) 平原博庸ほか．腱性マレット指に対する待機1次縫合の経験．日手会誌．19(5)，2002，618-22．

02 手指中・基節骨骨折（関節内骨折を除く）

WEB動画▶

今谷潤也 Junya Imatani ● 岡山済生会総合病院副院長

受傷機転，症状

手指骨折においても発生時の外力の大きさや方向，肢位などから発生のメカニズムを考察することは非常に重要である．中・基節骨骨折は圧挫などの直達外力で生じることが多く，特に基節骨骨幹部骨折では骨折部で掌側凸変形を呈することが多い．これは骨間筋の筋力により近位骨片が中手指節（metacarpophalangeal：MP）関節で屈曲位を，総指伸筋腱により遠位骨片が伸展位をとるためである．また中節骨骨幹部骨折では中節骨に停止する浅指屈筋腱や総指伸筋腱のバランスにより，骨折部が浅指屈筋腱より近位の場合には骨折部で背側凸変形を，遠位の場合には掌側凸変形を呈することが多い．

診　断

受傷機転，すなわち外力の大きさや方向などをできる限り詳細に問診する．局所所見として，皮膚状態，変形，腫脹，圧痛，骨折部の不安定性などを確認する．特に骨折部より遠位の関節を屈曲させた際に患指が隣接指と交差する，指交差現象（**図1**）の有無は重要である．また神経血管損傷のみならず，手指の自動運動が可能か否かで腱障害の有無などもチェックする．画像診断では骨折部を中心とした正確なX線2方向撮影を行うが，骨折部の十分な評価が困難な場合には斜位像やCT撮影を追加する[1)]．

Point

他の外傷と同様に，手指骨折においても発生時の外力の大きさや方向，肢位などから発生のメカニズムを考察することは重要である．また骨折部位により転位の方向や変形の程度が異なる．皮膚状態をはじめとする局所所見や骨折部の不安定性に注意を要し，特に指交差現象の有無の確認は重要である．

初期治療

骨折部に転位のある場合には伝達麻酔下に徒手整復を行う．これにより前述の指交差現象がなく，骨折部が安定しているものでは保存的治療が適応となるが，十分な整復位が得られないもしくはそれを保持できないものは手術の適応である．また開放骨折，骨欠損例，神経血管損傷や腱損傷などの合併症例では緊急手術を行う．

保存的治療

手指骨折においては保存的治療が第一選択となる．伝達麻酔下に愛護的な徒手整復操作を行い整復位が得られたなら外固定を行う．基節骨骨折に対しては，最近では機能的ギプス療法〔ナックルキャスト法（clam digger splint法），**図2**〕が行われる．すなわちMP関節を70～90°屈曲位，近位指節間（proximal interphalangeal：PIP）関節を伸展位で固定し，早期より手指自動屈曲運動を行うものである．これにより指背腱膜が緊張して，骨折部にテンションバンドとして作用するとともに，腱癒着や

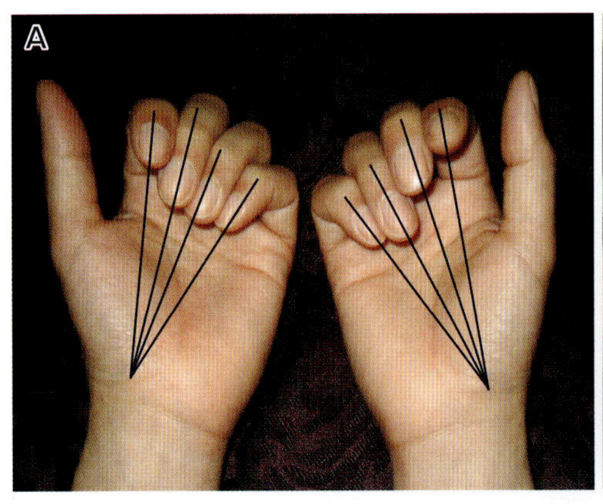

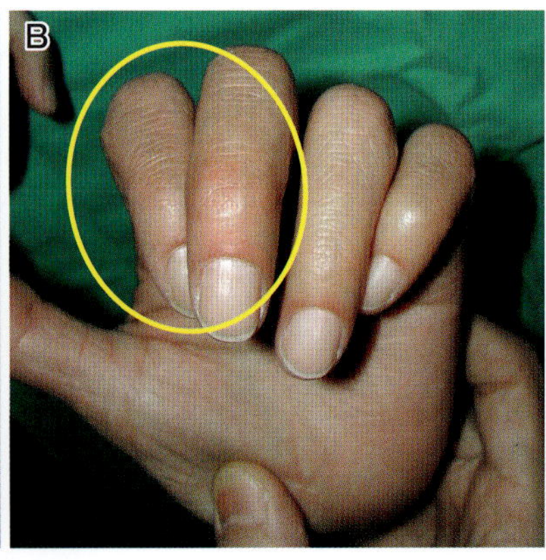

図1 指交差現象

A：正常な手指回旋アライメント．正常であれば手指を屈曲させた際，示指から小指の指尖の向きは舟状骨結節部に収束する．

B：示指中手骨骨折変形癒合により生じた指交差現象．

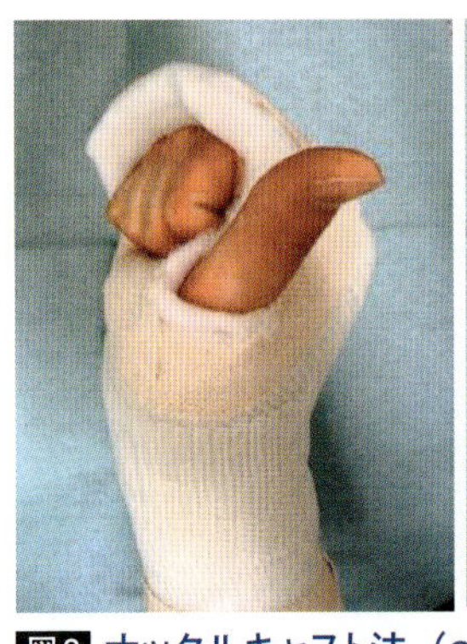

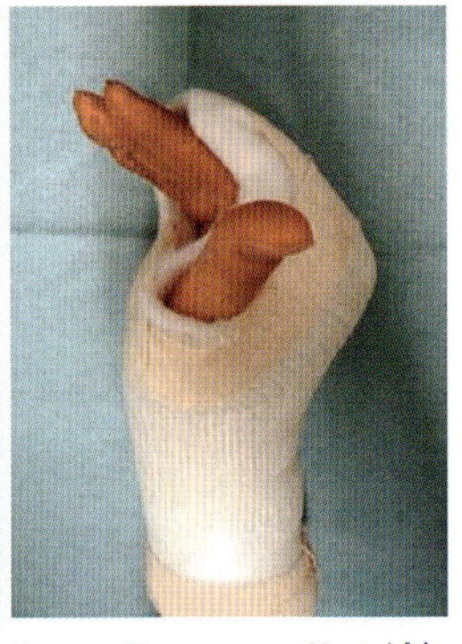

図2 ナックルキャスト法（clam digger splint 法）

MP 関節の伸展拘縮，PIP 関節の屈曲拘縮を予防でき，良好な機能回復が得られる．また中節骨骨折に対しては徒手整復後，背側凸変形例では掌側副子固定を，掌側凸変形例では背側副子固定を行うことが多い．

Point

手指骨折の治療においては保存的治療が第一選択となる．ナックルキャスト法などの機能的ギプス療法の理論・手技に習熟すべきである．

術前準備およびアプローチ

保存的治療では十分な整復位や安定性が得られない場合は手術の適応となる．

①皮膚状態の確認：徒手整復で可及的に整復位を得た後，アルフェンスシーネなどで骨折部を外固定する．この際も拘縮予防のために intrinsic plus 肢位〔MP 関節屈曲，指節間（interphalangeal：IP）関節伸展位〕での固定とする．患肢挙上を指示し，冷罨法を行うことにより皮膚状態を良好に保ち，腫脹を改善させる．擦過傷などがある場合には創処置を行い待機し，術直前に再度，手術可能な状態かどうか創部確認をする．

②麻酔：単純な経皮的鋼線固定では指ブロックで可能なこともあるが，基本的には骨折部への影響のない腕神経ブロックもしくは全身麻酔を適宜選択する．

③手台や術者，助手の位置，さらに X 線透視装置と同モニターを最適な場所にセッティングして手術に臨む．手術は原則的に空気駆血帯下で行う．

手　術

中・基節骨骨折においては他の部位の骨折に比して，術後に関節拘縮，腱癒着，感染などの合併症が容易に発生する．したがって，手術を行う限りはこのような合併症を回避するため，解剖学的な骨折部の整復による骨アライメントの再建と骨折部の安定性を獲得し，さらにその後の早期運動療法が原則となる．また骨折部の血行を温存すること，腱，関節包などの滑走・動きを阻害しないことなどにも留意する必要がある．

Point

中・基節骨骨折の手術においては，術後の関節拘縮や腱癒着などを回避するため，正常な骨アライメントおよび骨折部の安定性を獲得することにより，早期運動療法を行うことが原則となる．

手術固定法には経皮的鋼線固定，ワイヤー固定，髄内釘固定，スクリュー固定〔最小侵襲スクリュー固定（minimally invasive screw fixation：MISF）[2)]および観血的〕，創外固定，プレート固定（nonlocking/locking）などがある．前者ほど手術侵襲は少なく，後者ほど初期固定性に優れるとされるが，いずれの手術方法においても，いかに必要十分な初期固定性を最小の手術侵襲で獲得するかが，最終的な治療成績に大きく影響することを忘れてはならない．本稿では，これらの手術方法のなかで最も頻度の高い経皮的鋼線固定，スクリュー固定，プレート固定（nonlocking/locking），創外固定について，筆者が行っている方法を中心に述べる．

各内固定方法の手順とコツ

1．経皮的鋼線固定（図3～図5）

本法の利点は，必要な機材が最少で，手技が簡便，経皮的にも刺入できるため術野の展開が最小ですむ点にある．短所としては，固定性に乏しい点，ピンの弛みが生じやすい点，pin tract infection，外固定の追加が必要な場合があること，軟部組織との干渉の問題などが挙げられる．

手術の手順としては，まず骨折部の徒手整復を行う．患指を愛護的に牽引し透視下に短縮変形を矯正する．さらに回旋変形や，先に述べたように中節骨骨折では背側凸変形が，基節骨の浅指屈筋腱付着部より近位の骨折では背側凸変形，遠位では掌側凸変形が遺残しないように注意する．症例によっては骨鉗子や intrafocal pinning 法での整復操作を追加する．時に部分損傷した伸筋腱などが嵌入した整復不能例もあるため，整復が困難な場合には躊躇することなく観血的整復に移行する．

続いて鋼線の刺入に移る．刺入部位の決定には腱や腱膜の解剖学的位置関係を念頭に置き，できる限り鋼線による腱滑走や関節運動障害が起こらないよう配慮する．鋼線刺入部位を正確に決定するために，まず鋼線を用手的に至適位置から骨表面まで刺入し，ここで鋼線をパワーツールに装着した後，骨内に刺入するのもよい．鋼線の刺入には，透視の映像だけでなく，刺入部位の軟部組織の状態や骨の硬さ，骨表面の傾きなどをイメージしつつ，パワーツールから伝わる鋼線の先端の状態や反対側の指の感触を大切にしながら操作を進めることが肝要である．また何度も出し入れすることなく，できるだけ1回で刺入を完了する．整復位の保持が難しい場合には，交差刺入する2本の鋼線を骨折部の手前でいったん止めておき，再度整復位を得てから鋼線を対側骨皮質まで刺入するのもよい．骨質が良好な症例では骨折部に圧迫力を加えた状態で刺入することで鋼線挿入による骨折部の離解を防止する．再度，整復位の良否と指交差現象の有無を確認した後，MP 関節，PIP 関節，遠位指節間（distal interphalangeal：DIP）関節を他動的に最大屈曲・伸展させ，鋼線による腱滑走や関節運動障害がないことを確認する．

手術のコツ

鋼線の刺入の際には，透視の映像だけでなく，刺入部位の軟部組織の状態や骨の硬さ，骨表面の傾きなどをイメージしつつ操作を進める．

2．スクリュー固定（図6～10）

利点としては，比較的展開が少なくてすむ点，インプラント自体が比較的 low profile な点などが挙げられる．短所としては，時に弛みを生じること，骨折部に向かって新たに亀裂骨折を生じる可能性があることなどである．これを避けるためには atraumatic で丁寧な手術操作が必須である．スクリュー径の選

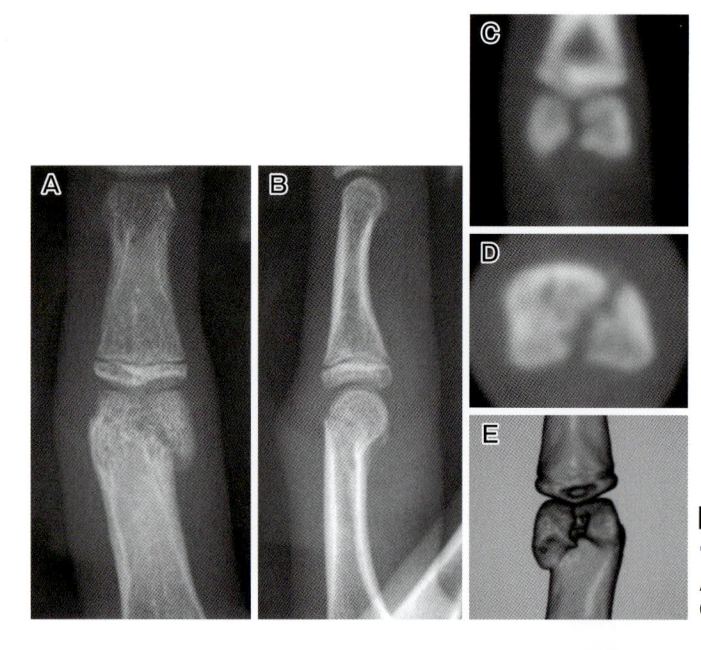

図3 16歳，男性，右示指PIP関節内骨折（骨頭および骨頭下骨折）に対する経皮的ピンニング

A・B：術前X線像
C～E：術前CT画像

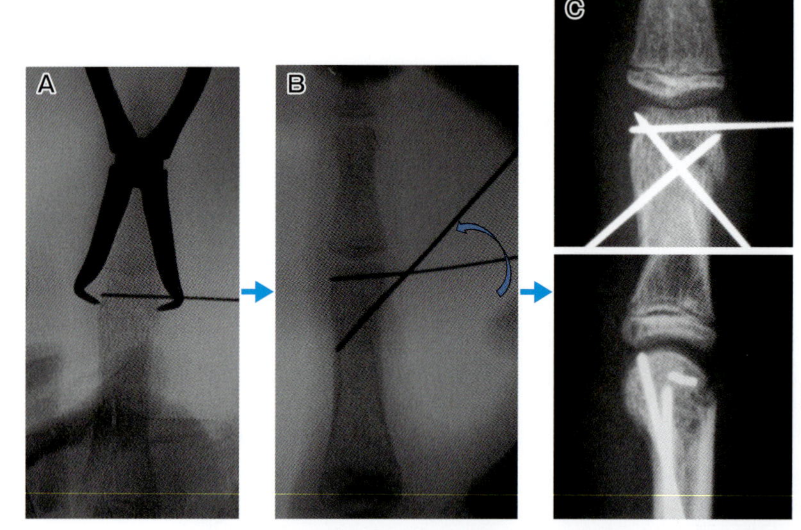

図4 図3の症例の術中透視所見・術後X線像

A：骨鉗子を用いて経皮的に関節面を整復．これを経皮的にKirschner鋼線で固定．
B：頚部骨折部分はKapandji変法で整復固定．
C：術直後のX線像．

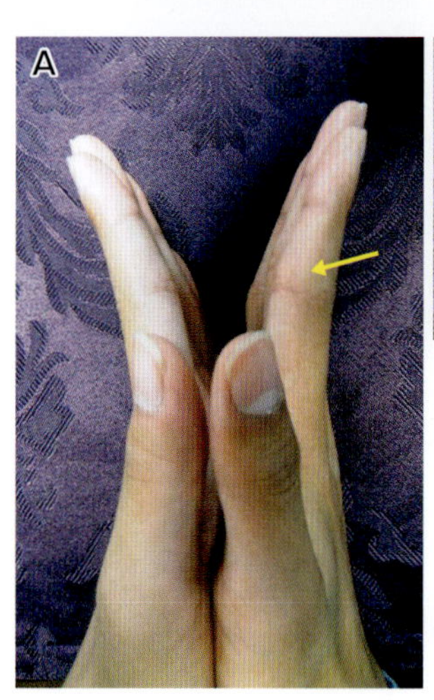

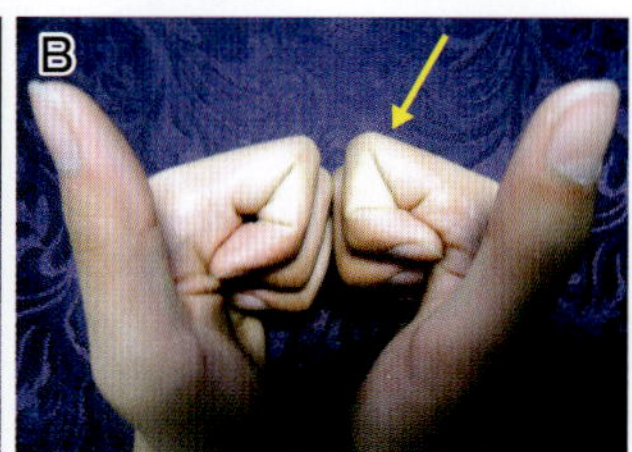

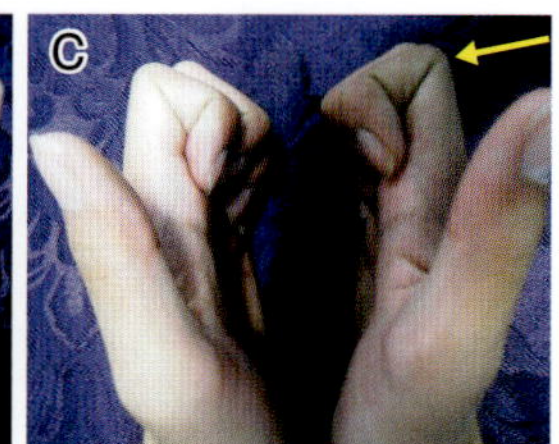

図5 図3の症例の術後臨床所見

術後36ヵ月の最終調査時，伸展(A)，屈曲(B)，フックグリップ(C)．

択の基準として，骨片の幅の1/3以下にすべきという意見もある[3]（図6）.

スクリュー固定を行うにあたっては，次に述べるプレート固定と同様に骨折部を展開して内固定することが多いが，最近ではMISF法も行われるようになってきている．これは経皮的操作で骨折部を整復した後，小皮切からドリリングし，続いてスクリューを挿入するものである（図7～図10）.

Point

Atraumaticで丁寧な手術操作や適切なスクリュー径の選択が重要である．経皮的整復と小皮切からのスクリュー固定を組み合わせたMISF法は最小侵襲手術として有用である.

3. プレート固定（図11～図14参照）

本法の利点は強固な初期固定性が期待でき，かつ骨長およびアライメントを維持できることであろう．しかし特別な機材を要し，またatraumaticで正確な手術手技が必須である．また広範な軟部組織の剥離が必要で，腱などとの癒着や干渉が問題となる.

中・基節骨骨折における一般的な手術進入法としては主に背側アプローチと側正中アプローチがある（図15，図16）．前者では骨折部背側の弧状切開が用いられることが多く，応用範囲も広いが，伸筋腱および腱膜との癒着はまず必発である．後者はPIP関節周辺から基節骨骨幹部の骨折，基節骨基部骨折

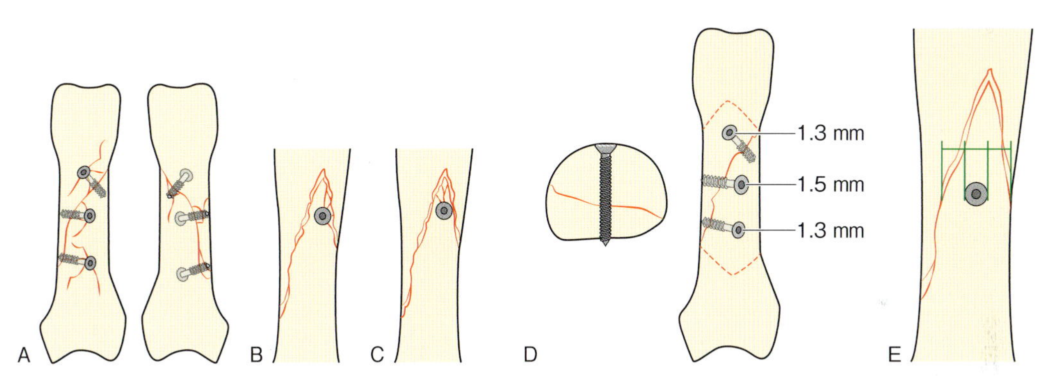

図6 手指骨折に対するスクリュー径の選択基準（文献3より改変）
A～C：斜骨折に対してのラグスクリュー固定の合併症．骨折部に向かう新たな亀裂骨折の発生.
D：適切に刺入されたラグスクリュー.
E：新たな亀裂骨折の発生を予防するため，スクリュー挿入部における骨片の幅の1/3以下のスクリューヘッド径を選択する.

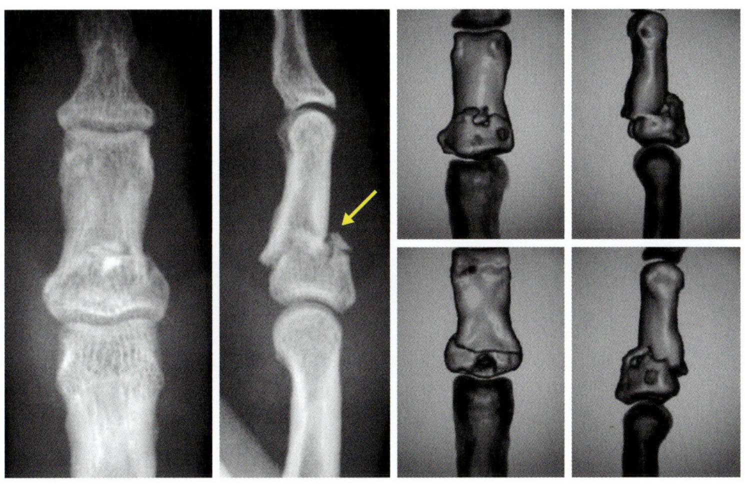

図7 54歳，男性，右示指基節骨基部粉砕横骨折に対するMISF法

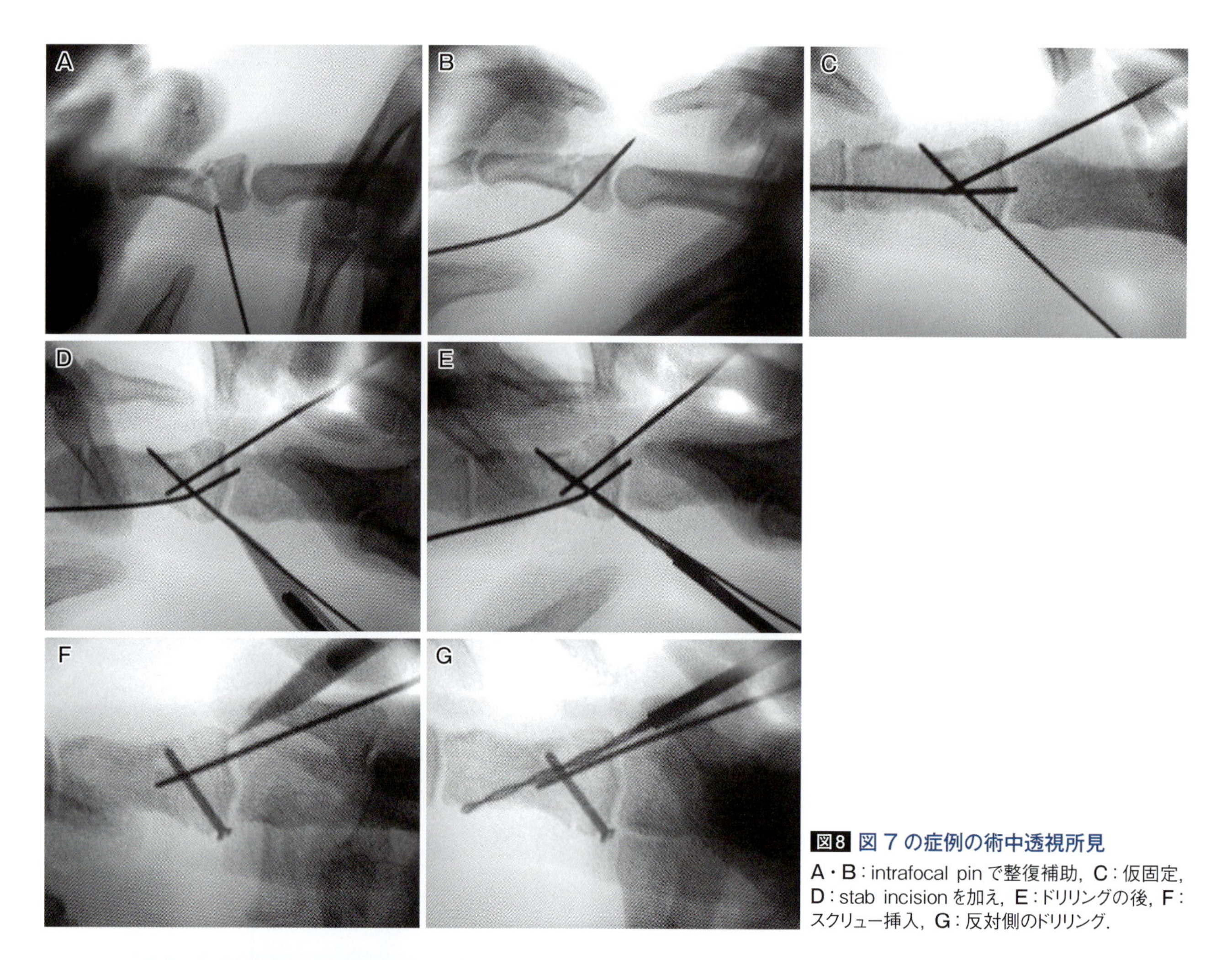

図8 図 7 の症例の術中透視所見

A・B：intrafocal pin で整復補助，C：仮固定，D：stab incision を加え，E：ドリリングの後，F：スクリュー挿入，G：反対側のドリリング．

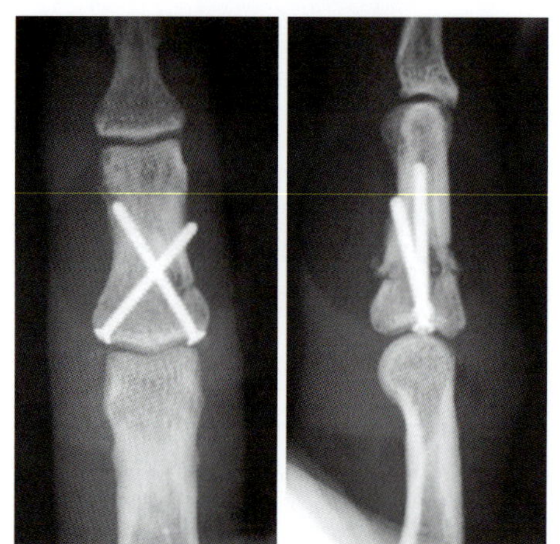

図9 図 7 の症例の術直後の X 線像

のうち母指，示指橈側や小指尺側からの進入で使用できる．PIP 関節周辺では，皮切の後 transverse retinacular ligament（**図 16**：赤矢印）を縦切し，側索（**図 16**：青矢印）を背側によけ，側副靱帯および骨膜レベルを露出し骨折部に至る．さらに骨折部を中心に骨膜をメスにて一気に縦切し，先細のラスパトリウムで必要最小限の範囲で愛護的に骨膜下に剥離する．この操作を atraumatic に行うことで内固定後の軟部組織の修復が容易となる．骨折部の凝血塊などを極小鋭匙やモスキート鉗子などで丁寧に除去した後，生理食塩水にて洗浄する．この時点で骨折線の位置・方向，第 3 骨片の位置や微細な亀裂骨折の有無といった骨折部の状況や骨質などを直視下に確認し，これらを総合的に判断してラグスクリューの径，刺入位置・方向を決定する．骨折部を整復し，ポイント付骨鉗子などを用いて整復を補助，維持する．可能なら鋼線で仮固定する．**図 6** に示した基準を満たせば，先に決定していた位置から骨折線に対して垂直に 1 ～ 2 本のラグスクリュー固定

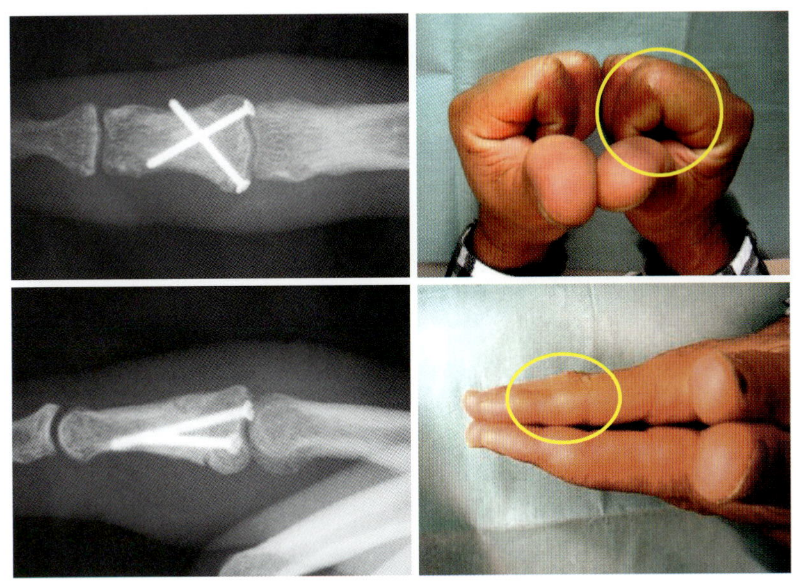

図10 図７の症例の術後所見

術後２ヵ月後のＸ線で骨癒合が得られ，ROM もおおむね良好．%TAM（total active motion：総自動運動域）90%．

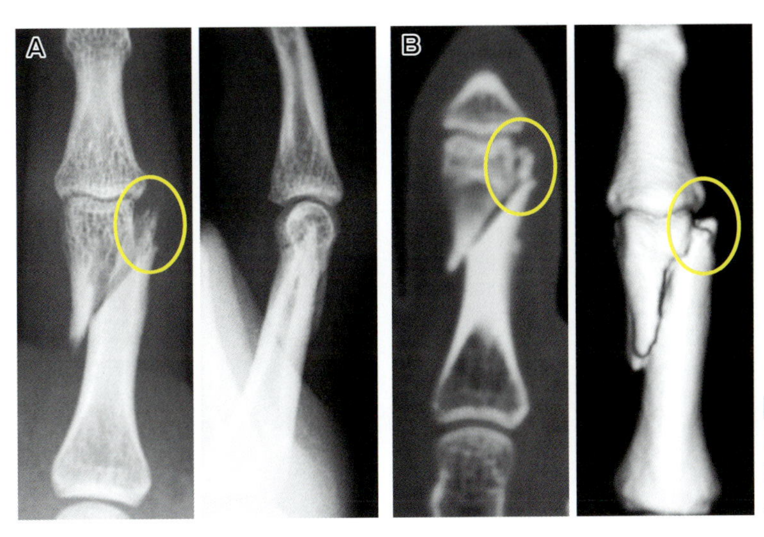

図11 33歳，男性，右環指基節骨頚部—骨幹部骨折．locking plate を用いた側正中アプローチによるプレート固定

A：術前Ｘ線像，B：術前 CT 画像．

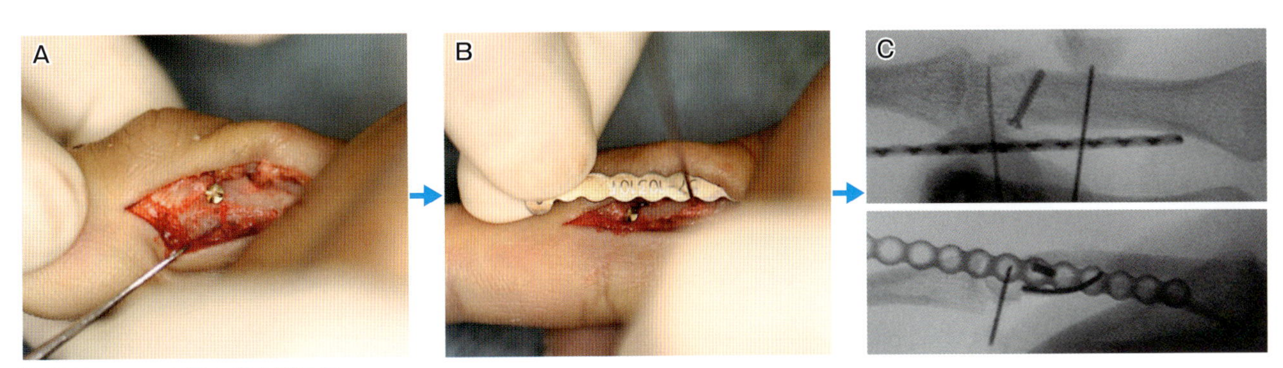

図12 図11の症例の術中所見①

A：ラグスクリュー固定．

B・C：テンプレートによる適切なプレートの選択．

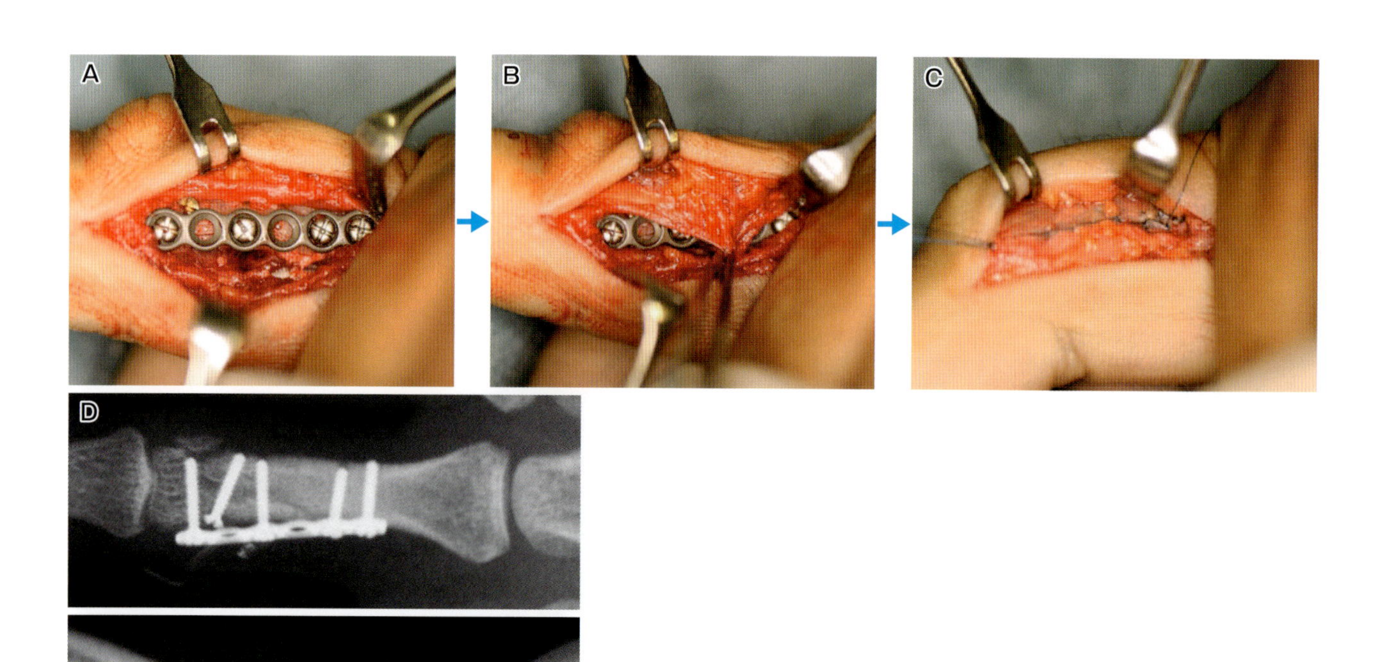

図13 図 11 の症例の術中所見②
A：VariAx Hand 1.7 mm（Stryker）による内固定.
B・C：軟部組織の修復.
D：術直後の X 線像.

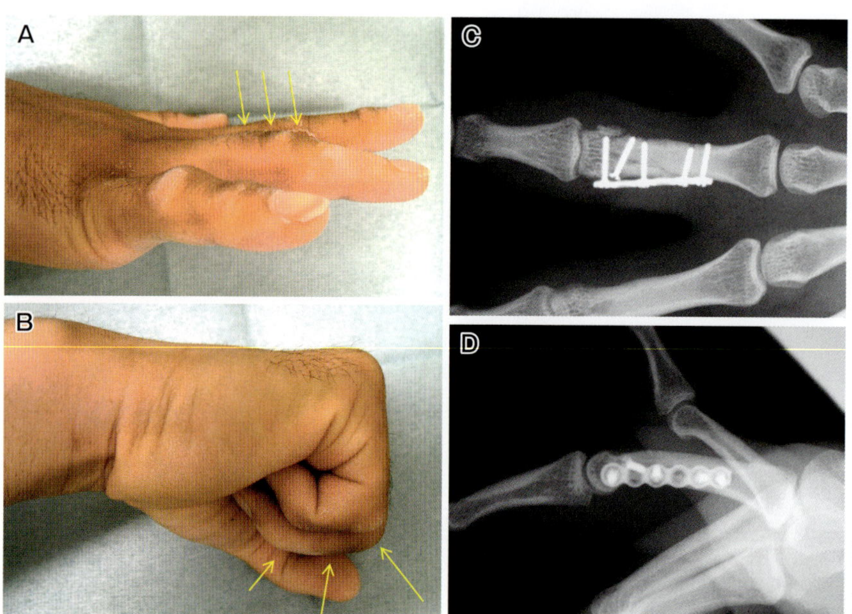

図14 図 11 の症例の術後所見
A・B：最終調査時，伸展（A），屈曲（B）.
C・D：最終調査時 X 線像.

を行う.

骨折部の状況や骨質などから使用するプレートの種類や設置位置などを決定する．最終的には付属しているテンプレートをあてがいインプラントを決定する．原則的に中和プレートもしくは圧迫プレートが用いられるが，症例によってはそれにラグスクリュー固定を追加する．骨折型や部位によっては mini condylar plate が用いられる場合もある[3]（図17）．プレートを実際に設置してドリリング，スクリュー長の計測，スクリュー刺入という手順で進め

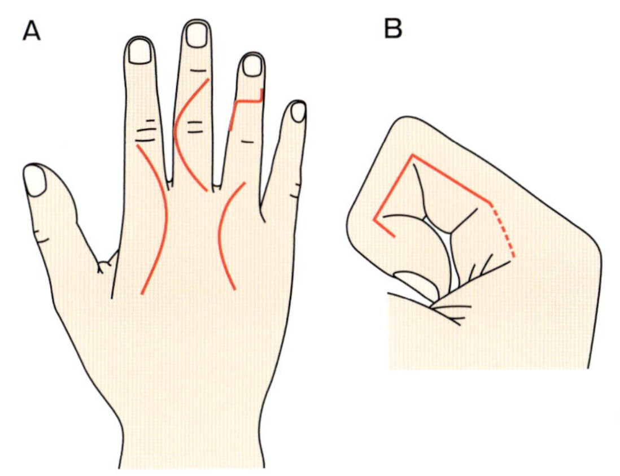

図15 背側アプローチ（A）と側正中アプローチ（B）における皮膚切開

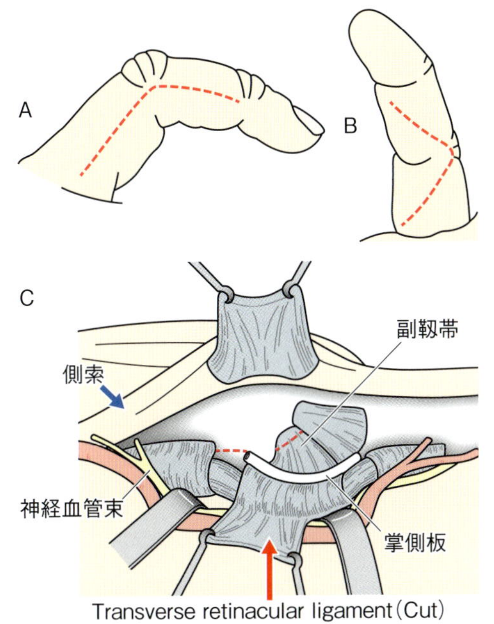

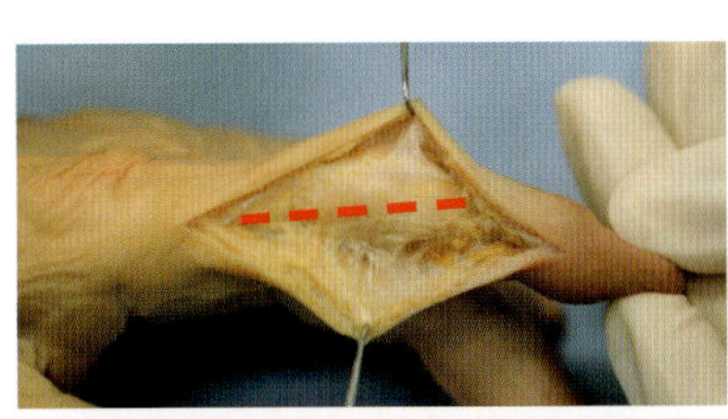

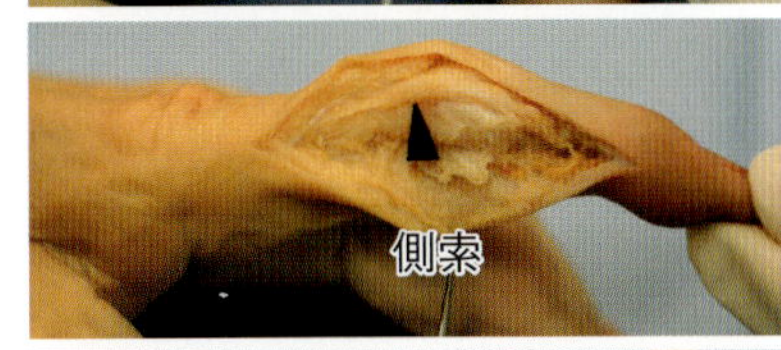

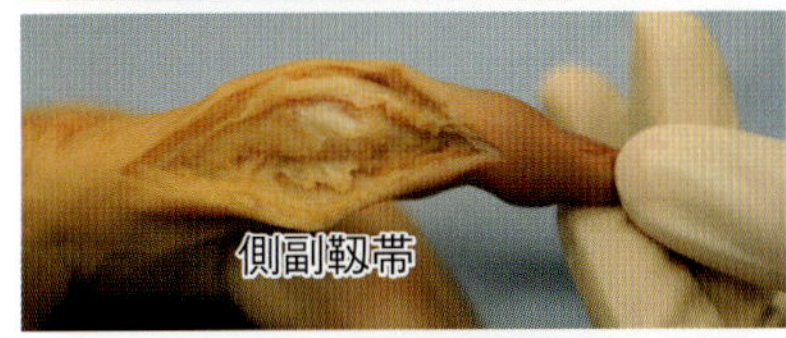

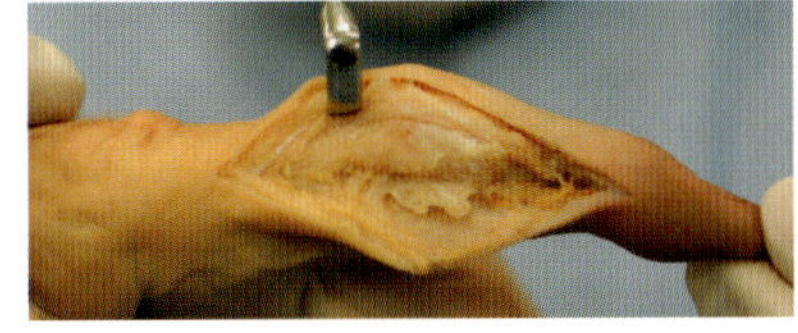

図16 側正中アプローチ
（A・B・C：文献 4 より改変）
（右列の写真の提供：東京医科歯科大学機能解剖学教室）

る．随時，骨折部の整復位が十分維持されているか，新たな亀裂骨折が発生していないか，プレートの設置位置は適切かなどをチェックする必要がある．また，スクリューが伸筋腱のみならず対側の屈筋腱や腱膜との干渉が生じないように注意すべきである．手指の骨折においては，仮固定で十分な固定性が得られず再転位しやすいこと，骨自体が小さくプレート固定を行うこと自体が難しいことも多い．

一部の粉砕が著しい症例や骨欠損例ではプレート固定に骨移植を併用する．十分に洗浄した後，最終的に整復位の確認と指交差現象の有無を確認する．内固定後，軟部組織を修復，皮膚縫合する．最後に MP 関節，PIP 関節，DIP 関節を他動的に最大屈曲・伸展させておく．

Point

プレート固定は，強固な初期固定性を有する反面，特別な機材を要し，広範な軟部組織の剥離が必要で，軟部組織の癒着や干渉が問題となる．より atraumatic で正確な手術手技が必須である．

・現在国内で使用されている 3 種類の指骨用 lock-

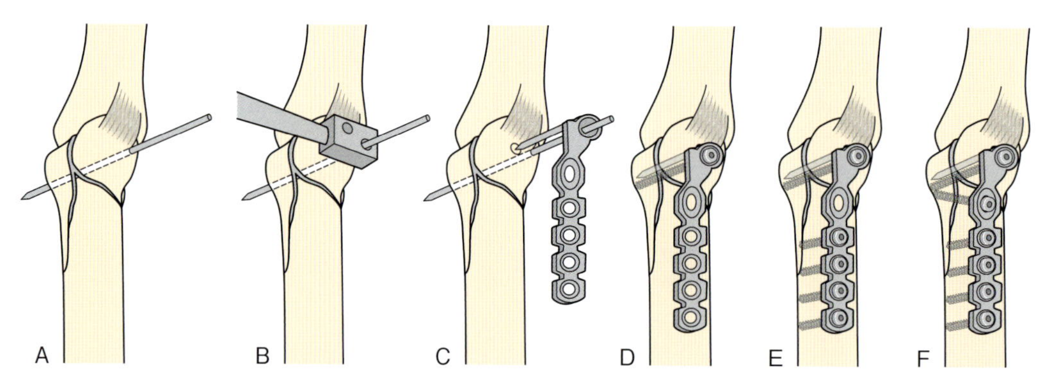

図17 Mini condylar plate の手術手技

表1 現在国内で使用されている３種類の指骨用 locking plate の仕様・規格

	VariAx Hand	VA Locking Hand	APTUS® Hand
スクリュー径(mm)	1.7(S), 2.3(M)	1.3, 1.5, 2.0	1.2, 1.5, 2.0
プレート長(mm)	16.9～100.3	10.6～71.4	6.3～57.7
プレート厚(mm)	1.0(S), 1.5(M)	0.75(1.3), 1.0(1.5), 1.3(2.0)	0.6(1.2), 0.8(1.5), 1.0(2.0)
Locking system	Variable	Fixed(1.3), Variable(1.5, 2.0)	None(1.2), Variable(1.5, 2.0)

(VariAx Hand：Stryker, VA-Locking Hand：DePuy Synthes, APTUS® Hand：エム・イー・システム)

ing plate の仕様・規格を**表1**に示す．どれもプレート形状は low profile で，骨形状に合わせて bending や cutting ができ，プレート表面からスクリューヘッドが突出しないようデザインされている．

・従来型の nonlocking plate では骨折部をまたいで，骨皮質を５～６ヵ所貫通させて固定することが推奨されてきた．近年導入が進んでいる locking plate においては，４～５ヵ所の貫通で十分な固定性が得られる可能性が示唆されているが，この点については今後さらなる biomechanical な検証が必要である．

4．創外固定（図 18，図 19）

高度な骨折部粉砕や軟部組織損傷を伴う症例で適応となる．この場合，屈筋腱や腱膜の癒着は必発であり，後に腱剥離術や拘縮解離術が必要となる．また最近では保存的治療より固定性が良好で，かつ従来型の創外固定器よりも軽量，低侵襲，簡便な次世代型の創外固定（**図 18，図 19，動画**参照）も導入され臨床応用が進んでいる．

後療法

侵襲の大きい手術を行う限りは，常に早期運動療法が行えるだけの初期固定性を獲得することが目標となる．術後の外固定は必要があれば行うが，その期間は最小限度とする．その肢位は MP 関節は屈曲位，PIP 関節および DIP 関節は伸展位での固定を原則としている．術後は患肢挙上，冷罨法を励行させるとともに，外固定をしていない他の関節は積極的に屈曲・伸展の自動および介助他動運動訓練を励行させる．手関節，肘関節および肩関節の拘縮発生にも注意が必要である．腱・腱膜組織の癒着が生じた場合には骨癒合後抜釘を行い，必要があれば腱剥離を追加する．

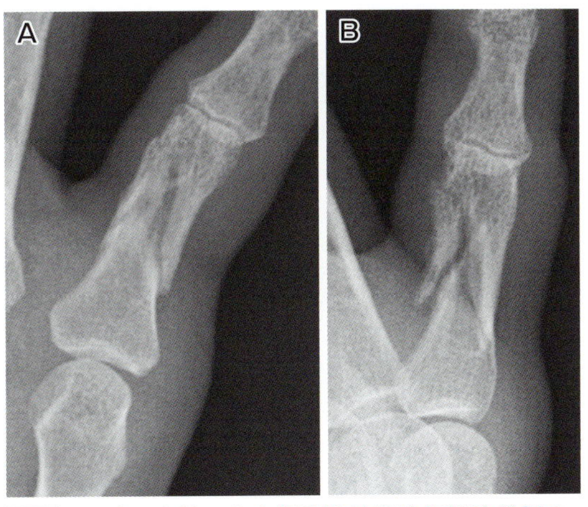

図18 51歳，女性，右小指基節骨骨幹部粉砕骨折の術前X線像

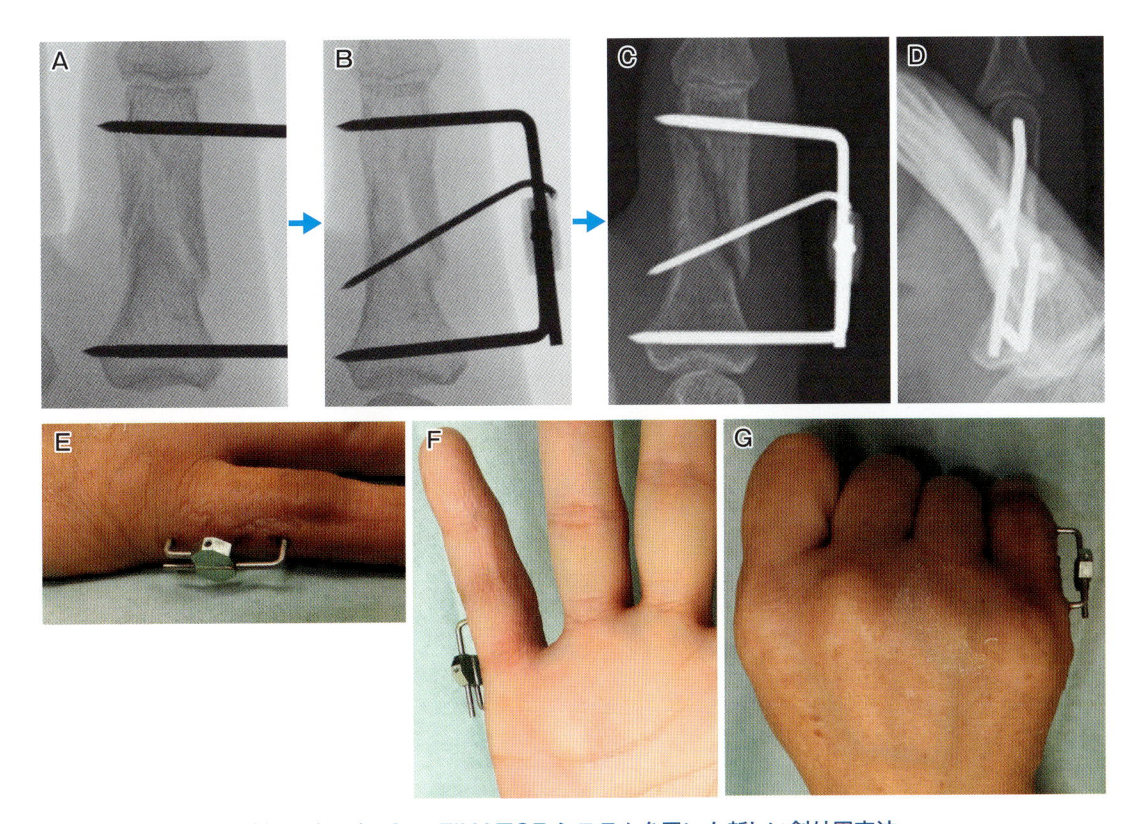

図19 図18の症例に対して行ったICHI-FIXATORシステムを用いた新しい創外固定法

（順天堂大学医学部附属浦安病院手外科センター 市原理司先生ご提供）

A：1.5 mm Fixatorピン（ネジ付き）2本を関節面に平行に遠位・近位骨片へ挿入.
B:骨折部を透視下に整復し創外固定を装着. 骨幹部の転位予防のために1.1 mm Kirschner鋼線を遠位尺側から近位橈側へ斜めに追加挿入.
C：術後X線（正面像）：骨折部の側方転位がないことを確認.
D：術後X線（側面像）：骨折部の掌背側方向の転位がないことを確認.
E：小指尺側に鋼線締結器をlow profileに設置.
F：創外固定装着下で小指の完全伸展動作が可能.
G：創外固定装着下で小指の完全屈曲動作が可能.

おわりに

手指骨折の治療は難しい．そのことはSwansonの“Hand fractures can be complicated by deformity from no treatment, stiffness from overtreatment, and both deformity and stiffness from poor treatment”という言葉に集約される[5]．治療法としては保存的治療が第一選択となる．また手術においては正確な術前診断と手術適応，局所解剖や使用するインプラントの特徴の熟知，atraumaticで正確な手術手技が必須である．

引用・参考文献

1）今谷潤也ほか．CTによる術前評価を行い観血整復したPIP関節背側脱臼骨折の検討．日手会誌．21(2)，2004，118-21．
2）今谷潤也ほか．骨性槌指に対する最小侵襲スクリュー固定法．日手会誌．27(6)，2011，739-43．
3）Jupiter J. et al. AO Manual of Fracture Management：Hand and Wrist. Stuttgart, George Thieme Verlag, 2005, 360p.
4）Alexander Y. et al. “Chapter 11 The stiff finger”. Green's Operative Hand Surgery. 6th ed. Philadelphia, Elsevier, 2011, 369.
5）Swanson AB. Fractures involving the digits of the hand. Orthop Clin North Am. 1(2), 1970, 261-74.

03 中節骨基部骨折を伴う新鮮および陳旧性PIP関節脱臼骨折

篠原孝明 Takaaki Shinohara ● 大同病院整形外科主任部長

受傷機転

近位指節間（proximal interphalangeal：PIP）関節脱臼骨折は，指先にボールが当たったり，スポーツ中に指が伸展強制されたときに生じることが多く，主に軸圧損傷型と過伸展損傷型に分けられる．

診　断

受傷機転，PIP関節部の疼痛，腫脹，圧痛，変形などから本損傷を疑った場合は，まず単純X線撮影を行う．PIP関節を中心とした，正確な正面，側面撮影を行うことは必須であり，両斜位撮影も病態を詳しく評価するのに有用である．側副靱帯損傷を合併することがあるので，橈尺側で腫脹，圧痛に差があるかどうか，側方動揺性の有無も調べる必要がある．側副靱帯損傷が疑われ，不安定性が強い場合は，ストレス撮影を追加する．単純X線撮影で脱臼，亜脱臼を認める場合は，指ブロック下に徒手整復を行うが，整復時に側方動揺性も評価するように習慣づけておくとよい．脱臼整復後に再度正確なX線撮影を行い，関節の適合性を評価する．

Point

関節の状態を評価するには，PIP関節を中心にした正確な正面，側面X線撮影が必須である．医師と放射線技師が共通の認識をもってX線撮影を行うことが重要である．また整復後の3DCT撮影は，関節面の精査および術前計画を立てるのに有用である．

治療法の選択

本損傷は背側脱臼型，掌側脱臼型，pilon型の3型に分類されるが，骨片の大きさ，陥没骨片の有無，関節の安定性を詳細に評価して治療法を選択する．整復後の単純X線でPIP関節のアライメントが良好に思われても，単純X線ではわかりにくい中節骨基部関節面の陥没骨片を認める症例があるので，整復後に3DCT撮影を行い，関節面の状態を精査する．Kiefhaberら[1)]は，整復後に亜脱臼が完全に整復され，早期の関節可動域訓練が開始できれば，関節面の解剖学的整復は必ずしも必要ないと述べているが，われわれは，30％以上の関節面の不適合を認める症例は，手術を行い可能な限り関節面を解剖学的に整復するよう心がけている．

背側脱臼型や掌側脱臼型で，陥没骨片がなく，中節骨基部掌側または背側縁の関節面30％未満の小骨片を認める症例は，整復後にPIP関節を伸展0°にした状態で，完全な整復位が得られて関節が安定している場合は，保存的治療の適応である．背側脱臼型では，完全伸展位では亜脱臼傾向を認めるが，PIP関節を軽度屈曲位（屈曲30°程度）にすると，整復位が得られ関節が安定する場合がある．このような症例も保存的治療で治療可能と考えるが，整復に中等度以上の屈曲位を必要とする症例や関節の安定性が得られない症例は手術適応である．掌側脱臼型では，PIP伸展0°で亜脱臼傾向を認める場合は，手術加療を考慮する．Pilon型は手術適応である．

保存的治療

背側脱臼型の場合は，掌側の小骨片は骨癒合が得られなくてもほとんど問題にはならないので，骨癒合の有無よりも，関節拘縮（特に屈曲拘縮）を予防することが重要である．手指，特に尺側指は伸筋に比べて屈筋の筋トーヌスが優位なため屈曲拘縮になりやすい．指を固定する場合は，骨折部が離開してもよいので，指伸展位で固定する．PIP 関節が過伸展する症例があるので，この場合は過伸展を防止するよう注意が必要である．PIP 関節を軽度屈曲位にしないと安定性が得られない症例は，安定性が得られる肢位で固定を行う．腫脹，疼痛が強い場合は，1 週間程度の固定の後，関節可動域訓練を開始する．すぐに関節可動域訓練ができる場合は必ずしも固定は必要ではない．関節可動域訓練を行う場合は，指が過伸展しないように背側シーネを当てて，伸展・屈曲訓練を行う．側副靱帯損傷がある症例は，過伸展しなければ損傷部の隣接指とバディテーピングをして関節可動域訓練を行う．PIP 軽度屈曲位で安定する症例は，背側シーネで伸展制限をしながら関節可動域訓練を行う．3 週間程度経過したら，1 週間に 10° 程度ずつ伸展していって，6 週間程度で完全伸展できるようにする．

掌側脱臼型は，PIP 関節伸展位で 2 週間程度固定を行う．PIP 関節は固定するが，DIP 関節は伸展・屈曲訓練を行い，拘縮予防をして lateral band の滑走を促す．PIP 関節固定後はカペナースプリントを装着して PIP 関節の屈曲訓練を行う．骨折部の仮骨形成が良好となるまでカペナースプリントを装着する．

手術治療

1．新鮮例

陥没骨片の有無により治療法が異なる．陥没骨片を認めない 2-part 骨折の場合は，イメージ下の手術で対応可能なことが多い．イメージ下に脱臼を整復した状態で（徒手的に整復するか，整復位保持のブロックピンを経皮的に挿入する），22 または 23 G 針を用いて経皮的に転位している骨片を整復する．イメージ下に骨折部の整復が良好なことを確認しながら，関節面の軟骨下骨に Kirschner 鋼線を挿入して，骨折部を固定する．骨片の回旋防止，固定力の増強のため，Kirschner 鋼線は 2 本以上挿入するのが望ましい．挿入した Kirschner 鋼線は皮下に埋没させ，術後の関節可動域訓練を行いやすくする．骨片がある程度大きい場合は，Kirschner 鋼線の代わりに mini-screw を用いて固定してもよい（Kirschner 鋼線よりも伸筋腱と干渉しないため，術後の関節可動域訓練が行いやすい）が，骨片が割れてしまう可能性があるので，注意が必要である．また，mini-screw は Kirschner 鋼線よりは固定力はあるが，口径が小さく，スクリューのピッチも小さいため，固定力を過信してはいけない．術後は背側シーネや装具を用いるか，背側ブロックピンを挿入して伸展・屈曲訓練を行う．軸圧損傷型の場合は，Pins and Rubbers Traction System〔PRTS，鈴木法[2]（**図 1**）や Dynamic Distraction Apparatus 2（DDA2）創外固定器など〕の使用も考慮する．

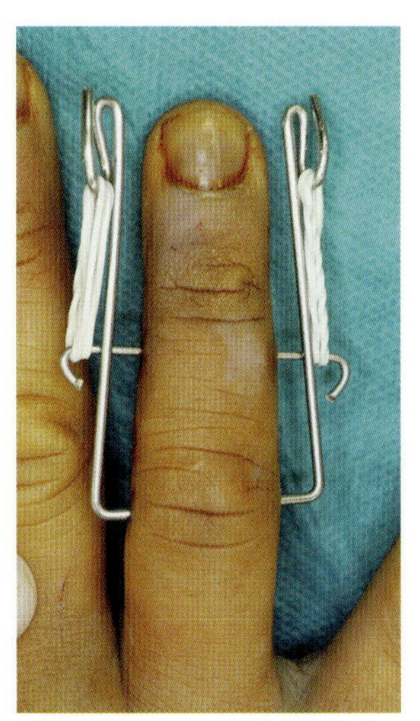

図1 PRTS（鈴木法）

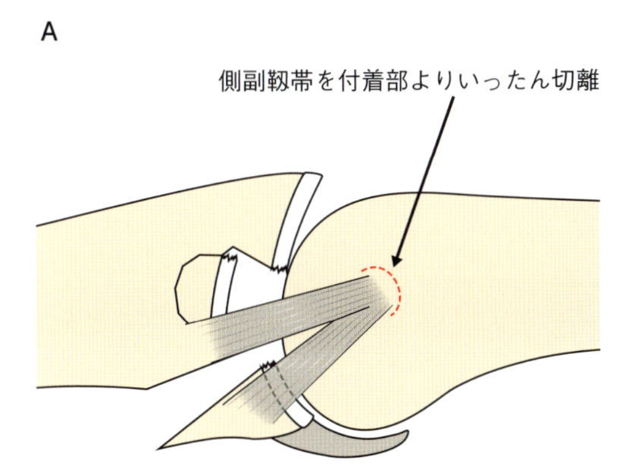

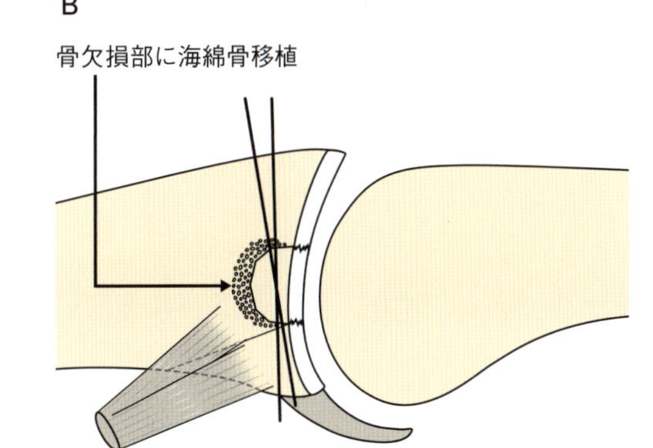

図2 側方アプローチ（文献4より改変）
A：側方アプローチで進入し，陥没骨片を直視下に整復するため，側副靱帯を基節骨付着部よりいったん切離，反転し，関節内を展開する．
B：陥没骨片を整復すると骨欠損を生じるので，骨片の再転位予防と安定性を得るため，骨欠損部に骨移植を行う．骨移植，骨片整復後，2本以上のKirschner鋼線で固定を行う．切離した側副靱帯はアンカーもしくはpull-out法で修復する．

陥没骨片を認める場合は，陥没骨片を整復しなければならない．われわれは軟部組織への侵襲をできるだけ少なくするため，Hintringer法[3]で経皮経骨髄的に陥没骨片を整復するよう試みているが，すべての症例がHintringer法で対応できるわけではないので，Hintringer法による整復が困難な場合は本法に固執することなく，木野ら[4]の側方アプローチ（図2）で関節内を展開し，直視下に骨片整復，骨移植（橈骨遠位部から採骨）を行っている．骨片整復後は，Kirschner鋼線またはmini-screwによる固定を行い，PRTSで早期関節可動域訓練を行う．PRTSは関節面の求心性を保ちながら早期関節可動域訓練が可能で，ligamentotaxisによる整復位維持，関節軟骨の修復促進，側副靱帯や関節包などの軟部組織の癒着，拘縮予防が期待できる[1]．しかしながら，PRTSは挿入しているKirschner鋼線がlateral bandと干渉して遠位指節間（distal interphalangeal：DIP）関節の可動域制限を生じやすいので，DIP関節の可動域訓練を意識的に行い，DIP関節拘縮を予防する必要がある．関節の損傷程度によるが，PRTS装着期間は3～5週程度である．

ピットフォール

PRTSは挿入しているKirschner鋼線がlateral bandと干渉してDIP関節の可動域制限を生じやすい．PIP関節，DIP関節を伸展位にしてlateral bandを背側にシフトさせた状態で，中節骨の中央～掌側気味にワイヤーを挿入すること，DIP関節の可動域訓練を積極的に行うことで，DIP関節拘縮を予防する．

以下に新鮮例の症例を提示する．

症例1：45歳，男性

バレーボール中にボールが左小指に当たって受傷．近医受診し，PIP関節内骨折を指摘され，当院

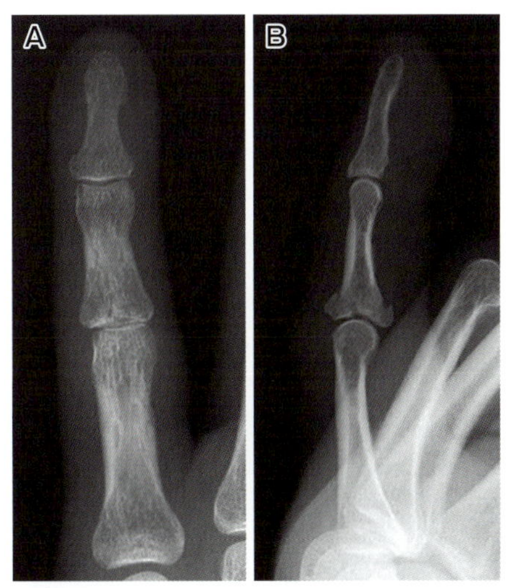

図3 症例1（45歳，男性）
A：術前単純X線正面像，B：側面像．

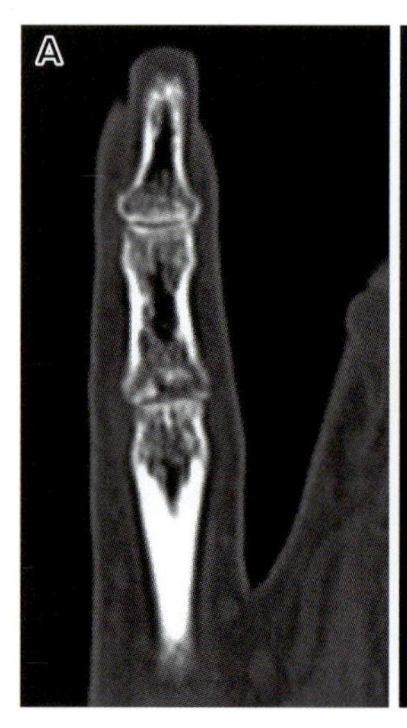

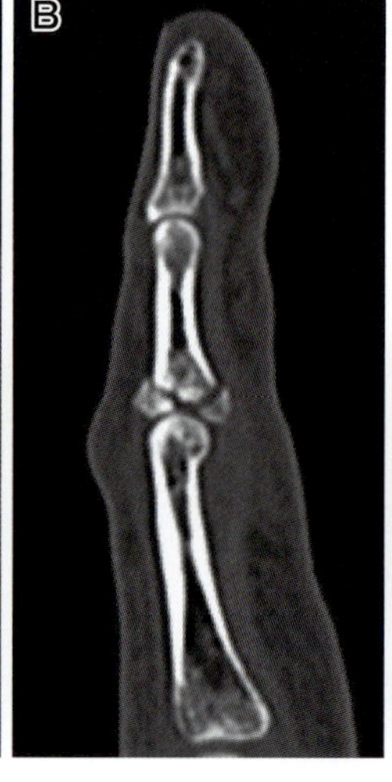

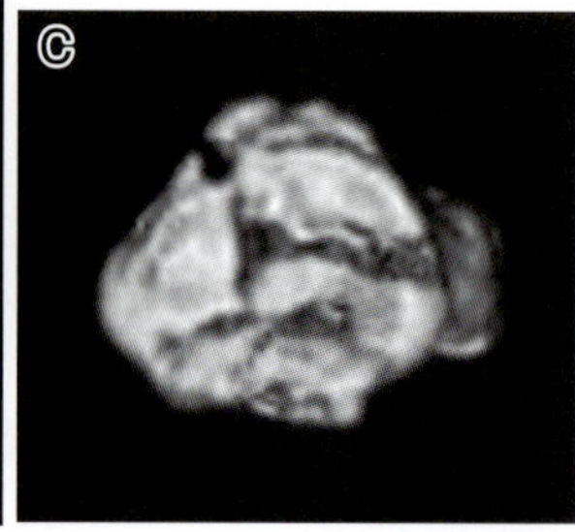

図4 症例 1：術前 CT

A：coronal 像，B：sagittal 像，C：中節骨基部関節面 3DCT.

紹介受診となる．単純 X 線では pilon 型骨折を認め（図 3），CT 画像では中央骨片の陥没を認めた（図 4）．手術は中節骨を牽引しながら，掌側，背側から指でコンプレッションをかけて骨片を整復した状態で，中節骨尺側部に 1.2 mm Kirschner 鋼線で経皮的に骨孔を作製し，尖端を少し曲げた 1.0 mm Kirschner 鋼線を骨孔から髄内に挿入し，Hintringer 法で陥没骨片を整復した（図 5）．陥没骨片整復後に，23 G 針を掌側から経皮的に挿入して掌側骨片を整復し，背側から 0.7 mm Kirschner 鋼線を軟骨下骨に挿入．径 1.2 mm mini-screw 1 本を追加挿入した．固定後に，鈴木法にて PRTS を装着し（図 6），術翌日より関節可動域訓練を開始，術後 4 週で PRTS を抜去．術後 6 週で Kirschner 鋼線抜去，術後 3 ヵ月でスクリューを抜去した．術後 10 ヵ月の最終評価時は，PIP 関節は −10° の伸展制限を認めるも，屈曲 100° で，疼痛はなく，日常生活にも支障はない（図 7）．

手術のコツ

Hintringer 法を行う場合は，単純 X 線，3DCT を参考にして陥没骨片をどのように整復するかをイメージし，ワイヤーが骨片を整復するのに一番アクセスしやすい部位を決定し，同部に骨孔を作製するようにする．

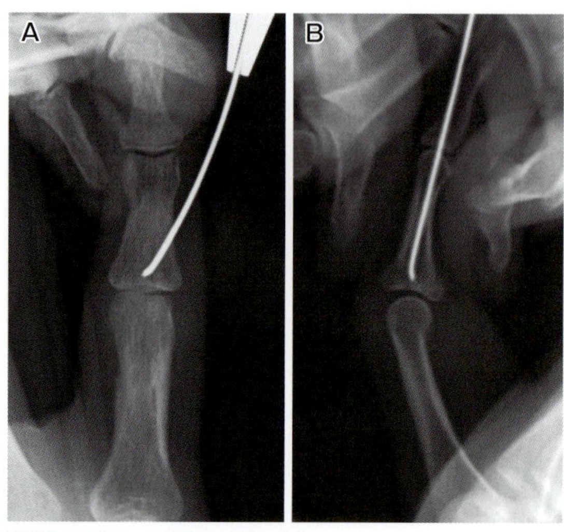

図5 症例 1：Hintringer 法

A：術中イメージ正面像，B：側面像.

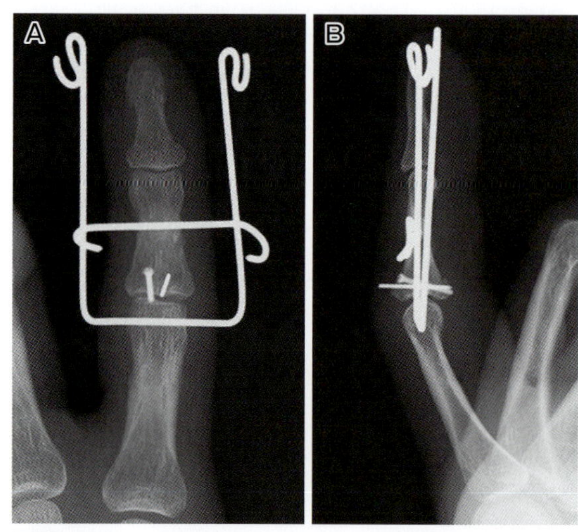

図6 症例 1：骨接合術後 PRTS（鈴木法）装着

A：術後単純 X 線正面像，B：側面像.

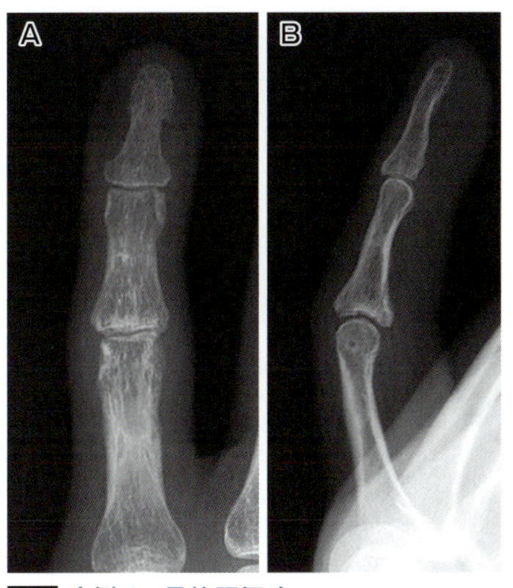

図7 症例 1：最終評価時

A：術後 10 ヵ月単純 X 線正面像，B：側面像.

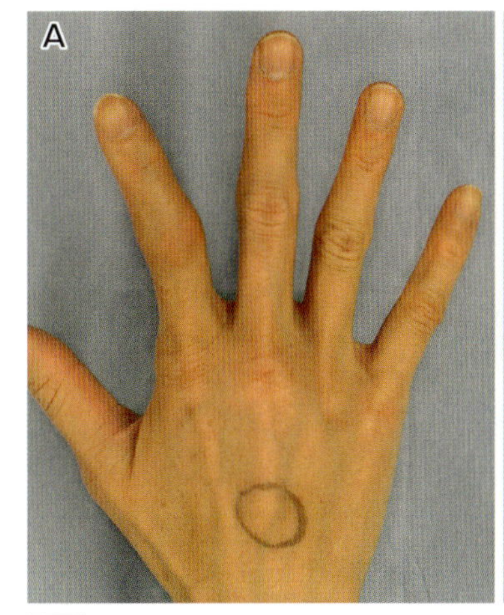

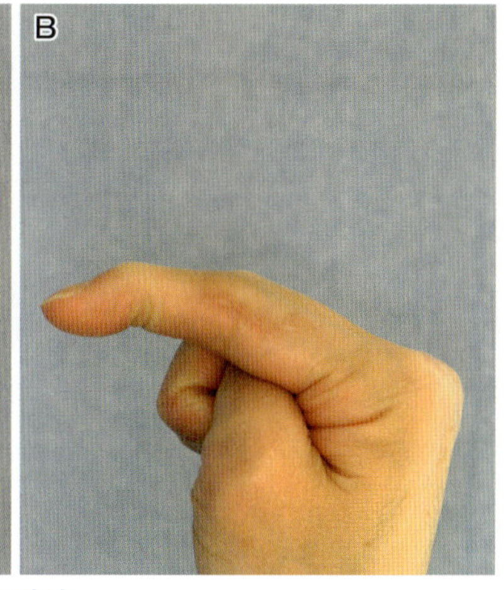

図8 症例 2（49 歳，女性）：当院初診時

A：右示指 PIP 関節の橈屈変形を認める.
B：重度の軟部組織拘縮を認める.

2. 陳旧例

陳旧例は脱臼位が長期的に持続しているため，関節拘縮を伴っていることが多く，関節面の欠損を認める症例もあり，治療に難渋する．骨折部が直視下に整復可能であれば観血的整復で対応可能だが，骨折部の変形治癒を認める場合は，矯正骨切り術，骨軟骨移植術の適応となる．関節面の欠損がないか，わずかであれば，矯正骨切り術で対応できる．関節面の欠損を認める場合は，骨軟骨移植術や掌側板前進法[5]が適応となるが，われわれは骨軟骨移植術を行っている．関節の展開方法，移植する骨軟骨片については複数の方法が報告されている．近年，PIP 関節を掌側展開して関節を 180° 過伸展して脱臼させる，いわゆるショットガン・アプローチを用いて，第 4-5 手根中手（carpometacarpal：CM）関節から有鉤骨の軟骨面を移植する方法[6]（Hemihamate arthroplasty）の良好な治療成績が報告されている．しかし，本法は軟部組織に対する侵襲が大きいため，われわれは比較的侵襲が少ない木野ら[4]の側方アプローチを用いている．また，第 4-5CM 関節は可動性を有する関節であるため，可動性がほとんどない第 3CM 関節から骨軟骨片を採取し（有頭骨側から採取することが多い），移植している．

術前に重度の関節拘縮を認める場合は，Houshian ら[7]の PIP 関節拘縮に対する創外固定を用いた distraction arthrolysis に準じて，PIP 関節を関節裂隙が 3 ～ 5 mm 開大するまで緩徐に牽引（1 日に 2 回，1 回 0.25 mm 牽引する）して，軟部組織の拘縮を改善させた後に二期的に手術を行っている．

以下に陳旧例の症例を提示する．

症例 2：49 歳，女性

ハンドボールの試合中に相手と接触して，右示指 PIP 関節脱臼骨折受傷．近医受診し，橈側，尺側側副靱帯の両側とも断裂していると診断され，両側側方展開で手術施行．脱臼整復，Kirschner 鋼線 1 本による骨接合の後，基節骨側副靱帯付着部の両側にアンカーが挿入され，靱帯縫合が行われた．右示指 PIP 関節の橈屈変形と関節可動域制限を主訴に，術後 4 ヵ月後に当院紹介受診．右示指 PIP 関節は 15° の橈屈変形があり，DIP 関節は伸展 0°，屈曲 30°，PIP 関節は伸展 −5°，屈曲 25° で，PIP 関節部は重度の軟部組織拘縮を認めた（図 8）．単純 X 線，CT では，中節骨の広範囲な軟骨欠損を認めた（図 9）．軟部組織拘縮が高度なため，創外固定を用いた distraction arthrolysis を行って，軟部組織拘縮を改善させてから骨軟骨移植術を行う計画を立てた．創外固定器を装着して，関節裂隙が4 mm開大するまで緩徐に牽引し，1週間の待機期間をおいた後（**図10**），骨軟骨移植術施行．橈側側方切開でアプローチして，側副靱帯をZ状に切離して関節内を展開すると，関節内は瘢痕組織が充満していた．瘢痕組織を切除すると中節骨の関節面は背側の関節軟骨を残して，広範な軟骨欠損を認めた（**図11A**）．第3CM関節の有頭骨側から骨軟骨片を採取し，軟骨欠損部に骨軟骨移植を行い，径1.2 mm mini-screw 1本で固定した（**図11B**）．PRTS（DDA2）を装着し（**図12**），術翌日より関節可動域訓練を開始，術後5週でPRTSを抜去した．術後5年の最終評価では，PIP関節伸展－10°，屈曲90°で，疼痛はなく，日常生活にも支障はない（**図13**）．単純X線では，軽度の関節症性変化を認めるが，関節面のリモデリングも認め，関節適合性は良好である（**図14**）．

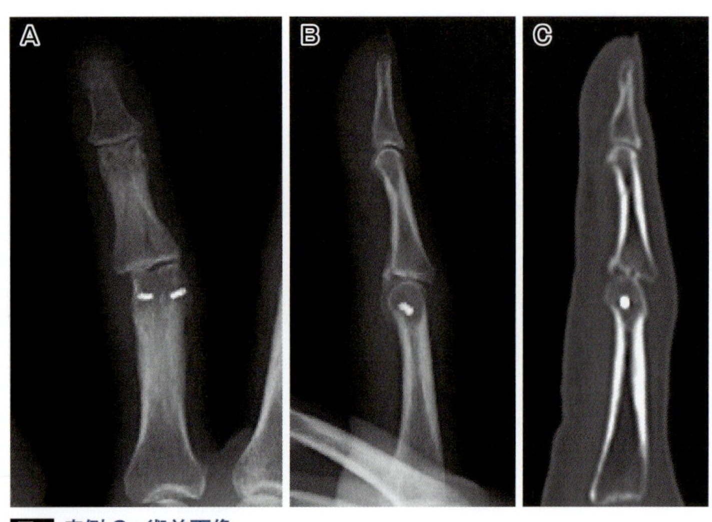

図9 症例2：術前画像
A：単純X線正面像，B：側面像，C：CT sagittal像.

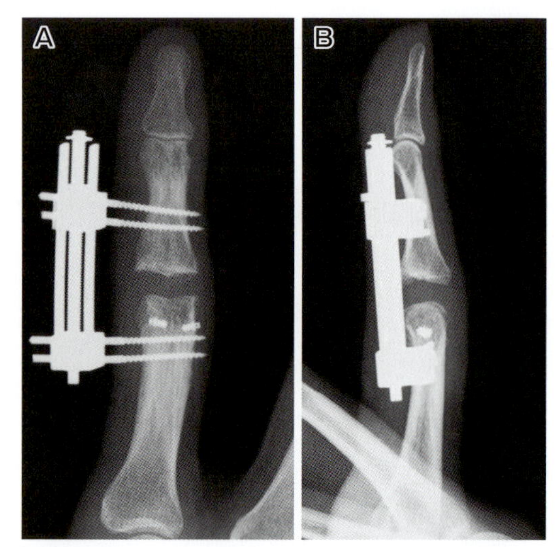

図10 症例2：distraction arthrolysis施行
A：単純X線正面像，B：側面像.

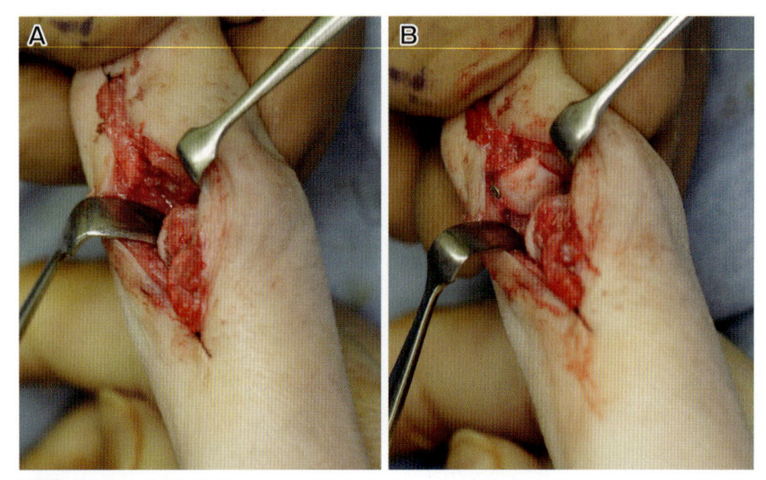

図11 症例2：術中所見
A：中節骨基部関節面は背側の関節軟骨を残して広範な軟骨欠損を認めた.
B：軟骨欠損部に骨軟骨移植を行い，mini-screwで固定した.

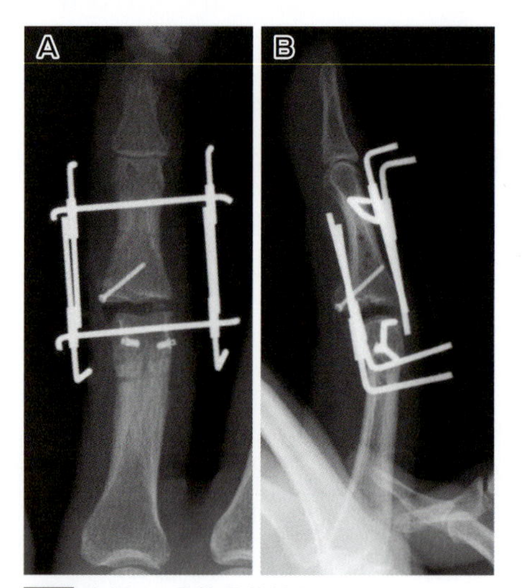

図12 症例2：骨軟骨移植後PRTS（DDA2）装着
A：単純X線正面像，B：側面像.

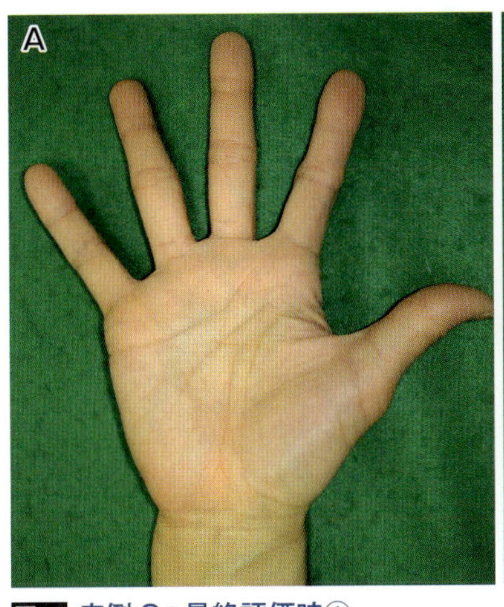

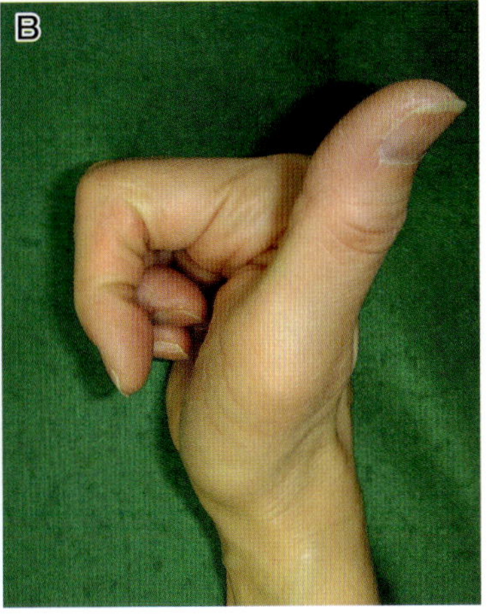

図13 症例 2：最終評価時①

A：術前に認めた PIP 関節の橈屈変形は改善.
B：PIP 関節の自動屈曲 90°.

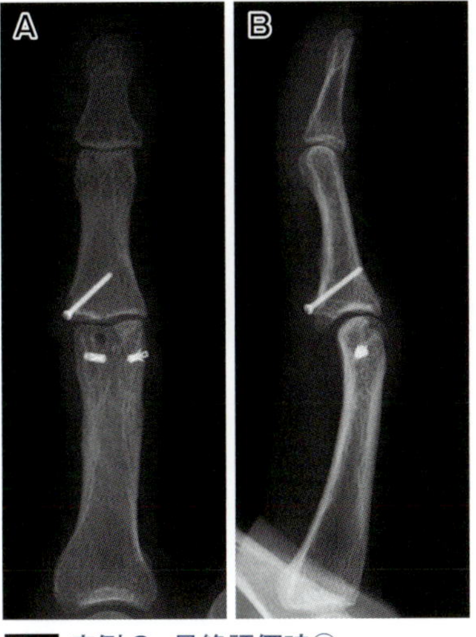

図14 症例 2：最終評価時②

A：術後 5 年単純 X 線正面像，B：側面像.

引用・参考文献

1） Kiefhaber TR. et al. Fracture dislocations of the proximal interphalangeal joint. J Hand Surg Am. 23(3), 1998, 368-80.
2） Suzuki Y. et al. The pins and rubbers traction system for treatment of comminuted intraarticular fractures and fracture-dislocations in the hand. J Hand Surg Br. 19(1), 1994, 98-107.
3） Schöll H. et al. Midterm results after sole percutaneous treatment for central impression fractures of the base of the middle phalanx. Handchir Mikrochir Plast Chir. 50(1), 2018, 31-5.
4） 木野義武ほか. 陥没骨片を伴った指 PIP 関節脱臼骨折の治療. 日手会誌. 12(1), 1995, 149-53.
5） Dionysian E. et al. The long-term outcome of volar plate arthroplasty of the proximal interphalangeal joint. J Hand Surg Am. 25(3), 2000, 429-37.
6） Calfee RP. et al. Hemi-hamate arthroplasty provides functional reconstruction of acute and chronic proximal interphalangeal fracture-dislocations. J Hand Surg Am. 34(7), 2009, 1232-41.
7） Houshian S. et al. Distraction for proximal interphalangeal joint contractures：long-term results. J Hand Surg Am. 38(10), 2013, 1951-6.

04 中手骨骨幹部骨折

長尾聡哉 Soya Nagao ● 板橋区医師会病院整形外科部長

はじめに

手指骨折の治療に際して最も重要なポイントは，長期の外固定に伴う手指拘縮を回避することである．中手骨骨幹部骨折も例外ではなく，特に横骨折では背側凸の変形をきたし，保存的治療では内在筋肢位での外固定が困難な例が多い．中手指節(metacarpophalangeal：MP) 関節伸展位で長期にわたって外固定を行うと，高率にMP関節伸展拘縮，すなわちMP関節屈曲障害を生じることは広く知られている．したがって，転位を伴う例はもちろんのこと，患肢の早期使用，ひいては手指拘縮回避を目的として手術が選択されることも少なくない．本稿では，母指を除く中手骨骨幹部骨折の手術治療で汎用されている①経皮的鋼線髄内固定，②スクリュー固定，③プレート固定について，適応および施行のポイントやピットフォールなどを中心に詳説する．

手術適応

- 転位の許容できない例（背側凸変形≧30°，短縮≧2 mm，橈尺側偏位≧10°，回旋変形＋）．
- 開放性骨折例．
- 粉砕骨折例．
- 患肢の早期使用を要する例（アスリート，音楽家や両手骨折例など）．

手術法の選択

当科では骨折型に応じて以下のように術式を選択している（図1）．

1．経皮的鋼線髄内固定

骨折型が横骨折，短斜骨折（骨折長が中手骨横径の2倍以下）の例に選択する．低侵襲で特別な器具を必要とせず，骨折部を展開しないため局所血行が保たれることが利点である．一方で，刺入部での腱

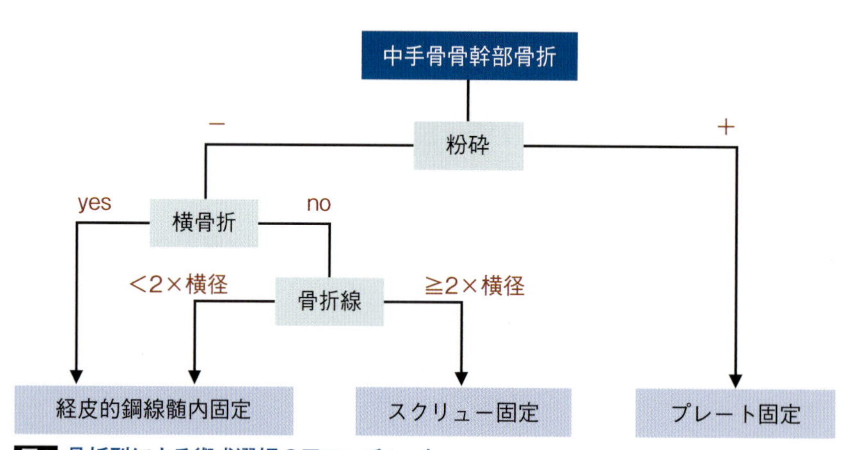

図1 骨折型による術式選択のフローチャート

損傷・神経損傷には注意を要する．

症例 1：26 歳，男性

総合格闘技の練習中に相手の頭部を殴打して受傷，当科初診となった．

・画像所見（図 2A 〜 C）：手部単純 X 線像にて背側凸変形を伴う右第 2 中手骨骨幹部の横骨折を認めた．

1）術前準備

麻酔は主に（超音波ガイド下）腋窩神経ブロック，または全身麻酔を用いる．局所麻酔の報告も散見されるが，骨折部の整復の際に疼痛を伴うと思われ，筆者には経験がない．仰臥位，肩関節外転 90°，肘関節伸展位，前腕最大回内位とし，出血に備えて空気止血帯（ターニケット）を装着しておく（図 3）．X 線透視（C アーム）もセッティングしておく．術者が右利きの場合は術者の右手が患肢の近位になるように位置すると鋼線を刺入しやすい（患肢が右の場合は患者の尾側，左の場合は頭側）．

2）手術道具

Kirschner 鋼線各種，ペンチ・ラジオペンチ，鋼線刺入用ドライバー，ワイヤーカッター．鋼線は通常 1.6 mm 径を使用しているが，第 5 中手骨は髄腔が太いので 1.8 〜 2.0 mm 径を選択する．

3）鋼線の pre-bending

術前に鋼線を pre-bend しておく（図 4）．中手骨骨幹部骨折の場合，頚部骨折とは異なり髄腔の連続性が断たれている例も少なくない．大腿や下腿の髄内釘手術におけるガイドワイヤー挿入と同様に，先端を少し曲げておくと遠位骨片の髄内への刺入が容易となる．

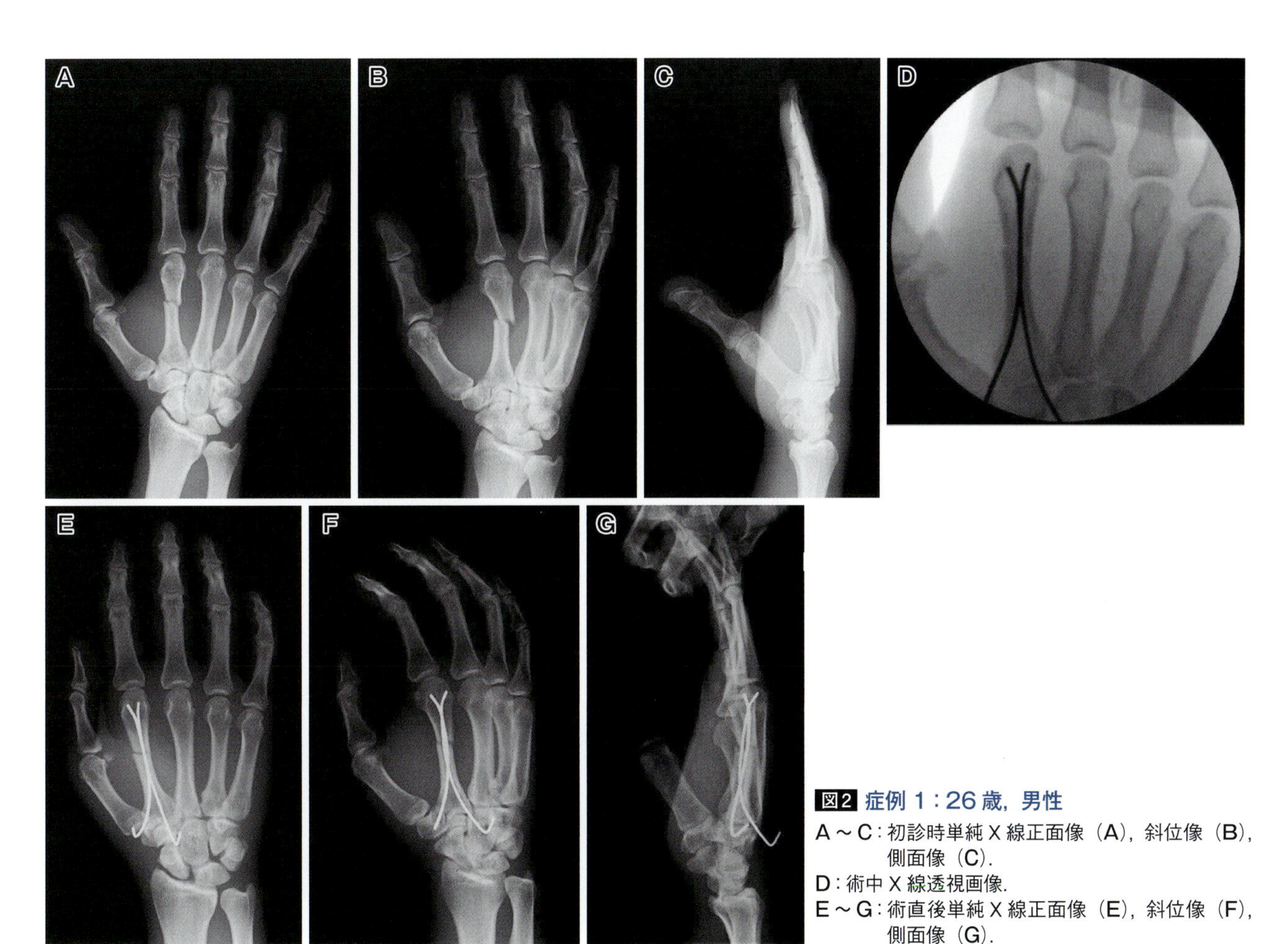

図2 症例 1：26 歳，男性

A 〜 C：初診時単純 X 線正面像（A），斜位像（B），側面像（C）．
D：術中 X 線透視画像．
E 〜 G：術直後単純 X 線正面像（E），斜位像（F），側面像（G）．

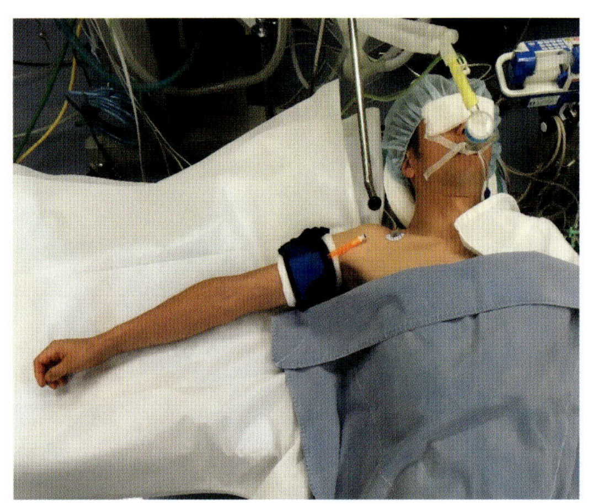
図3 体位

図4 Pre-bendした鋼線
先端の尖っていない側から髄内へ挿入するようにpre-bendする.

手術のコツ

鋼線の先端が鈍の側（尖っていない側）から挿入するようにpre-bendすると鋼線先端の関節内穿破の確率が低くなる.

4）骨孔の作製

X線透視下に刺入予定サイズより1サイズ大きいKirschner鋼線とドライバーを用いて中手骨基部に骨孔を穿つ．その際，尖刃にて小切開を加えてもよい.

手術のコツ

穿孔の際には可能な限り中手骨軸と刺入予定の鋼線のなす角度が小さくなるように骨孔を作製する.

5）鋼線の刺入

4）で作製した骨孔から3）でpre-bendした鋼線を刺入し，骨折部の近位端まで用手的に先端を進めておく．各中手骨基部の骨孔作製部を**図5**に示す.

手術のコツ

髄内へ鋼線を刺入する際には，先端を対側骨皮質方向へ向け，髄内に入ったらなるべく手前で鋼線を180°回転させて先端を刺入側骨皮質へ向けると骨幹部髄内へ鋼線を進めやすい（**図6**）.

6）徒手整復と遠位骨片への鋼線刺入

術者の非利き手（右利きの場合は左手）で骨折部の徒手整復を行う．その際，示指～小指のMP関節を屈曲させて指交差現象がないことを確認するとともに，母指で骨折部の整復を行いながら鋼線先端を遠位骨片髄腔内へ進めていく（**図7**）.

手術のコツ

中手骨頭へ鋼線を進めていく際には，非利き手で近位方向へ軸圧をかけて骨折部を圧迫させながら鋼線を進める.

ピットフォール

・非観血的な骨折整復が困難な場合は，躊躇せずに骨折部に小切開を加えて観血的に整復すべきである.
・鋼線を遠位骨片髄内へ刺入する際，軸圧をかけても骨折が離開する場合は鋼線を1サイズ細いものに変更する.

7）鋼線の追加（オプション）

1本目の鋼線を中手骨頭まで刺入したら指を屈伸させてX線透視下に骨折部の安定性を確認する．不安定な場合は上記3）～6）に従って鋼線を追加する．通常，鋼線を2本刺入すれば十分な骨折部の安定性が得られる.

手術のコツ

1本目と2本目のワイヤーの先端は異なる方向に向けておくと回旋安定性を担保できる.

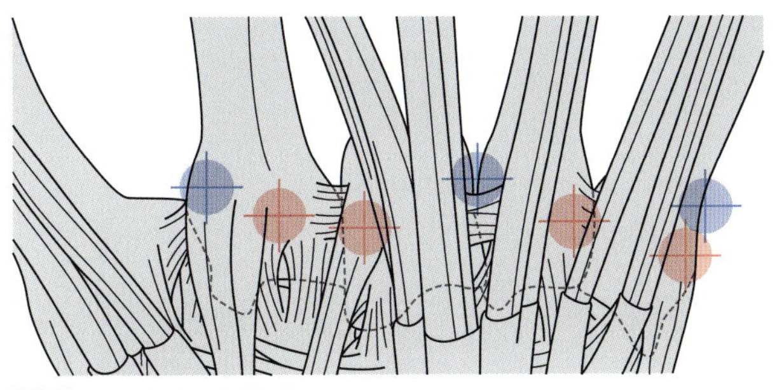

図5 至適骨孔作製部位

赤丸：1 本目の鋼線刺入用骨孔作製部位.
青丸：2 本目の鋼線刺入用骨孔作製部位.

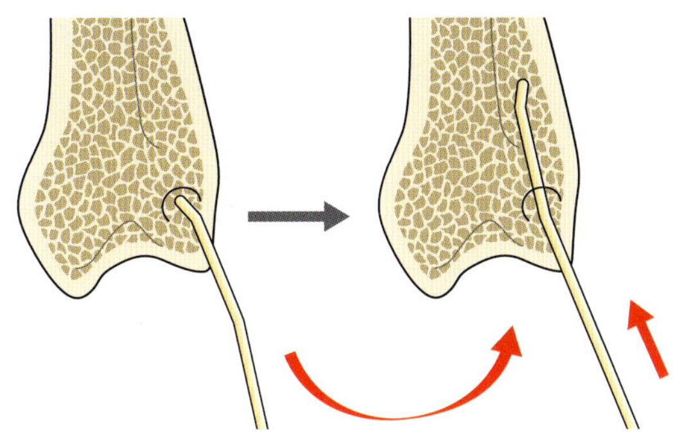

図6 鋼線の刺入法

鋼線が骨孔に入ったら，180°回転させながら髄腔に沿うように骨幹部へ押し込んでいく.

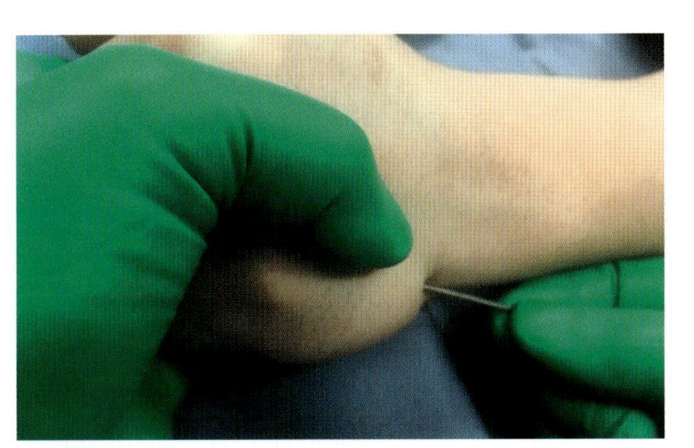

図7 骨折徒手整復・髄内固定

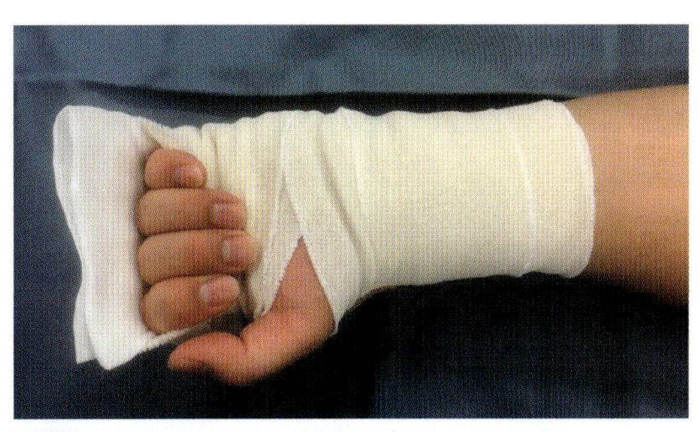

図8 内在筋肢位での背側ギプスシーネ固定

MP 関節屈曲位で近位指節間（proximal interphalangeal：PIP）・遠位指節間（distal interphalangeal：DIP）関節の早期自動運動を奨励する.

ピットフォール

第 4 中手骨は他の中手骨と比較して髄腔径が狭いため，鋼線が 1 本しか入らない可能性を念頭に置いておく.

8）鋼線近位端の処置

皮膚上に突出した鋼線近位端を日常生活の邪魔にならないように曲げ，ワイヤーカッターで余分な部分をカットする.

ピットフォール

- 鋼線断端を皮膚の近くで曲げると，皮膚に干渉し潰瘍化して二次感染を併発することがある．術後の腫脹を勘案して曲げる部分を決める必要がある.
- 通常，鋼線近位端は埋没させずに皮膚上に出したままとするが，患者の希望などで皮下へ埋没させる場合は伸筋腱との干渉に注意する.

9）後療法と鋼線抜去

固定性に応じて内在筋肢位での背側ギプスシーネ固定を 1 ～ 3 週間追加し（図 8），術直後より積極的な手指可動域訓練を指導する．特別なリハビリテーションは必要としないことがほとんどである．鋼線は 6 ～ 8 週で抜去する.

2. スクリュー固定

骨折型が長斜骨折および螺旋骨折（骨折長が中手骨横径の 2 倍以上）の例に選択する.

症例 2：41 歳，男性

車のドアに左手をはさみ受傷，近医を経て当科初診となった.

- 画像所見（図 9A，B）：手部単純 X 線・CT 像にて第 4 中手骨骨幹部の長斜骨折を認めた.

1）術前準備

麻酔および術前準備は「1．経皮的鋼線髄内固定」

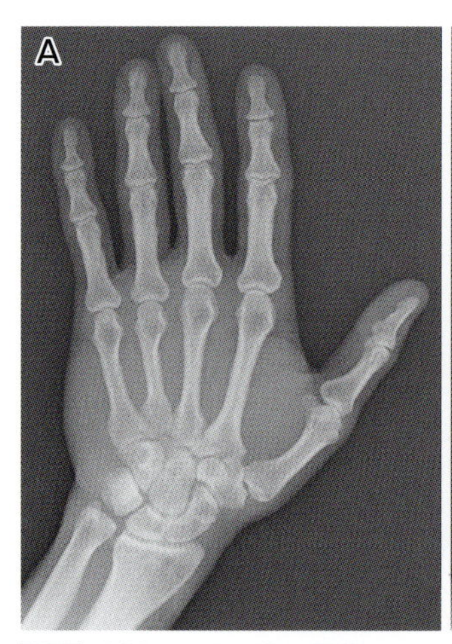

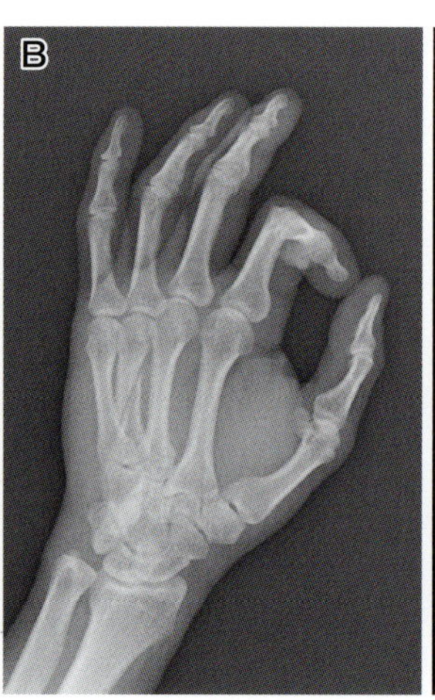

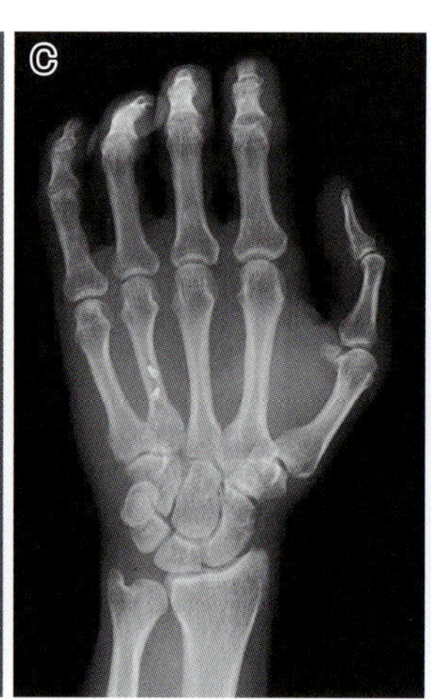

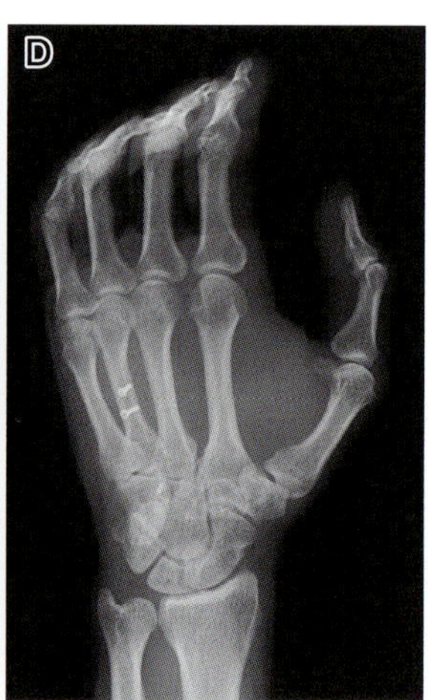

図9 症例2：41歳，男性
A・B：初診時単純X線正面像（A），斜位像（B）.
C・D：術直後単純X線正面像（C），斜位像（D）.

に準じる．術者は患肢の尺側に位置すると手術がしやすい．

2）手術道具

一般的な手術道具以外に，各種開創器，骨膜剥離用ラスパトリウム，各種骨鉗子（筆者は“クワガタ”型の骨鉗子を好んで用いている），Kirschner鋼線各種，ペンチ・ラジオペンチ，鋼線刺入・ドリリング用ドライバー，ワイヤーカッター，スクリュー・プレートセットを準備する（詳細は「3. プレート固定」を参照のこと）.

3）皮　切

骨折部を中心として中手骨骨軸に一致した約4 cmの背側縦切開をおく（図10）．橈側では橈骨神経背側枝，尺側では尺骨神経手背枝を損傷しないように注意しながら展開し，伸筋腱を露出する．背側の皮静脈は可能な限り温存し，必要に応じて最小限結紮切離，またはバイポーラで凝固切離する.

4）展　開

伸筋腱を同定・保護し，尖刃を用いて下層の骨膜を鋭的に切開する（図11）．骨膜切開部よりラスパトリウムや尖刃を用いて骨折部の骨膜を全周性に剥離し，骨折部を露出する.

手術のコツ

骨膜は固定後に完全に縫合できるように丁寧に剥離する．術後の内固定材と伸筋腱との干渉を避けるために重要と考えられるためである.

5）骨折の整復

骨折部の余分な血腫を除去し，骨鉗子を用いて骨折部を整復して保持する（図12）．骨鉗子は可能な限り2ヵ所で使用し，以後の操作の際に骨折部が再転位するのを防ぐ必要がある．整復位を保持したら指を屈伸してこの時点での安定性を評価するとともに，回旋変形がないことを確認しておく.

手術のコツ

- 回旋変形に気を付けながら指を牽引すると容易に整復位が得られる.
- 骨鉗子はスクリュー挿入部を避けて使用する.

ピットフォール

骨質が不良で骨鉗子での仮固定が憚られる場合は鋼線仮固定を併用する．骨鉗子×1＋鋼線×1，または鋼線×2で骨折部の安定化を図るべきである（図13）.

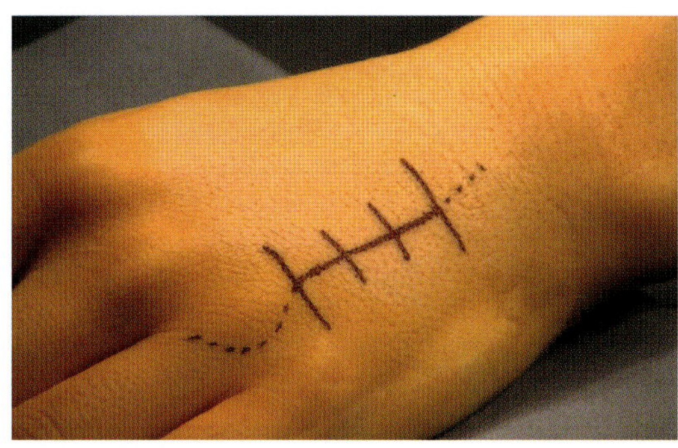

図10 皮切のデザイン

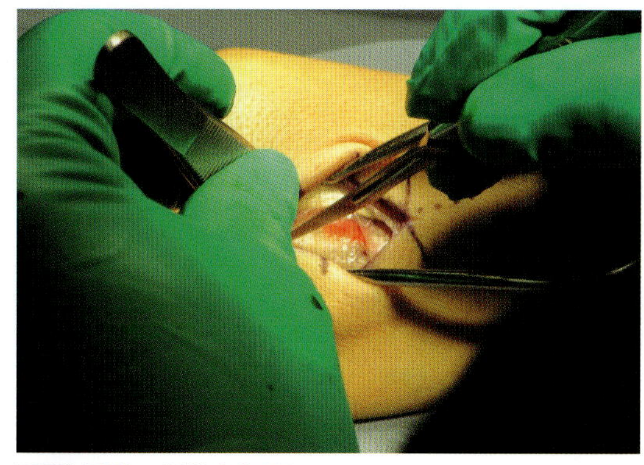

図11 骨膜の鋭的な切開

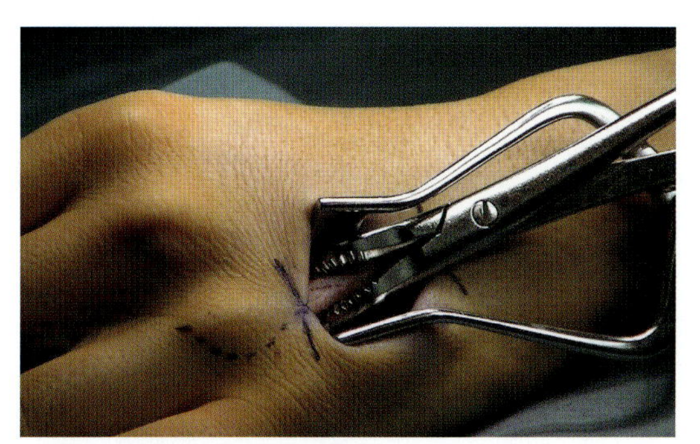

図12 骨鉗子での骨折仮固定

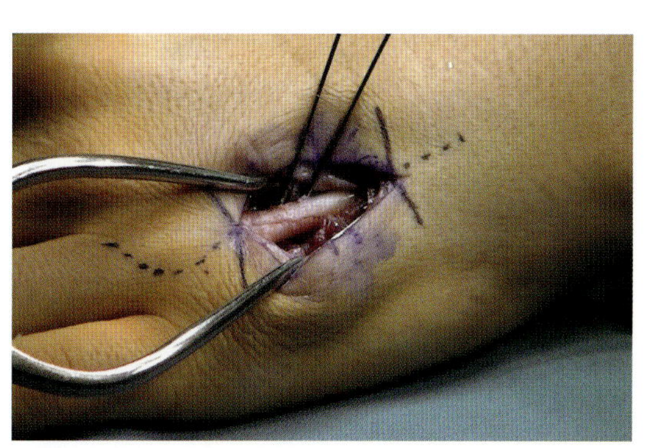

図13 鋼線での骨折仮固定

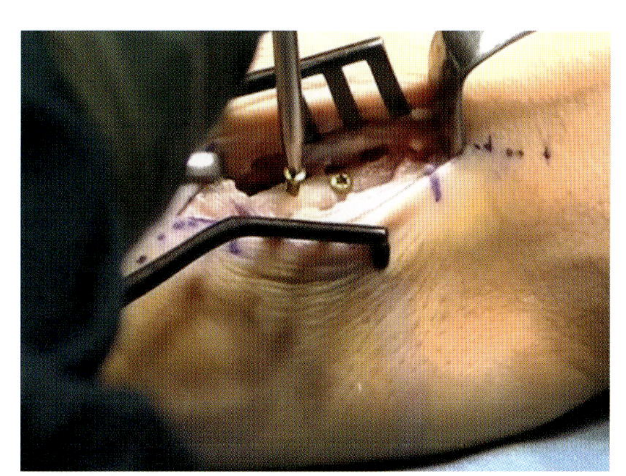

図14 スクリュー刺入の実際

6）スクリュー固定

安定した仮固定が獲得されたら，スクリューで骨折部を固定する（図14）．スクリューは可能な限り3本使用すべきといわれているが，実際は2本しか挿入できないことが多い．スクリューを挿入する際には手前の骨皮質をoverdrillして骨折部に圧迫力を加えるlag screw techniqueの使用が推奨されている．しかしながら，すべてのスクリューをこのテクニックで挿入すると，2本目，3本目のスクリューを締めていくに従って骨折部が転位したり，過度の圧迫により骨片に新たな骨折を生じることがある．筆者は，lag screw固定は1ヵ所のみ（できれば骨折中央部）にとどめ，残りのスクリューはoverdrillしないposition screwとして挿入するようにしており，固定力に不安を感じたり骨癒合が遷延したという経験はない．

手術のコツ

- Lag screwを挿入する際には，ドリリングの方向が骨折面に垂直となるように慎重に方向を決定すべきである（図15）．
- スクリュー長を測定する際には，必ず2方向で長さを測定し，適切な長さのスクリューを挿入する（図16）．長すぎるスクリューは先端が屈筋腱と干渉する可能性があり，好ましくない．

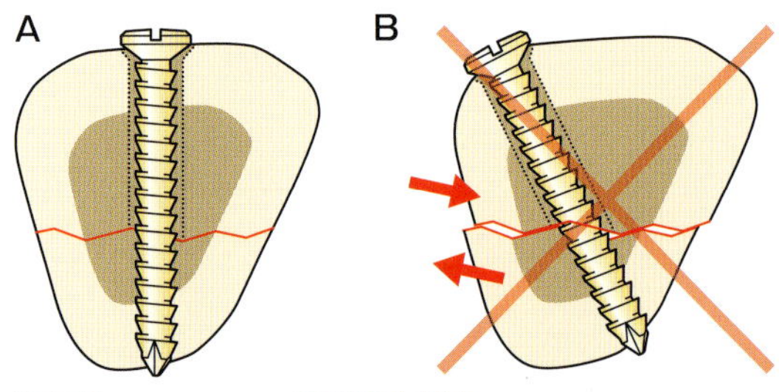

図15 Lag screw の正確な挿入

A：正確な挿入（スクリューは骨折面に垂直）.
B：誤った挿入（スクリューは骨折面に垂直でない）.

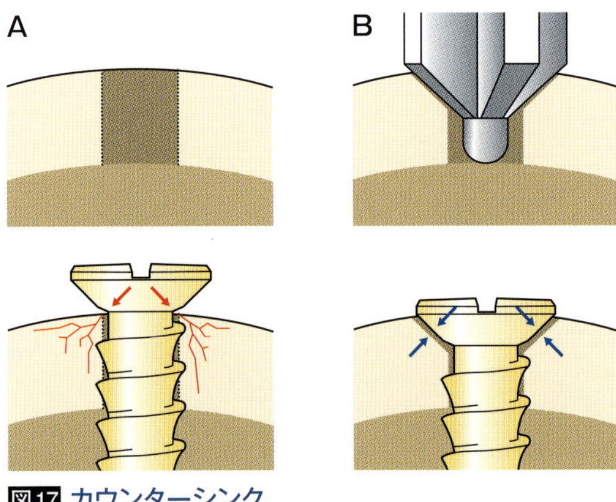

図17 カウンターシンク

A：カウンターシンクなし．応力がスクリューと皮質骨の接触部に集中する.
B：カウンターシンクあり．接触面積増加により応力が分散する.

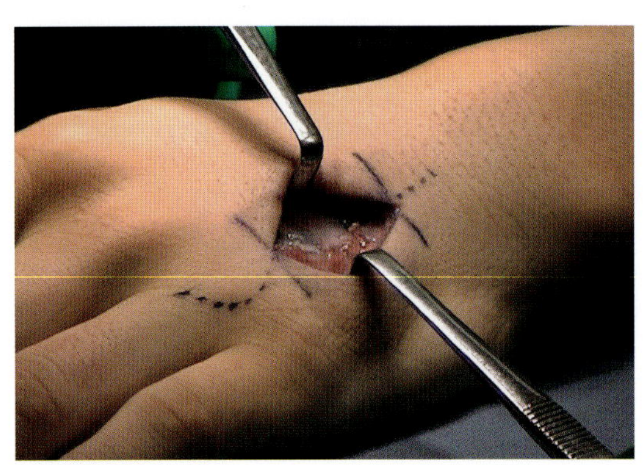

図19 骨膜縫合後

> **ピットフォール**
>
> 骨皮質に対して斜めに挿入したスクリューを締めすぎると，screw head と骨皮質の接触部に応力が集中し，新たな骨折をきたすことがある．カウンターシンクがある場合は挿入前に使用しておくと骨折をきたしにくくなる（図17）.

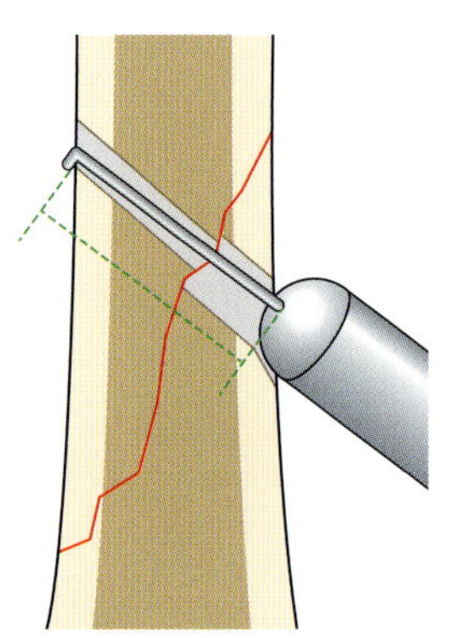
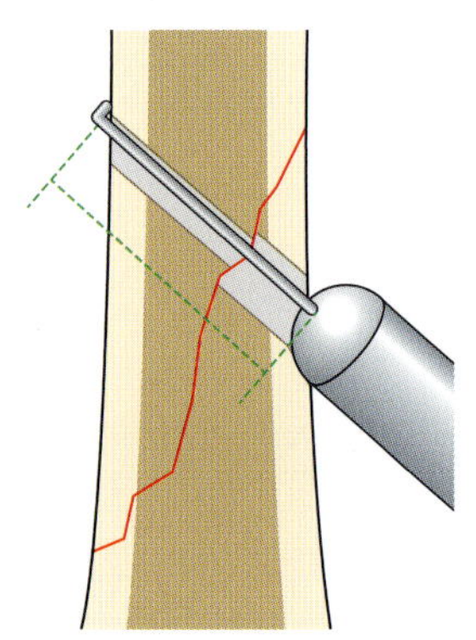

図16 スクリュー長の測定

長く測定されたスクリュー長を選択する.

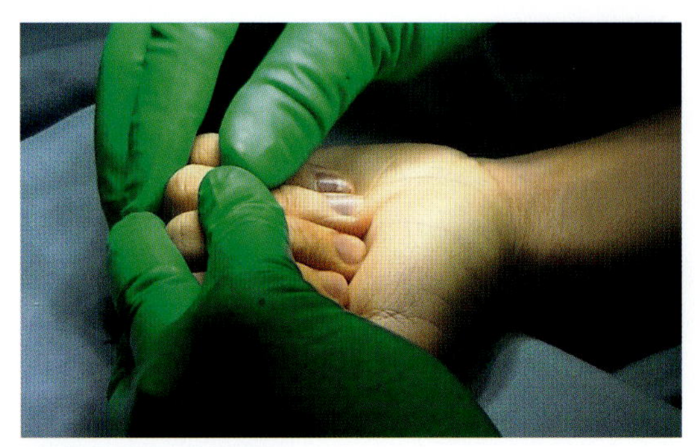

図18 回旋変形の確認

爪の向きや指の方向を注意深く確認する.

7）洗浄，閉創

閉創前に再度回旋変形が残存していないことを確認する（図18）．十分に創部を洗浄したら骨膜を縫合し（図19），皮下（皮膚）を縫合，閉創する.

8）後療法

「1．経皮的鋼線髄内固定」と同様に固定性に応じて内在筋肢位での背側ギプスシーネ固定を1～3週間追加し（図8），術直後より積極的な手指可動域訓練を指導する．特別なリハビリテーションは通常必要としない.

3．プレート固定

すべての骨折型に対応可能だが，粉砕骨折例や患肢の早期使用を希望する例がよい適応である．また，骨折線が骨幹部横径の3倍以上あるような長斜骨折への適応は慎重に検討すべきである.

症例3：16歳，男性

転倒し受傷，近医を経て当科紹介初診となった.

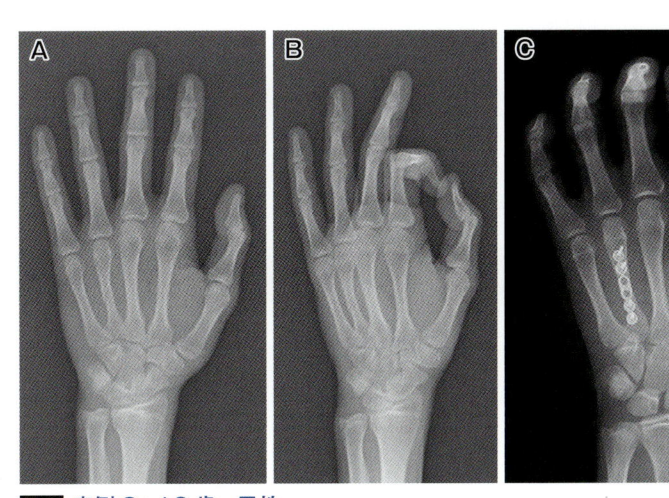
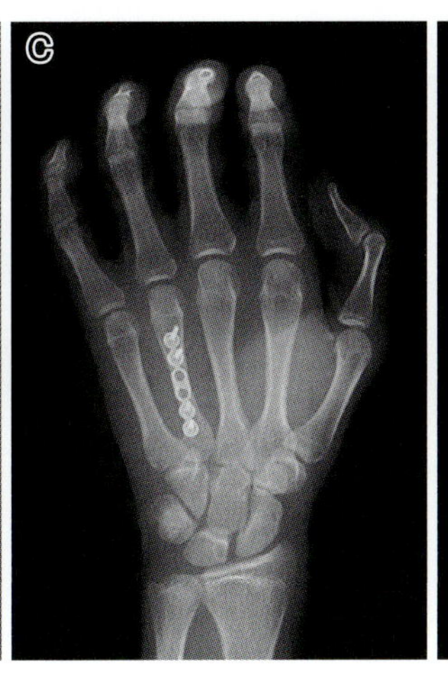
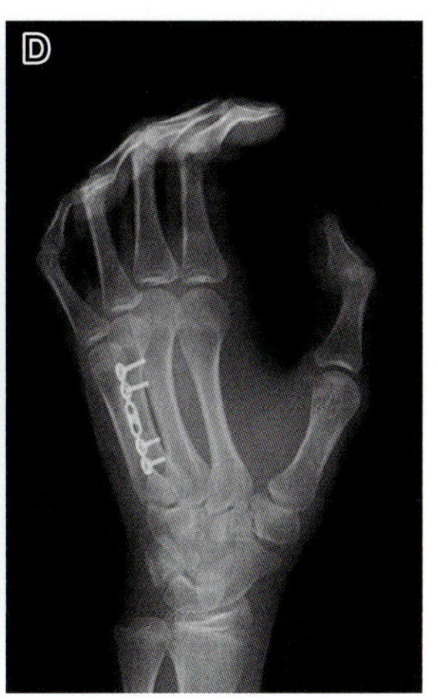

図20 症例3：16歳，男性
A・B：初診時単純X線正面像（A），斜位像（B）．
C・D：術直後単純X線正面像（C），斜位像（D）．

・画像所見（図20A，B）：単純X線にて左第4中手骨骨幹部に比較的骨折線の短い螺旋骨折を認めた．

右手舟状骨骨折を合併しており，早期使用を希望したため，プレート固定を計画した．

1）術前準備

「2．スクリュー固定」に準じる．

2）手術道具

主な手術道具は「2．スクリュー固定」と同様である．現在，本邦で使用できる手指骨折用プレートは3種類であり，それぞれの特徴を**表1**に記す．

3）皮切～展開

「2．スクリュー固定」に準じて行う（**図10，図11**）．

4）骨折の整復

骨折の血腫を除去して骨折を整復し，骨鉗子または鋼線を使用して仮固定してみる（「2．スクリュー固定」を参照のこと）．整復位を保持しつつ，近位・遠位に最低でもスクリューを2本以上挿入できる長さのプレートを選択する．この時点で指を屈伸させて骨折部の安定性を評価するとともに，回旋変形がないことを確認しておく．

5）プレート固定

整復位を保持したままプレートごと骨鉗子で把持，あるいは整復位を鋼線仮固定した後にプレートを背側骨皮質上で保持しつつスクリューを刺入していく（**図21**）．必要に応じて骨折部にlag screwを挿入し，保護プレートとしてプレート固定を行ってもよい．

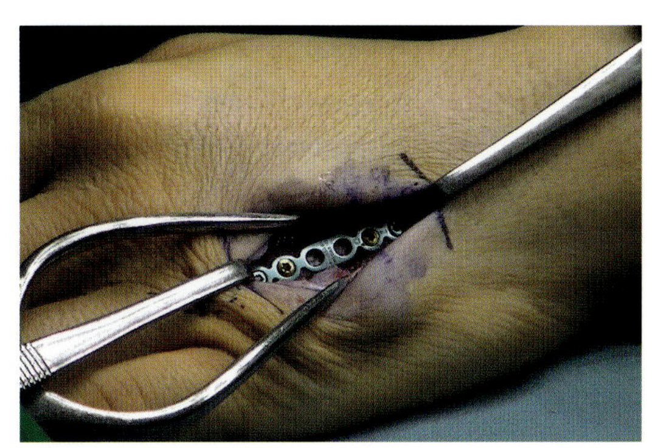

図21 プレート固定後

手術のコツ

・スクリューは骨折部に近い場所から刺入していく．
・使用するスクリューはすべて皮質骨スクリューで問題ないことがほとんどだが，粗鬆骨でスクリューの固定性に不安がある場合は，最近位・最遠位のスクリューをロッキングスクリューにして角度安定性を付与してもよい．

6）洗浄，閉創～後療法

「2．スクリュー固定」に準じる．

表1 本邦で使用可能な手指骨折用プレートシステム

中手骨骨幹部骨折では通常最も大きいサイズのスクリュー・プレートを使用する.

会社名	ジョンソン・エンド・ジョンソン	日本ストライカー		エム・イー・システム
製品名称	VA ロッキングハンドシステム	VariAx Hand Locking Plate System	Profyle Combo Hand and Small Fragment System	APTUS® ハンドシステム
製品写真				
サイズバリエーション	1.3 mm, 1.5 mm, 2.0 mm	1.7 mm, 2.3 mm	1.2mm, 1.7mm, 2.3mm	1.2 mm, 1.5 mm, 2.0 mm
ロッキング形式	角度可変型（1.5 mm, 2.0 mm） 角度固定型（1.3 mm）	角度可変型		角度可変型（1.5 mm, 2.0 mm） なし（1.2 mm）
ロッキング機構	Variable Angle Locking Technology	SmartLock polyaxial locking technology		TriLock locking technology
角度可変型スクリュー振り角	15°	10°		15°
ドライバー形状	StarDrive®（星型）	クロスヘッド（十字）	クロスヘッド（十字）	HexaDrive®（星型）
プレート厚	0.75 mm（1.3 mm システム） 1.0 mm（1.5 mm システム） 1.3 mm（2.0 mm システム）	1.0 mm（1.7 mm システム） 1.5 mm（2.3 mm システム）	0.55 mm（1.2 mm システム） 0.55 mm（1.7 mm システム） 1.0 mm（2.3 mm システム）	0.6 mm（1.2 mm システム） 0.8 mm（1.5 mm システム） 1.0 mm（2.0 mm システム）
プレートバリエーション	10 種類（1.3 mm システム） 19 種類（1.5 mm システム） 11 種類（2.0 mm システム）	15 種類（1.7 mm システム） 18 種類（2.3 mm システム）	9 種類（1.2 mm システム） 10 種類（1.7 mm システム） 10 種類（2.3 mm システム）	4 種類（1.2/1.5 mm システム） 8 種類（1.5 mm システム） 16 種類（2.0 mm システム）
スクリュー長（原則 1 mm 刻み）	4〜18 mm（1.3 mm システム）* 4〜24 mm（1.5 mm システム）* 6〜24 mm（2.0 mm システム）*	5〜24 mm（1.7 mm システム）* 6〜26 mm（2.3 mm システム）*, **	4〜13 mm（1.2 mm システム） 4〜13 mm（1.7 mm システム） 6〜24 mm（2.3 mm システム）	4〜20 mm（1.2 mm システム） 4〜24 mm（1.5 mm システム）* 6〜24 mm（2.0 mm システム）**
ワッシャー	なし	なし	なし	あり（1.2/1.5 mm, 2.0 mm）
カウンターシンク	あり（手動）	あり（電動ドライバーへ装着）	なし	なし
プレートベンダー	あり	あり	あり	あり
プレートカッター	あり	あり	あり	あり
プレート研磨用やすり	あり（手動）	あり（電動ドライバーへ装着）	なし	なし
専用ホーマン鉤	なし	あり	なし	なし
専用骨鉗子	あり**	あり	なし	なし
貸出	不可	不可	不可	可
備考	*16 mm 以上は 2 mm 刻み **ドリルガイド付き骨鉗子・プレート把持鉗子	*16 mm 以上は 2 mm 刻み **7 mm はない		*ロッキングスクリューは〜13 mm **16 mm 以上は 2 mm 刻み（ロッキングスクリューのみ）

引用・参考文献

1）長岡正宏. 頚部を含む中手骨骨折の治療. 整・災外. 2001, 44, 1375-81.

2）小野浩史. 中手骨骨折. 臨スポーツ医. 2012, 29(6), 597-601.

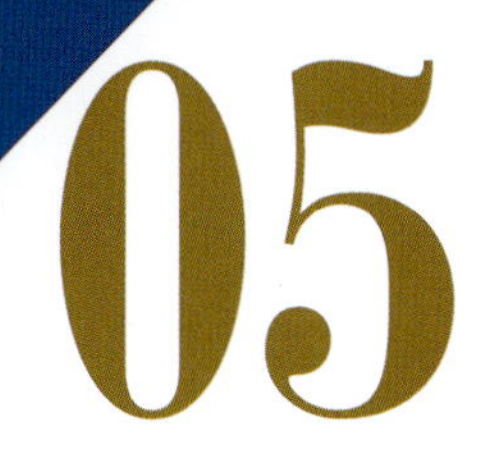

ボクサー骨折 WEB動画

園畑素樹 Motoki Sonohata ● 佐賀大学医学部整形外科准教授
鶴田敏幸 Toshiyuki Tsuruta ● 鶴田整形外科理事長
浅見昭彦 Akihiko Asami ● JCHO 佐賀中部病院院長
角田憲治 Kenji Tsunoda ● さかえまち整形外科院長
峯 博子 Hiroko Mine ● 鶴田整形外科診療部長
石井英樹 Hideki Ishii ● JCHO 佐賀中部病院整形外科部長
伊藤恵里子 Eriko Ito ● 佐賀大学医学部整形外科医員
伊藤康志 Koji Ito ● JCHO 佐賀中部病院整形外科
馬渡正明 Masaaki Mawatari ● 佐賀大学医学部整形外科教授

受傷機転，症状

ボクサー骨折は，中手骨頚部骨折（metacarpal neck fracture）の俗称である．この俗称は，指を握り込んだ状態で固いものを殴打することにより生じることから生まれたとされている．しかし，実際はプロボクサー（拳闘士）や空手家に生じることはほとんどなく，正確には fighter's fracture（喧嘩骨折）だろうとされている．空手家と素人の握り拳を**図1，図2**に示す．

ボクサー骨折は，小指･環指中手指節（metacarpophalangeal：MP）関節部で生じることが多く，中手骨骨頭は掌側に転位する．その原因として以下の2つが考えられている．

①殴った瞬間に中手骨頭の背側に衝撃が加わり，中手骨の頚部が骨折する．

② MP 関節部の内在筋は MP 関節の掌側を走行するため，掌側に屈曲した中手骨頭をさらに掌側方向へ転位させる力となる[1]．

診　断

中手骨骨折は，手部・指部の骨折の約40％を占めており，その頻度は10万人中約130人と報告されている[2]．その中手骨骨折のなかで最も頻度が高いのが中手骨頚部骨折である[3]．

前述のように拳で固いものを殴打しての受傷の場合，診断は比較的容易である．多くの場合，環指・小指の MP 関節部の疼痛と腫脹を主訴に来院する．殴打による受傷は若い男性に多い．しかし，殴打以外の受傷機転も少なくないので，中手骨頚部骨折イコール殴打による受傷と考えるべきではない．特に，高エネルギー外傷，多発外傷に伴う場合，診断が遅れることがある．診断遅延による治療開始の遅れは機能予後に影響するので注意が必要である．

MP 関節上の創は，関節内との交通を念頭に治療方針を立てる必要がある．特に，喧嘩などでの歯牙による創の場合は破傷風予防処置に加えて抗菌薬の投与が必要である[4]．環指・小指の，腫脹が軽度もしくは軽減した状態で MP 関節のレリーフが確認できない場合は遠位骨片の掌側への中程度以上の転位を示唆する．また，指屈曲（自動，他動問わず）での指交差は骨折部の回旋転位を念頭に検査を進める．神経，血管の評価も必須である．中手骨頚部骨折の診断は，単純 X 線写真により容易に可能で，前後像，側面像，斜位像の3方向の撮影が推奨される．CT 撮影は必須でないが，粉砕が高度な症例や関節内骨折の評価には考慮してもよい．単純 X 線写真による骨折部の転位の計測には以下の2つの方法がある．①近位，遠位骨片の髄腔の長軸に沿った

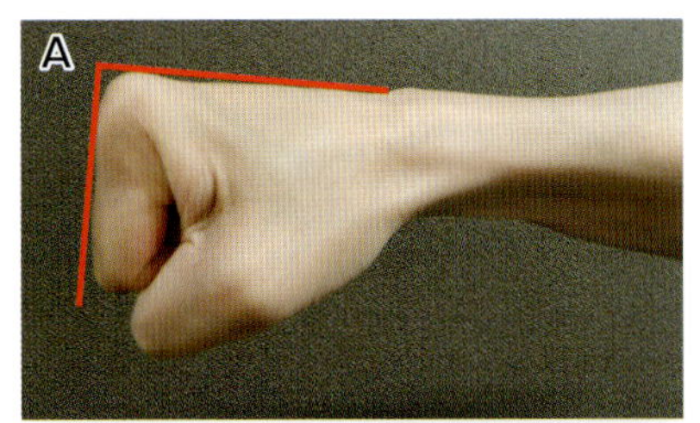

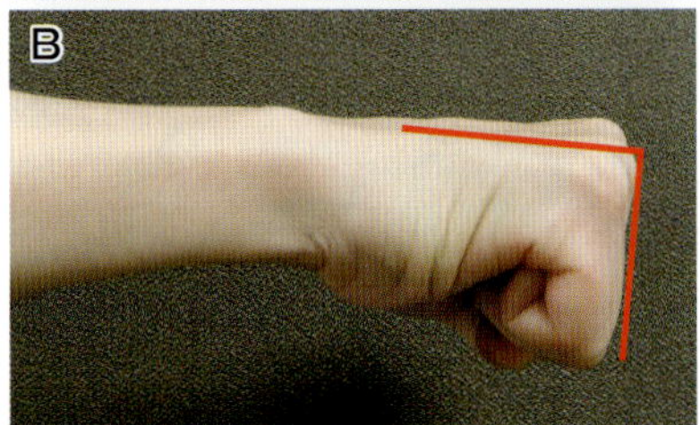

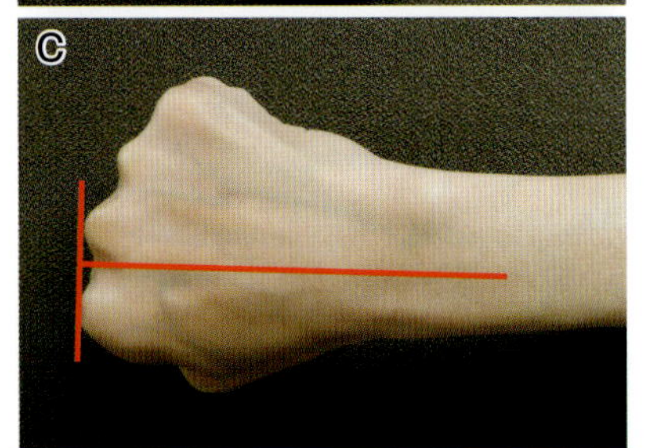

図1 空手家の拳

A：母指側.
B：小指側. 示指〜小指まで MP 関節が 90° 以上握り込まれ，手関節は掌背屈 0°である.
C：前腕軸が第 1，2 中手骨頭の間を走っている. この拳で壁を殴っても第 5 中手骨骨折は生じない.

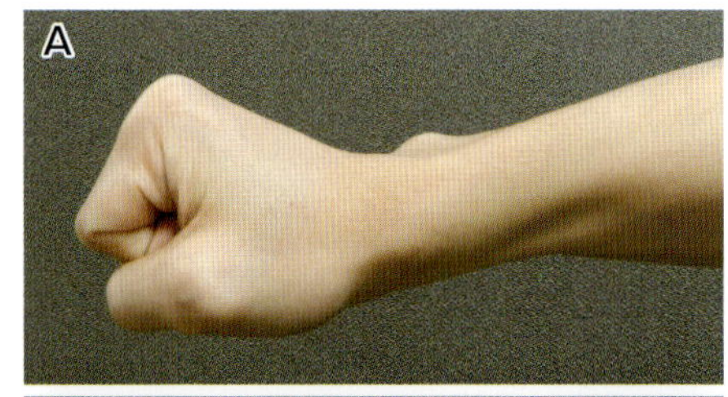

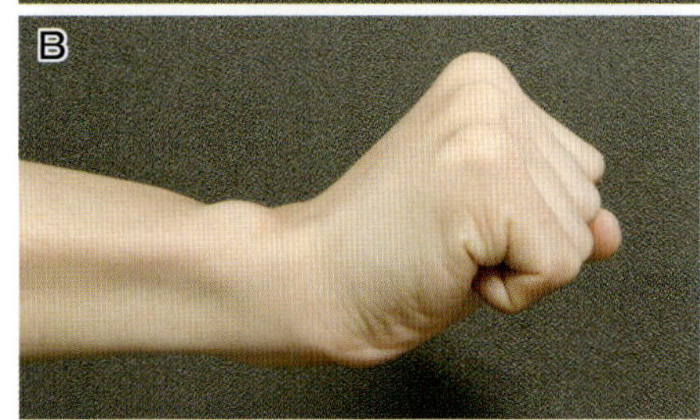

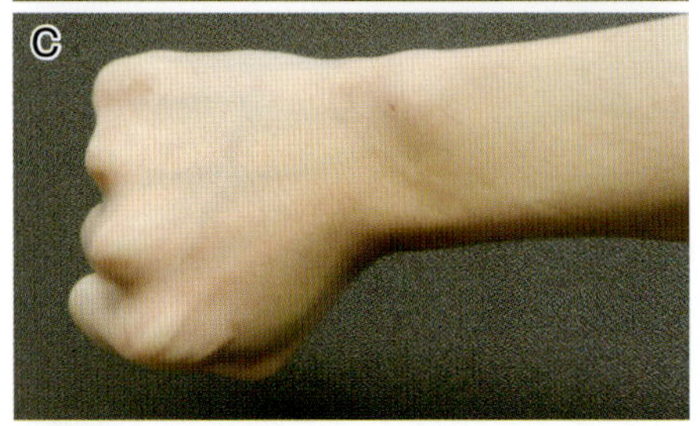

図2 素人の握り拳

A：母指側.
B：小指側. 図 1 の空手家の拳と異なり，MP 関節は握り込まれておらず，手関節は背屈している.
C：握り拳は橈屈している. この握り拳で壁を殴ると第 5 中手骨骨折を生じる.

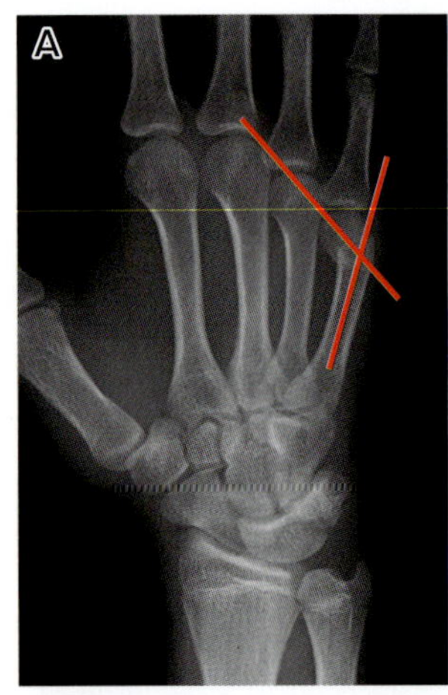

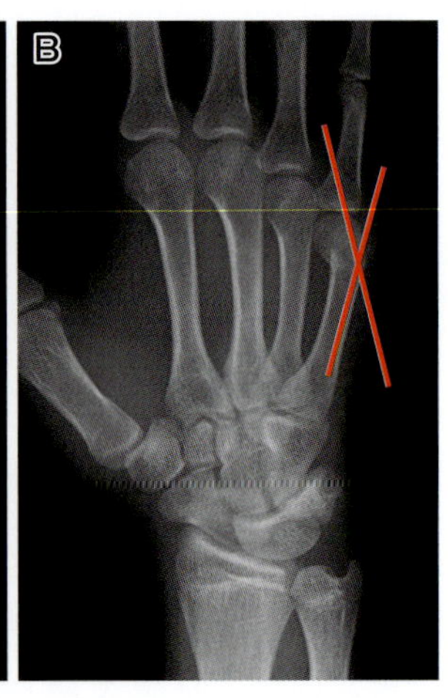

図3 骨折部の転位の計測法

A：近位，遠位骨片の髄腔の長軸に沿った線の交差角度を計測.
B：近位，遠位骨片の背側皮質に沿った線の交差角度を計測.
B では転位角度を過小評価する傾向がある.

線の交差角度を計測（**図 3A**）. ②近位，遠位骨片の背側皮質に沿った線の交差角度を計測（**図 3B**）. ただし，②の方法は転位角度を過小評価する可能性があるので注意が必要である[5]. また，第 5 中手骨の骨頭—頚部角は平均 15° であることを勘案して計測を行う必要がある[5].

治療法の選択

中手骨頚部骨折の手術適応は以下の 3 つである. ①開放骨折. 他の開放骨折と同様に，洗浄，デブリドマンを行い，感染予防対策を行う必要がある[6]. ② 1 mm を超える転位を伴う MP 関節内骨折. 可動域（ROM）制限，変形性関節症の進展を予防するために，観血的治療が推奨される[6]. ③末梢骨片の掌側転位の程度が一定以上のレベルにある場合. 末梢骨片の掌側転位が整復されないと，握力の低下，疼痛，伸展制限，外観上の変形などの愁訴が問題となる場合がある[6]．一番の問題は，末梢骨片の掌側転位をどの程度許容するかであり，さまざまな報告がある．尺側の第4, 5手根中手（carpometacarpal：CM）関節は可動性があるため，MP関節の動きの代償が可能である．その結果，第4，5中手骨頚部骨折の転位の許容角度が大きくなる．一方，第2, 3CM関節の可動性は非常に小さいため，第2，3中手骨頚部骨折の転位の許容角度は小さい．第2，3中手骨15°，第4中手骨30～40°，第5中手骨50～60°まで許容可能とする報告もある[7]が，第5中手骨頚部骨折では，30°を超える転位は短小指屈筋の筋力低下，MP関節のROMの低下の原因となるという報告もある[8]．一般的な第5中手骨頚部骨折の手術適応は①30°以上の掌屈変形，②3 mm以上の短縮，③回旋変形である．最終的には，年齢，職業，利き手・非利き手などの要因を加味して，患者との話し合いで治療法は選択されるべきである．一方，手術についての理解が得られない患者，第5中手骨頚部の骨端線が残存している患者についての手術適応は慎重にすべきである[9]．

保存的治療

中手骨頚部骨折の多くは保存的治療の対象となる．前述のように末梢骨片の掌側転位の許容角度が大きい環指と小指は特に保存的治療の適応となる場合が多い．手指の自動伸展時にpseudoclawing変形〔MP関節過伸展，近位指節間（proximal interphalangeal：PIP）関節屈曲〕を呈する場合，回旋変形を認める場合は徒手整復の適応である．これらの徴候がない場合，単純X線写真での変形を残しても機能的には問題がないことが多い．

整復は麻酔下に行われるべきである．徒手整復は，Jahss法（90°-90°法）を用いる（**図4**）[10]．回旋変形の整復は必須であり，基節骨を把持して捻じるようにして行う．第5中手骨頚部骨折の整復後の固定は，前腕尺側から指先まで行う．指は，小指だけでなく，環指も一緒に固定する．手関節は中間位，MP関節は最大屈曲位, PIP関節は伸展位とする（**図5**）[7]．2週間以内に，自動屈曲運動を開始する．骨折部の掌側が粉砕している場合，整復位の維持は困難であるので，経過中に再転位を生じた場合は速やかに手術治療へ移行する必要がある．

Point

第5中手骨頚部骨折の多くは保存的治療が可能であり，治療成績も安定している．しかし，整復位の保持が困難な症例など，観血的治療が必要な症例もある．さらに，観血的治療に当たっては基本的な手術適応に加え，各症例の社会的背景を勘案して最終的に判断する必要がある．観血的治療法の一つである逆行性髄内固定法は低侵襲であり，良好な成績が期待できる．

手術治療

麻酔は，腕神経叢ブロックもしくは全身麻酔で行われることが多い．手術治療の際にも前述のJahss法を用いて整復操作を行い，整復位を保持した状態で観血的な固定操作を行う．Jahss法で十分整復位が得られない場合は，背側からKirschner鋼線，小エレバトリウムを用いて整復操作を行う．掌側に皮膚切開を加え，掌側部からintrafocal pinningでの

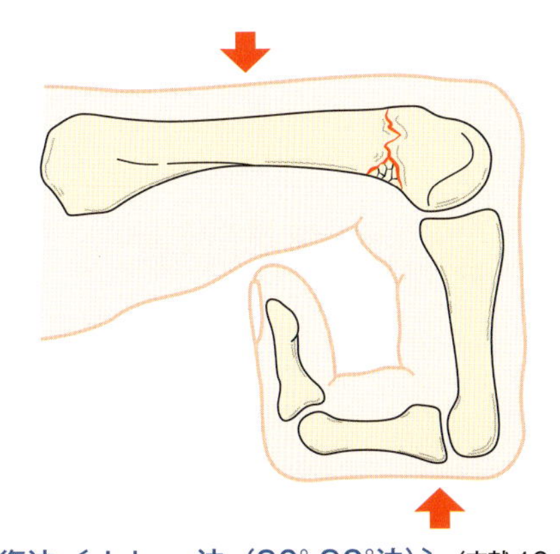

図4 整復法〔Jahss法（90°-90°法）〕（文献10より）
MP関節，PIP関節を90°に屈曲させた状態で，中手骨骨折部近位を背側から圧迫しつつ，基節骨頭からMP関節方向へ力を加えて整復を行う．

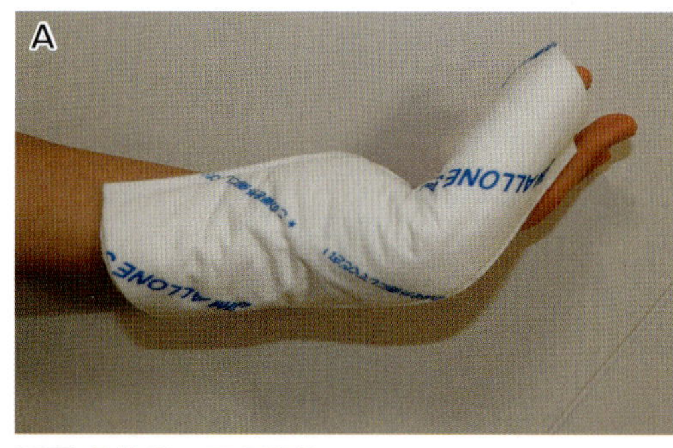
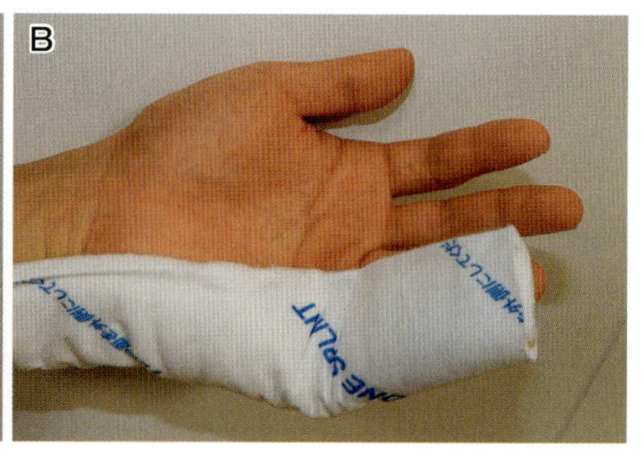

図5 整復後の固定肢位

指先までの short arm cast で固定する．MP 関節屈曲位，PIP 関節伸展位とし，隣接指と一緒に固定する．
A：側面，B：正面．

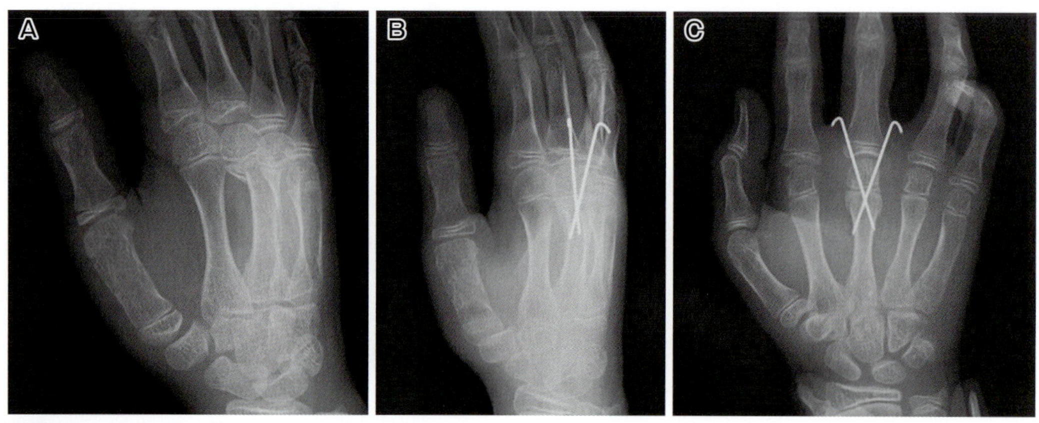

図6 クロスピンニング

遠位骨片と近位骨片を２本のワイヤーで固定する．MP 関節の ROM 制限をきたしやすいので，注意が必要である．
A：術前，B・C：術後．

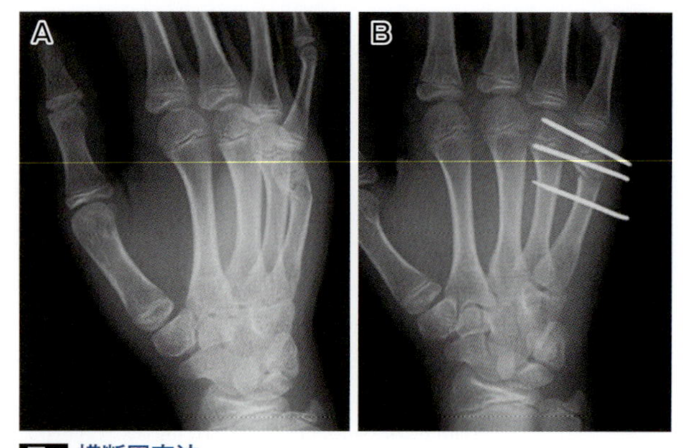

図7 横断固定法

A：術前，B：術後．
骨折部の不安定性が強い場合に用いられる．本法単独では固定力が弱いため，髄内固定法などと併用されることもある．

整復もしくは固定を行うという報告もある[11]．術式はピン固定とプレート固定に大別される．ピン固定には多くの報告があるが，ここではその一部とプレート固定について概説する．

1．クロスピンニング

直径 1 mm 前後のワイヤーを使用し，遠位骨片と近位骨片を交差固定する（図6）．手技は比較的容易であるが，MP 関節の側副靱帯を障害すると，MP 関節の ROM 制限が残存する．側副靱帯を避けてワイヤーを刺入すべきであるが，現実的には困難なことも多い．予防策として，ワイヤー刺入部の側副靱帯に線維方向に切開を加え，MP 関節を他動屈伸させて ROM を制限しないことを確認する．

2．横断固定

直径 1 mm 前後のワイヤー２～３本を用いて隣接する中手骨と固定する．遠位骨片がある程度の大きさでないと２本の刺入は難しい（図7）．

3．逆行性髄内固定（動画）

現在最も広く行われている手術手技である．オリ

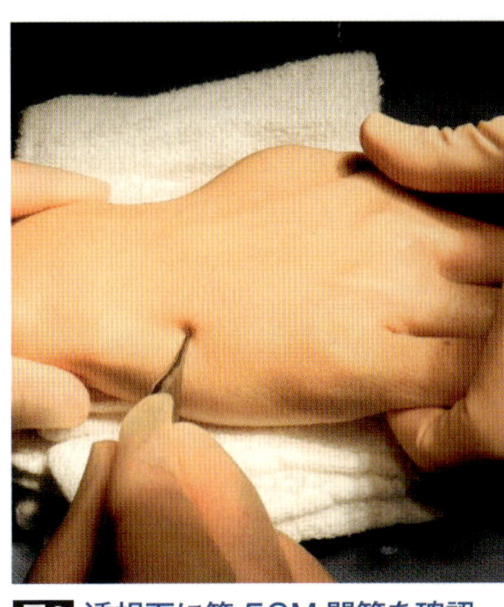
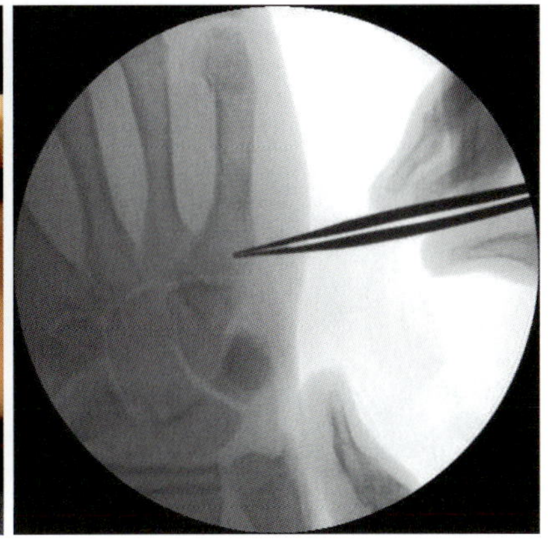

図8 透視下に第5CM関節を確認

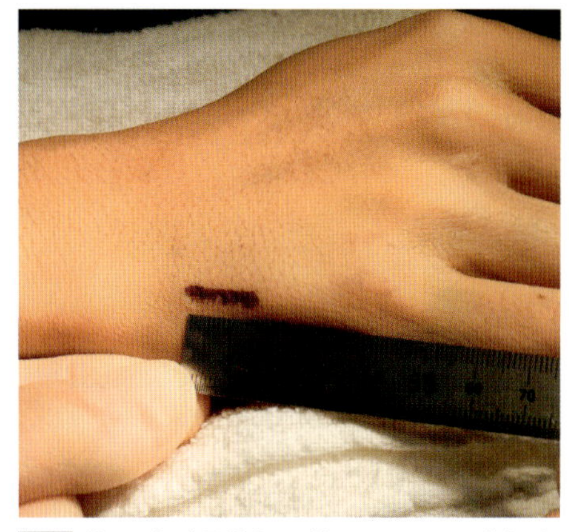

図9 第5中手骨基部に約15 mmの皮切を加える

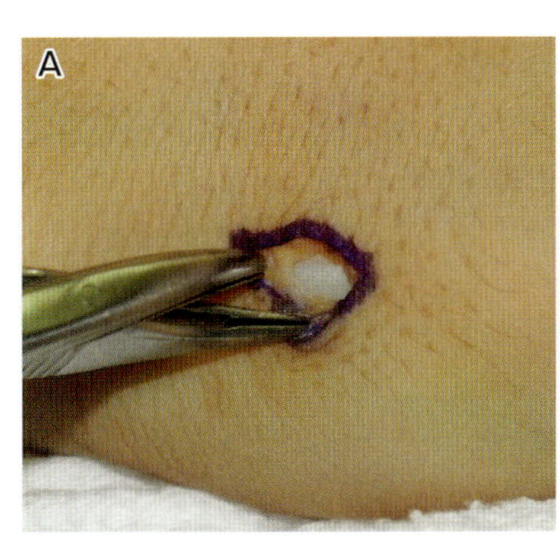

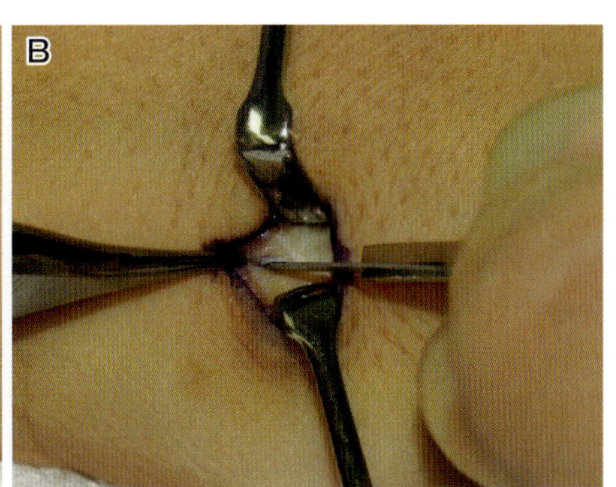

図10 小指伸筋を確認し（A），愛護的に避ける（B）

ジナルはFoucherによるものであり，Foucher法もしくは花束法（オリジナルは3本のワイヤーが花束のように見えるため）と呼ばれている[12]．本法は末梢骨片の背側皮質をワイヤーで支持するため，骨片の再転位の防止効果に優れる．他のピン固定と異なり，MP関節周囲に侵襲を加えない低侵襲な手技であり，良好な成績が報告されている[13]．以下に第5中手骨頚部骨折の手術手順を示す．

①患肢を回内位とし，X線透視装置を用いて骨折部を確認する．小指球部にタオルを敷くなどして手部を水平に保ち，第5CM関節を確認し（**図8**），直上に10～20 mmの皮膚切開を加える（**図9**）．

②鈍的に第5中手骨基部を展開する．その際，尺骨神経背側枝，総伸筋腱（小指），小指伸筋を愛護的に避ける（**図10**）．

③NODEアンカーリングシステム（帝人ナカシマメディカル）（**図11**）などの専用インプラントを使用しない場合，既存のKirschner鋼線に細工を行う．直径1.4 mm前後のものを使用する．透視下に第5中手骨の長さを計測し，Kirschner鋼線の近位部を中手骨長より1～2 cm長い部分で90°曲げる．Kirschner鋼線遠位部を5 mmを90°曲げた方向と同じ方向に約20°曲げる（**図12**）．

④第5中手骨基部中央に直径2.4 mmもしくは3.2 mmのドリルで骨孔を作製する．

⑤先に準備したKirschner鋼線の先端（約20°曲げた部分）を中手骨の背面方向に向けた状態で骨孔に挿入する．Kirschner鋼線をペンチで把持し，ペンチをハンマーで叩きながら髄内へ挿入していく．NODEアンカーリングシステムでは，専用把持器を使用する（**図13**）．

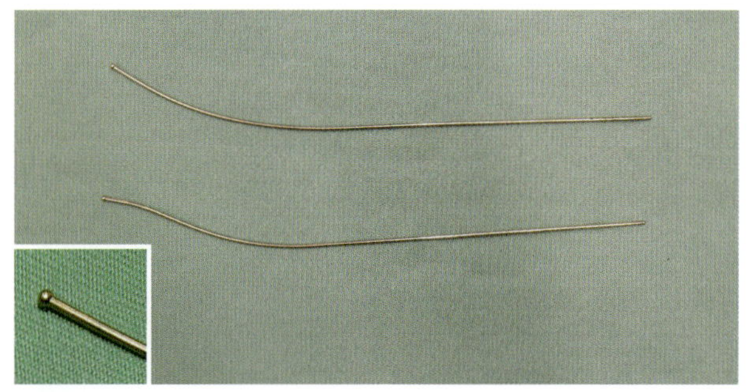

図11 NODE アンカーリングシステム（帝人ナカシマメディカル）

S 型と C 型があり，それぞれ 2 種類のサイズがある．鋼線の直径 1.4 mm（先端球径 2.0 mm）と直径 1.6 mm（先端球径 3.2 mm）．

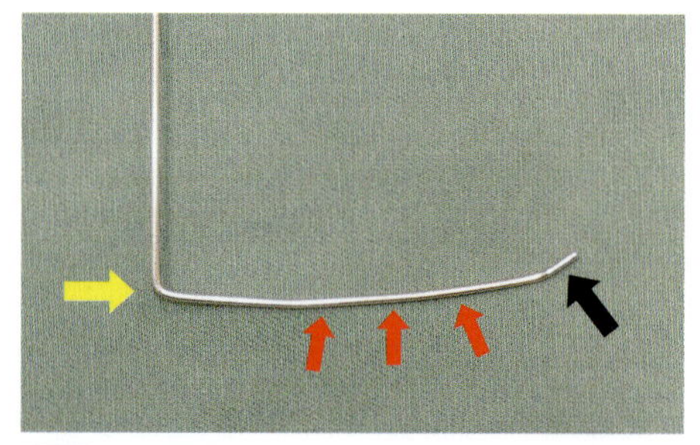

図12 髄内固定ピン用の Kirschner 鋼線

ワイヤーの鈍側を挿入する．中手骨長より 1 〜 2 cm 長い部分で 90°曲げ（黄矢印），Kirschner 鋼線先端 5 mm を 90°曲げた方向と同じ方向に約 20°曲げる（黒矢印）．曲げた部分をペンチでつかみ，ハンマーで叩く．全体を少し弯曲させた方が挿入しやすい場合が多い（赤矢印）．複数本挿入後，鋼線をねじることにより先端を分散させる．

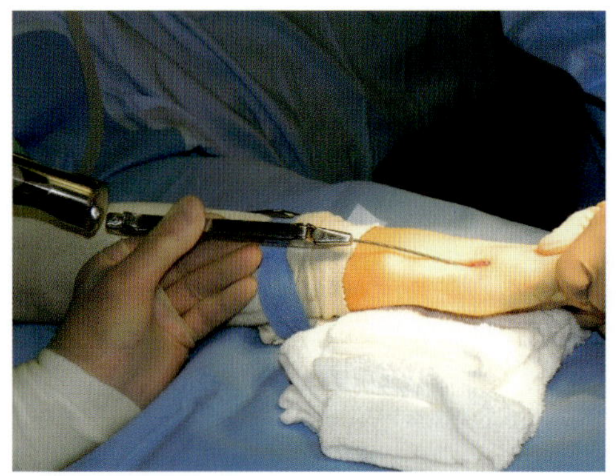

図13 NODE アンカーリングシステムでの固定ピン挿入（1 本目）

専用把持器を使用し，ハンマーで叩きながら挿入する．

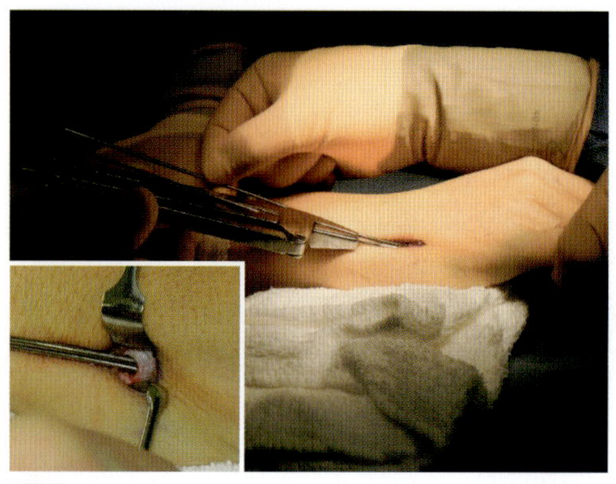

図14 NODE アンカーリングシステムでの固定ピン挿入（2 本目）

1 本目と同じ骨孔から 2 本目を同じ手順で挿入する．

⑥ Kirschner 鋼線先端を骨折部の近位まで打ち込んだ状態で，助手が前述の Jahss 法や遠位方向への牽引で整復を行う．透視下に整復を確認して Kirschner 鋼線を遠位骨片の軟骨下骨まで挿入する．このときに，関節穿破していないことを十分に確認する．

⑦ Kirschner 鋼線をなるべく短く切断し，2 本目の Kirschner 鋼線を同じ骨孔から追加挿入する．NODE アンカーリングシステムでは，専用把持器があるので，2 本目の挿入前に 1 本目の切断は不要である（**図 14**）．2 本目も遠位骨片の軟骨下骨まで挿入し，ワイヤーを回転させて応力を分散させる．再度，関節穿破がないことを確認する（**図 15**）．

⑧ MP 関節を他動的に屈伸させ，回旋変形を調整する．2 本目の Kirschner 鋼線も短く切断する．最終的に，皮下へ埋没可能なレベルまで中手骨へ打ち込み器で挿入する．その際の打ち込み距離を考慮して，Kirschner 鋼線は挿入しておく必要がある．Kirschner 鋼線断端と伸筋腱が干渉しないように，骨膜を丁寧に縫合し，5-0 ナイロン糸で皮膚縫合する（**図 16**）．

骨折部が不安定な症例では，第 4 中手骨との横断固定を追加することも効果的である．また，生体内吸収材料を用いた方法も報告されている[14]．吸収ピン 2 本を使用した髄内固定（皮下埋没）と金属ピンによる横断固定（非埋没）を組み合わせたハイブリッド固定法は，矯正損失の軽減が期待でき，ピン

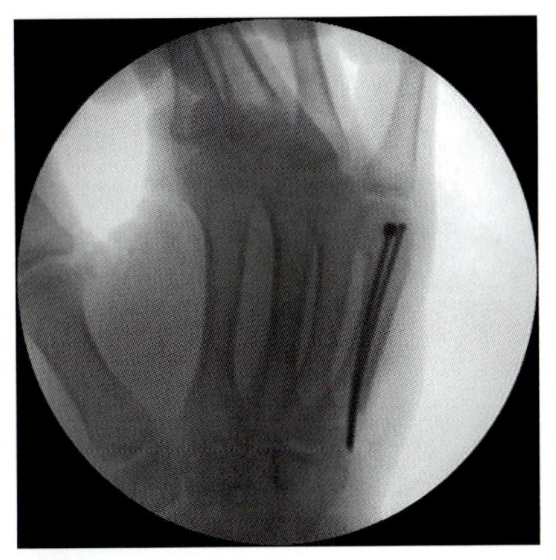

図15 術中イメージ
関節穿破がないことを確認する. NODE アンカーのC型2本（1.4 mmと1.6 mm）を使用して固定されている.

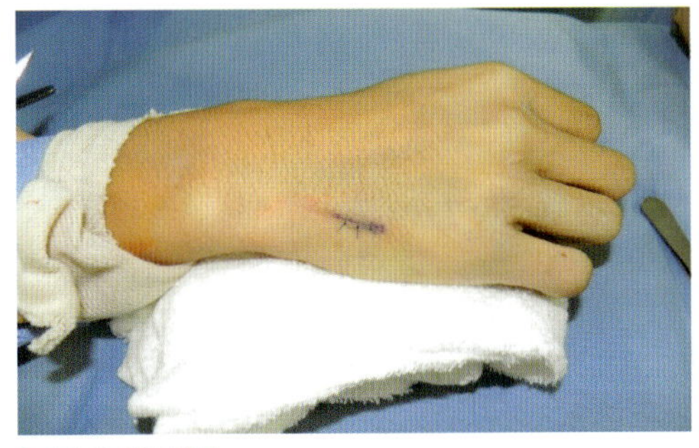

図16 術後外観
固定ピンを皮下に埋没可能な長さに切断し，5-0 ナイロン糸で皮膚縫合する.

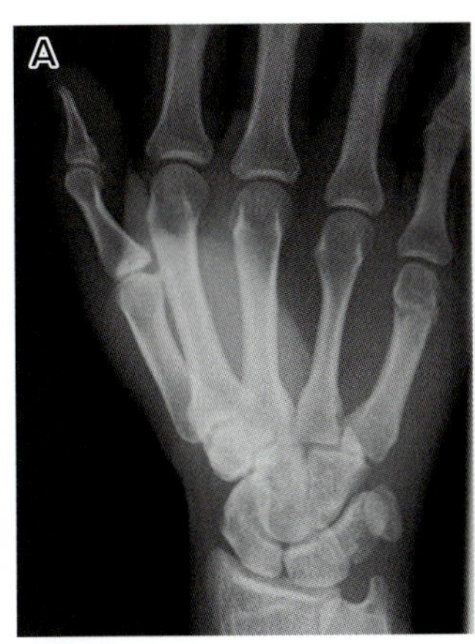

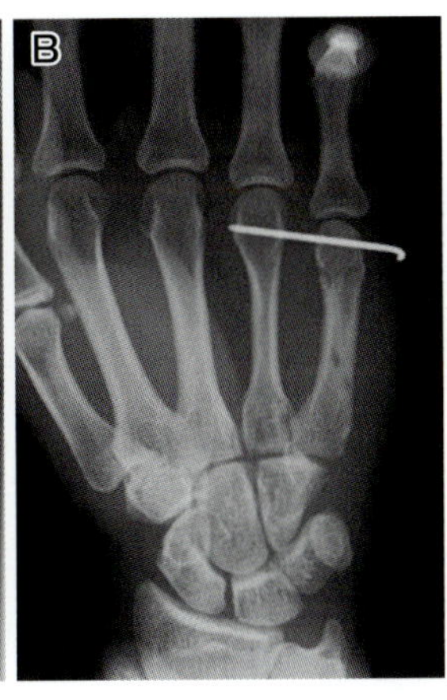

図17 ハイブリッド固定法
生体内吸収性骨接合材であるsuper fixorb 30 スレッドピン 2.0（帝人メディカルテクノロジー）とKirschner 鋼線による横止め固定を組み合わせた術式（ハイブリッド固定法）[15]. 横断固定のワイヤーは埋没させずに，3週間後に抜去する. 整復位の損失を最小限度に抑えることが期待される. A：術前，B：術後.

の抜去は外来処置で可能である（図17）.

逆行性髄内固定法では，合併症として髄内固定ピン先端の関節内への穿破，髄内固定ピン近位端（断端）による神経・腱損傷（図18）に注意が必要である．術中透視による確認ならびにピン断端周囲の軟部組織再建が大切である.

手術のコツ

逆行性髄内固定法においてはいくつかの注意すべき点がある．①髄内固定ピンの刺入部位の骨孔作製を正確な位置に行う．②助手が正確な整復位を保持した状態で髄内固定ピンを刺入する．③髄内固定ピンの先端を軟骨下骨に正確に位置させる．④髄内固定ピンの近位部を埋没させる際，伸筋腱と干渉しないようにする．以上を念頭に手術を行うことが大切である.

ピットフォール

逆行性髄内固定法においては，関節穿破が最も忌避すべき合併症である．特に，髄内固定ピンを皮下に埋没させるために追加の打ち込みを行う際に注意が必要である．追加の打ち込みを考慮して術中操作を行うべきである．また，先端が球形となった専用髄内固定ピンを使用することも関節穿破の予防に有効である.

4. プレート固定（図19）

プレート固定は骨折線が関節内に及んでいる場合や，著しい短縮が認められる場合に適応となる．通常，背側アプローチで行われる．プレート固定の問題点は2つある．1点目は，遠位骨片の展開のために，矢状索，関節包の切開・剥離が必要になる点である．プレート固定後の修復は必須であるが，術後の癒着によるROM制限を回避するために術後早期からのリハビリテーションが必要である．2点目は，遠位骨片に刺入するスクリューで対側皮質の固定が難しい症例が存在する点である．特にプレートが背側に設置された場合，関節面に穿破する可能性があ

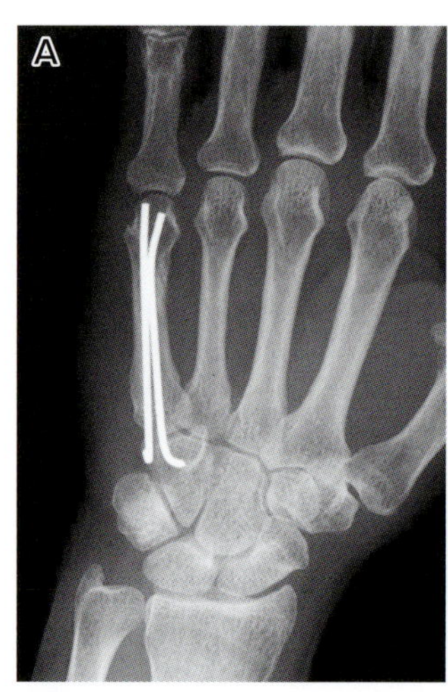
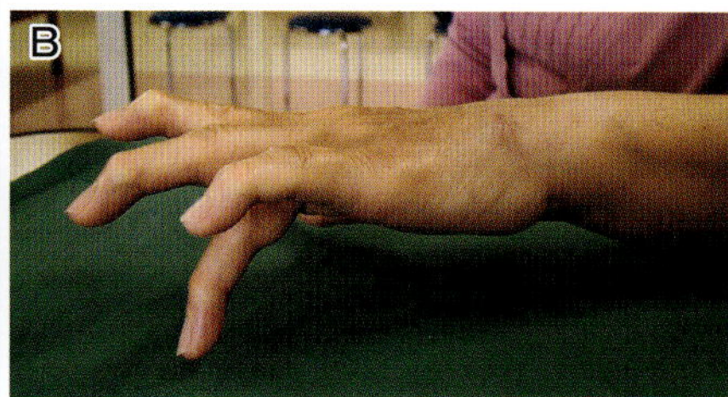
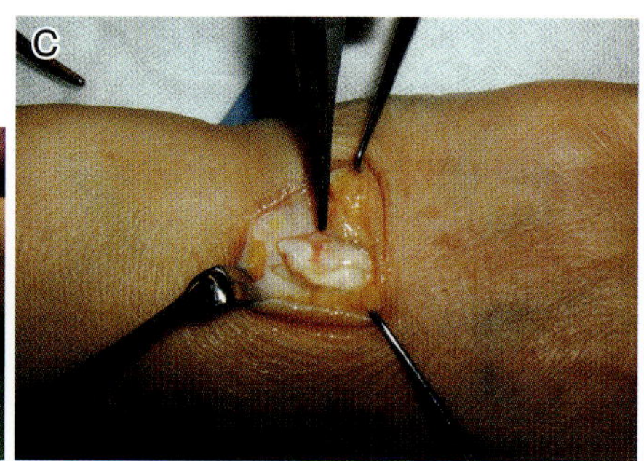

図18 髄内固定ピン断端による腱損傷

A：固定ピンの断端が長い．
B：環指の伸展が不能である．
C：環指の伸筋腱断裂を認めた．

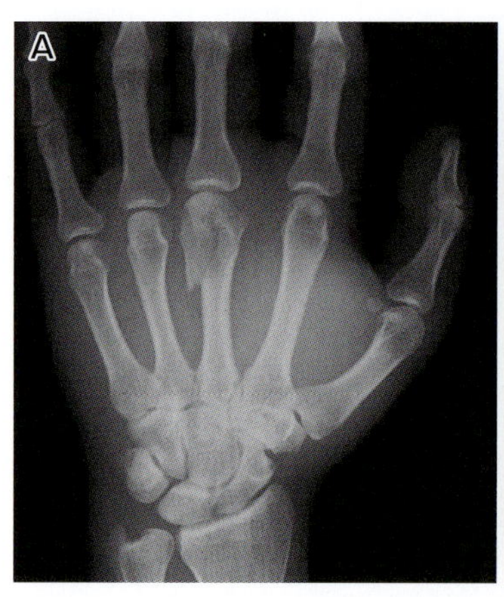
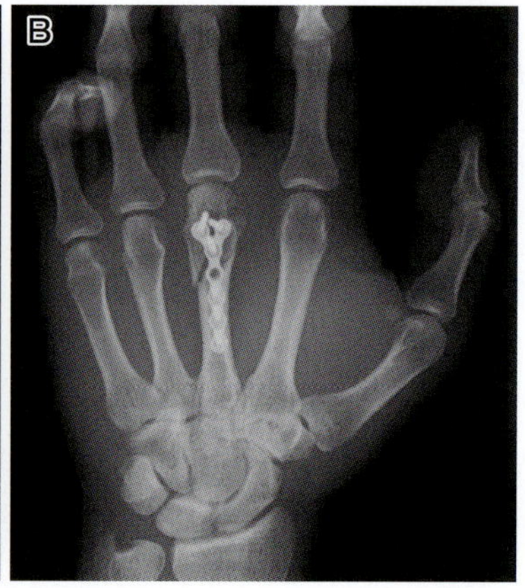

図19 プレートによる内固定

骨折線が関節内に及んでいる場合に適応となる．
A：術前，B：術後．

る[6]．ロッキングスクリューの使用が推奨される[15]．

5. 逆行性髄内固定とプレート固定の比較

プレート固定と逆行性髄内固定とを直接比較した報告によると，どちらの方法でも偽関節はなく，単純X線写真における計測値にも差がなかったとされている．しかし，術後の可動域は逆行性髄内固定が優れており，握力はプレート固定のほうが優れていた[16]．患者の社会的背景を勘案して術式を選択する場合，一つの指標になると考える．

後療法

逆行性髄内固定術後の後療法は，保存的治療と同様に前腕から指までの外固定をintrinsic plus肢位で行う．術翌日よりMP関節，PIP関節，遠位指節間（distal interphalangeal：DIP）関節のROM運動を開始する（リハビリテーション時は外固定除去）．術後3週で外固定を完全に除去するが，スポーツ時や作業時には隣接指とのバディーテーピングを行う．髄内固定ピンの除去は，単純X線写真で骨癒合を確認後に行われる．多くの症例で，術後8～12週の間に行われる．

引用・参考文献

1) Renshaw TS. et al. Complex volar dislocation of the metacarpophalangeal joint：a case report. J Trauma. 13(12), 1973, 1086-8.
2) Ashkenaze DM. et al. Metacarpal fractures and dislocations. Orthop Clin North Am. 23(1), 1992, 19-33.
3) Jupiter JB. et al. Posttraumatic reconstruction in the hand. J Bone Joint Surg Am. 89(2), 2007, 428-35.
4) Shoji K. et al. Acute fight bite. J Hand Surg Am. 38(8), 2013, 1612-4.
5) Padegimas EM. et al. Metacarpal Neck Fractures：A Review of Surgical Indications and Techniques. Arch Trauma Res. 5(3), 2016, e32933.
6) Leinberry C. et al. Metacarpal Fractures and Carpometacarpal Fracture-Dislocations. New Delhi, Jaypee Brothers Medical Publishers, 2013.
7) Green DP. Operative hand surgery, 3rd ed. New York, Churchill Livingstone, 1993.
8) Ali A. et al. The biomechanical effects of angulated boxer's fractures. J Hand Surg Am. 24(4), 1999, 835-44.
9) Yi JW. et al. Intramedullary Pinning for Displaced Fifth Metacarpal Neck Fractures：Closed Reduction and Fixation Using Either an Open Antegrade or Percutaneous Retrograde Technique. JBJS Essent Surg Tech. 6(2), 2016, e21.
10) Jahss SA. Fractures of the metacarpals：a new method of reduction and immobilization. J Bone Joint Surg. 1938, 20, 178-86.
11) 金潤壽ほか. ボクサー骨折に対し Kirschner 鋼線 1 本のみを用いた intrafocal pinning による低侵襲固定法. 別冊整形外科. 59, 2011, 168-71.
12) Foucher G. et al. [A new technic of osteosynthesis in fractures of the distal 3d of the 5th metacarpus]. Nouv Presse Med. 5(17), 1976, 1139-40.
13) Facca S. et al. Fifth metacarpal neck fracture fixation：Locking plate versus K-wire? Orthop Traumatol Surg Res. 96(5), 2010, 506-12.
14) 角田憲治ほか. 中手骨頚部骨折に対する生体内吸収性骨接合材と鋼線によるハイブリッド固定法. 日手会誌. 31(5), 2015, 661-4.
15) 大井宏之ほか. 顔面骨用ロッキングプレート・スクリューシステムを用いた中手骨骨折の治療. 整・災外. 50(2), 2007, 171-6.
16) Fujitani R. et al. Comparison of the intramedullary nail and low-profile plate for unstable metacarpal neck fractures. J Orthop Sci. 17(4), 2012, 450-6.

第1CM関節脱臼骨折（Bennett骨折，Rolando骨折）

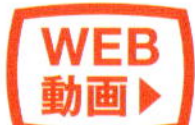

辻井雅也 Masaya Tsujii ● 三重大学大学院医学系研究科整形外科学講師

はじめに

第1中手骨基部の骨折は手の骨折のうち約4%と[1]，救急外傷を扱う多くの整形外科医が経験する外傷である．そのなかでも第1手根中手（carpometacarpal：CM）関節脱臼骨折は，Bennett骨折やRolando骨折と呼ばれ（図1），手機能の要である母指CM関節の損傷であり，不適切な診断・治療では重大な支障をきたす．そのため確実に修復したいが，骨片が小さいうえに骨折部は手の深部にあり，またRolando骨折では第1中手骨のアライメントの回復も必要であるため，良好な整復位の獲得と維持は容易でない．本稿では第1CM関節脱臼骨折に対する手術手技を，筆者の経験を含めて述べていく．

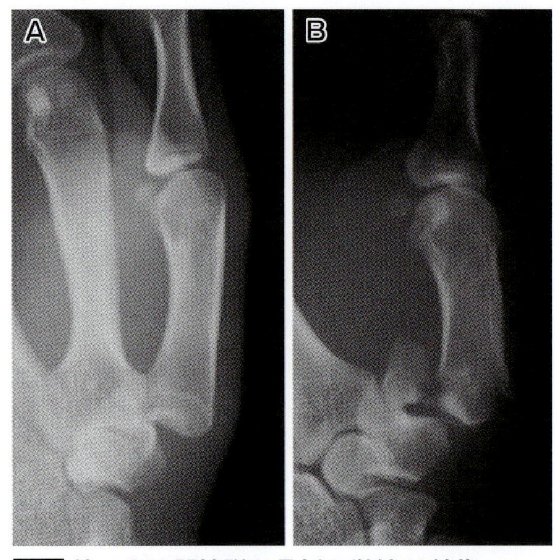

図1 第1CM関節脱臼骨折の単純X線像
A：Bennett骨折，B：Rolando骨折．

受傷機転，症状

1．受傷機転

介達外力によるものが多く，転倒などで手をついた際に，第1中手骨が軽度屈曲で長軸方向の負荷が加わることで生じる．解剖学的にはBennett骨折では第1中手骨基部に付着する長母指外転筋（abductor pollicis longus：APL）による近位方向への牽引により脱臼位となる．また第1中手骨は，基節骨や中手骨遠位に付着する短母指外転筋，短母指屈筋，母指内転筋，母指対立筋により，屈曲，内転，回外方向へ転位する（図2A）．またRolando骨折では関節面を含む橈側骨片がAPLに近位へ牽引され，末梢の第1中手骨は屈曲，内転する（図2B）．

2．症 状

骨折一般で認めるものと同様で，損傷部である母指基部に皮下出血を伴う強い腫脹を認める．疼痛も強く，母指を動かすことは困難である．脱臼を伴わない転位の少ない骨折や，掌尺側の骨片が小さい場合には臨床所見に乏しいことを経験することもあるが，背側だけでなく，舟状骨結節のやや遠位の母指球部より中手骨基部の圧痛は強く認める．

診 断

診断は上記でも述べたが，脱臼を認める例では臨床所見だけでも十分に本疾患を疑うことができる．しかし基部の関節外骨折との鑑別や，脱臼骨折の程度を診断するために画像検査は必須である．

1. 単純X線

診断に必須であることはいうまでもないが，第1CM関節脱臼骨折を正確に診断するためには，撮像条件には注意すべきである．手の2方向で撮像したものでは不十分で，母指CM関節の正面像と側面像の撮像が望ましい．これらは正面像ではRobert's view，また側面像ではBett's viewと呼ばれ，撮像方法の詳細は成書を参照いただきたい．

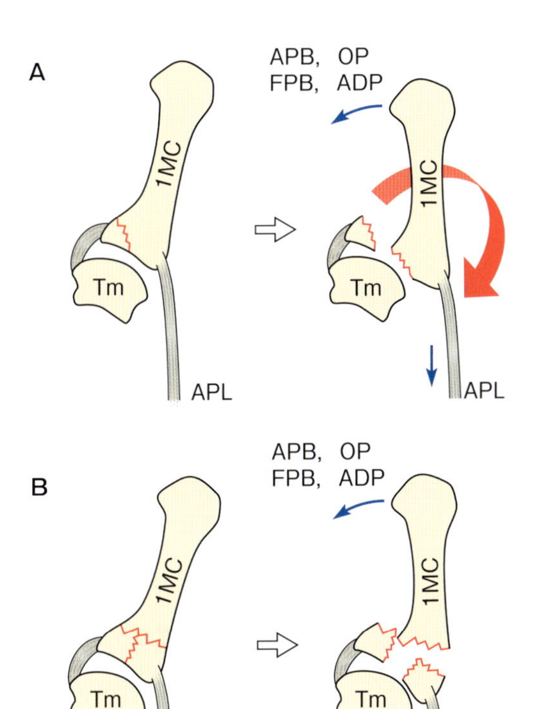

図2 Bennett骨折（A）とRolando骨折（B）の転位機序

Bennett骨折では第1中手骨（1MC）は長母指外転筋（APL）により近位へ牽引され，Rolando骨折でもAPLが付着した骨片が近位へ転位する．また第1中手骨の遠位部は短母指外転筋（APB），母指対立筋（OP），短母指屈筋（FPB），母指内転筋（ADP）の作用により屈曲内転方向に転位する．

> **Point**
>
> **母指CM関節を良好に評価できる画像を得るために**
>
> 第1CM関節の解剖学的特徴を知っておくと有用である．大菱形骨は第2・第3中手骨に対して，48°屈曲，38°外転の位置にある（図3）[2]．したがって，関節面を正面から評価するためには，管球が垂直にあれば，手関節を尺屈させ，側面の評価では手関節を伸展させることで，明瞭に観察できる．また回旋については，大菱形骨は第2・第3中手骨に対して81°回内しているために，正面像では中間位より少し回内位で，側面像では過回内か完全回外に少し足りない位置で行えば良好に評価できることになるが，爪を基準に撮像すれば良好な画像が得られることが多い．

> **Point**
>
> **オーダーのコツ**
>
> 救急外来や，整形外科外傷に不慣れな病院で診断する際には，母指CM関節の撮像方法を説明することが厄介な場合（整形外科医も放射線技師も）もあるため，その際には手の4方向でオーダーするといくぶんか診断能は増す．

2. CT

骨折型や，大菱形骨骨折など周囲の小さな合併損傷を知ることができるため，可能な限り撮像することをお勧めしたい．また再構築では中指を中心とするような手の冠状断や矢状断とならないように，母指の評価であることを担当のスタッフに伝えることも大事である．

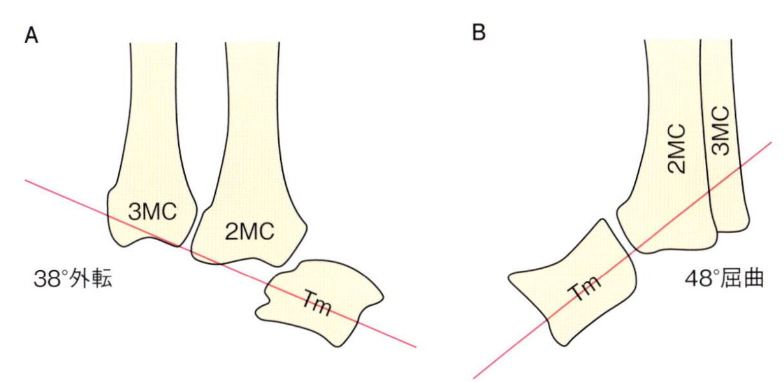

図3 第2・第3中手骨に対する大菱形骨の傾き

正面から見たときには大菱形骨は38°外転しており（A），側面からは48°屈曲している（B）．
Tm：大菱形骨，2MC：第2中手骨，3MC：第3中手骨．

治療法の選択

画像上，転位のないものは保存的に治療するが，その判断はCTを含めて十分に検討する必要がある．先にも述べたが，単純X線が手の条件で撮像されている場合には，骨折部の転位や脱臼の有無を正確に診断できない場合があり，筆者の経験では手の条件で撮像された単純X線において骨折が明らかな例では，手術を検討すべき転位を有していることがほとんどである．また手術ではRolando骨折に対しては観血的にプレートを用いて整復固定を行うことが必須と考えている．Bennett骨折に関しても骨片が大きいものではスクリュー固定を検討することが多い．

保存的治療

転位のない骨折に対して保存的治療を行うが，筆者はオルソグラス®やプライトン®を用いて，末梢では指節間（interphalangeal：IP）関節を含めて，近位では手関節も固定する．理論上はIP関節の固定は不要と考えられるが，第1中手骨骨折の治療では屈曲位変形を避ける必要があり，IP関節をフリーとすると手を使用する例もあるため，IP関節の動きも制動するようにしている．特に第1中手骨基部骨折で30°以上の屈曲・内転変形では第1指間の狭小化による手機能の制限やMP関節過伸展の危険性があるために確実に整復位を保持しなければならない[3]．またIP関節は伸展位で固定するようにしている．固定期間は単純X線での経過次第ではあるが，おおむね1ヵ月程度である．後療法は骨癒合が不安な例では受傷後2ヵ月間はパワーピンチを控えるように注意するが，リハビリテーション通院は行わないことがほとんどである．

一方，転位のある例に対しては徒手整復と外固定による保存的治療の成績不良が報告されている[4, 5]．また経験的には牽引により整復位は得られても，その維持が非常に困難であるために，転位のある例では手術治療が必要と考えている．

手術治療

- 麻酔：当院では超音波を用いて鎖骨上窩と腋窩の2ヵ所で神経ブロックを行い，確実な除痛に努めている．麻酔薬は1%リドカインと0.75%ロピバカインを10 mLずつ混入して用いている．また最近はデクスメデトミジン塩酸塩による鎮静を行っている．
- 手術：Bennett骨折では新鮮外傷では経皮的に行うことが多く，整復や骨折部の新鮮化を目的に関節鏡も積極的に用いている．またBennett骨折の慢性例やRolando骨折に対しては観血的に行う．各々の方法について以下に述べる．

1．Bennett骨折の徒手整復方法

「受傷機転」の項で述べたが，第1中手骨は関節面を含む掌尺側骨片に対して，近位に短縮し，屈曲内転し，また回外方向に転位している（**図2**）．骨折整復の基本であるが，転位方向の逆方向への操作であるため，Bennett骨折では中手骨骨幹部を牽引し，掌側外転し，回内することで良好な整復位を獲得できることになる．実際には，透視下に牽引し，嗅ぎタバコ窩の遠位で中手骨基部を内側方向に圧して骨片を合わせればよい．しかしうまく整復位を得ることができないときには，骨折の転位方向を参考にして，掌側から圧することや，少し回内を加えることを思い出すと有用である．

Point

徒手整復の注意点

屍体を用いたBennett骨折モデルにおいて，透視下整復では2～3 mmの転位が遺残する危険性が報告されている[6]．そのため整復位を多方向で十分に確認する必要があり，気になる場合には術中単純X線での確認も躊躇せず行う．

2. 経皮ピンニング

Bennett骨折の新鮮例に対して用いる．上述の方法で整復後に経皮ピンニングを行うが，骨片には入れずにCM関節の固定から開始することが多い．この関節固定ピンは1.1 mm径か1.6 mm径のものを用いるが，経験上は1.1 mm径でも固定力に問題はない．刺入の実際であるが，透視下にCM関節の側面で整復位を確認しながらピンを刺入する．次に骨片がピンニングできる大きさの場合には，これもピンニング固定する．その際，筆者は骨片に刺入したワイヤーは貫くようにしている（**図4**）．また長軸方向の整復を維持したいときは第2中手骨との中手骨間固定を追加する．

手術のコツ

関節固定

ワイヤーの刺入位置は第1中手骨の遠位1/4～1/3ほどで，中手骨の正中から長軸に刺入する．しかし母指CM関節は生理的に適合性が少ないため，第1中手骨が掌側に亜脱臼している例もあり，エントリーポイントを正中より少し橈側として尺側へ少し向ける方がよい例もあり，術前に健側の母指CM関節の単純X線を確認しておく．

骨片間の固定

骨片へのワイヤー刺入は，側面像にて骨折部に垂直となるような位置にピン先を当て，次に正面像で第1中手骨の正中に長軸となるような位置から骨片の手前までピンを進めて，再度側面像で骨片へ刺入する．その際に透視と感触の両方で骨片を捉えたことを確認する．

中手骨間の固定

長軸への牽引力を維持するために行うが，刺入は中手骨骨幹部遠位で掌背側の中央（母指球筋付着部を貫く）とし，透視下に手を斜位として第1中手骨・第2中手骨が重なる位置で方向を確認する．実際のピンニングは手の側面（母指の正面）を見ながら行うが，第1中手骨を貫いた後に第2中手骨ワイヤーの先端が当たらないときには，再度斜位として骨折部の整復位が保たれる範囲で第1中手骨を内外転して第2中手骨と重なるようにしてワイヤーを進める．

3. 経皮スクリュー

筆者は骨片が大きい場合にはワイヤーで関節固定後に小切開でのスクリュー固定を好んで行っており，固定材料はDTJ mini screw®（メイラ）などのセルフドリルのヘッドレススクリューを用いることが多い（**図5**）．ドリリングを要するようなインプラントは用いないが，小骨用裸子（1.3 mmや1.5 mm径）はワイヤーでの骨孔に刺入できるためよい適応である．また骨折治療の基本であるが，骨折部にできる限り垂直となるように刺入する．

Point

橈骨神経浅枝を損傷しないように，経皮スクリューではあるが二爪鉤が入る程度の皮切は加えて皮下は確実にレトラクトする．

4. 関節鏡視下整復

骨片が傾いて徒手整復の困難な例や，受傷からの時間経過のために骨片の可動性が乏しい例では，特に有用な方法と考えている．関節鏡はトラクションタワーを用いた垂直牽引下に，1.9 mm径の鏡を用いて行う．タワーがない施設でも，ディスポーザブルのChinese finger trapに巻軸帯などの伸縮しない包帯を点滴台などに引っかけることで十分に対応できる．ポータルは，まず母指CM関節背側で短母指伸筋腱の尺側（CM-Uポータル）に作製するが，関節鏡手技一般と同じで関節内を灌流液にて満たすことから開始する．骨折のない母指CM関節では灌流液は1 mL程度しか入らないが，骨折では灌流液が骨折部より漏れて多く入ることがあるため注意する．次に先端が曲がりのモスキート鉗子を用いて十分に皮下を剥離してから関節包を穿破し，その後に関節鏡を刺入する．次に長母指外転筋腱の橈側（CM-Rポータル）を注射針で方向を確認してから作製し，シェーバーなどを用いて関節内の血腫を除去する（**動画1**）．それにより骨折部が明瞭に確認でき，骨片は回転して骨折部に陥入していることが多い（**図6A**）．整復ではまず骨折部をプローブやシェーバ

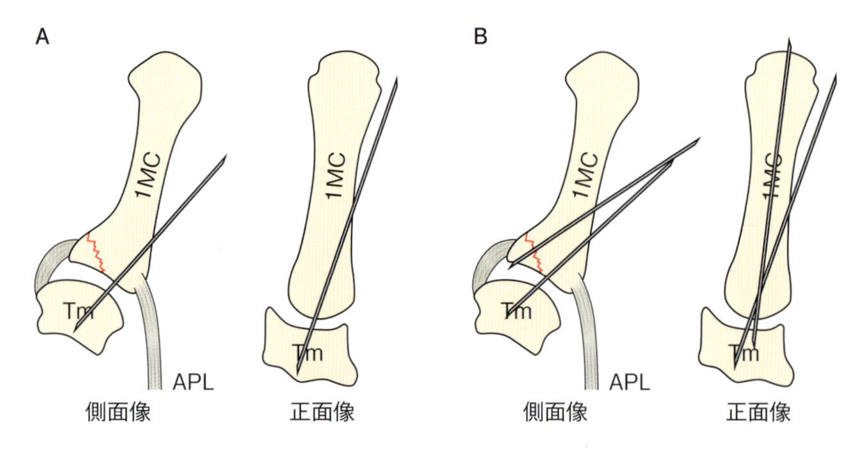

図4 Bennett 骨折に対するピンニング

A：整復後に関節固定を行うが，側面像で骨折部に入らないように注意して基部の 1/4 ほどから刺入する．正面像では中手骨の背側にしっかりとピン先を当てて大菱形骨の中央に向けてワイヤーを進め，透視像とピン先の感触の両者を確認して確実に固定する．

B：次に小骨片をピンニング固定するが，側面像で関節固定ピンと並行で小骨片に入る位置をエントリーとして，正面像では第 1 中手骨の正中で長軸となるように刺入する．その際，ワイヤーで小骨片を貫通する．

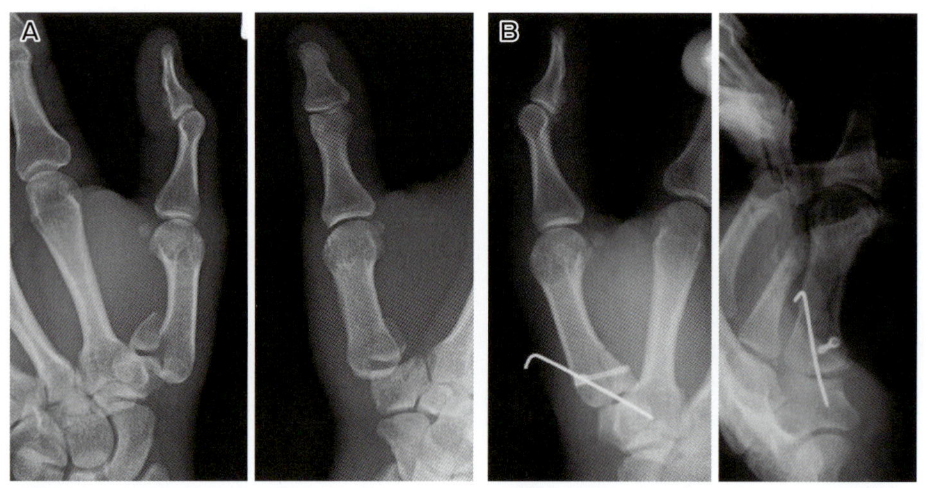

図5 大きな骨片を有する Bennett 骨折（29 歳，男性）に対する経皮的スクリュー固定術

A：術前，B：術後．

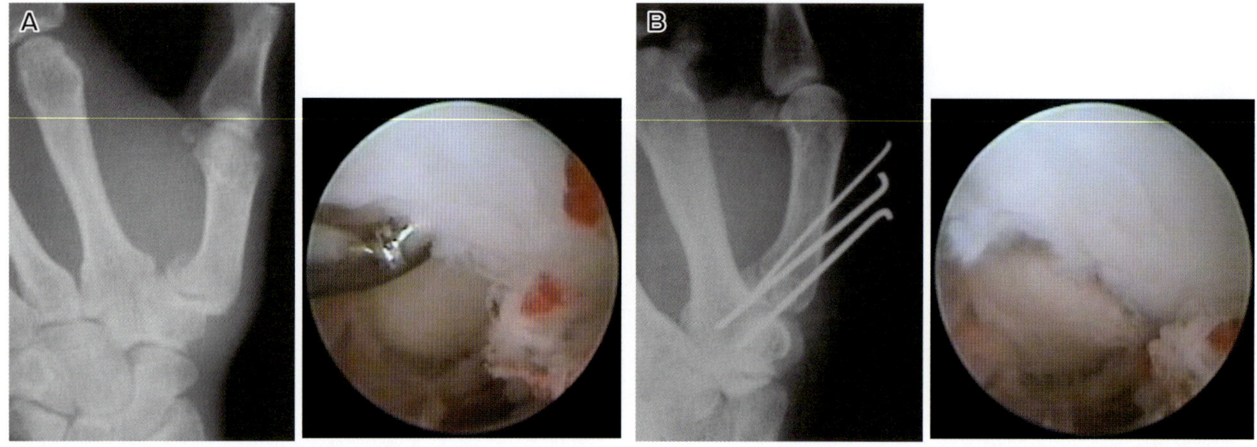

図6 Bennett 骨折に対する鏡視下整復術と経皮ピンニング

A：術前，B：術後．

ーを用いて十分に郭清してから，骨片の可動性を得る．次に骨折部にプローブなどを入れて骨片を引っぱり出して整復する（**図 6B，動画 2**）．そのまま鏡視下に経皮ピンニングとすることもあるが，鏡視下にこだわる必要はなく，透視下に整復すればよいと考えている．

5. 観血的骨接合術

Rolando骨折や，Bennett骨折でも受傷から時間経過の長い例では観血的に修復する．アプローチはWagner皮切を用いる[7]．これにより掌尺側にある骨片と関節面の適合性を確認できる（**図7**）．このアプローチでは橈骨神経浅枝の損傷に注意が必要で，皮下の展開では鈍的剥離を十分に行って神経を保護するように努める．その後に母指球筋の筋膜を中手骨付着部で縫い代を残して切開してから筋組織を中手骨と母指CM関節包から挙上していくと，新鮮例では骨折部が確認できる．時間が経過している例では瘢痕により骨折部が不明瞭であるために，掌側関節包を縦切開して関節を展開していくと骨折部が確認できる．その際，母指CM関節に付着する多方向のさまざまな靱帯を損傷することが不安になるが，母指CM関節では長母指外転筋腱の掌側に重要な靱帯はなく，薄い関節包を認めるのみである．また前斜走靱帯（anterior oblique ligament：AOL）のうちbeak ligamentと称されるdAOLは骨片に付着しており，SAOLも幅が広いもののやはり骨片に付着していることがほとんどであり，掌側関節包を縦切開して中手骨側より剥がしていくようにすれば，骨片に付着している靱帯を損傷することはない．

骨接合材料としてはプレートを用いることが多く，近年では手指骨用のロッキングプレートが使用可能であり，筆者はVariable Angle Locking Hand System（VA Hand）（Depuy Synthes）を主に用いているが，スクリューがプレートに対して15°の範囲で刺入可能で有用と考えている．プレート固定では0.9 mm径のワイヤーなどで骨折部を仮固定後にプレート固定を行うが，Rolando骨折ではL型やY型・T型のプレートを骨幹部の長軸に合わせて，基部の骨片を固定する（**図8**）．Bennett骨折でも同様に固定できるが，1.3 mmの最も小さいサイズを用いて骨片を抱え込むようにbendingして基部に対して横に設置（**図9**）することも有用であった．

Point

手術の合併症として最も注意が必要なことは，感覚神経の損傷である．特に正中神経掌側枝と橈骨神経背側枝の損傷には十分に注意する必要がある．下の展開においては鈍的剥離を行い，また術中にレトラクトによる牽引をするために術直後にしびれや感覚鈍麻といった症状を呈する可能性をしっかりと説明しておくことが重要である．

6. 創外固定

筆者には第1CM関節での使用経験はなく，煩雑で手技的に難しい印象はあるが，Rolando骨折や骨片の粉砕例ではどの手技でも簡便なものはない．そのため近年使用可能となった経皮的に刺入したワイヤーを体外で連結するJuNction（アラタ）などは有用なツールとなるかもしれない．今後の報告に期待したい．

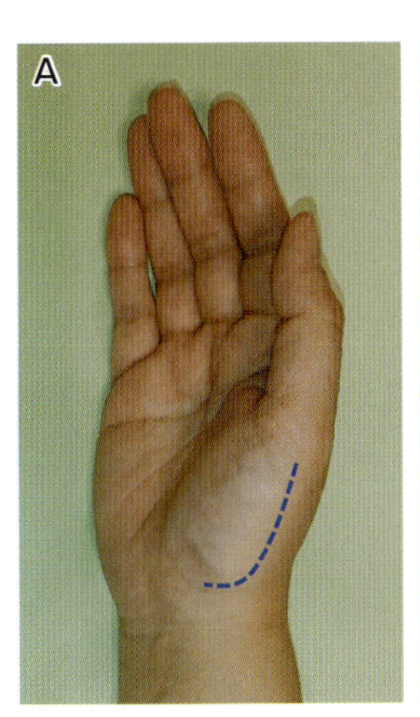

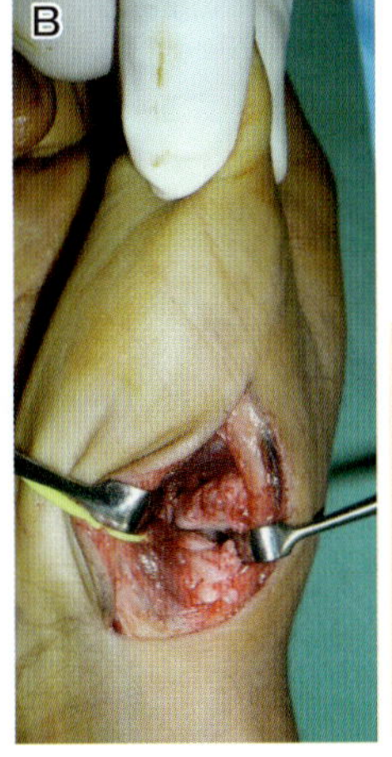

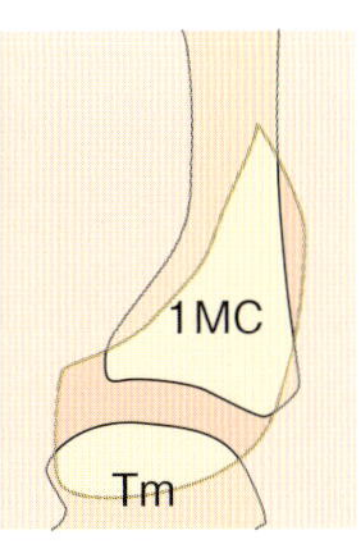

図7 母指CM関節へのアプローチ
A：Wagner皮切，B：母指球筋を掌側にレトラクトすると母指CM関節が展開され，母指を回外することで先端まで良好に展開される．

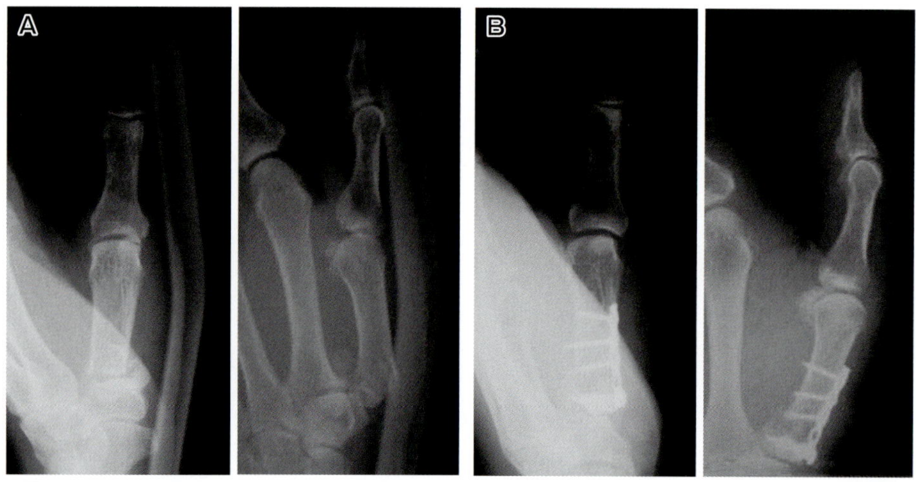

図8 Rolando 骨折に対するプレート固定

A：術前，B：術後．

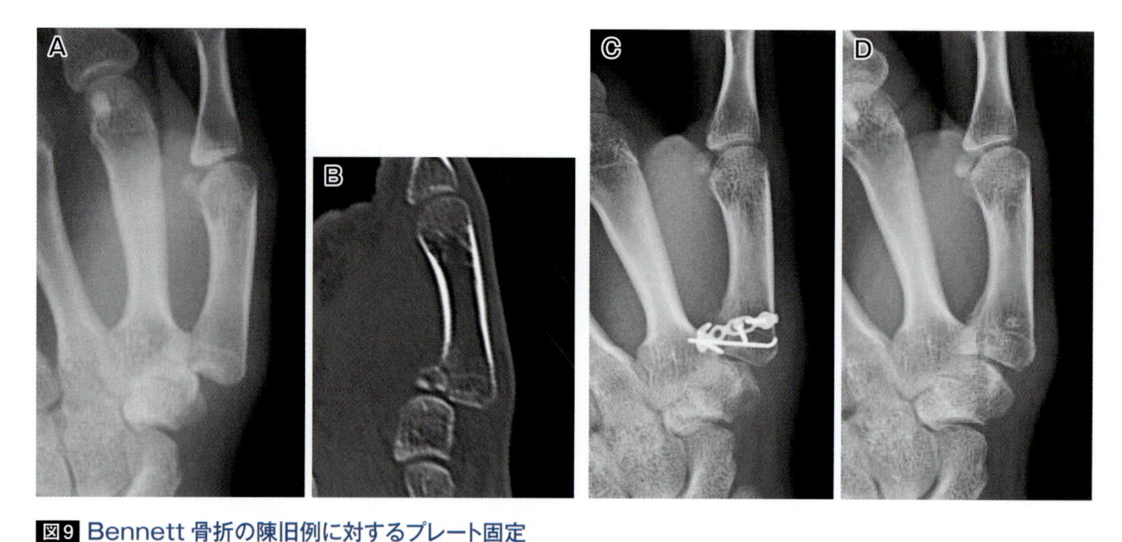

図9 Bennett 骨折の陳旧例に対するプレート固定

16歳，男性．受傷から4週後に当科を紹介受診．単純X線（A）にてBennett骨折を認め，CT（B）では一部仮骨の形成も認めた．手術は観血的に行い，1.5 mmのプレート用いて固定した．術後直後の単純X線（C）と抜釘後の単純X線（D）にてgapを残すが，良好な骨癒合と脱臼が整復されている．

後療法

経皮ピンニングで対応した例では，ほとんどの場合関節固定ピンも施行するために，外固定は術直後に除痛目的で行う程度である．また抜ピンは単純X線で骨癒合の確認ができればよいが，明瞭に確認できない場合もあり，最大で6週としている．スクリューやプレートで内固定を行った例では，大きな骨片で複数の固定材料が使用できたものに対しては外固定を行わない．さらにこれらでは単純X線上の骨癒合が確認できるまでは強いつまみ動作は禁止とするが，術翌日より疼痛の範囲で生活上の使用を許可している．しかし多くの例で骨片が小さく，粉砕しているものもあるため，固定力は十分でなく，オルソグラス®などで4週間程度の外固定を行っている．固定範囲は母指IP関節を含まず，手関節の動きを制限するために前腕遠位までとしている．皮下の金属固定材料に対する訴えがある場合には抜釘術を行うが，この際にも神経損傷のリスクについては十分なインフォームド・コンセントが必要である．

おわりに

人と類人猿の手を比較すると母指の違いが最も著明で，なかでも人の母指CM関節では，特徴的なbi-convex-concave（正面も側面も凹凸）の形態（**図10**）で，骨性の制動が少ない[8, 9]．これにより人の母指は自由度の大きな動きが可能となり，多様な手機能を発揮することができる．したがって，不十分な治療のために，アライメント不良が残れば第1指間が狭くなったり，関節面の整復不良により関節症をきたすと，手機能を著しく低下させることになる．救急外傷を扱う整形外科の先生方には治療コンセプトを十分に理解して治療に当たっていただきたく，筆者の経験が少しでも役に立てば幸いである．

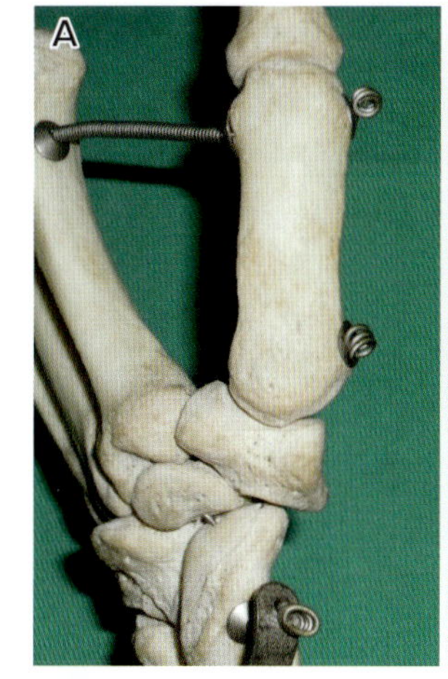

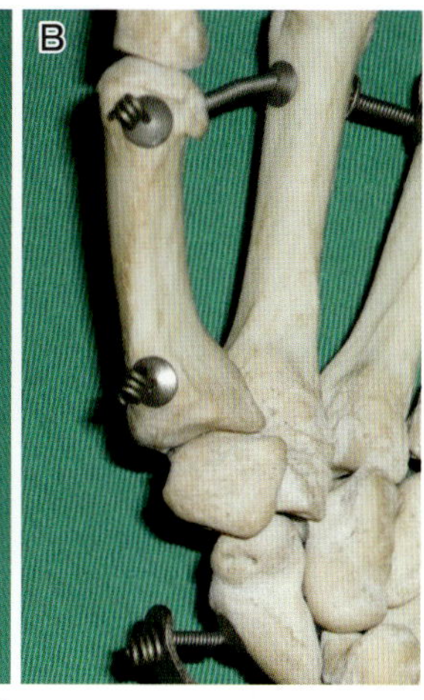

図10 母指CM関節の骨形態
母指CM関節は正面（A）からも側面（B）からもconvex-concaveの特徴的な形態となっている．

引用・参考文献

1）Stanton JS. et al. Fractures of the tubular bones of the hand. J Hand Surg Eur Vol. 32(6), 2007, 626-36.
2）Cooney WP 3rd. et al. The kinesiology of the thumb trapeziometacarpal joint. J Bone Joint Surg Am. 63(9), 1981, 1371-81.
3）Liverneaux PA. et al. Fractures and dislocation of the base of the thumb metacarpal. J Hand Surg Eur Vol. 40(1), 2015, 42-50.
4）Oosterbos CJ. et al. Nonoperative treatment of Bennett's fracture : a 13-year follow-up. J Orthop Trauma. 9(1), 1995, 23-7.
5）Timmenga EJ. et al. Long-term evaluation of Bennett's fracture. A comparison between open and closed reduction. J Hand Surg Br. 19(3), 1994, 373-7.
6）Capo JT. et al. Accuracy of fluoroscopy in closed reduction and percutaneous fixation of simulated Bennett's fracture. J Hand Surg Am. 34(4), 2009, 637-41.
7）Wagner CJ. Method of treatment of Bennett's fracture dislocation. Am J Surg. 80(2), 1950, 230-1.
8）上羽康．手　その機能と解剖（改訂第３版）．京都，金芳堂，1996，287p.
9）Ladd AL. et al. Macroscopic and microscopic analysis of the thumb carpometacarpal ligaments : a cadaveric study of ligament anatomy and histology. J Bone Joint Surg Am. 94(16), 2012, 1468-77.

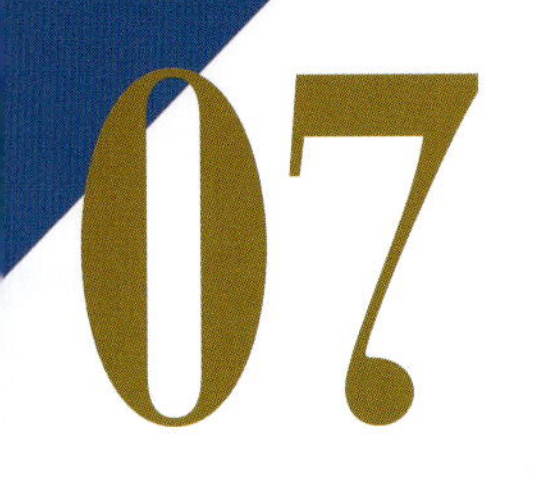

第4・5CM関節脱臼骨折

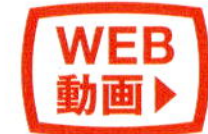

松浦佑介 Yusuke Matsuura ● 千葉大学大学院医学研究院整形外科学助教

はじめに

母指以外の手根中手（carpometacarpal：CM）関節の損傷はすべての手部外傷の1％以下と比較的まれであるが，そのなかでは第4・5CM関節脱臼骨折が最も多い[1)]．このCM関節脱臼骨折は理学的所見に乏しく，画像を撮影しても，本骨折を疑わないとしばしば見逃される[2)]．機能障害をきたさないためには早期診断・早期治療が必要であり，治療しないと永続的な機能障害をきたす[3)]．解剖学的にはMP関節基部は掌側・背側ともに頑丈な靱帯構造によって支持され，関節不安定性をきたさない[4, 5)]．第2・3CM関節は小菱形骨，有頭骨と強固に固定されているが，第4・5CM関節はそれぞれ平均20°，44°の可動域をもち，動的な関節を形成している[6)]．第5中手骨には尺側手根伸筋腱が付着するため，CM関節が脱臼骨折をきたした場合，遠位骨片が背側近位に転位する．

受傷機転

CM関節の受傷機転は高エネルギー外傷であることが多く，主な原因は，固いものや他人を殴った（54％），バイク事故（23％），転落外傷（14％）である[4)]．Cainらは17例中12例が傷害に起因すると報告しており[7)]，受傷機転の聴取には注意を要する．同様に主な受傷機転が殴ることによって生じる第5中手骨頚部骨折は中手骨遠位背側から衝撃が加わることによって発生するのに対し，第4・5CM関節脱臼骨折はCM関節の長軸方向に軸圧が加わることによって発生する[4)]．

症　状

典型的なCM関節脱臼骨折の症状は手背部の痛みと腫脹である．それに伴い，可動域制限と筋力の低下を認めることもある．

診　断

CM関節脱臼骨折を疑ったときは，正面・側面・斜位の3方向のX線撮影を行う．正面像では中手骨の配列異常を認めることで4・5CM関節の脱臼を疑う（**図1**）．また，側面像では背側に突出した中手骨基部を認めることが多い．斜位像は2・3CM関節脱臼を描出するために45°回内位，4・5CM関節脱臼を描出するために45°回外位で撮影すると，より描出されやすい[7)]．しかしながら，詳細な骨折型を判別したり，脱臼の程度を評価するにはCT撮影が必須となる[8)]．

分　類

現時点ではCM関節脱臼骨折の統一化した分類は存在しないが，主にCain分類[7)]（**図2**）や田崎分類[9)]（**図3**）が用いられる．Cainらは第4・5CM脱臼骨折の第5CM脱臼骨折の受傷様式に着目し，骨折を伴わないtypeIA，有鉤骨背側の剥離骨折を伴う

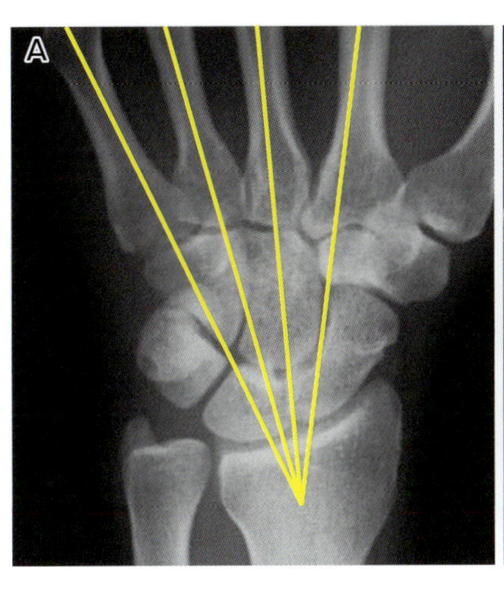

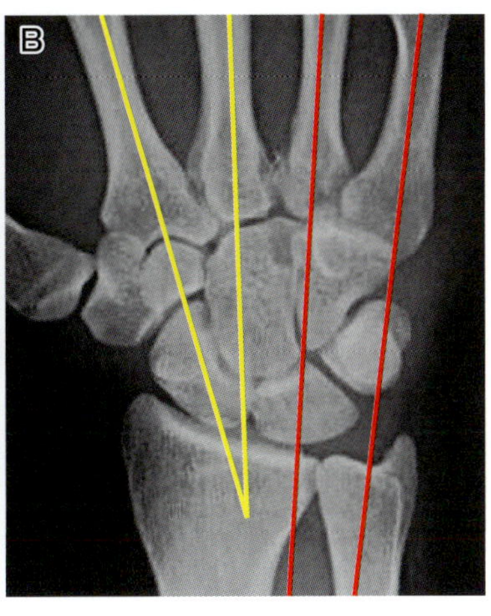

図1 単純X線像（正面）

A：健側，B：患側．
中手骨の長軸の延長線上は通常 Lister 結節部で収束するが，CM 関節に脱臼を生じると中手骨列が収束しない．

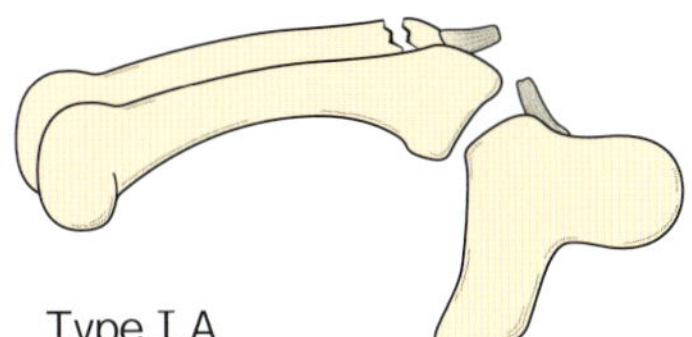
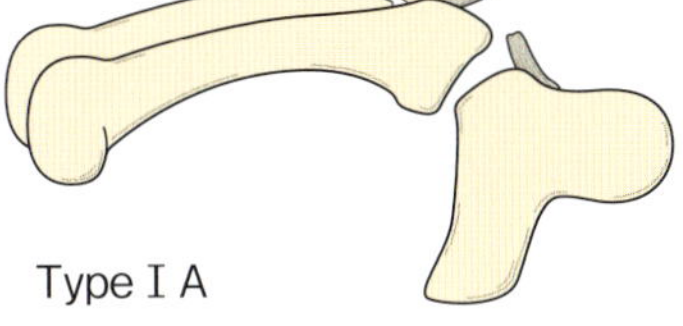

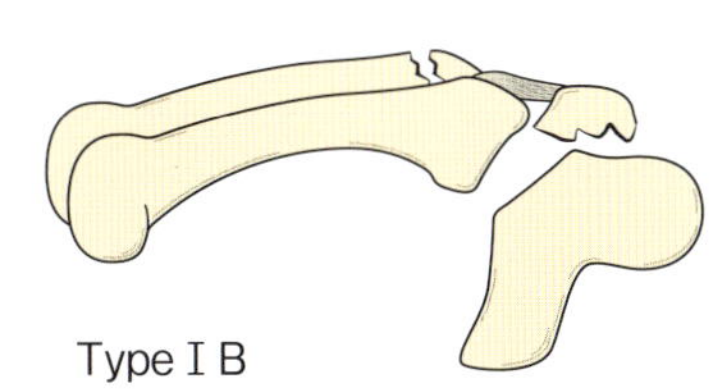

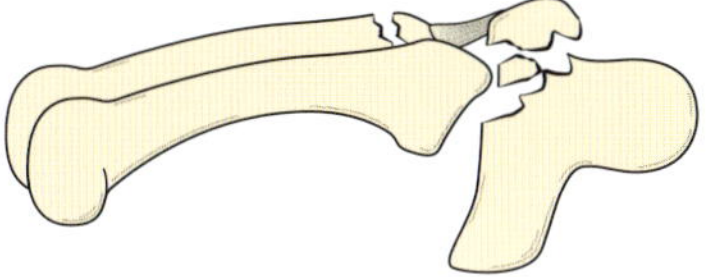
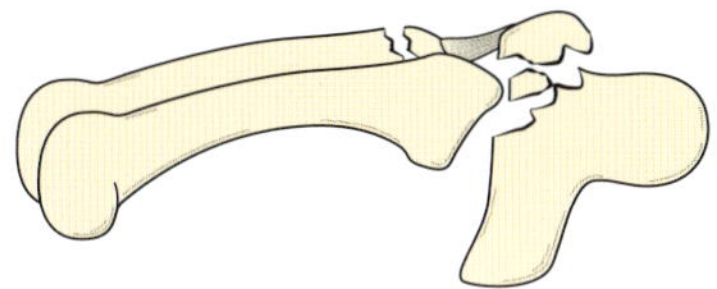

図2 Cain 分類

第5CM関節のみの脱臼

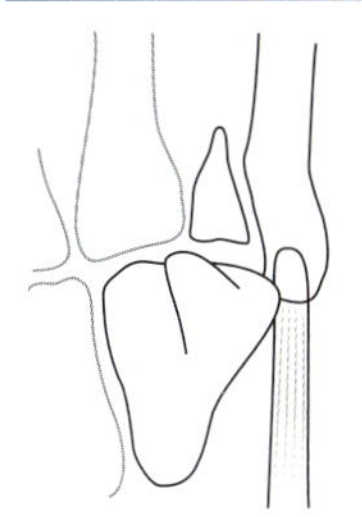

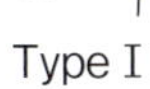
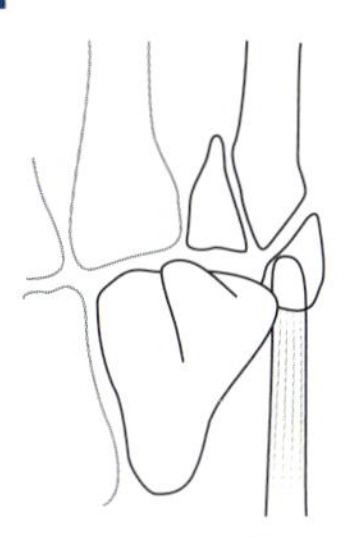

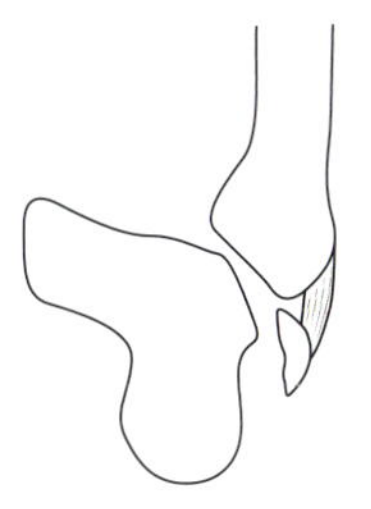

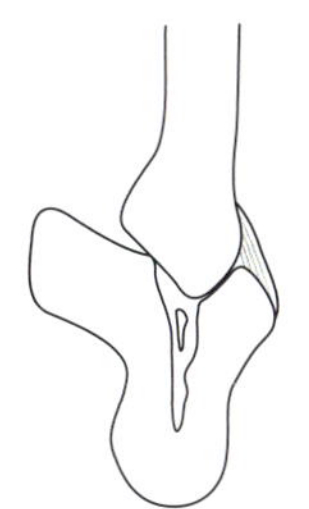

第4・5CM 関節の脱臼

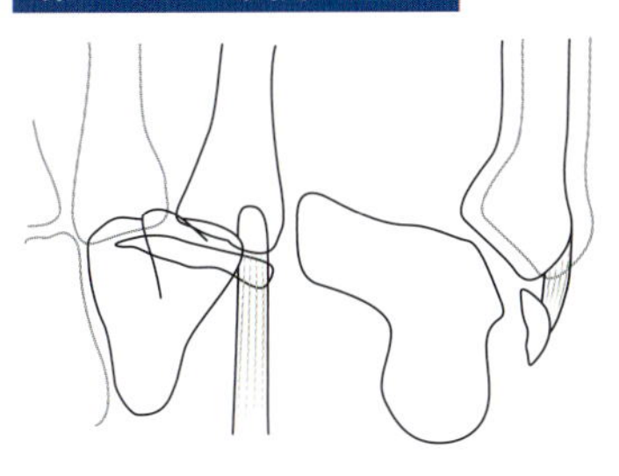

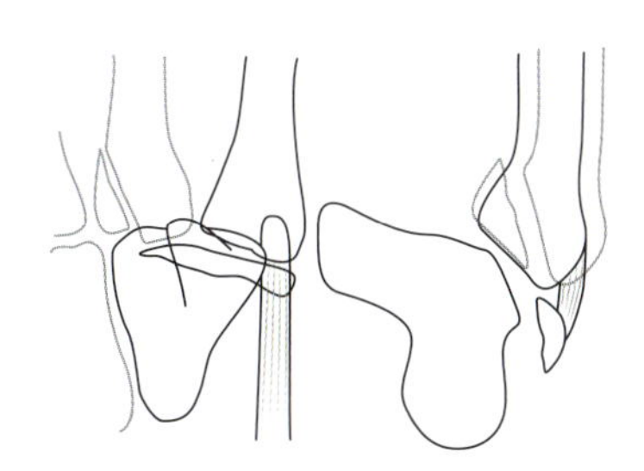

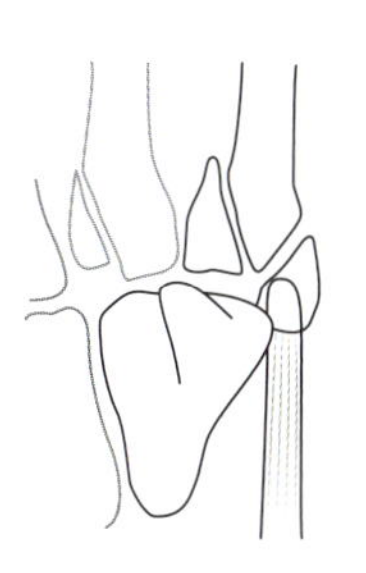

図3 田崎分類

type ⅠB，有鉤骨関節面の粉砕を伴う type Ⅱ，そして第５中手骨基部が中心性脱臼する type Ⅲに分類した．一方，田崎らは第 5CM 関節脱臼骨折単独損傷と第 4・5CM 関節脱臼骨折の２つに分けて，前者のうち，第５中手骨基部の骨折に伴い脱臼する尺側 Bennett 型をとる type Ⅰ，基部の粉砕を認め，Rolando 型をとる type Ⅱ，有鉤骨背側の骨折を伴う type Ⅲ，第５中手骨基部が中心性脱臼する type Ⅳと定義した．また，第４中手骨脱臼を伴う脱臼骨折のうち，第４中手骨骨折を伴わない type Ⅲ，type Ⅲに第４中手骨基部骨折を伴うもの，type Ⅱに第４中手骨基部骨折を伴うものに分類した．

治療法の選択

治療目標は恒久的な痛みのない手の再建である．先述のように第 4・5CM 関節は可動性を有するため，CM 関節の温存を目指す．われわれが考える治療アルゴリズムを示す（図 4）．

1．保存的治療

新鮮外傷の場合，徒手整復後に骨折の転位がほとんどなく，再脱臼傾向を認めない CM 関節脱臼骨折に関しては，徒手整復後に外固定で経過をみることも治療の選択肢の一つである[3]が，潜在的な亜脱臼の再発リスクが高く，頻回に X 線撮影し，再転位に十分に注意する必要がある．転位をきたす場合はためらうことなく手術治療に移行する．

2．手術治療

手術適応は以下の通りである．

①開放性脱臼骨折
②徒手整復後に関節不安定性が残存する症例
③関節面の転位が残存する症例
④整復阻害因子の介在に伴う整復不良
⑤手根骨や中手骨の骨折を合併する症例
⑥尺側手根伸筋腱もしくは長／短頭側手根伸筋腱の付着部を含む剥離骨折が存在する症例

手術治療としては徒手整復に経皮的鋼線固定術，もしくは観血的整復に鋼線固定または内固定が選択される．関節面が単純骨折で徒手整復のみで関節面の適合性が良好な場合は経皮的鋼線固定術で良好な術後成績を得ることができる．一方で，徒手整復では関節面の転位が残存してしまう症例，整復阻害因子の介在により，骨折の整復不良が生じる場合には観血的整復を選択する．Cain ら[7]は観血的整復術を選択する理由として，背側 CM 靱帯を修復する必要があるためと述べているが，靱帯修復を行わな

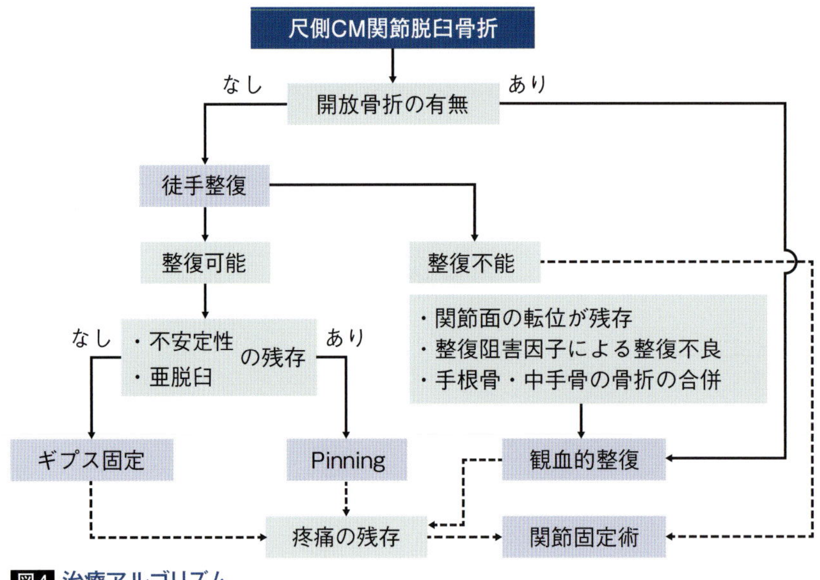

図4 治療アルゴリズム

くても徒手整復＋経皮的鋼線固定のみで術後に関節不安定性をきたすことはない[10]．皮切は損傷関節を中心とした縦切開を用いる．橈骨神経背側枝と尺骨神経背側枝を愛護的に剥離し温存する．背側枝の障害は本骨折の観血的整復固定術における最も頻度の高い合併症である．伸筋腱を愛護的によけて，関節包をflap状に展開し，損傷した中手骨基部や手根骨を露出する．脱臼の阻害因子を除去した後，関節面を整復し，Kirschner鋼線もしくはmini plate，スクリューにて固定する．Mini screwは手根骨の十分大きな骨片に対して用いる．術後の再転位を予防する目的で，Kirschner鋼線による一時的なCM関節固定や，損傷していない中手骨との間での固定を追加する．

関節固定術は手関節機能を著しく障害するため，新鮮外傷では可能な限り行わない．陳旧例で，関節破壊が著しい場合は関節固定を考慮する．

3. 後療法

一時的な固定に用いたKirschner鋼線は4～6週間で抜去する．Kirschner鋼線挿入中は必要に応じて外固定にて保護し，この間，手指のリハビリテーションを推奨するが，手関節の可動域（ROM）訓練は行わない．

症　例

症例1：30歳，男性

携帯電話を持ったまま転倒し，手背部をぶつけて受傷し，2日後に当院を受診した．利き手は右で既往歴に特記すべきことはなかった．

初診時単純X線像（図5）にて第4中手骨，基部の骨折と小指の回旋変形を認め，CT像（図6）

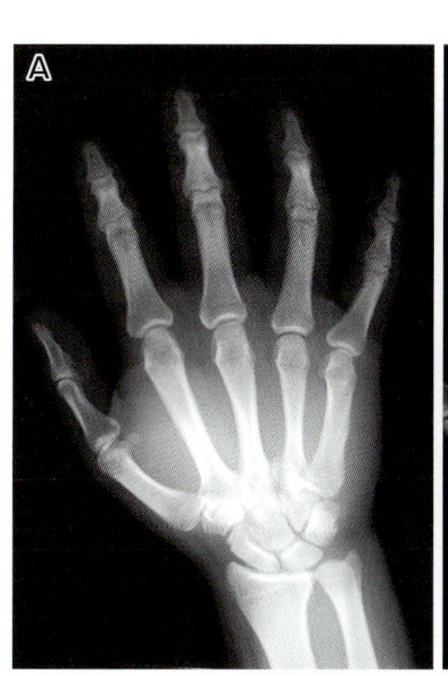

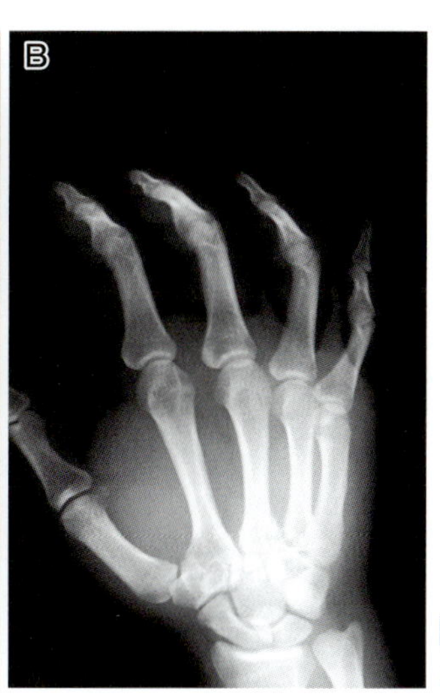

図5 症例1：初診時単純X線像
A：正面像，B：斜位像

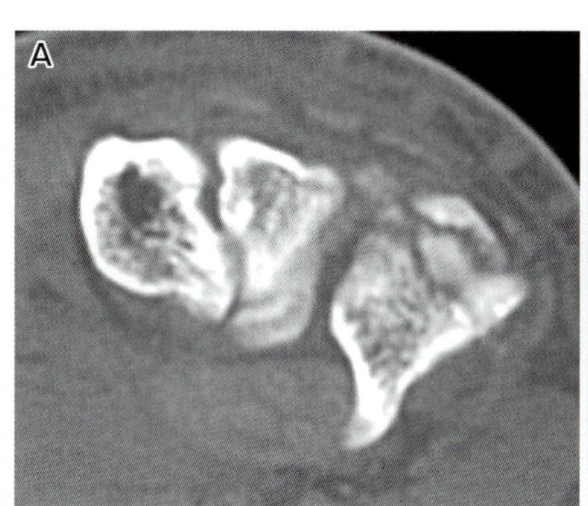

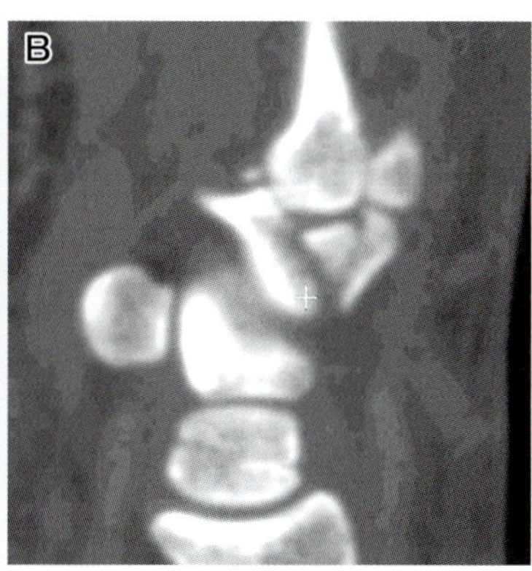

図6 症例1：単純CT像
A：axial像，B：sagittal像

にて有鉤骨背側骨片を認め，中手骨は中心性に脱臼していた．以上より，田崎分類には存在しないがtype Ⅳ with 4th metacarpal fracture-dislocationと診断した．

来院当日に手術を施行した．徒手整復にて脱臼は容易に整復されたが，極めて不安定であり，Kirschner鋼線4本で固定した（**図7**）．固定性は良好で，外固定せず術後4週でKirschner鋼線を抜去した．

術後4年3ヵ月現在，CM関節不安定性，運動時疼痛，圧痛は認めない．握力は右42 kg，左39 kgで健側比107.8％．手関節ROM（屈曲／伸展）右90°/90°，左90°/90°（健側比100.0％）．

第5CM関節ROM（屈曲／伸展）右10°/20°，左9°/14°（健側比107.1％）といずれも左右差なくROM制限を認めなかった．DASH（disabilities of the arm, shoulder and hand）Score 1.6点と機能障害を認めなかった．単純X線像（**図8**）にて骨癒合を認め，関節症性変化はない．

症例2：31歳，男性

転倒して受傷し，疼痛が続くため受傷後翌日来院した．詳細に受傷機転を聴取すると，壁を殴り受傷したことを話す．初診時単純X線像（**図9**）にて第4中手骨基部の粉砕骨折と小指の屈曲変形を認め，CT像（**図10**）にて有鉤骨が陥凹し，中手骨基部が中心性に脱臼していた．以上より，Cain分

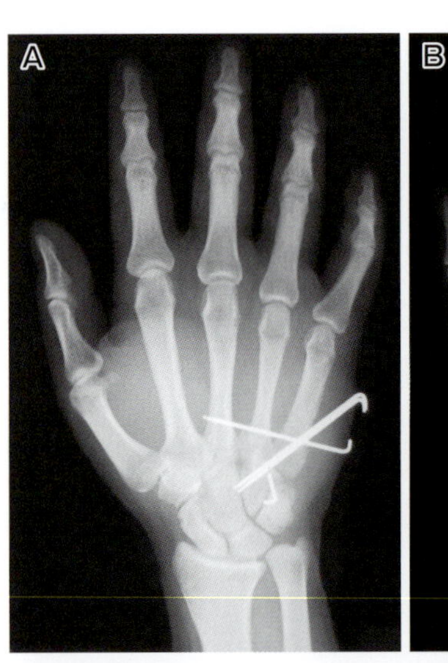

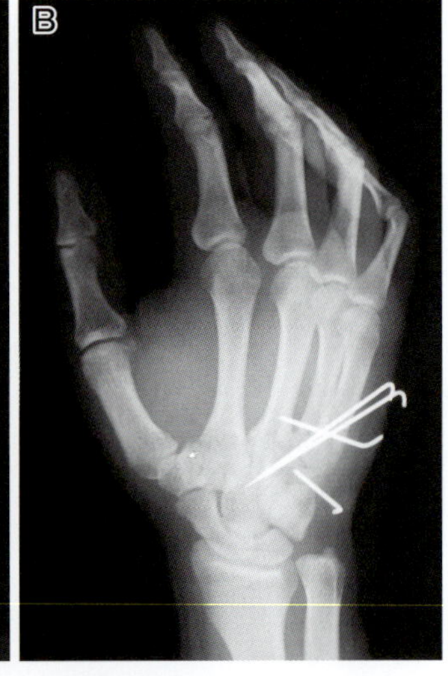

図7 症例1：術後単純X線像
A：正面像，B：斜位像

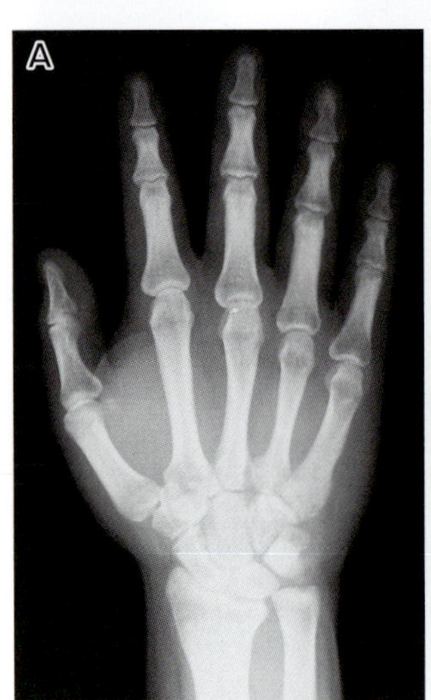

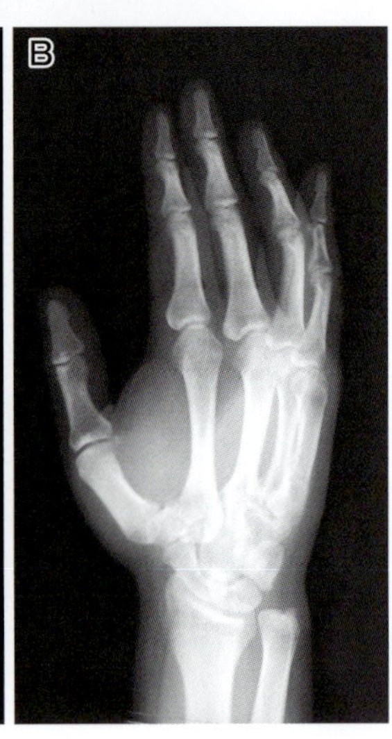

図8 症例1：術後4年3ヵ月時単純X線像
A：正面像，B：斜位像

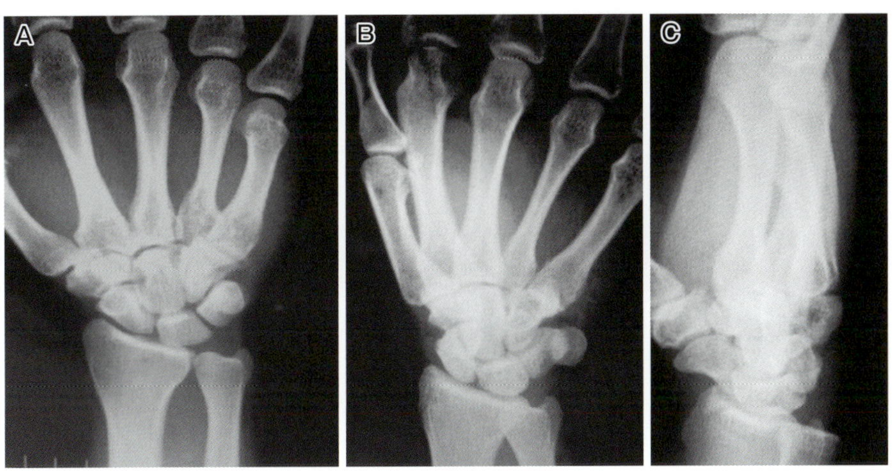

図9 症例2：初診時単純X線像
A：正面像，B：斜位，C：側面像

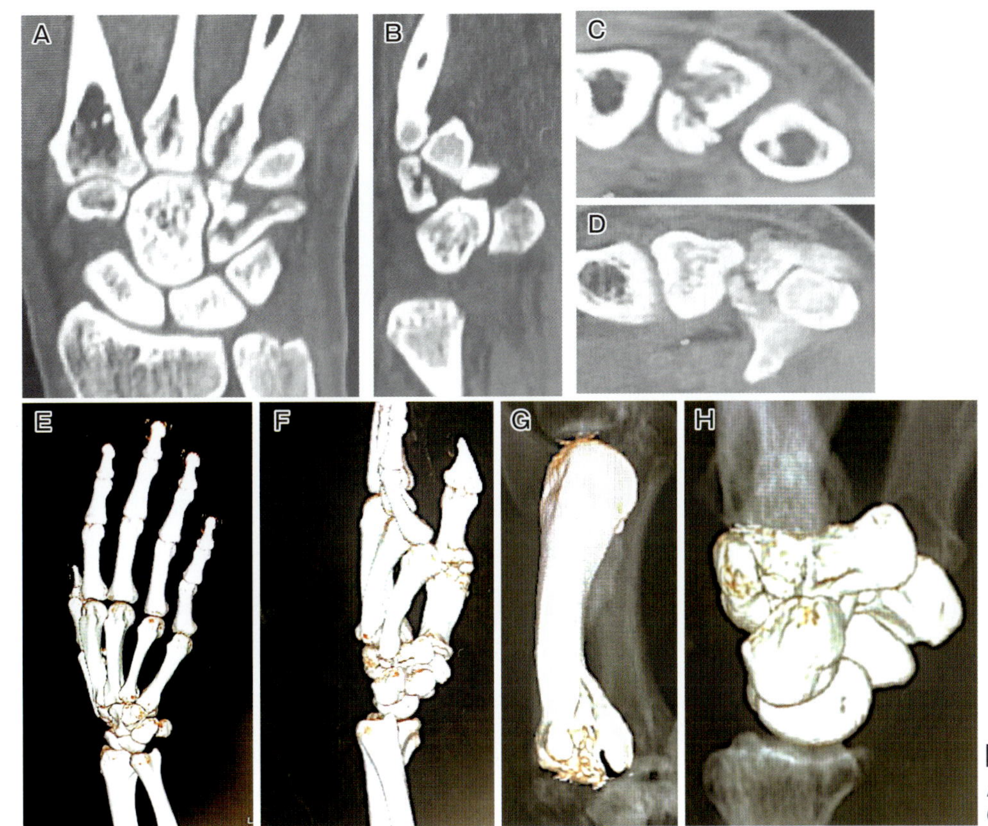

図10 症例2：単純CT像
A：coronal 像，B：sagittal 像，C・D：axial 像，E～H：3DCT

類 type Ⅲ，田崎分類には存在しないが type Ⅳ with 4th metacarpal fracture-dislocation と診断した．

来院翌日，腋窩伝達麻酔下に手術を施行した．中央の陥没骨片を整復する目的で観血的整復固定術を選択した．手関節背尺側に 2 cm の縦切開を加えて展開（**図11**）したところ，背側手根中手靱帯は損傷していなかった．背側手根中手靱帯を切離し，関節内を確認した．陥没した有鉤骨の CM 関節面を整復して double thread screw にて固定し骨折面を圧迫した．径 1.6 mm Kirschner 鋼線を 2 本追加固定し，終了とした（**図12**）．固定性は良好で，外固定せず術後 4 週で Kirschner 鋼線を抜去した．術後 3 ヵ月で骨癒合し（**図13**），疼痛なく経過している．

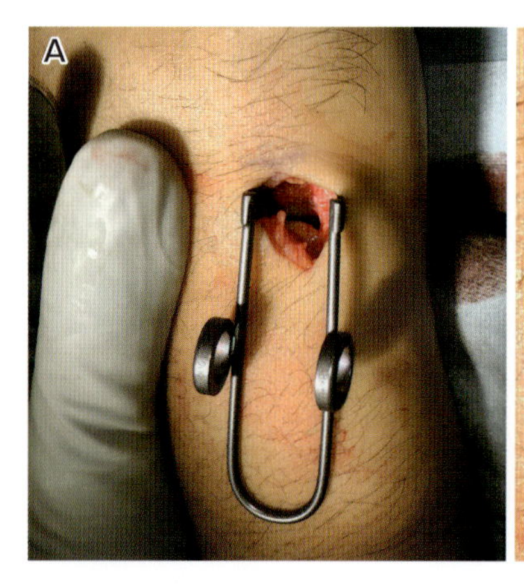

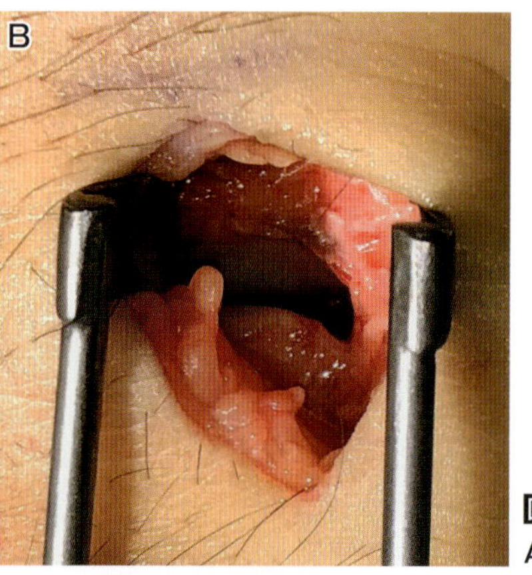

図11 症例 2：術中写真
A：全景，B：第 5CM 関節内

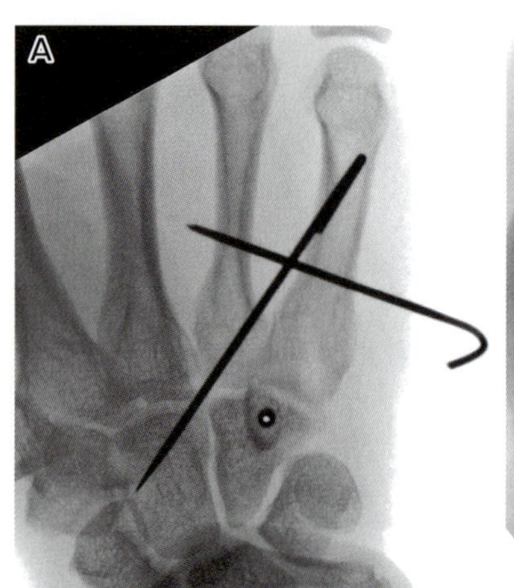

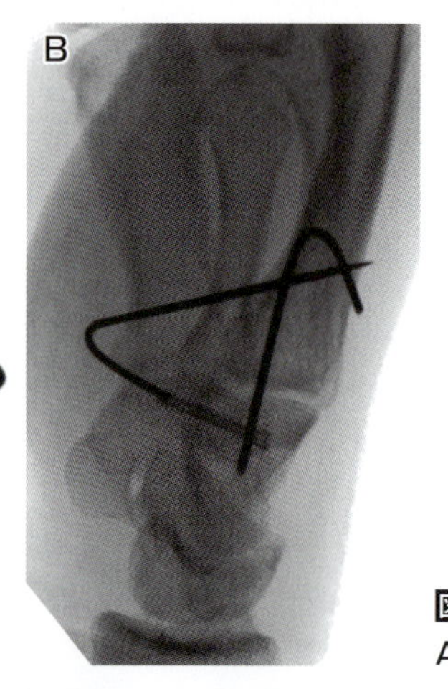

図12 症例 2：術直後単純 X 線像
A：正面像，B：側面像

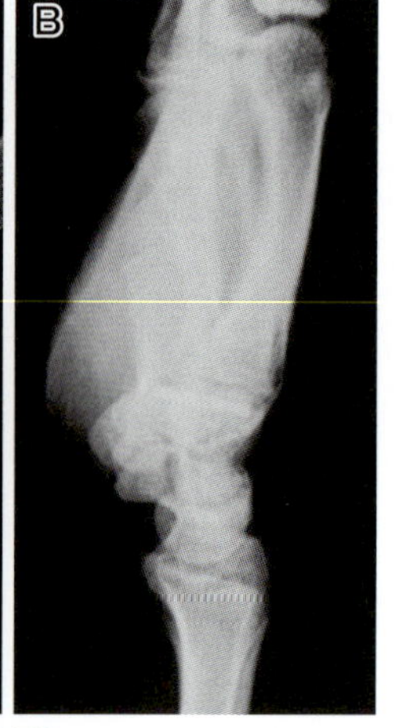

図13 症例 2：術後 3ヵ月時単純 X 線像
A：正面像，B：側面像

症例 3：29 歳，男性

かっとなり壁を殴り受傷．右手部の疼痛を自覚し，症状が取れないために受傷後 3 日目に整形外科外来を受診した．初診時単純 X 線像（**図 14**）にて第 4 中手骨基部の骨折と有鉤骨背側の剥離骨折に第 4・5CM 関節の脱臼を認めた．CT 像（**図 15**）では，第 4 中手骨が基部掌側の骨片を残して背側に脱臼し，第 5 中手骨は亀裂骨折のみで有鉤骨背側の剥離骨片を伴う形で背側に脱臼していることが鮮明に把握できる．以上より，Cain 分類 type ⅠB，田崎分類では type Ⅲ＋第 4 中手骨脱臼骨折と診断した．

来院当日，腋窩伝達麻酔下に手術を施行した．第 5CM 関節は徒手的に脱臼整復可能であったが，第 4 中手骨基部の骨片が有鉤骨にはまり込み，整復不能であった．CM 関節直上に 2 cm の切開を加え展開，尺骨神経背側枝に十分に注意しながら剥離し，第 4CM 関節の背側手根中手靱帯を縦割した．関節面をエレバトリウムを用いて観血的に整復し，関節面を整えた．径 1.5 mm Kirschner 鋼線を第 5 中手骨から第 3・4 中手骨に向けて挿入．径 1.2 mm

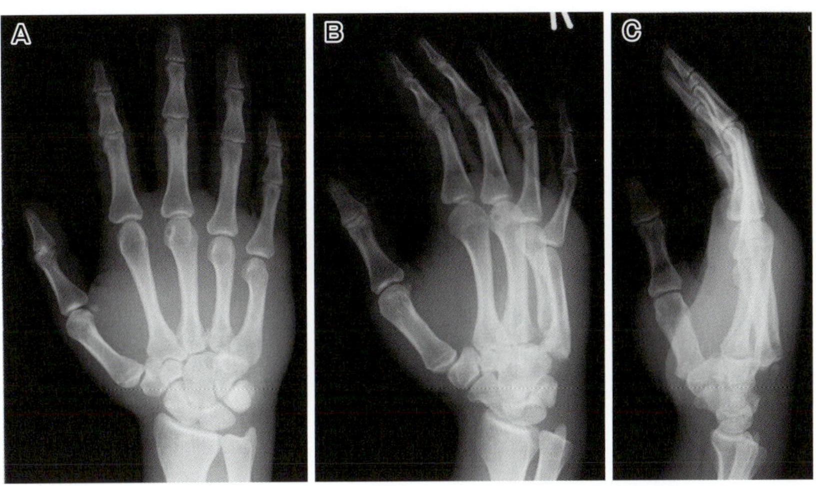

図14 症例3：初診時単純X線像
A：正面像，B：斜位像，C：側面像

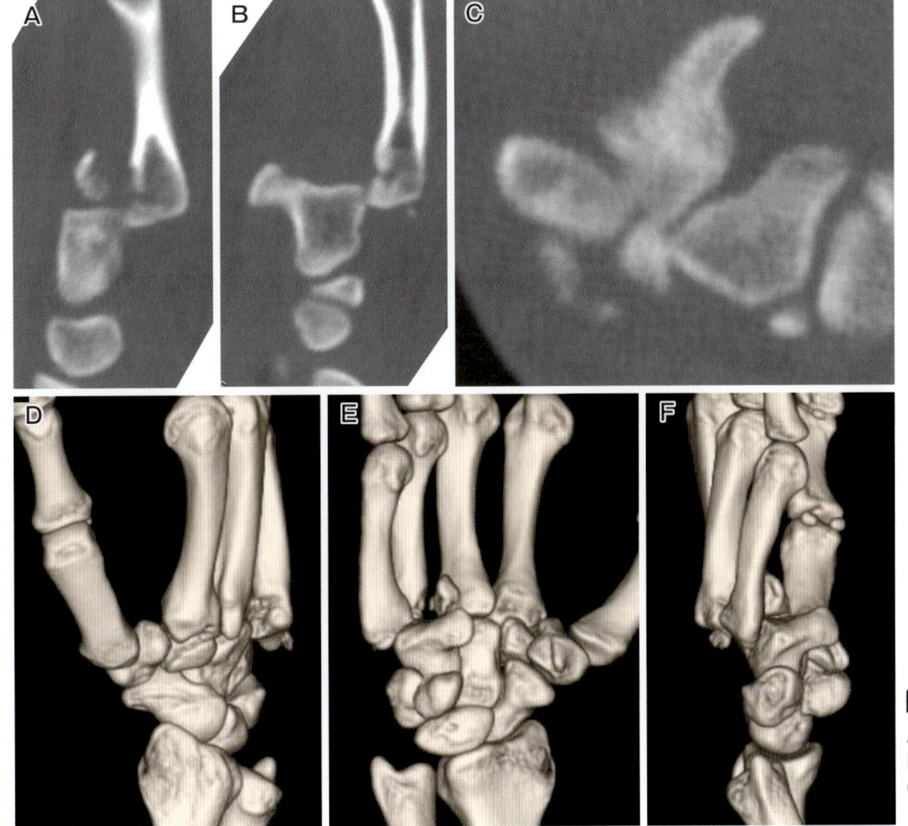

図15 症例3：単純CT像
A：第4CM関節 sagittal 像，
B：第5CM関節 sagittal 像，
C：axial 像，
D～F：3DCT

Kirschner 鋼線を第5中手骨—有鉤骨間，第4中手骨—有鉤骨間，第4中手骨—有頭骨間に挿入しCM関節固定を行った（図16）．術後6週で骨癒合を確認しKirschner 鋼線を抜去した（図17）．固定性，整復位は良好であった．術後3ヵ月で疼痛なくROMの左右差も認めない．

おわりに

第4・5CM関節脱臼骨折は利き手で殴打することによって発生するが，患者はその受傷機転を訴えないことも多い．このため，来院機会を逸することもしばしばある．また，たとえ来院しても，理学的所見に乏しくしばしば見逃されるため，注意を要す

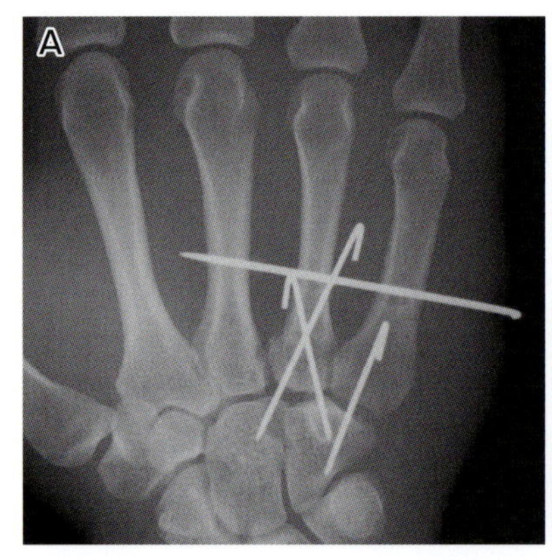

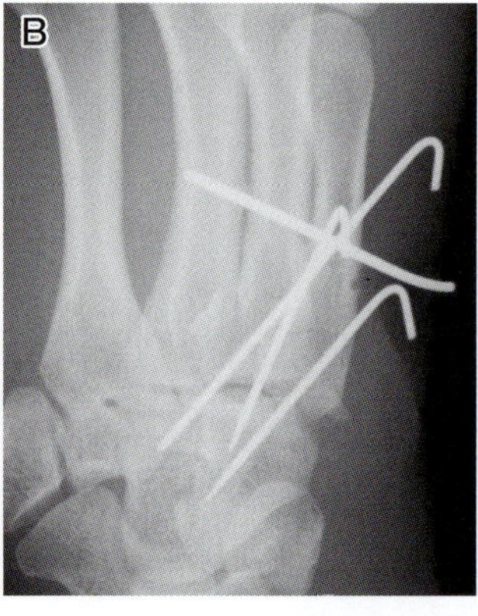

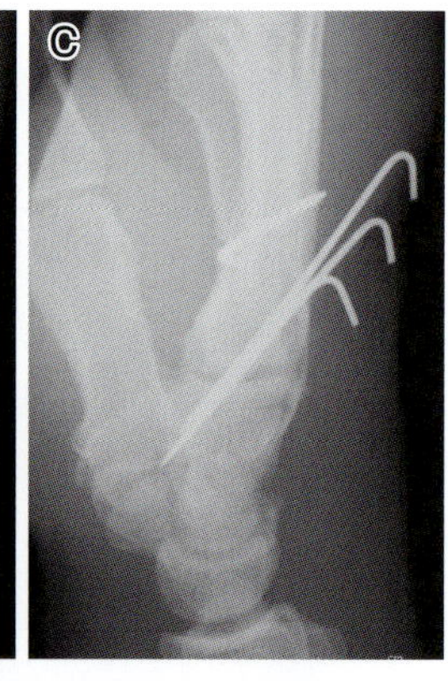

図16 症例 3：術後単純 X 線像
A：正面像，B：斜位像，C：側面像

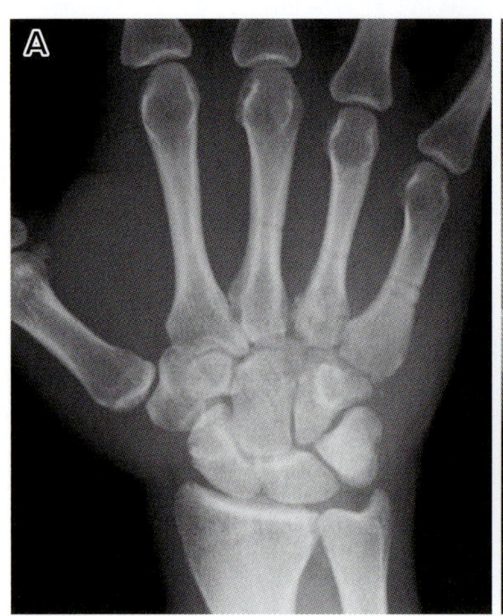

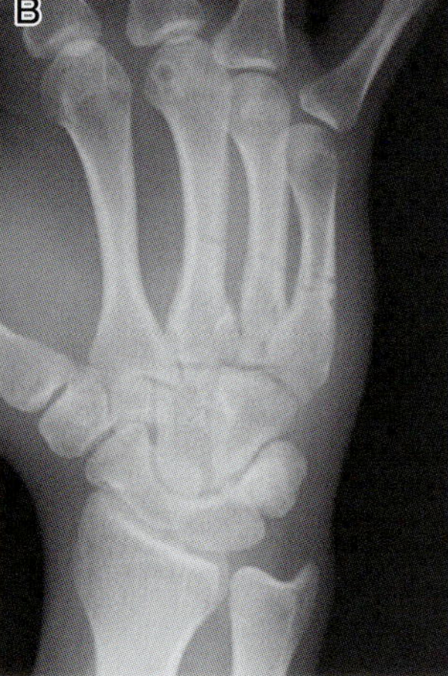

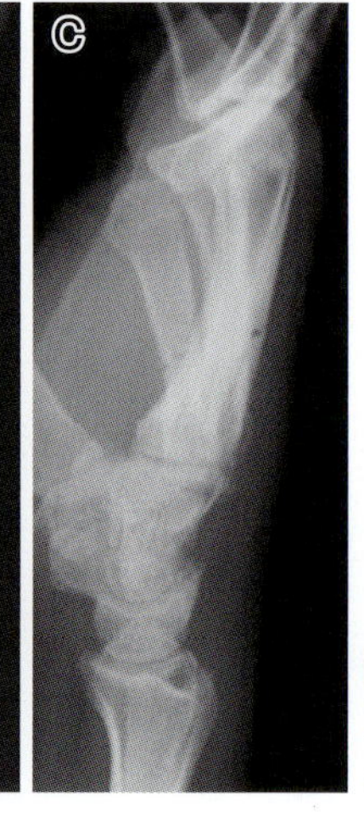

図17 症例 3：最終経過観察時単純 X 線像
A：正面像，B：斜位像，C：側面像

る．適切に治療することで治療成績は比較的良好であるため，本疾患を念頭に置いた診察が必要である．

引用・参考文献

1) Hsu JD. et al. Carpometacarpal dislocations on the ulnar side of the hand. J Bone Joint Surg. 52(5), 1970, 927-30.
2) Gaheer RS. et al. Fracture dislocation of carpometacarpal joints：a missed injury. Orthopedics. 34(5), 2011, 399.
3) Windolf J. et al. [Treatment of metacarpal fractures. Recommendations of the Hand Surgery Group of the German Trauma Society.] Unfallchirurg. 112(6), 2009, 577-88.
4) Yoshida R. et al. Anatomy and pathomechanics of ring and small finger carpometacarpal joint injuries. J Hand Surg Am. 28(6), 2003, 1035-43.
5) Nakamura K. et al. The ligament and skeletal anatomy of the second through fifth carpometacarpal joints and adjacent structures. J Hand Surg Am. 26(6), 2001, 1016-29.
6) El-shennawy M. et al. Three-dimensional kinematic analysis of the second through fifth carpometacarpal joints. J Hand Surg Am. 26(6), 2001, 1030-5.
7) Cain JE Jr. et al. Hamatometacarpal fracture-dislocation：classification and treatment. J Hand Surg Am. 12(5 Pt1), 1987, 762-7.
8) Gehrmann SV. et al. [Treatment strategy for carpometacarpal fracture dislocation.] Unfallchirurg. 114(7), 2011, 559-64.
9) 田崎憲一ほか．手尺側 CM 関節損傷．日手会誌．5, 1988, 420-5.
10) 松浦佑介ほか．尺側手根中手関節脱臼骨折の治療．日手会誌．25(5), 2009, 734-7.

08 手指骨折後の回旋変形

坂野裕昭 Hiroaki Sakano ● 平塚共済病院副院長

はじめに

手指骨折の治療において最も注意しなくてはならないことに回旋変形がある．新鮮骨折においても，保存的治療中の転位や手術治療における観血的整復固定術で回旋変形を生じることがある．特に，手術治療での回旋転位は致命的な結果を生じることになる．また，保存的治療での転位や無治療で生じた変形癒合骨折のなかに回旋変形がある．日常診療で時に遭遇する回旋変形の手術治療の実際とコツ，ピットフォールについて記載する．なお，ここでは手指骨折に関して詳述する．

症状，診断

臨床症状は手指の回旋変形により生じる隣接指とのオーバーラップ（cross finger deformity）や開散であるが，ほとんどの症例は前者である（**図1**）．

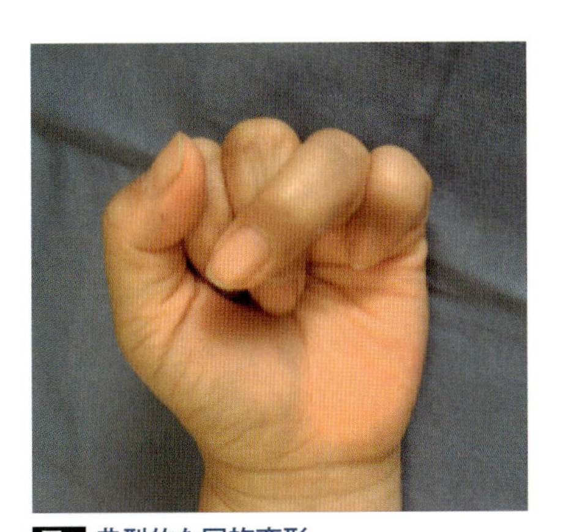

図1 典型的な回旋変形
屈曲位で手指が隣接指と交差している．

軽度の変形は手指の運動で自己調整可能であるが，高度の変形は障害になる．この原因は回旋や側屈が単独で生じる場合や混在して生じる場合がある．中手骨や指骨（基節骨や中節骨）の螺旋骨折や斜骨折で生じることが多い．

治療法の選択

回旋変形の治療は骨切り術である．単なる回旋矯正のみで済む場合もあるが，側屈も加わり両者の矯正が必要な場合もある．矯正角度は術前に健側の単純X線像やCT像と比較することでおおよその角度が計測できる．側屈は単純X線像にて角度が容易に計測できる．回旋はCTの軸断像にて指節骨の基部と骨頭の掌側面の線のなす角度の差を隣接指と比較計測する（**図2**）．

中手骨での矯正に関しては回旋矯正のみで対応できることがほとんどである．回旋矯正の際の骨切りは横中手靱帯の影響と骨癒合の観点から基部で行い，矯正後にロッキングプレートで固定する．矯正可能角度は示指から環指は18～19°，小指は20～30°が限度とされている[1]．

指骨ではオリジナルの骨折部での骨切りにより多方向での矯正が可能である．骨折部は骨幹部が大部分であるが頚部または基部でも生じる．骨切りは横切での矯正が最も容易であるが，骨幹部では骨癒合の観点で遷延癒合が生じやすい．固定法は頚部ではKirschner鋼線を使用するが，骨幹部や基部ではミニプレートを使用する．

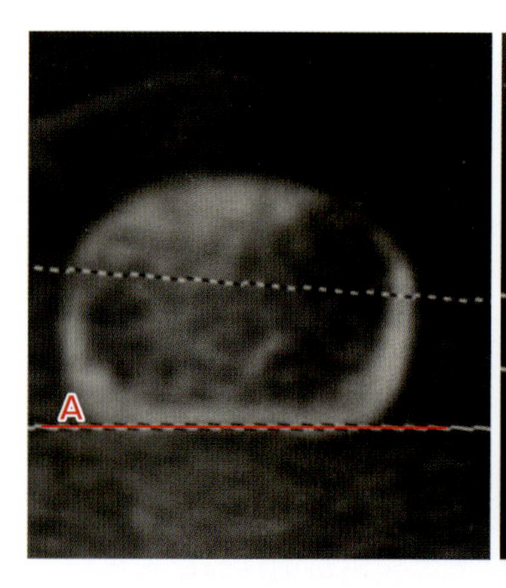

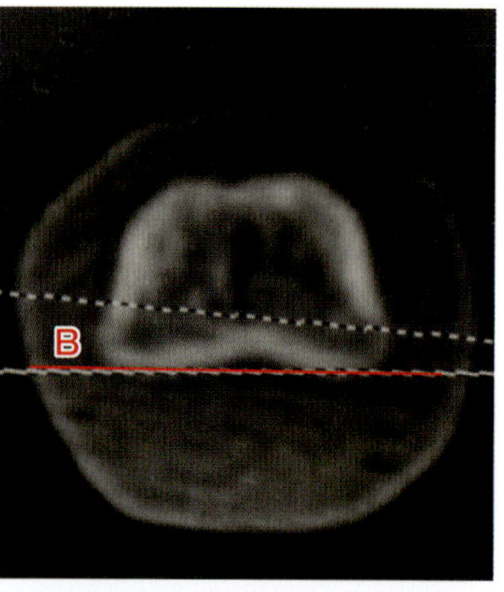

図2 CT での回旋評価
指節骨の基部（A）と骨頭（B）の掌側面のなす角度（∠AB）を隣接指と比較する.

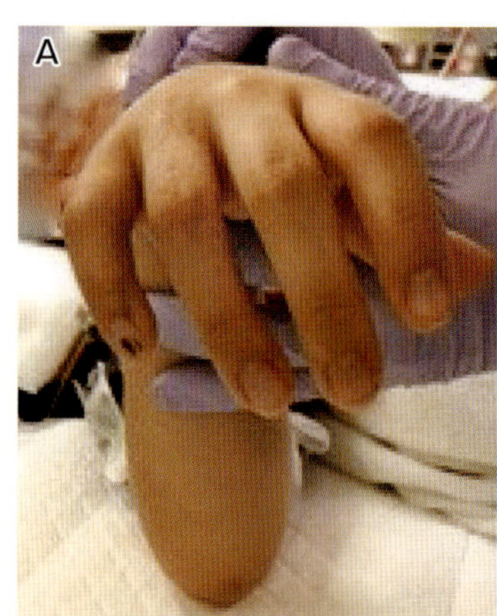

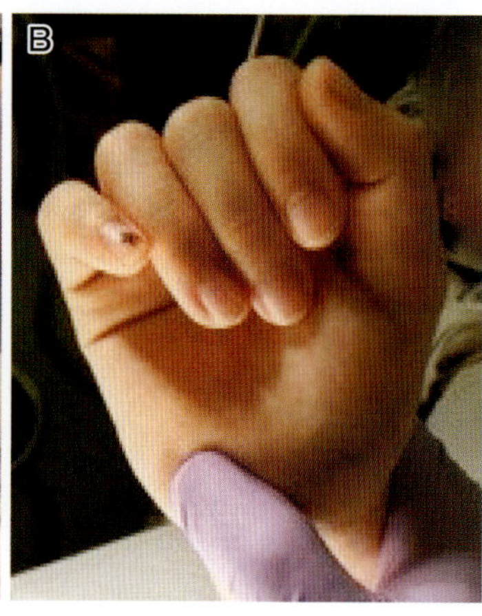

図3 手指のオーバーラップの程度の確認
手関節掌屈で手指間の開きを確認し（A），背屈で手指の重なりを確認する（B）.

手術治療

Kirschner 鋼線を骨切り部位遠位に刺入し joystick 法にて変形を矯正する．骨切り部位では骨切り時に両端にマーキングをしておくと矯正角度がはっきりとわかる．矯正角度は術前に計測した角度を指標に，健側との比較で決定する．最終的な回旋には個人差があるので，手関節を掌背屈して手指を屈伸させて健側と比較することで隣接指との関係を正確に把握することが重要である（図3）.

Point

手指の回旋は各人で異なっている．特に小指の回旋の個人差は大きいので，必ず健側と比較する.

手術のコツ

全身麻酔下で手関節の掌背屈で手指の伸展・屈曲が生じるので，この動作で手指の重なりや爪の位置関係を確認することが大切である.

手術は背側切開で進入し中手骨では伸筋腱を側方によけて骨膜を切開する．基節骨では正中索を縦切開して進入する．中節骨では必要に応じて終末索を一部縦切開して進入する.

中手骨の回旋変形に対しては基部で骨切りする．固定に使用するT型またはY型のミニプレートの近位2穴が固定できるように骨切りすることで良好な癒合が得られる．矯正可能角度が大きいなど接骨面が減少した場合は 1.0 mm Kirschner 鋼線を追加固定して安定性を増加させる場合もある.

指節骨では骨幹部中央で骨切りする場合と受傷時の骨折部位で骨切りする場合がある．骨幹部中央で

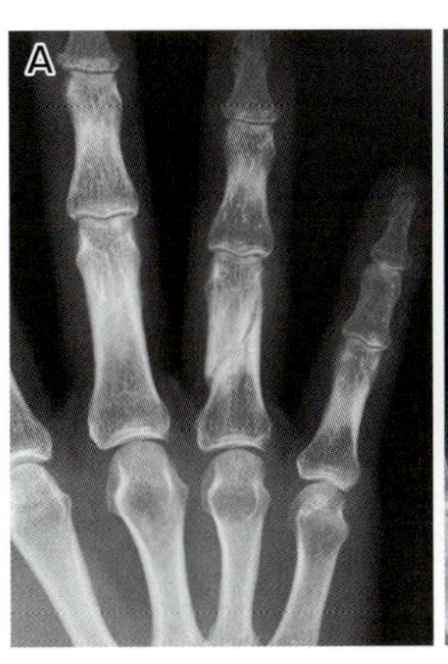
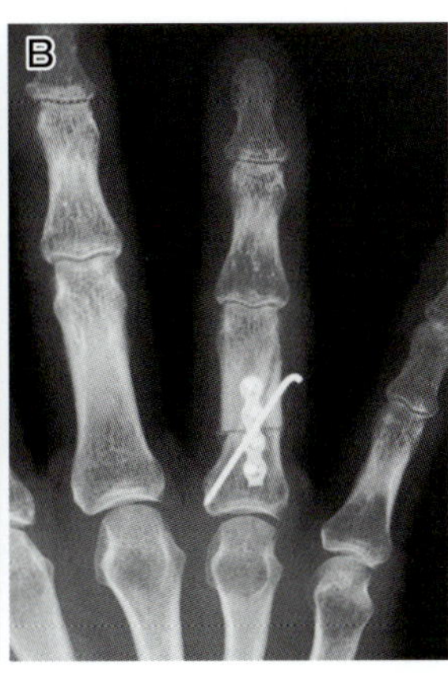
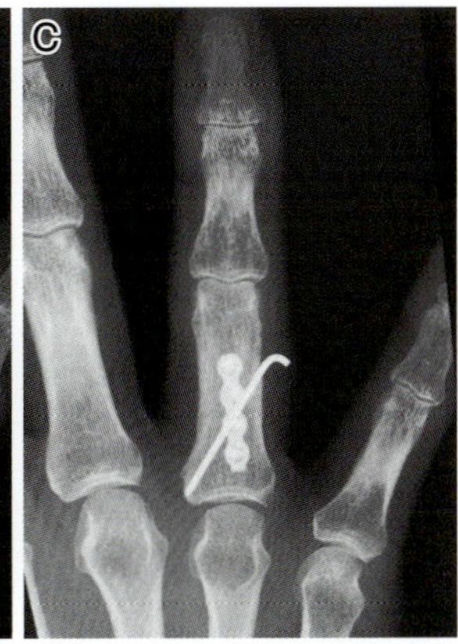

図4 基節骨骨幹部での横切矯正骨切り

61歳，男性，右環指基節骨骨折後回旋変形.
A：保存的治療後の回旋変形にて受傷し，その5ヵ月後に基節骨骨幹部での斜骨折にてほぼ癒合していた.
B：骨幹部で横切して回旋変形を矯正し，4穴1.5 mm プレート&スクリューシステムで固定した.
C：術後6ヵ月で癒合した.

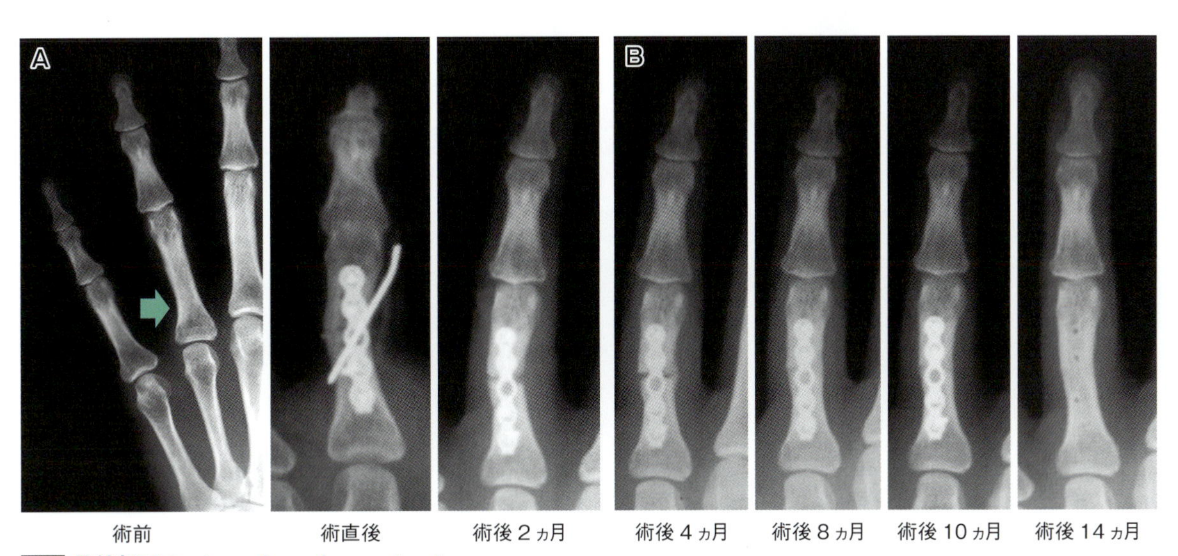

図5 骨幹部での closed wedge osteotomy

38歳，女性，左環指基節骨骨折後回旋変形．5年前に他医にて観血的関節固定術を受けた．以後，回旋変形のため cross finger deformity となる.
A：初診時に環指の側屈と回旋の変形を認める（矢印）．骨幹部で closed wedge osteotomy を行い側屈と回旋を矯正し，5穴1.5 mm プレート&スクリューシステムで固定した．固定性強化のため鋼線固定を併用した．術後2ヵ月で骨切り部の骨透亮像が出現した.
B：遷延癒合となり術後8ヵ月で骨癒合が得られた.

骨切りする場合は骨切りを横切で行い4～5穴のミニプレートで固定し，骨切り部位には鋼線固定を追加する（図4）．ただし，骨幹部で回旋変形と側屈の矯正を行うために closed wedge osteotomy を行う場合は遷延癒合になる可能性がある（図5）．基部での骨切りは基部骨折に頻用され，オリジナルの骨折部位で骨切りして回旋矯正を行いT型ミニプレートで固定する（図6）．骨幹部の斜骨折では受傷時の骨折部位で骨切りを行い，矯正する方法も選択できる．ただし，この場合は骨移植や人工骨補填が必要になることが多い（図7）.

ミニプレートは中節骨では1.3 mm のスクリューを，基節骨では1.5 mm のスクリューを使用するスクリュー&プレートシステムを使用する．筆者は AO の modular hand system や VA hand system を使用している.

手術のコツ

プレート固定の際，スクリューは骨切り部位から最も離れた部位から固定を開始する．そうするとプレートの浮きやずれが生じても容易に修正できる．両端を適切に固定できれば骨切り周囲の固定は容易である.

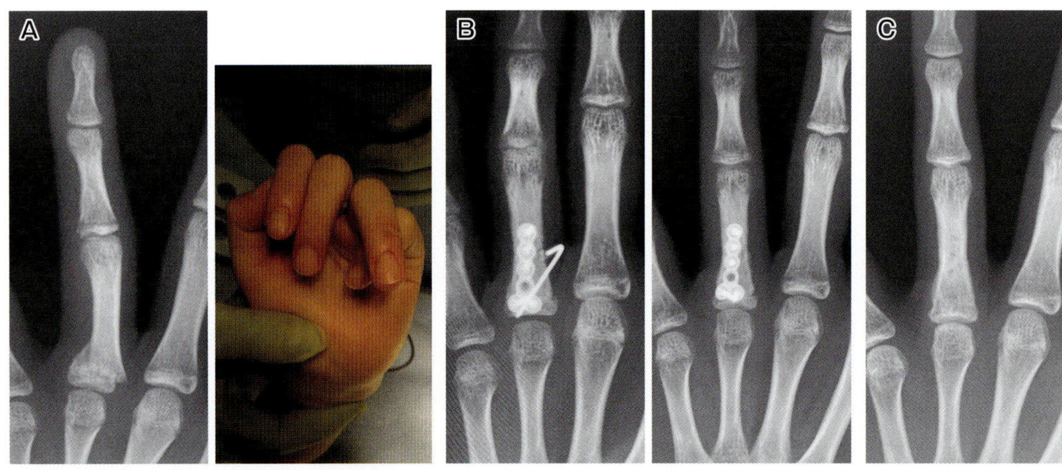

図6 基節骨基部でのオリジナル骨折部での矯正骨切り

14 歳，女児，左環指基節骨骨折後回旋変形．
A：受傷後 2 ヵ月．保存的治療後の基節骨基部の変形で小指との cross finger を呈する．
B：オリジナルの骨折部での骨切りを行い 1.5 mm T 型ミニプレート&スクリューで固定した．
C：術後 6 週で骨癒合した．

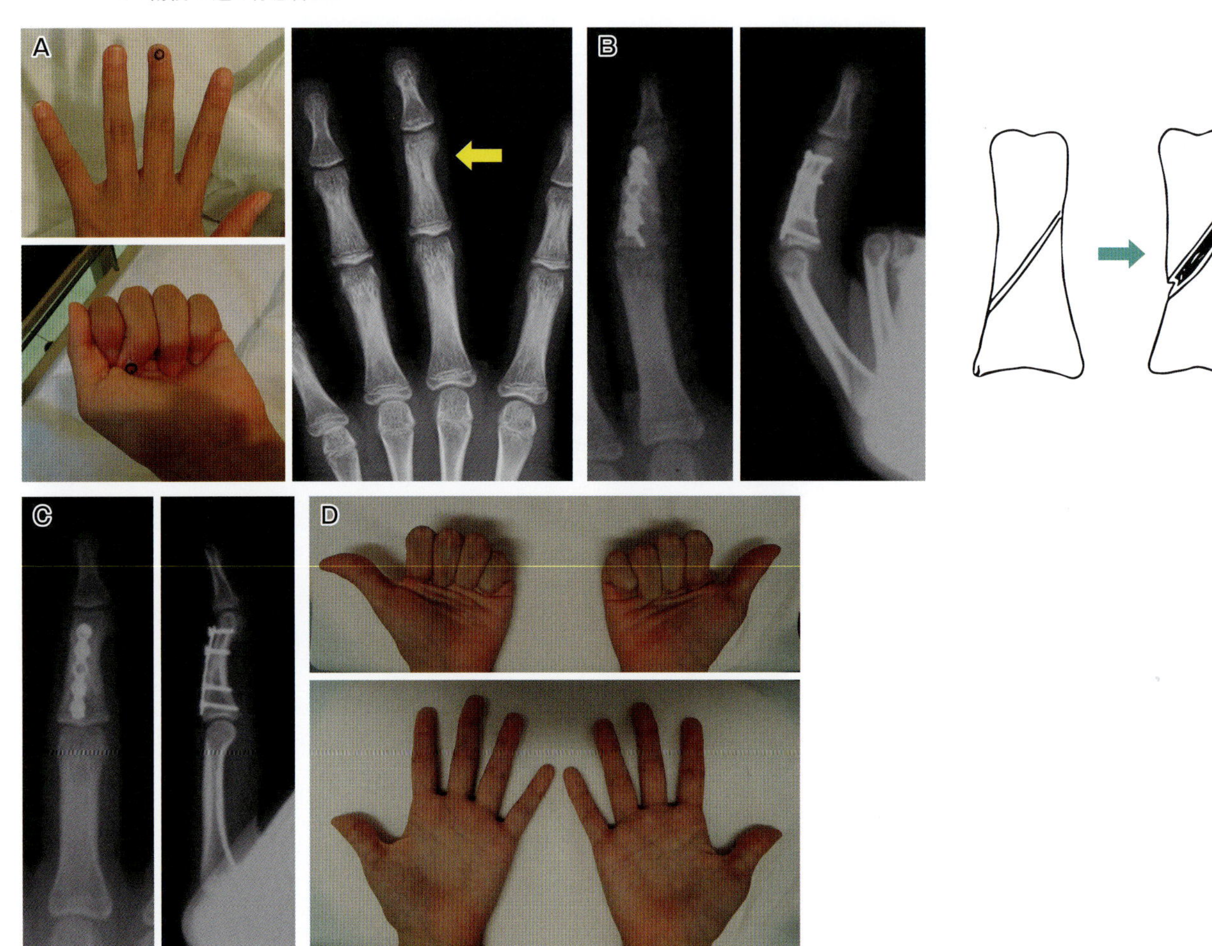

図7 中節骨骨幹部でのオリジナル骨折部での矯正骨切り

11 歳，女児，左中指中節骨骨折後回旋変形．
A：約 35°の回旋変形を示した．
B：受傷後 4 ヵ月で中節骨頚部から骨幹部にかけて回旋変形している．
C：骨切りは掌側の皮質骨を残しボーンソーで骨切りし，開大部位にβ-リン酸三カルシウム（β -TCP）顆粒を補填した．
1.3 mm ストレートミニプレート & スクリューで固定した．
D：術後 14 週．骨癒合が得られ，軽度回旋変形は残存するも cross finger 変形は消失した．

手術のコツ

プレート固定の際には骨切り部の安定性を増すためにKirschner鋼線固定を併用することが多い．この際に，回旋を矯正してKirschner鋼線で仮固定してからプレート固定を行う方法もある．しかし，この方法は中手骨ではよいが指節骨ではプレートのスクリューホールと干渉することもあり，筆者はプレート固定後に刺入している．

ピットフォール

Non-locking typeのミニプレートを使用する場合は，スクリューを強く締めて固定するとプレートに骨が沿うように締結されてしまうため想定した矯正角度にならないことがある．Non-locking type使用時は，プレート全体で矯正損失にならないようにバランスをとりながら各スクリューを締結する．初めのスクリューは90%程度の締結を行い全体のスクリューを固定してバランスをみて増し締めする．

Locking typeでは矯正位でプレート固定をすることで矯正損失は生じにくい．ただし，若年者に使用した場合には骨癒合時に抜去困難のリスクを伴う．

後療法

関節の拘縮や腱の癒着を防止する目的で早期から自動可動域訓練を開始する．伸筋腱とプレートは癒着しやすいため外固定は行わない．術後に自動伸展が十分にできない場合や屈曲制限が生じた場合は，伸筋腱の癒着を剥離する目的も兼ねて骨癒合後早期に骨内異物除去術と腱剥離術を同時施行する．

引用・参考文献

1）Gross MS. et al. Metacarpal rotational osteotomy. J Hand Surg Am. 10(1), 1985, 105-8.

第2章

手・手指の軟部組織損傷

09 指尖部損傷

長谷川健二郎 Kenjiro Hasegawa ● 川崎医科大学手外科・再建整形外科学教室特任教授

はじめに

指尖部損傷に対する治療法は，マイクロサージャリーによる再接着をはじめとして，各種の皮弁術やアルミホイルを用いた治療法まで多岐にわたっている．われわれは指尖部損傷の治療においては，①治療により関節可動域制限を起こさないこと，②健側に近い知覚を獲得すること，③爪を含めた指尖部の良好な形態を再建することに注意して治療を行っている．

マイクロサージャリーにおいては，われわれの考案したuntied stay suture法[1, 2]の導入により，従来困難とされた外径0.3 mm以下の超微小血管吻合も容易となり，当科では指尖部切断に対しては，患者の希望があれば積極的に再接着術を行っている．

一方，保存的治療では人工真皮が有用であり積極的に用いている．この方法では指長および爪の短縮が残ることが欠点であるが，特別な技術を必要とせず，機能的にも形態的にも良好な結果が得られている[3, 4]．本稿では，再接着術と人工真皮を用いた保存的治療の適応・方法および注意点について述べる．

理解すべき分類と解剖

指尖部損傷の治療においては，玉井のZone分類[5]（図1）と指尖部における動脈・静脈の解剖（図2）は十分に理解しておく必要がある．

1．動　脈

動脈吻合はZoneⅢより近位では固有指動脈を吻合する．この橈尺側の固有指動脈は末節骨掌側においてアーチ（distal transverse palmar arch：DTPA）を形成する．DTPAはおおむねZoneⅠとZoneⅡの中間に存在し，ここから末梢に向かって数本の縦走する終末枝が分岐する（図2A）．ZoneⅡではDTPAを利用することができるが，ZoneⅠではこの終末枝を吻合することになる．中央付近の末節骨の掌側に比較的太い終末枝を認めるが，多くの場合外径0.3～0.5 mm以下の超微小血管吻合が必要となる．

2．静　脈

静脈吻合はZoneⅢより近位では背側皮静脈系の直径1.0～1.5 mm程度の静脈を吻合する．ZoneⅡでは背側皮静脈系のdorsal terminal vein（図2B）が利用できるが，ZoneⅠでは掌側皮下の網目状の静脈（図2C）を吻合することになり，動脈と同様に多くの場合0.3～0.5 mm以下の超微小血管吻合が必要となる．

Untied stay suture法による指尖部切断再接着術

1．特徴と適応

指尖部切断，特に爪レベルの切断（玉井分類ZoneⅠ）では，再接着術を行う場合，外径0.3～0.5 mm以下の超微小血管を吻合することが多い．そのため吻合にはultramicrosurgery[6]の手技が必要とされ，熟練した術者のみが行える手術であった．これに対しわれわれはuntied stay suture法を

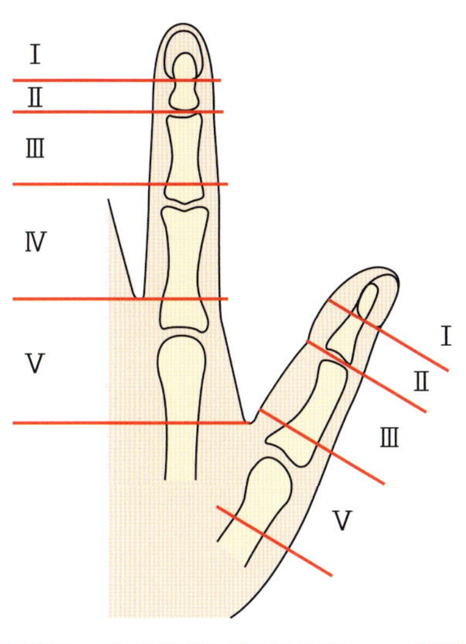

図1 切断レベルの分類（玉井の Zone 分類）
（文献 5 より）

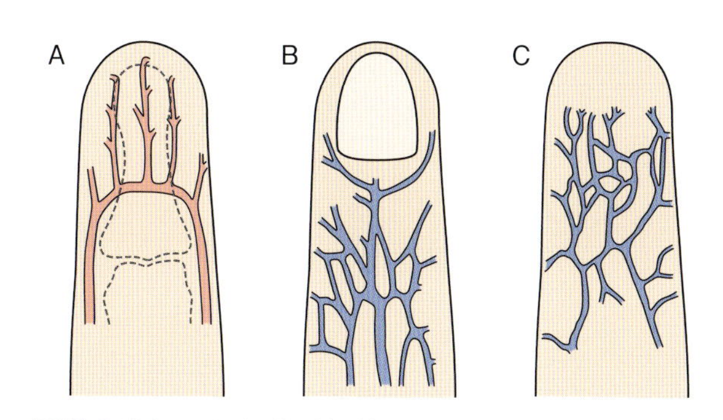

図2 指尖部の動脈・静脈解剖
A：掌側の動脈解剖，B：背側の静脈解剖，C：掌側の静脈解剖

考案し，吻合方法でこの問題点を解決してきた[1, 2]．

Untied stay suture 法の特徴としては，①最初の1針目が最も針の入れやすい表面（前壁）から刺入できる（図 3B，C），② 1st stay suture を untied にして残すことにより intravascular stenting (IVaS)[7] と同様の効果が得られ，血管内腔の確認が容易となるため，2nd stay suture が通しやすい（図 3D，E），③ 1st・2nd stay suture を untied にして牽引をかけることにより血管は拡張され，内腔が広がり，血管壁に一定の緊張がかかるため，後の針の刺入がより易しくなり，結紮時のねじれが生じにくい（図 3F ～ I），④両面を縫合するための血管の回転が 90° ですむ（図 3D，H，I）ことが挙げられる[1, 2]．われわれは指尖部切断再接着術の適応は，リスクを理解したうえでも患者が再接着術を希望する場合には適応があると考えている．特に小児や若い女性の場合にはまず試みるべき方法であると考えている．

2. 指尖部切断における血管吻合（両端針付きナイロン縫合糸を用いた untied stay suture 法）（図 3）

指尖部切断（玉井分類 Zone I ）における再接着術の成功のポイントは切断指側の細動脈・細静脈の同定にある．近位側の探索は比較的簡単であり，動脈の拍動や駆血帯による静脈の拡大により吻合血管を決定することができる．これに対し，切断指側の細動脈・細静脈の探索は前述した解剖学的特徴を参考に顕微鏡下に慎重に行う必要がある．DTPA からの終末枝および掌側皮下の網目状の静脈（図 2）の探索には近位側で見つかった動脈・静脈の位置も参考になる．筆者らは基本的に 1 本の動脈と 1 本の静脈を吻合するようにしている．直接血管吻合ができないと予想された場合には，切断指側の細動脈・細静脈に前もって静脈移植を行う（図 4）．静脈移植に使用できる細静脈は母指球部，指背側部から採取できる．静脈が見つからない場合には動脈のみを吻合し，血流を再開しうっ血させて静脈を探す．動脈血行再開後数分待てば静脈は開いてくる．またやや深部で逆流してくる動脈枝があればこれを中枢側静脈に吻合するのも有用である．

血管吻合は外径 0.3 ～ 0.5 mm 以下の超微小血管を吻合することが多い．血管径が極端に小さくなると，摂子を内腔に差し込むことができないために，外側から内側（outer to inner）への針の刺入が非常に困難となることから，針はマイクロ用両端針付きナイロン縫合糸の 11-0 ナイロンまたは 12-0 ナイ

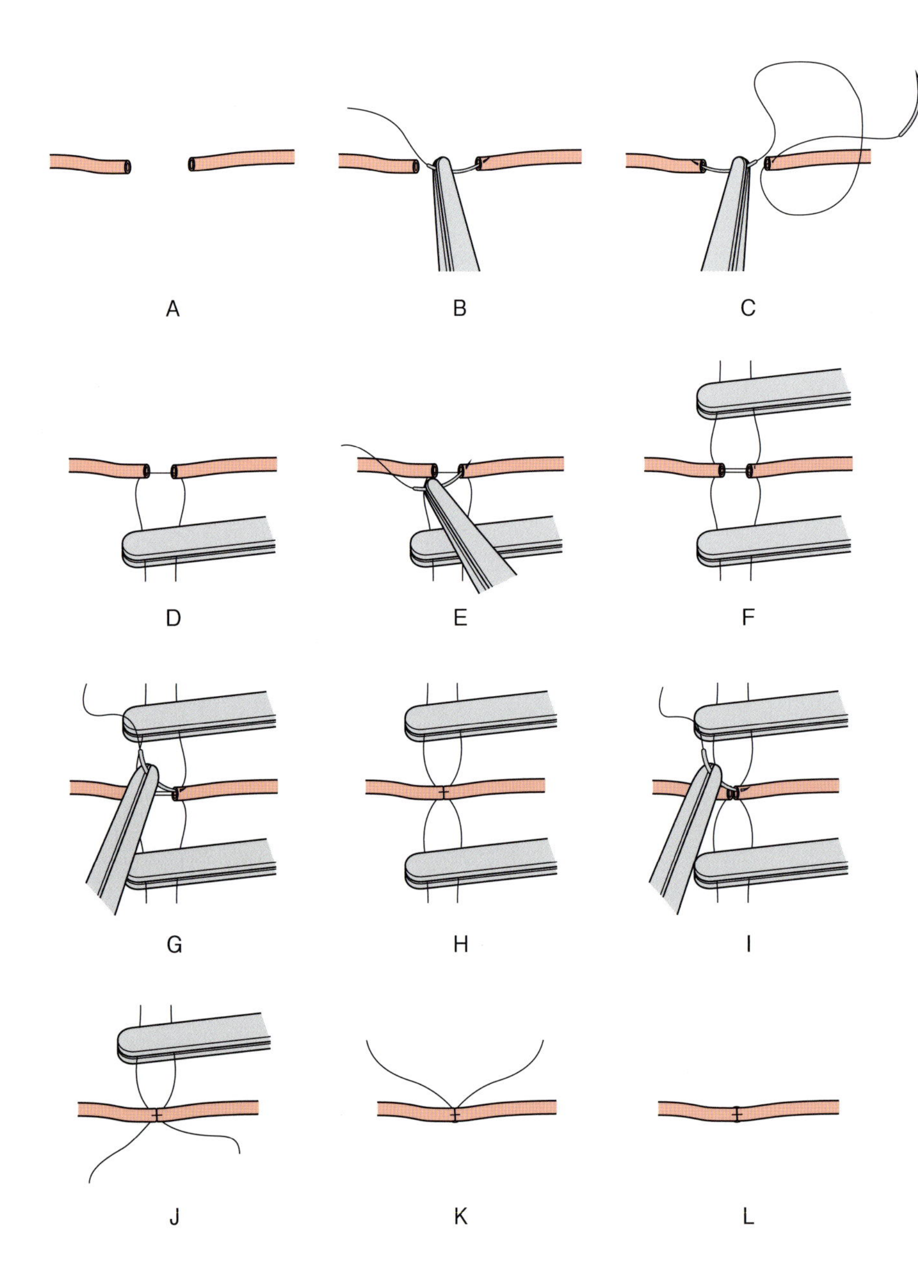

図3 両端針付きナイロン縫合糸を用いた untied stay suture 法

A～C：1 針目は両端針付きナイロン縫合糸を用いて，最も針の入れやすい表面（前壁）に,内側から外側（inner to outer）へ針を刺入し糸を通す.

D～F：1 針目の糸は結紮せずに untied にし，血管クリップで挟み，血管を 90°回転させる．2 針目は 1 針目の 180°対側に刺入し，同様に結紮せずに untied にし，血管クリップで挟み，適度の緊張をかけると血管は拡張される.

G・H：片面を縫合し，1 針目の糸を元の位置に戻し，反対側に血管を 90°回転させる.

I～L：反対面を縫合し，裏になる 2 針目の糸を先に結紮し，最後に 1 針目の糸を結紮して終了する.

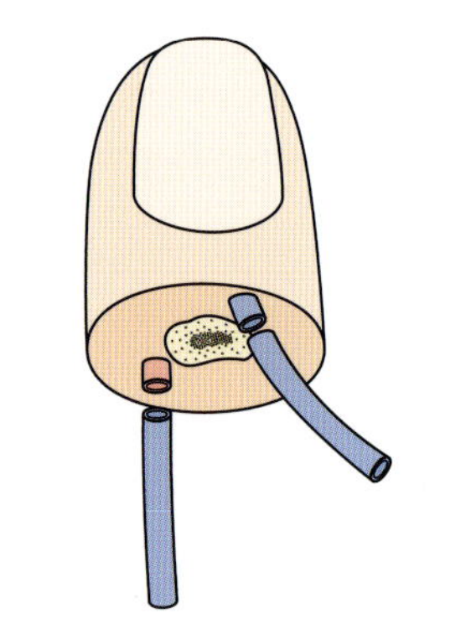

図4 静脈移植による指尖部再接着

ロンを用いる（**図 5C**）．摂子はラウンドハンドルタイプの No. 5 マイクロ摂子が先端プラットホーム付きで操作性に優れており便利である（**図 5B**）.

まず 1st stay suture を，両端針付きナイロン縫合糸を用いて，最も針の入れやすい表面（前壁）に，内側から外側（inner to outer）へ針を刺入し（**図 3A ～ C**），結紮せずに untied にする．結ばずに残した糸は血管内腔の目印になり 2nd stay suture が通しやすくなる．この糸は抜けないように血管クリ

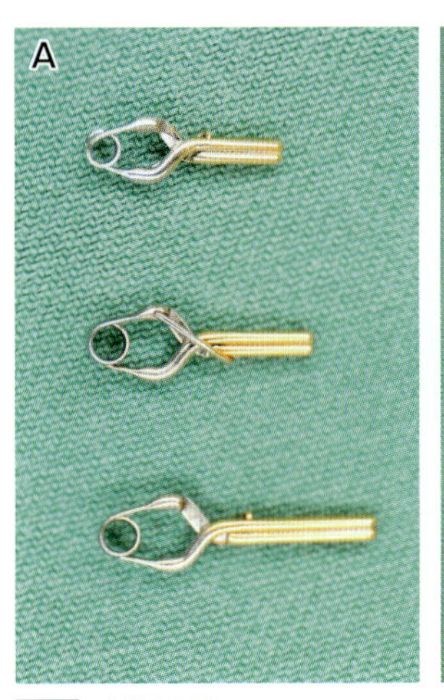

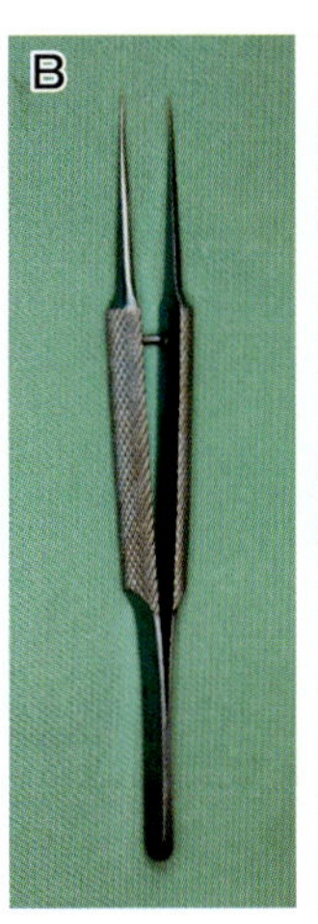

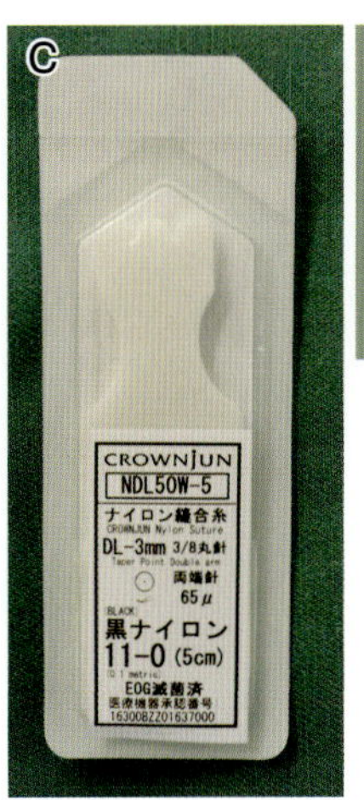

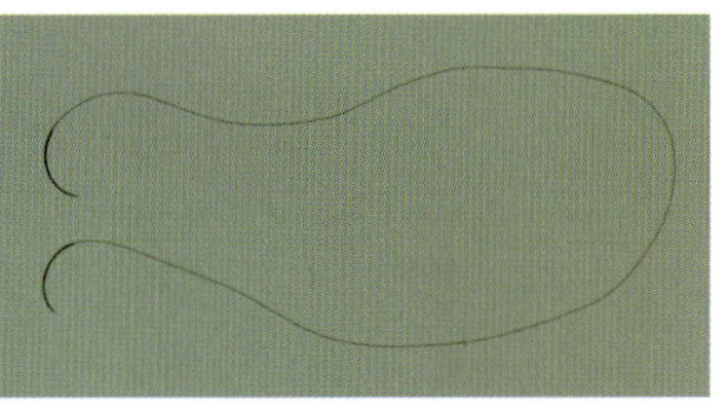

12-0：針の直径　50 μm
11-0：針の直径　65 μm
10-0：針の直径 100 μm

図5 手術器具
A：杉田クリップ（ミズホ）.
B：BONIMED-ex スーパーマイクロピンセット（村中医療器）.
C：両端針付きナイロン縫合糸（河野製作所）.

ップで2本まとめて挟んでおく（このとき，血管クリップは脳外科で使用する杉田の血管クリップが最も適している）（**図5A**）．この糸を利用して，血管を90°回転させる（**図3D**）．次に，1st stay sutureから180°対側に2nd stay sutureを通し（**図3E**），この糸も結紮せずにuntiedにし，同じサイズの血管クリップをかける（**図3F**）．両方の糸に適度の牽引をかけることにより血管は拡張される．拡張された血管内腔に2本の糸が残り目印となり，血管内腔がより確認しやすくなる．さらに血管壁に一定の緊張がかかるため次の針の刺入はより簡単になってくる．次に第3針目（4針目）を通し（**図3G**），結紮する（**図3H**）．片側の縫合が終了したら，1st stay sutureを元の位置に戻し，今度は反対側に90°回転させる．同様に第4針目（5針目）を通し（**図3I**），結紮する．そして必ず，裏側になる2nd stay sutureを先に結紮し（**図3J**），1st stay sutureを元の位置に戻し（**図3K**），結紮して吻合を終了する（**図3L**）．

3. 後療法

1）うっ血に対する工夫（図6）[8)]

指尖部切断（玉井分類 Zone Ⅰ，Ⅱ）でどうしても静脈が見つけられず，静脈吻合ができなかった場合にはフィッシュマウスを作製し，骨接合の目的で指尖部から刺入したKirschner鋼線の先端に静脈カテーテル（JELCO®，スミスメディカルジャパン）を差し込み，ヘパリン加生理食塩水の持続滴下療法を行っている[8)]（**図6**）．術後4～5日経過するとうっ血傾向はなくなってくる．

2）術後管理

血管攣縮予防のため，術後1週間はベッド上安静とし，患肢の固定，挙上，保温に努める．30°までのベッド挙上は許可している．患肢に直接冷風が当たらなければ，部屋の温度は患者が快適な温度（われわれは25～26℃を目安にしている）に保ち，必要以上に高くする必要はない．

3）血流状態のチェック

血流状態のチェックは医師と看護師で行っている．術後安定するまでは2時間ごとにチェックし，安定したら4～6時間ごとに症例に合わせて延長している．血行不全を疑ったときには必ず術者に連絡し，指示を仰ぐことが重要である．情報を互いに共有することを繰り返すことにより，その施設の術後管理のレベルは向上していく．具体的なチェックの方法としては，指尖部の色調・capillary refill・皮膚の緊張・皮膚温度の観察がある．客観的指標とし

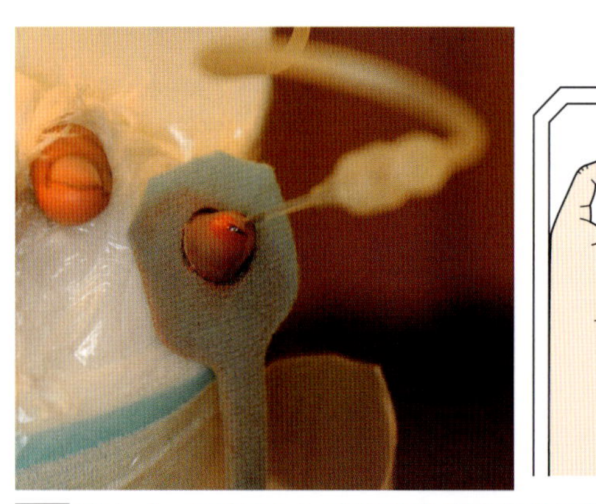
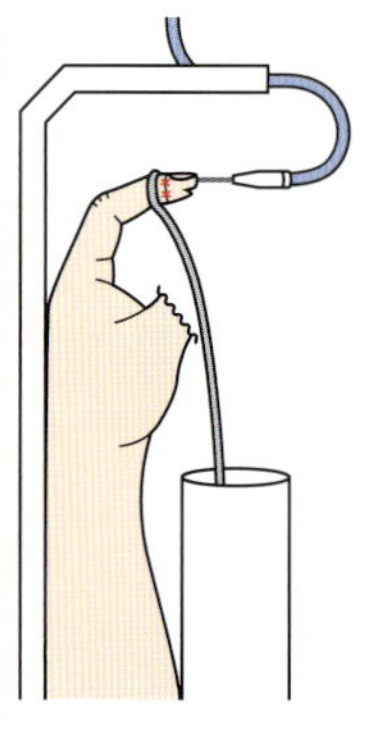

図6 フィッシュマウスとヘパリン加生理食塩水の持続滴下療法

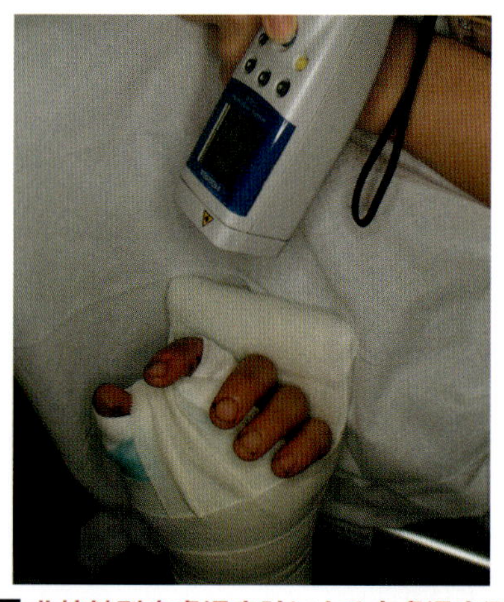

図7 非接触型皮膚温度計による皮膚温度測定

て，種々の血行モニター法が開発されてきた[9]が，非接触型皮膚温度計が最も簡便で，コストも低く，血管攣縮の原因にもならない（図7）.

4）抗凝固療法

ウロキナーゼ12～24万単位/日，プロスタグランジン製剤80～120μg/日，ヘパリンナトリウム6,000～18,000単位/日を約1週間投与している[10].

5）リハビリテーション

術後，血管攣縮のない安定した症例では術後2週目より自動運動を開始し，術後3週目より他動運動を行っている.

4．再接着術の代表症例

症例1：9歳，男児，左示指完全切断（玉井分類Zone Ⅰ）（図8）

ドアに挟まれて受傷した（図8A）．両端針付きナイロン縫合糸の導入以前の症例であり，従来の片針付き12-0ナイロン縫合糸を用い，untied stay suture法で血管吻合術を施行した．末梢側の静脈を見つけることができず，動脈1本のみ吻合可能であった（図8B）．術後は指尖部にフィッシュマウスを作製し，瀉血を7日間行い生着した（図8C）．術後8ヵ月の状態では，指尖部の形態は良好で，爪の再生も良好である．関節可動域制限は残していない．Static-2PDは4 mmであった．指長および爪の短縮も認められない（図8D，E）.

人工真皮による保存的治療

1．特徴と適応[3, 4]

再接着術と比較した場合，創が治癒するまでの期間が長いこと，指長および爪の短縮を残すことが欠点として挙げられるが，指尖部損傷に対する人工真皮の特徴としては，①若干の骨の露出した切断でも骨短縮を行わずに創閉鎖が可能である，②植皮を併用しなくても周囲からの速やかな上皮化が期待できる，③処置直後より遠位指節間（distal interphalangeal：DIP）関節の自動運動が可能であり，関節可動域制限も少なく，比較的良好な知覚の回復が得られる，④シリコン膜はアルミホイルと同様の湿潤療法としての効果を期待できる，⑤特別な技術を必要とせず，外来で局所麻酔下に処置が可能で，入院の必要がないなどが挙げられる．指尖部損傷に対する人工真皮による保存的治療の適応は再接着術の適応とならなかった場合であり，切断指を紛失している症例や患者自身が再接着術を拒否した場合と考えている．特に爪母が残存している症例では，再生とまではいえないとしても，爪が一部回復してくるため，最もよい適応となる[3, 4].

以前，われわれは指尖部切断に対する人工真皮と

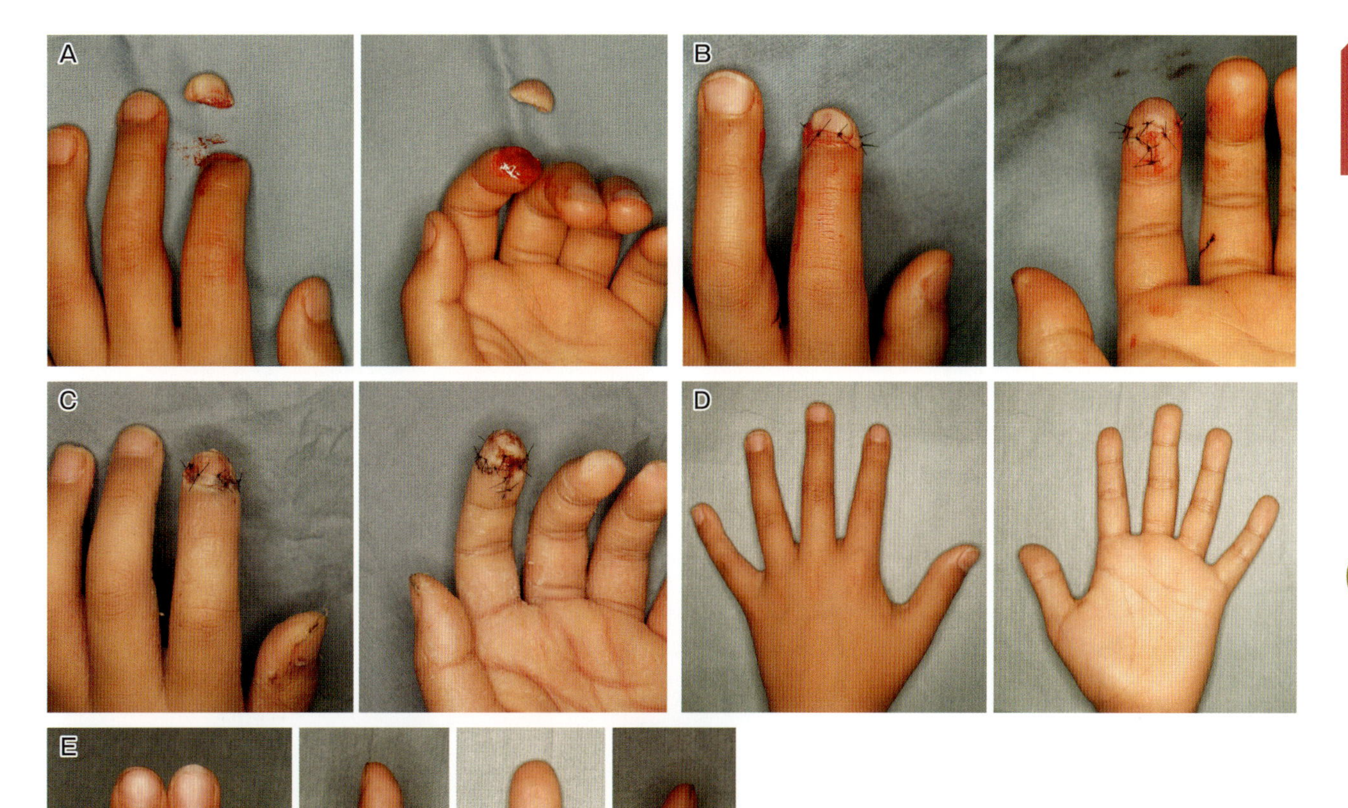

図8 再接着術の代表症例

症例1：9歳，男児，左示指完全切断（玉井分類 Zone I）．
A：術前，B：術直後，C：術後10日，D・E：術後8ヵ月．
（A・E：文献1より）

再接着術との治療成績を比較し報告した．その結果は，DIPの関節可動域は人工真皮で平均65°，再接着で平均53.3°であり，static-2PDは前者で平均4.9 mm，後者で平均6.8 mmであった．水作業を許可できるまでの期間は前者で平均49.6日，後者で平均35.9日であった[4]．

2. 指尖部損傷に対する人工真皮による保存的治療[3,4]

処置は外来で局所麻酔下に行う．十分に洗浄し，挫滅を受けた皮膚や皮下組織は切除するが，必要以上に切除する必要はなく，生着すると思われる部分はすべて残すようにする．神経断端の処理は挫滅した部分のみを切除し，神経の中枢部を探してまでの処置は行わない．若干の骨の露出はそのまま残し軟部組織よりも短くする必要はない．止血は圧迫止血で十分であるが，止まらない場合にはバイポーラコアギュレーターなどで焼灼・止血する．われわれは，人工真皮はテルモ製のテルダーミス®を使用している．最も小さい2.5 × 2.5 cmのもので指尖部の切断面は十分に被覆できる．人工真皮断端は創部切断面に揃える必要はなく，やや大きめの人工真皮で被覆する．人工真皮には表と裏があり，シリコン膜側を外にする．5-0ナイロンで周囲を縫着しガーゼで覆って包帯で固定する．指関節の自動運動は，施術当日から人工真皮が破れない程度に開始させる．抗菌薬は5日間の内服投与を行っている．4週間前後

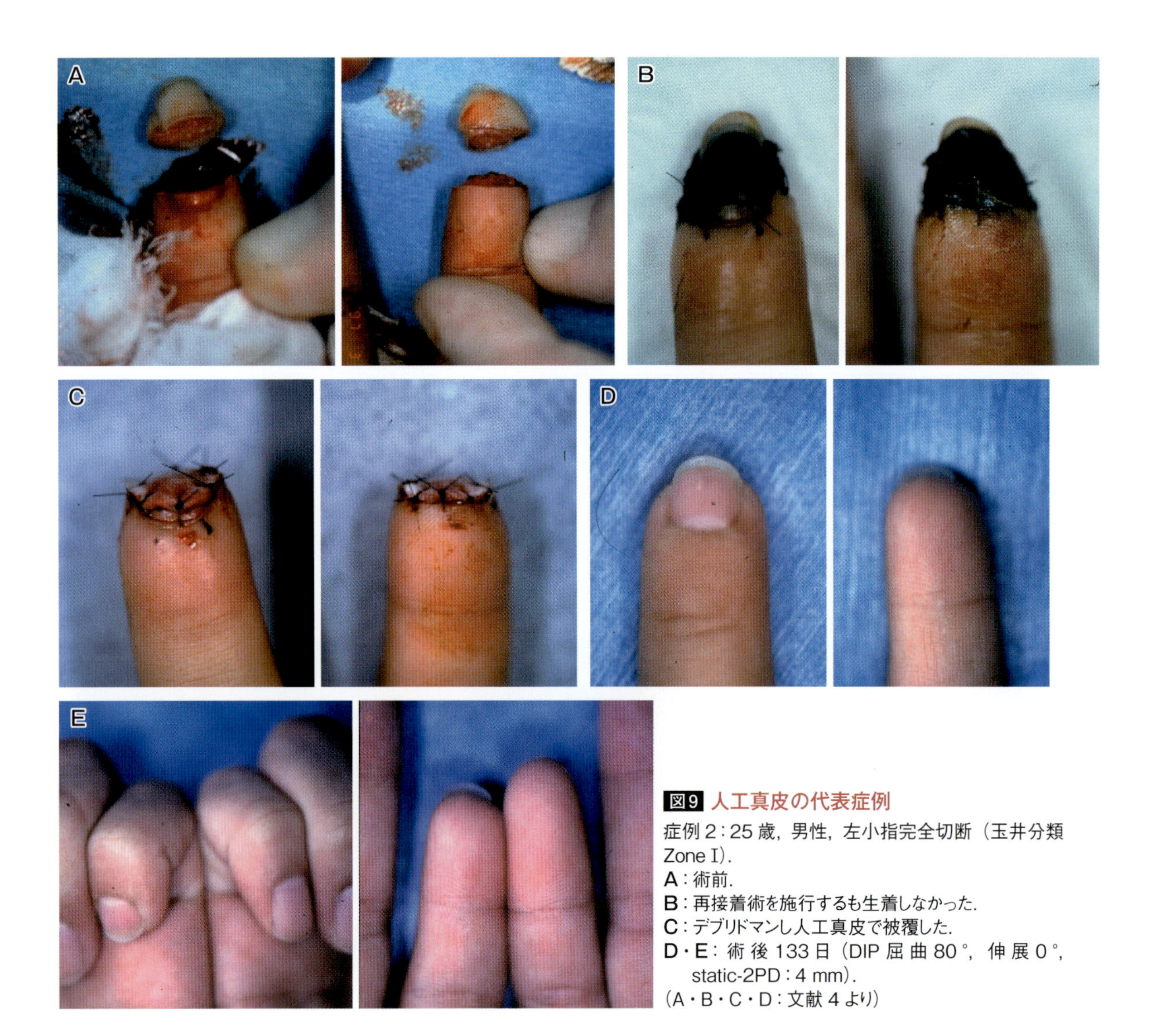

図9 人工真皮の代表症例

症例 2：25 歳，男性，左小指完全切断（玉井分類 Zone I）．
A：術前．
B：再接着術を施行するも生着しなかった．
C：デブリドマンし人工真皮で被覆した．
D・E：術後 133 日（DIP 屈曲 80°，伸展 0°，static-2PD：4 mm）．
（A・B・C・D：文献 4 より）

にシリコン膜を除去し，その後創の治癒を待つ．シリコン膜を除去してから 2 〜 4 週間で周囲からの上皮化が完了する．

消毒・包帯交換は 1 週間に 2 回の割合で，外来通院で行っている．シリコン膜の下に滲出液が貯留したり，膿様の滲出液がガーゼを汚すことがあるが，切断端の発赤・腫脹・圧痛・局所熱感などの感染徴候がなければ心配することはない．また，術後の指関節の自動運動に関しては，特に高齢者の場合には早期から十分に DIP 関節を動かすように指導し，難しい場合には他動運動を追加する．

なお，切断指が存在し，かつ鋭的切断であれば composite graft を行ってもよい．Composite graft が失敗した後で人工真皮を用いた方法を行っても遅くはない．

3．人工真皮による保存的治療の代表症例

症例 2：25 歳，男性，左小指完全切断（玉井分類 Zone I）（図 9）

切断機で受傷した（図 9A）．再接着術を施行するも生着せず（図 9B），デブリドマン後人工真皮で被覆した（図 9C）．被覆後 32 日目にシリコン膜を除去し，被覆後 39 日で創は治癒した． 術後 133 日の状態では，爪の形態は良好で，static-2PD は 4 mm，DIP 関節の関節可動域は屈曲 80°，伸展 0° である．ただし健側と比べ指長および爪の短縮を残した（図 9D，E）．

引用・参考文献

1) 長谷川健二郎ほか. Untied Stay Suture 法を用いた小児 Zone I 指尖部切断再接着術. 中四整外会誌. 21(1), 2009, 183-8.
2) 長谷川健二郎ほか. Untied Stay Suture 法によるリンパ管静脈吻合とリンパ管静脈吻合術の有効性. PEPARS. 22, 2008, 60-5.
3) 長谷川健二郎ほか. 指尖部損傷に対する人工真皮の使用経験. 中四整外会誌. 10(1), 1998, 99-103.
4) 長谷川健二郎ほか. 指尖部切断に対する人工真皮を用いた治療法の再接着術との比較. 中部整災誌. 41(4), 1998, 839-43.
5) Tamai S. Twenty years' experience of limb replantation: review of 293 upper extremity replants. J Hand Surg Am. 7(6), 1982, 549-56.
6) Yamano Y. Replantation of the amputated distal part of the fingers. J Hand Surg Am. 10(2), 1985, 211-8.
7) Narushima M. et al. Intravascular stenting (IVaS) for safe and precise supermicrosurgery. Ann Plast Surg. 60(1), 2008, 41-4.
8) 長谷川健二郎ほか. 指再接着術後の滴下法における工夫. 整・災外. 39, 1996, 781-4.
9) 長谷川健二郎ほか. 切断指再接着術後管理におけるパルスオキシメータの有用性. 日手会誌. 21(5), 2004, 604-7.
10) 長谷川健二郎. "切断指再接着術と看護". 見てまなぶ　整形外科看護スタンダードテキスト　脊椎・上肢編. 荻野浩編. 大阪, メディカ出版, 2010, 259-70.

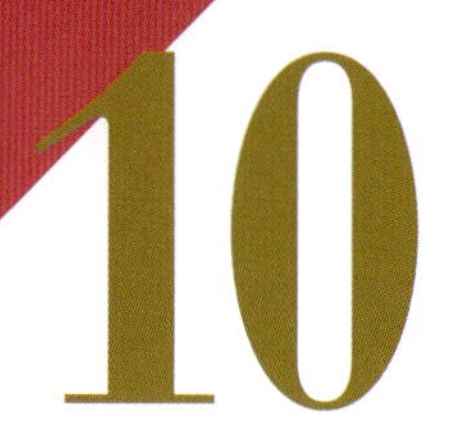

母指MP関節靱帯損傷 (尺側側副靱帯損傷)(Stener lesionを含む)

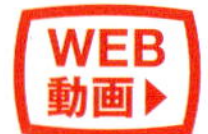

今田英明 Hideaki Imada ● 国立病院機構東広島医療センター整形外科医長

受傷機転

母指外転位で橈屈強制されることにより生じる．新鮮例はskier's thumb，陳旧例はgamekeeper's thumbとも呼ばれる．基節骨側での断裂例が多く，近位の中手骨側での断裂より約5倍多いとの報告がある[1]．橈側側副靱帯損傷に比べ2～10倍多いといわれている[2,3]．

症　状

新鮮例では母指中手指節（metacarpophalangeal：MP）関節尺側の腫脹，皮下出血，疼痛ならびに圧痛を認める．急性期に不安定性を訴えることは少ない．一方，陳旧例になると疼痛より摘まみにくい，力が入らない，といったMP関節の不安定性に基づく症状を訴えるようになる．

診　断

視診，触診が重要である．新鮮例ではMP関節尺側の圧痛，腫脹，皮下出血を認める．圧痛の程度をMP関節の橈側ならびに掌背側と比較することは診断の手助けとなる．徒手的に橈屈ストレスを加えた際のMP関節尺側の疼痛の増強を確認することは診断に有効であるが，その前に必ずX線撮影を行い不安定な基節骨基部骨折や裂離骨折を除外しておくことが大切である．筆者はストレステスト後のX線像で初めて基節骨基部の不安定な骨折に気付き青くなった経験がある．

Stener lesionを合併している場合，中枢へ反転した断端を触知できることがある．Stener lesionとは基節骨付着部で完全断裂した尺側側副靱帯が中枢へ反転して母指内転筋の表層に乗り上げ断端の整復が障害された状態を指し，完全断裂例の50～87％に発生すると報告されている．保存的治療では，腫脹，疼痛，不安定性，亜脱臼が残存し変形性関節症に進行することもあるため手術治療が必要と考えられている．

Point

MP関節で指軸が明らかに橈側に偏位している場合もStener lesion合併を考慮する（図1）．

MP関節橈屈ストレステストにおける完全断裂の診断基準についてはさまざまな意見がある．Kozinら[4]は橈屈ストレステストにおいて健側差10°以上，

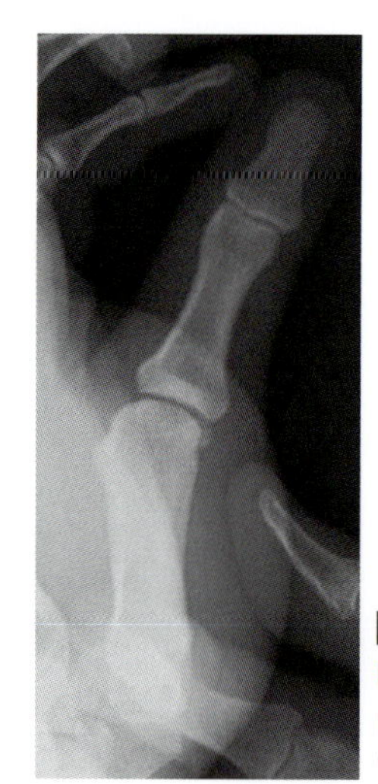

図1 Stener lesion合併例の安静時正面X線像
MP関節で指軸が明らかに橈側に偏位している場合もStener lesion合併を考慮する．

Ostermanらは伸展位で40°，屈曲位で20°の弛みを生じるもの，Palmerら[5]は完全屈曲位で35°の弛みを生じるものを完全断裂例としている．一方で，Heymanら[6]は屍体実験において側副靱帯に加え副靱帯と掌側板を切離することで初めて伸展位，屈曲位の両方での著明な不安定性が生じたことからMP関節伸展位で35°の弛みを生じるか，健側と比較し15°以上の弛みを認めるものとしている．さらに近年，市丸ら[7]はStener leisonの診断基準として橈屈ストレステストにて健側差15°以上（肢位指定なし）と報告している．

関節造影検査において造影剤の漏出や靱帯部の陰影の欠損像がStener lesionの診断に有効との報告がある[8]が，侵襲的な検査であるため近年はあまり行われなくなってきた．

超音波検査の有用性について篠原ら[9]は，MP関節軽度屈曲位長軸像において，側副靱帯の輪郭が不均一ではっきりせず近位側のボリュームが大きいextra-aponeurosis typeはすべて完全断裂であり，うち78%がStener lesionであったと報告している．非侵襲性で外来にて迅速に行うことができるという長所があるが，検者の技量や経験に左右されやすい点が課題である．

MRIの有用性について吉田ら[10]，Hinkeら[11]はT2強調STIRの冠状断や斜冠状断像が損傷の程度やStener lesionの診断に有用であったと報告している．

治療法の選択

部分断裂の場合は保存的治療を行うのが一般的である．

一方，完全断裂新鮮例のすべてを手術適応とするか，そのうちのStener lesionのみを手術適応とするかについては結論に達していない．筆者は前述のHeyman[6]や市丸ら[7]の方針を踏襲し，伸展位橈屈ストレステストにて健側差15°以上でかつエンドポイントの存在しない症例を手術適応としている（図2）．

ピットフォール

手術適応の決定にエンドポイントの有無は重要である．エンドポイントを有する症例をいざ展開してみると部分断裂であり，手術の必要性について自問した経験がある．

裂離骨折合併例についても基本的な治療方針は変わらない．骨片が小さく（関節面の10〜15%以下）関節面の適合性が良好であり，伸展位橈屈ストレス

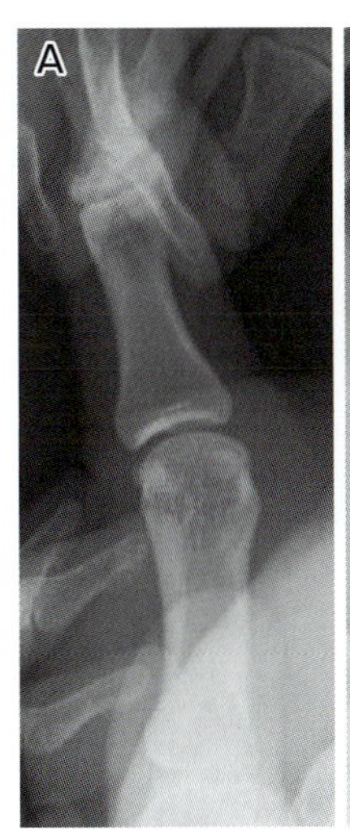

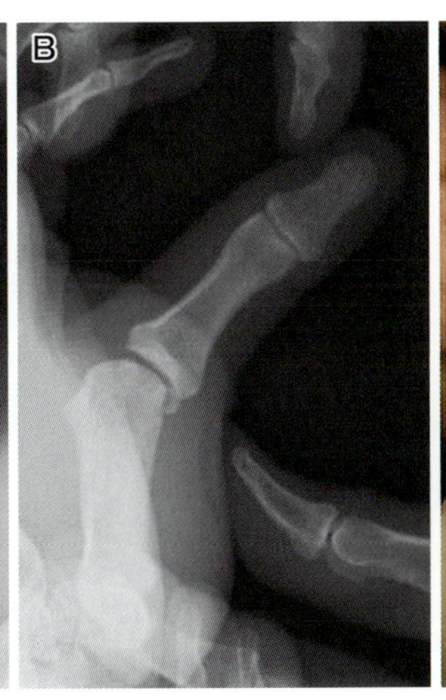

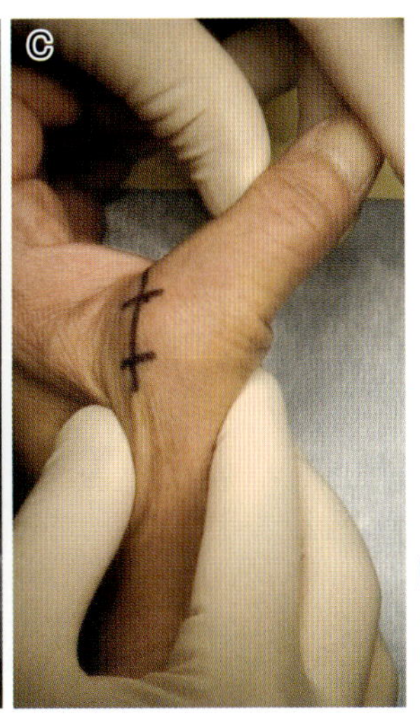

図2 手術適応症例

A・B：健側差25°の不安定性を認める．
C：伸展位橈屈ストレステストでエンドポイントを認めない．

テストにて健側差 15° 未満の症例は保存的に治療を行う（図 3）．一方で，骨片が小さくとも伸展位橈屈ストレステストにて健側差 15° 以上でエンドポイントの存在しない症例では骨片は切除して靱帯のみの修復を行い，骨片が大きい場合は靱帯修復とともに pull out wire technique や Kirschner 鋼線を用いた骨片の整復固定を行う（図 4）．

陳旧例については疼痛や MP 関節不安定性が高度であり日常生活や仕事に支障があるため，治療を希望する症例に対して手術を考慮する．

保存的治療

母指対立位，MP 関節軽度屈曲位，正常なアライメントでの short thumb spica 固定を 4 週間行う．この間，指節間（interphalangeal：IP）関節の自動運動は許可する．痛みや腫脹が長期継続し，疼痛が残存する可能性もあることを治療開始時に十分説明しておくことが重要である．

手術治療

1．新鮮例

靱帯縫合術を行う．麻酔は通常，腋窩麻酔で十分対応可能である．

手　順

①母指 MP 関節橈側に S 字状切開を加える（図 5A）．

Point

基節骨側での断裂が多いため，末梢の皮切を掌側寄りにデザインし，この部分の良好な術野を確保することが大切である．

②橈骨神経浅枝を確認し背側によける（図 5B）．

③母指内転筋腱膜をいったん切離し掌側へ反転する（図 5C）．

④深層に断裂した側副靱帯が確認できる（図 6A）．呈示した症例では裂離小骨片を有していたため，これを切除後，靱帯のみを修復した．

⑤側副靱帯を MP 関節軽度屈曲位，やや尺屈位にてアンカー 2 つを用いて修復固定する（図 6B）．Kirschner 鋼線を用いた MP 関節の仮固定は行っていない．

図3 保存治療適応症例

骨片が小さく関節面の適合性が良好であり，伸展位橈屈ストレステストにて健側差 15°未満の症例は保存的に治療を行う．

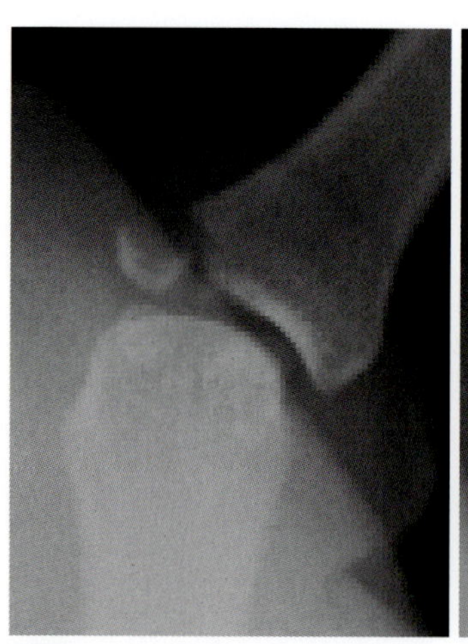
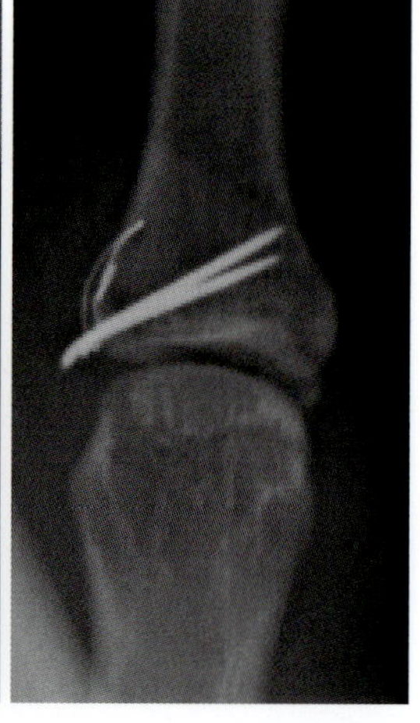

図4 手術適応症例

骨片が大きい場合は靱帯修復とともに pull out wire technique や Kirschner 鋼線を用いた骨片の整復固定を行う．

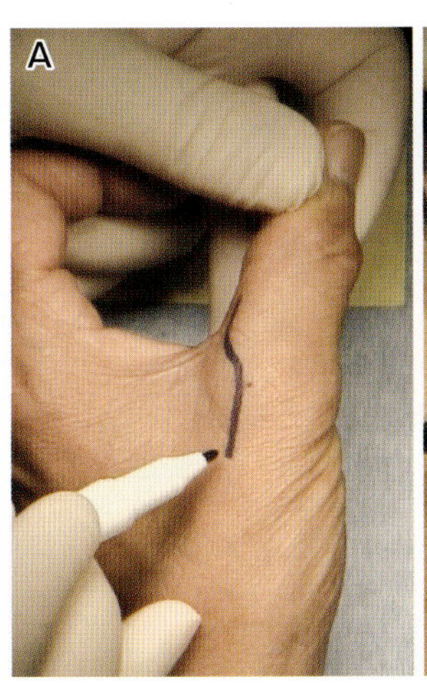
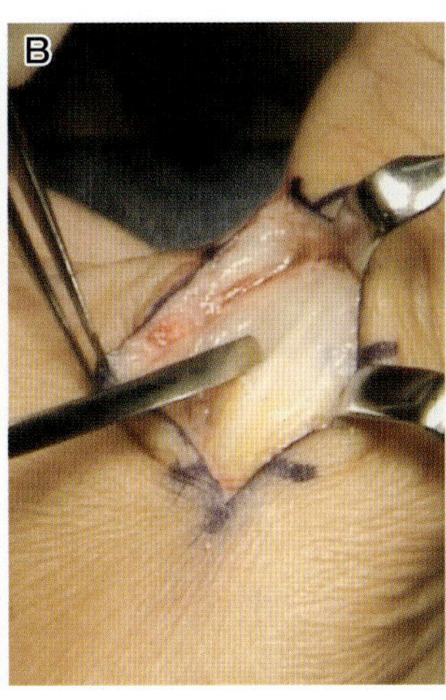
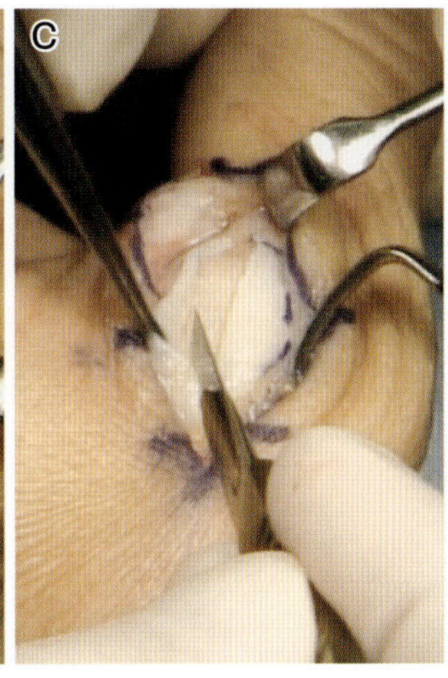

図5 損傷部へのアプローチ
A：母指MP関節橈側にS字状切開を加える．
B：橈骨神経浅枝を確認し背側によける．
C：母指内転筋腱膜をいったん切離し掌側へ反転する．

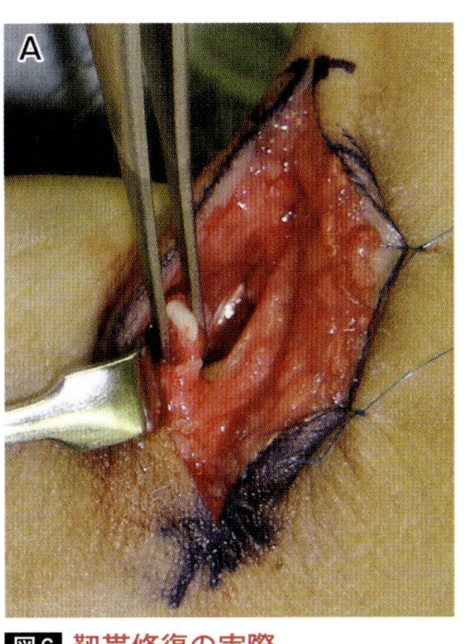
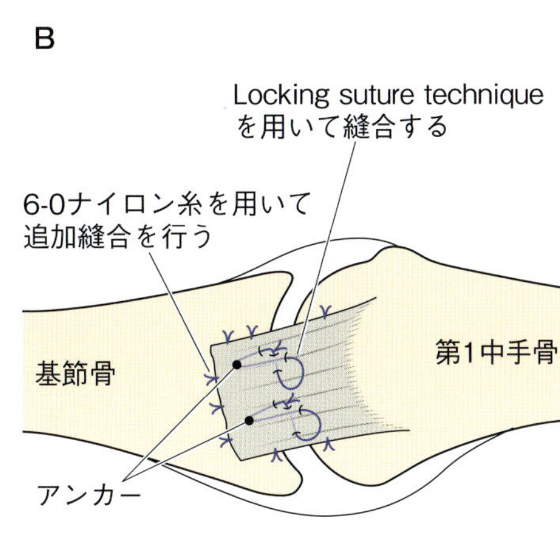

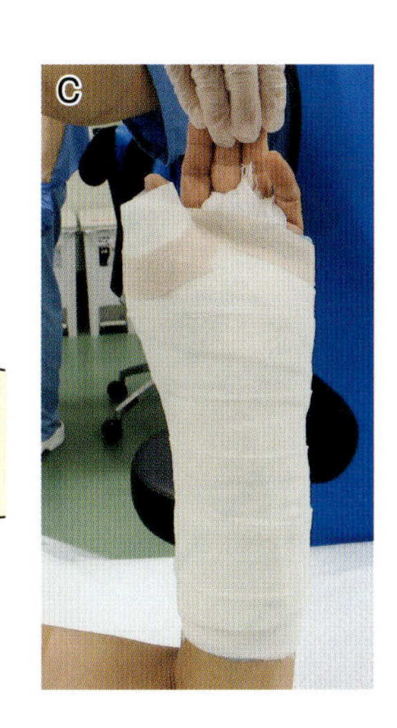

図6 靱帯修復の実際
A：深層に断裂した側副靱帯が確認できる．
B：縫合強度を高めるため，できるだけlocking suture techniqueを用いて縫合する．側副靱帯周囲を6-0ナイロン糸を用いて関節包，掌側板と追加縫合することは，安定性の獲得に重要である．
C：母指対立位にてshort thumb spica固定を行う．

Point

縫合強度を高めるためできるだけlocking suture techniqueを用いて縫合するよう努めているが，靱帯が薄く脆弱な場合は水平マットレス縫合で構わない．側副靱帯周囲を6-0ナイロン糸を用いて関節包，掌側板と追加縫合することは安定性の獲得に重要である（図6B）．

⑥母指内転筋腱膜を6-0ナイロン糸にて修復する（図14A参照）．
⑦皮膚も6-0ナイロン糸にて縫合する（図14B参照）．
⑧母指対立位にてshort thumb spica固定を行う（図6C）．

2. 陳旧例

陳旧例に対する手術法としては，腱移行により制動を得る方法[12-14]や遊離腱を用いて靱帯を再建する方法[15-19]が報告されている．筆者は靱帯断端が退縮し，元の付着部までまったく届かない場合は田中の方法[17]に準じてinterference screwを用いた長掌筋腱移植術を行っている（図7）．また，すでに関節症性変化を認め，疼痛が高度の症例に対しては関節固定術を選択する（図8）．

一方，陳旧例でも靱帯の近位断端は残存しており，かろうじて元の付着部に届くものの十分な修復縫合

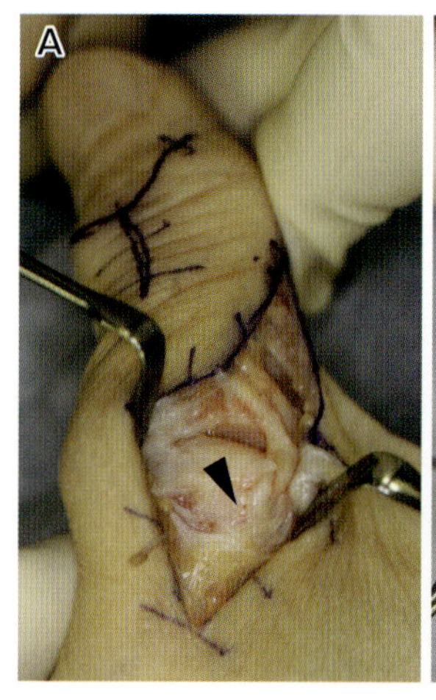

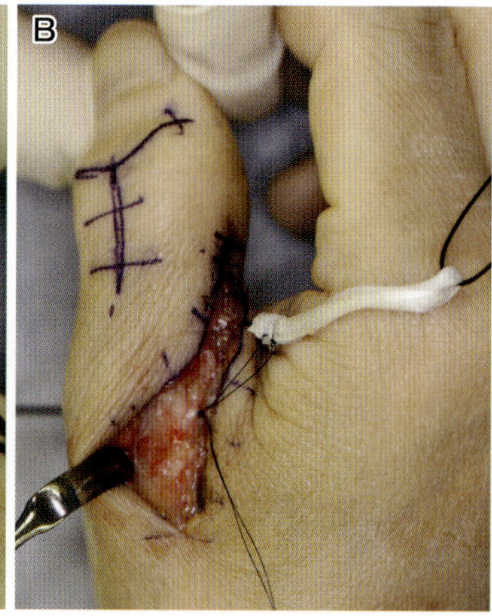

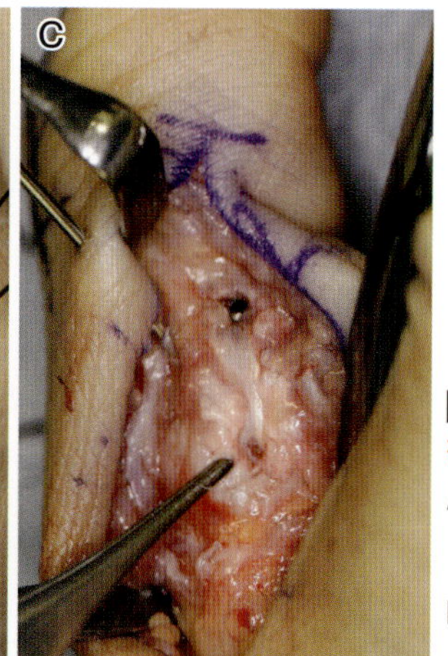

図7 陳旧例に対する靱帯再建術

A：側副靱帯は中手骨側に退縮した遺残組織を認めるのみである（矢頭）.

B・C：Interference screw を用いた長掌筋腱移植術を行った.

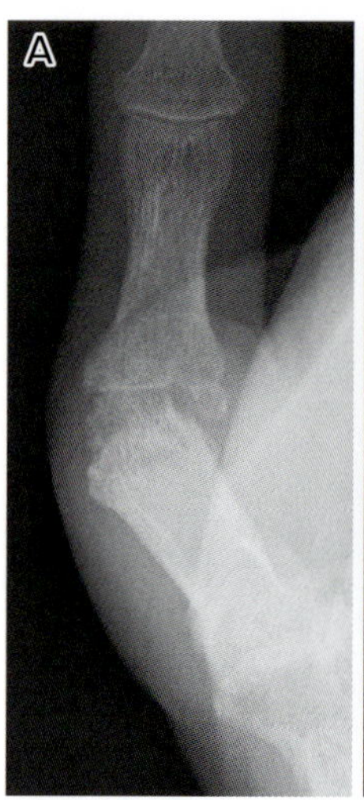

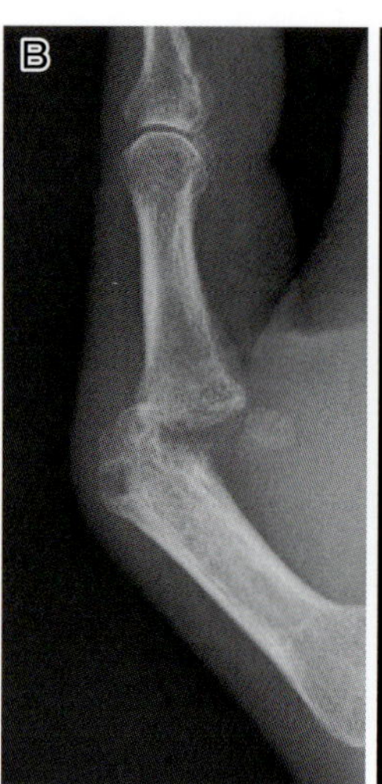

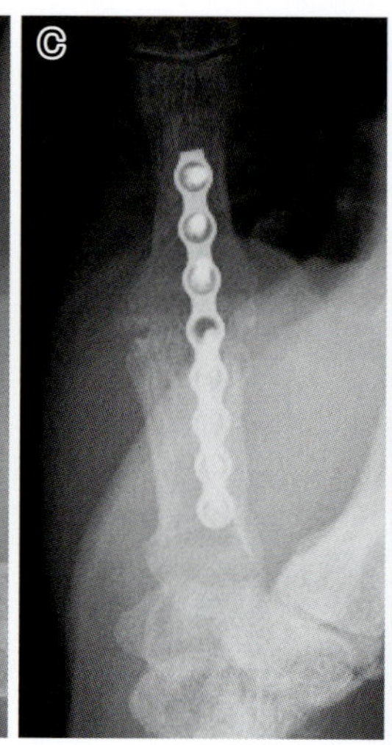

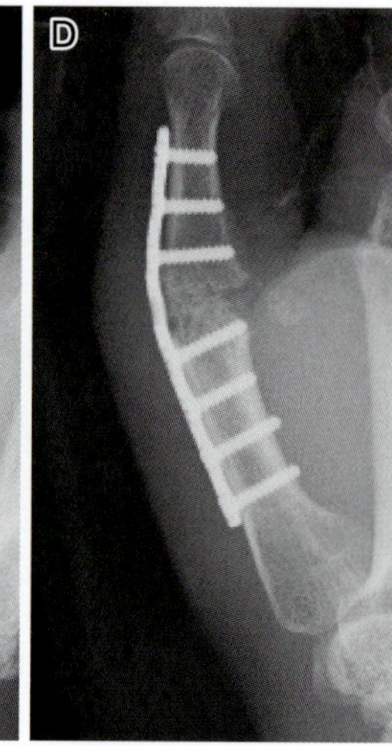

図8 陳旧例に対する関節固定術

A・B：術前. MP 関節の関節症性変化と掌側亜脱臼を認める.

C・D：術後. ロッキングプレートを用いた関節固定術＋自家骨移植術を行った.

は困難な症例も多い. このような症例に対して西浦ら[18]は断端に長掌筋腱を結びつけ靱帯を再建する方法を考案し良好な成績を報告している. 筆者はこのような症例に対して可及的に靱帯を修復縫合した後, 自家靱帯が十分な強度を獲得するまでの再断裂予防を目的として人工靱帯を用いた補強術を行っている. ここではその手技を**動画**とともに紹介する.

3. 側副靱帯補強術の実際（症例：55 歳, 男性）（動画）

半年前に転倒し左手をついて受傷. 痛みが続くも放置していた. 1 週間前に再度手をつき受傷. 腫脹は軽度だが痛みが続くため当院へ紹介となった. 初診時 MP 関節伸展位橈屈ストレステストにて著明な不安定性（健側差 25°）とエンドポイントの消失を認めた. 関節症性変化は認めなかった（**図 9**）.

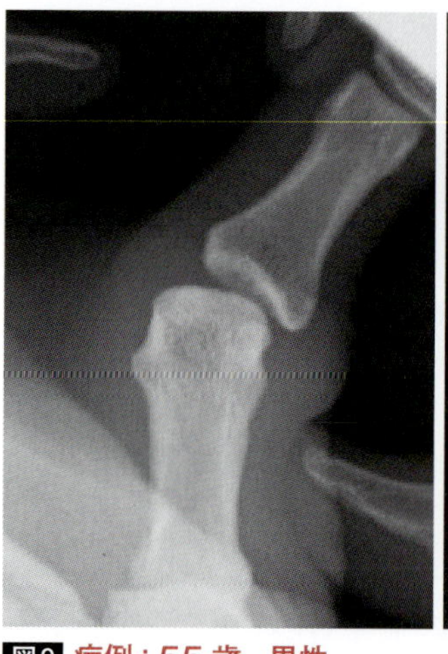

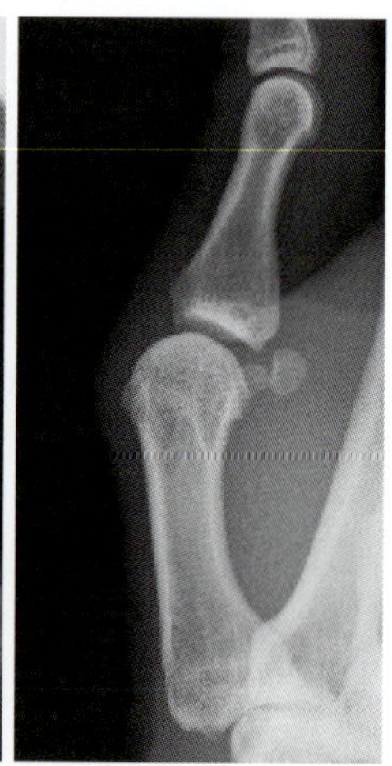

図9 症例：55 歳, 男性

MP 関節伸展位橈屈ストレステストにて著明な不安定性（健側差 25°）とエンドポイントの消失を認めた. 関節症性変化は認めなかった.

手　順

①通常全身麻酔下に手術を行っている．

②損傷部へのアプローチは新鮮例と同様である（図5）．MP関節尺側にS字状切開を加える．新鮮例と比べ末梢，中枢ともにやや長めに皮切をデザインする．

③内転筋腱膜をいったん切離し掌側へ反転する．

④陳旧例の場合，側副靱帯の断端は瘢痕組織に覆われていて識別が困難であるため，断端を覆う被膜を鋭的に切開し内部を観察する（図10A）．

⑤瘢痕組織を慎重に切除する（図10B）．

⑥側副靱帯は基節骨側付着部で完全に断裂しており，断端を新鮮化すると，かろうじて元の付着部に届く状態であった（図10C）．

⑦中手骨側付着部の中枢に付属の直径1.35 mmガイドピンを刺入する（図11A）．

⑧基節骨側付着部の末梢にも同様にガイドピンを刺入する（図11B）．

⑨透視下にガイドピンが至適位置に刺入されていることを確認する（図11C，D）．

⑩直径3.0 mm中空ドリルを用いて中手骨，基節骨それぞれに深さ1 cmの骨孔を作製する（図12）．

Point

鋭匙を用いて骨孔の辺縁を滑らかにしておくことは，人工靱帯の摩耗を防ぐうえで重要である．

⑪ 3.5 mm DX SwiveLock® SL anchor（Arthrex）にLabralTape™（Arthrex）と3-0 FiberWire®

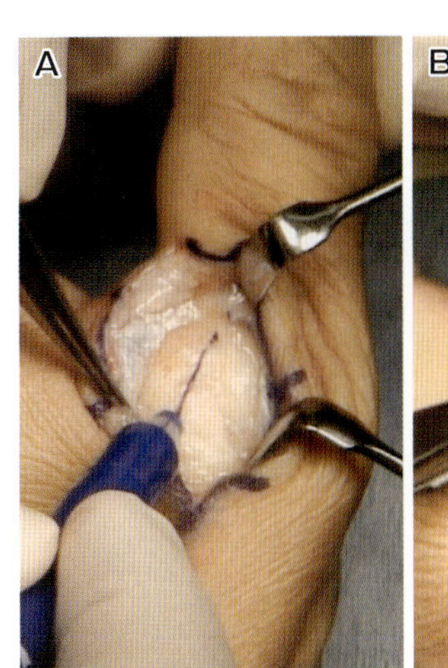

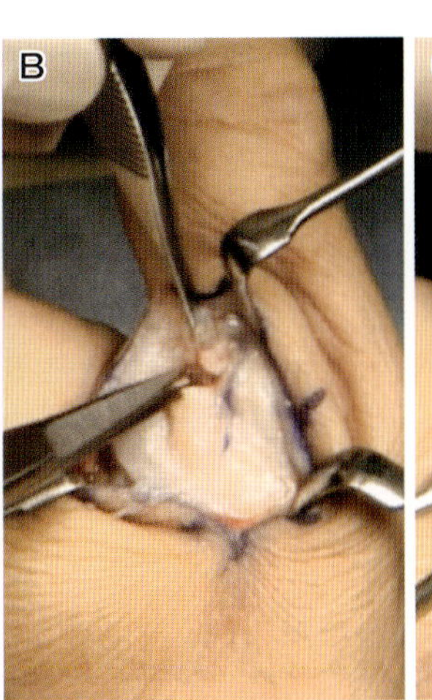

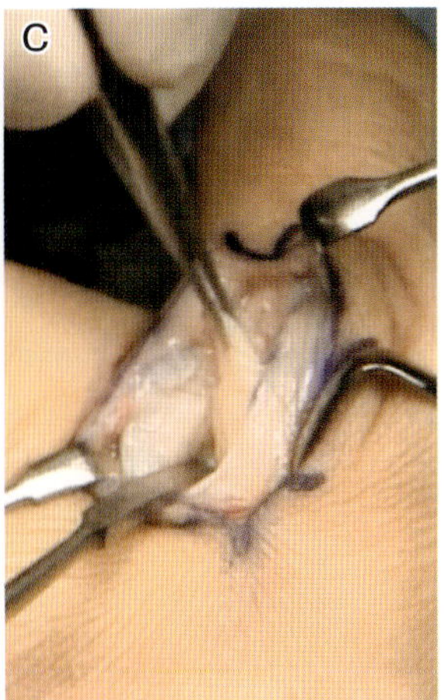

図10 断端の露出法

A：瘢痕組織の被膜を鋭的に切開し内部を観察する．
B：瘢痕組織を慎重に切除する．
C：側副靱帯はかろうじて元の付着部に届く状態であった．

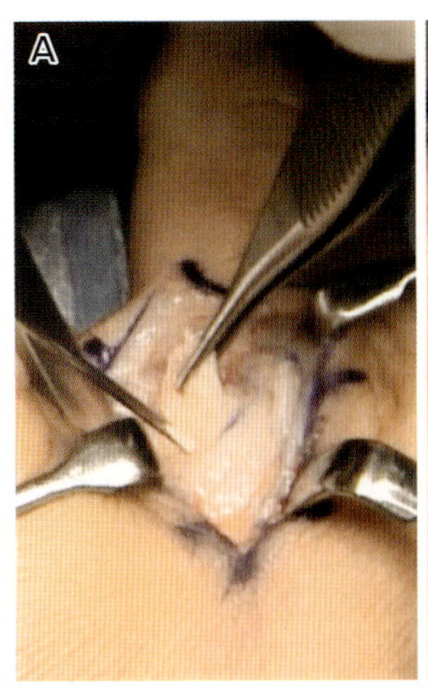

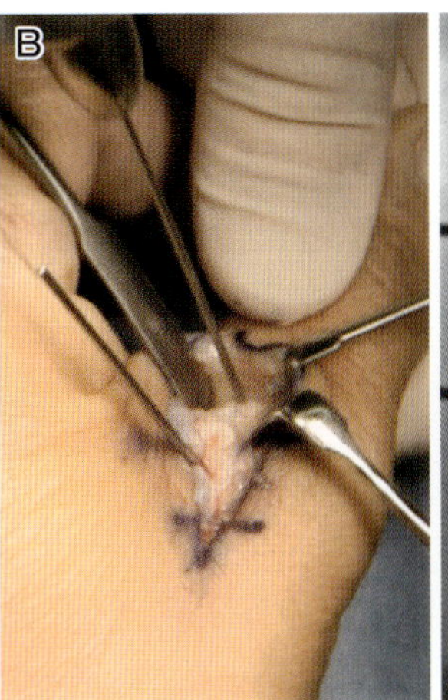

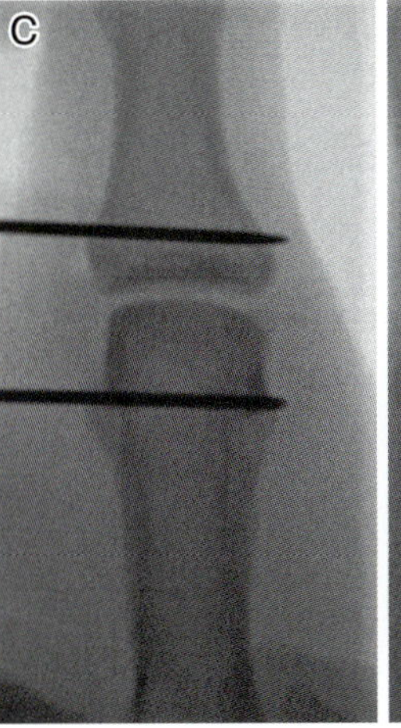

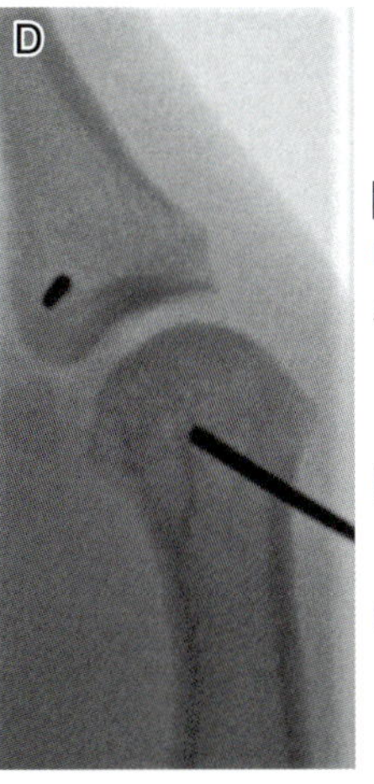

図11 ガイドピン刺入の実際

A：中手骨側付着部の中枢に付属の直径1.35 mmガイドピンを刺入する．
B：基節骨側付着部の末梢にも同様にガイドピンを刺入する．
C・D：透視下にガイドピンが至適位置に刺入されていることを確認する．

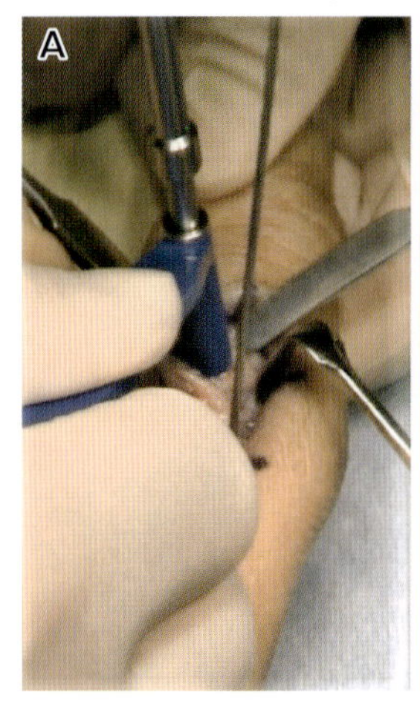

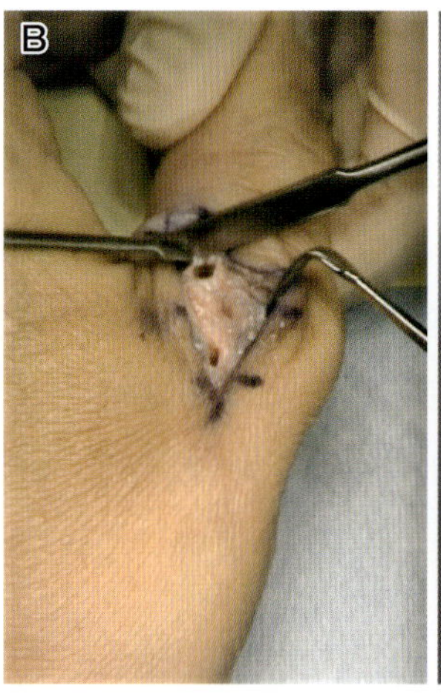

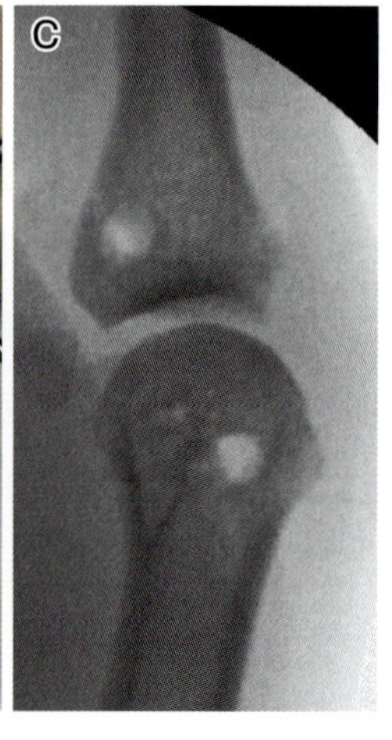

図12 骨孔の作製

A：直径 3.0 mm 中空ドリルを用いて中手骨，基節骨それぞれに深さ 1 cm の骨孔を作製する．
B：骨孔作製後
C：透視画像

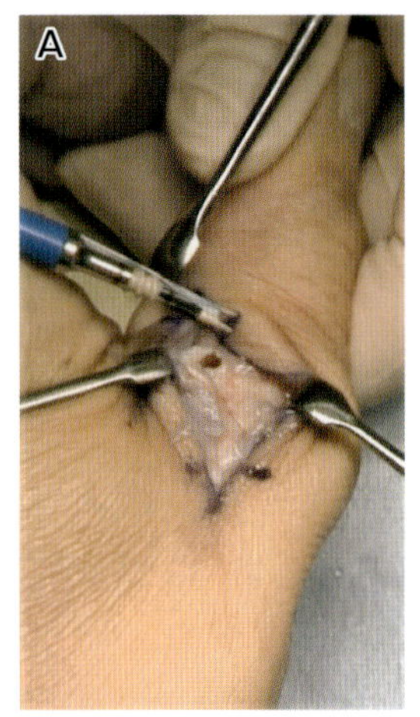

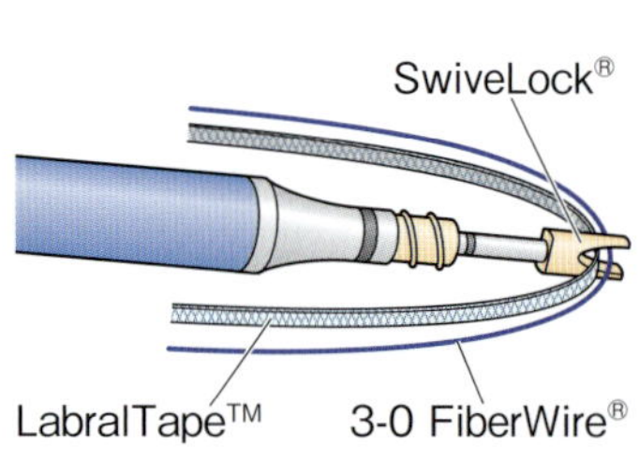

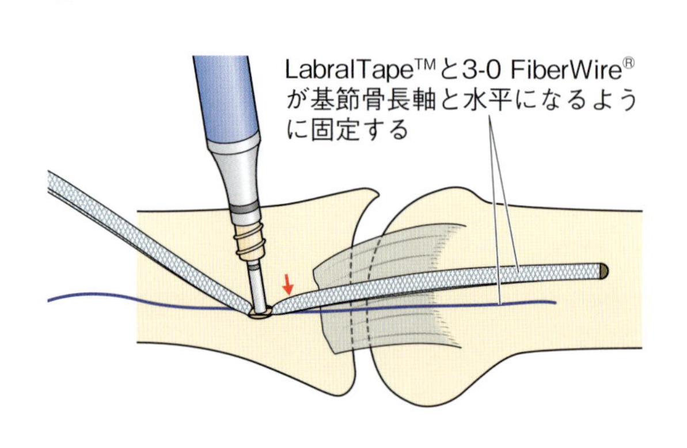

図13

A：3.5 mm DX SwiveLock® SL anchor（Arthrex）に LabralTape™（Arthrex）と 3-0 FiberWire®（Arthrex）を装着する．
B：基節骨側の固定法

（Arthrex）を装着する（図 13A）．

⑫まず基節骨側骨孔に挿入し固定する．この際 LabralTape™ と 3-0 FiberWire® が基節骨長軸と水平になるように固定することで後の補強操作が容易となる（図 13B）．

⑬縫着部母床の新鮮化を行った後，3-0 FiberWire® を利用して側副靱帯を縫着する（図 14）．この際もできるだけ locking suture technique を用いる．

⑭側副靱帯辺縁と関節包とを 6-0 ナイロン糸で縫合し補強する．

⑮ 2 つ目の SwiveLock® anchor を用いて LabralTape™ を中手骨の骨孔に固定する操作にとりかかる．まず LabralTape™ を牽引した状態でシャフトに刻まれた黒いマークの位置に印をつける（図 15A，A′）．

⑯印がアンカーの先端にくるところまでいったん LabralTape™ を引き戻す（図 15B）．

⑰ハンマーで軽く打ち込んでからハンドルを回して最終的に SwiveLock® anchor で LabralTape™ を固定する（図 15C）．この操作により LabralTape™ の過緊張を防ぐことができる．

⑱余分な LabralTape™ をメスでカットする．良好な安定性と可動域が獲得できていることを最終確認する（図 16A）．母指内転筋腱膜を 6-0 ナイロン糸にて修復する（図 16B）．皮膚も 6-0 ナイロン糸にて縫合する（図 16C）．

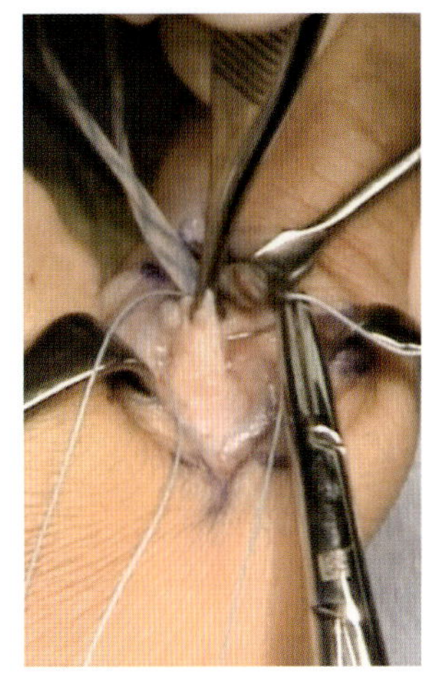

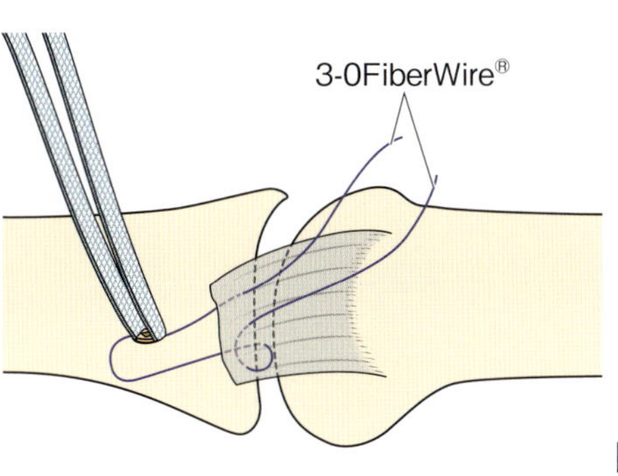

図14 側副靱帯の縫着

縫着部母床の新鮮化を行った後，3-0 FiberWire® を利用して側副靱帯を縫着する．

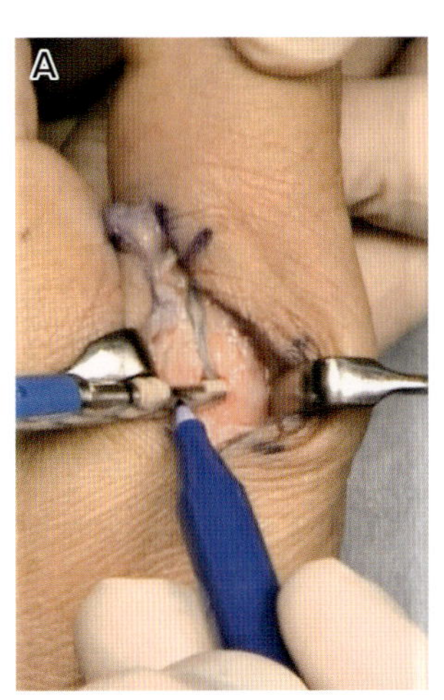

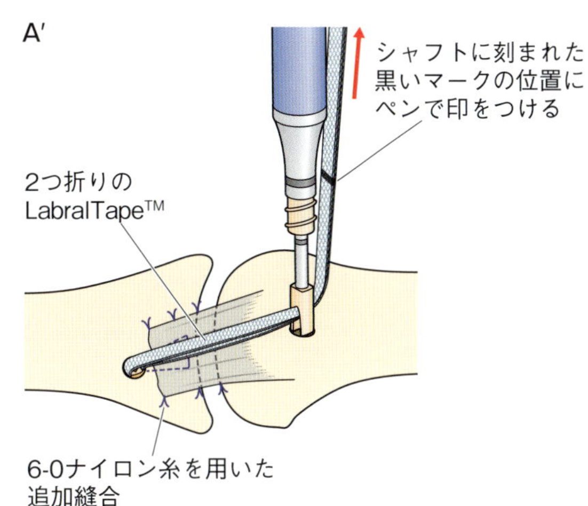

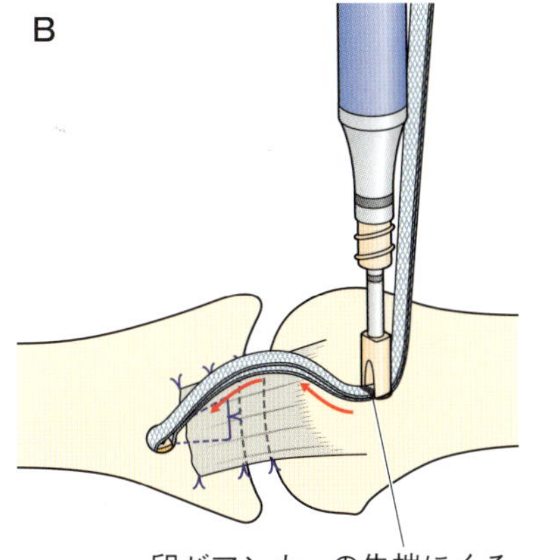

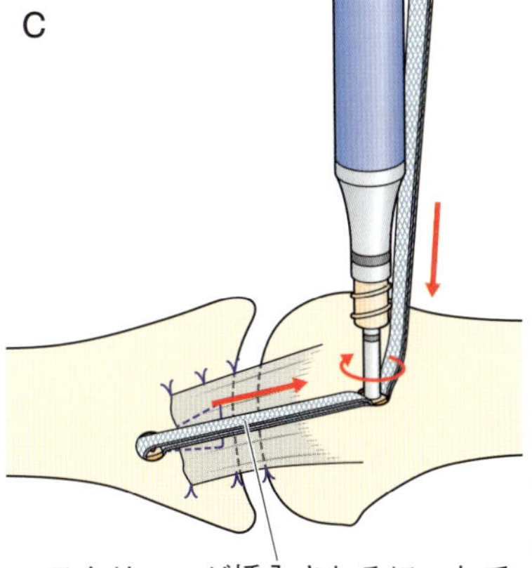

図15 中手骨側の固定法

A・A′: LabralTape™ を牽引した状態でシャフトに刻まれた黒いマークの位置に印をつける．
B：印がアンカーの先端にくるところまでいったん LabralTape™ を引き戻す．
C：最終的に SwiveLock® anchor で LabralTape™ を固定する．

⑲母指対立位にてshort thumb spica固定を行う（図6C）．

後療法

新鮮例の場合は3週間のshort thumb spica固定の後，自動可動域訓練を開始する．6週までは日常

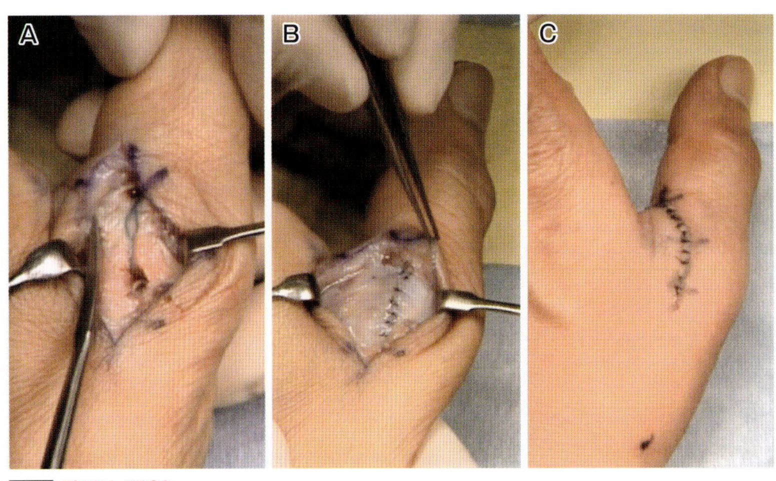

図16 確認と閉創
A：良好な安定性と可動域が獲得できていることを確認する.
B：母指内転筋腱膜を6-0ナイロン糸にて修復する.
C：皮膚も6-0ナイロン糸にて縫合する.

生活での軽作業のみ許可し，くれぐれも母指を最大外転しないよう説明しておく．スポーツを含めた制限解除は術後3ヵ月を目安としている．

陳旧例に対して長掌筋腱を用いた再建術を行った場合は4週間のshort thumb spica固定の後，自動可動域訓練を開始する．12週までは日常生活での軽作業のみ許可し，スポーツを含めた制限解除は術後6ヵ月を目安としている．

補強術の場合の後療法は新鮮例に準ずるが，スポーツを含めた制限解除は術後6ヵ月を目安としている．

おわりに

陳旧例に対するInterference screwを用いた靱帯再建術では再建靱帯の強固な初期固定性が獲得できる一方で，骨孔内で移植腱に過剰な圧迫がかかり再血行化が阻害される可能性がある．この観点から筆者は陳旧例に対しても遺残靱帯がかろうじて元の位置に届く症例に対してはその靱帯をできるだけ温存し元の位置に縫着後，人工靱帯による補強術を行っている．現在のところ短期成績は良好であるが遺残靱帯の再血行化，強度回復の程度，人工靱帯の耐久性など不明な点も多く，今後長期の慎重な経過観察が必要と考えている．

引用・参考文献

1）Bowers WH. et al. Gamekeeper's thumb. Evaluation by arthrography and stress roentgenography. J Bone Joint Surg Am. 59(4), 1977, 519-24.
2）Coonrad RW. et al. A study of the pathological findings and treatment in soft-tissue injury of the thumb metacarpophalangeal joint. With a clinical study of the normal range of motion in one thousand thumbs and a study of post mortem findings of ligamentous structures in relation to function. J Bone Joint Surg Am. 50(3), 1968, 439-51.
3）Moberg E. et al. Injuries to the ligaments of the thumb and fingers：diagnosis, treatment and prognosis. Acta Chir Scand. 106(2-3), 1953, 166-86.
4）Kozin SH. et al. Gamekeeper's thumb. Early diagnosis and treatment. Orthop Rev. 23(10), 1994, 797-804.
5）Palmer AK. et al. Assessing ulnar instability of the metacarpophalangeal joint of the thumb. J Hand Surg Am. 3(6), 1978, 542-6.
6）Heyman P. et al. Injuries of the ulnar collateral ligament of the thumb metacarpophalangeal joint. Biomechanical and prospective clinical studies on the usefulness of valgus stress testing. Clin Orthop Relat Res. 292, 1993, 165-71.
7）市丸宏三ほか. Stener lesionの術前診断におけるX線ストレス撮影の有用性. 日手会誌. 28(3), 2011, 178-80.
8）麻生邦一ほか. 指関節損傷における関節造影の意義. 日手会誌. 2(2), 1985, 488-92.
9）篠原孝明ほか. 母指MP関節尺側側副靱帯損傷に対する超音波

検査の有用性. 日手会誌. 23(6), 2006, 719-22.
10) 吉田紘二ほか. 母指MP関節尺側側副靱帯損傷に対するMRI評価. 整・災外. 62(2), 2013, 248-50.
11) Hinke DH. et al. Ulnar collateral ligament of the thumb : MR findings in cadavers, volunteers, and patients with ligamentous injury (gamekeeper's thumb). AJR Am J Roentgenol. 163(6), 1994, 1431-4.
12) Ahmad I. et al. Treatment of game-keeper's thumb by a new operation. Clin Orthop Relat Res. 103, 1974, 167-9.
13) Naviaser RJ. et al. Rupture of the ulnar collateral ligament of the thumb (gamekeeper's thumb). J Bone Joint Surg Am. 53(7), 1971, 1357-64.
14) Sakellarides HT. et al. Instability of the metacarpophalangeal joint of the thumb. Reconstruction of the collateral ligaments using the extensor pollicis brevis tendon. J Bone Joint Surg Am. 58(1), 1976, 106-12.
15) Milford L. et al. Campbell's Operative orthopaedics. Mosby, St. Lous London, 1963, 163-5.
16) Smith RJ. Post-traumatic instability of metacarpophalangeal joint of the thumb. J Bone Joint Surg Am. 59(1), 1977, 14-21.
17) 田中寿一. 陳旧性母指尺側々副靱帯損傷に対する新しい靱帯再建法. 日手会誌. 10(3), 1993, 472-5.
18) 西浦康正ほか. 母指MP関節尺側側副靱帯損傷に対する靱帯再建術. 日手会誌. 14(1), 1997, 162-4.
19) 原山大樹ほか. 母指MP関節尺側側副靱帯損傷の再建術. 日手会誌. 20(4), 2003, 403-6.

11 母指MP関節靱帯損傷(橈側側副靱帯損傷)

岩部昌平 Shohei Iwabu ● 済生会宇都宮病院整形外科主任診療科長

受傷機転，症状

母指中手指節（metacarpophalangeal：MP）関節橈側側副靱帯損傷は，尺側損傷に比較して1/10～1/2と報告されている[1-5]．明らかな疫学調査はないが，少なくとも治療を要する外傷としては尺側損傷よりも少ないようである．受傷機転としては，転倒した際に手をつく，人や壁にぶつかる，ボールを受け損なうなどが挙げられている．いずれも急性損傷であり，尺側損傷でみられるgamekeeper's thumbのような繰り返すストレスによる慢性障害は極めてまれであるが，母指橈側面で押さえるような特殊な動作を繰り返す作業員などでみられることがある．受傷肢位としてTaylorらは，尺側損傷に比較して，内外反強制よりも軸荷重が多かったと報告している[5]．受傷時に関節に加わる外力としては，尺屈力を主として，過伸展力や回旋力も挙げられている．

症状は，新鮮時には母指MP関節橈側の安静時痛や腫脹があるが，時間が経つとつまみやつかみなどの動作時痛が主となる．不安定性が強い症例では，不安定感を自覚している場合もある．尺屈力が加わる日常動作は少ないため，尺側損傷に比較して機能障害は少ないことが多い．

診　断

新鮮時には母指MP関節橈側の腫脹と圧痛が最も重要な所見であるが，慢性化するとその所見は軽減する．最終的には，徒手的に不安定性とストレス時痛を確認することが重要となる．MP関節の橈尺屈正常可動域は個人差が大きいため[6]，断裂を示す絶対的な基準はなく徒手ストレステストでの尺屈不安定性は左右を比較することと，エンドポイントの有無をみることが必要となる．尺屈時には伸展位では掌側板との間の副靱帯が，橈側側副靱帯よりも先に緊張する．副靱帯が断裂している場合，橈側側副靱帯が次に緊張する．屈曲30°ではその逆となる[7]．つまり伸展位でのストレス時の左右差は副靱帯の断裂を示しており，屈曲30°での左右差は側副靱帯の断裂を示している．さらにエンドポイントの消失は，側副靱帯と副靱帯両方の断裂を示している．

橈側側副靱帯は，橈側からみると中節骨骨頭背側から基節骨基部掌側の斜めに走行する靱帯であり，その断裂により基節骨は尺側側副靱帯を軸として中節骨頭に対して回内しながら掌側に偏位する．単純X線写真の側面像で，その掌側偏位を捉えることができる（**図1**）．また，正面像では靱帯付着部の裂離骨折や尺屈や尺側偏位がみられることがある．

Point

徒手ストレステストにおけるエンドポイントの消失が完全断裂の最も重症な所見である．

治療法の選択

部分断裂例では保存的治療を行う．

完全断裂例に対する治療方針は，保存的治療か手術治療かで議論があり，一定の見解が得られていない．尺側側副靱帯損傷のStener損傷のように靱帯が反転し，治癒しないような状態になっていることはまれであり，新鮮例であれば保存的治療を試みてもよいであろう．しかし，新鮮例に対する手術治療は局所麻酔，外来手術でもできる侵襲の少ない手術であること，尺側損傷に比して手術が容易であること，手術例の治療成績が良好であることを勘案すると，積極的に手術を行うことのデメリットは少ないと考えられる．さらに橈側損傷では，尺側損傷に比較して機能的な障害が少ないためか時間が経過した亜急性期に受診することが多い[5]．症状が持続する比較的重症な症例だけが受診するとも考えられ，手術適応となることが多い．

Point

外固定の際，手関節を外して母指を固定するのは容易ではない．自信がない場合は手関節と一緒に前腕から固定するとよい．

陳旧例では保存的治療が無効な症例が多い．痛みや不安定性による機能障害が持続している症例は手術治療の適応である．さらに長期間を経た症例では，二次的な変形性関節症による症状が主となっている症例もある．超陳旧例では，靱帯損傷に対して治療を行うのか，変形性関節症に対して治療を行うのかの判断が必要となる．二次的な変形性関節症に対しては関節固定術が確実な治療法となる．

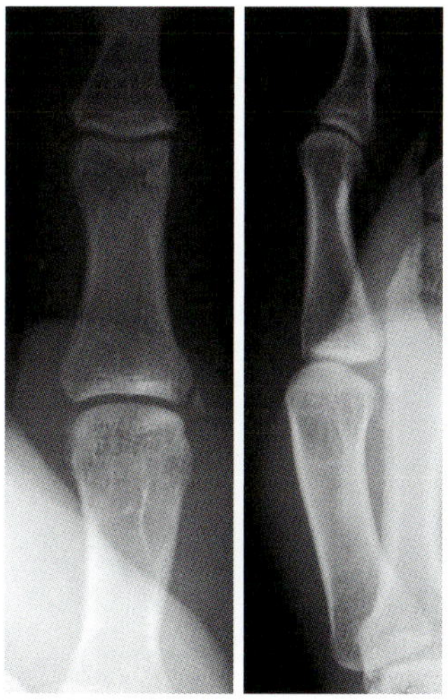

図1 基節側の小裂離骨片を伴う母指MP関節橈側側副靱帯損傷の単純X線写真

側面像で基節骨の掌側偏位がみられる．

保存的治療

新鮮例ではthumb spica plaster castによる外固定を行い，引き続き着脱可能な装具に引き継ぐ．初期のギプス固定期間は，不安定性により決定する．ストレステストでエンドポイントがあり部分断裂と診断した症例では1～2週でよいが，不安定性が明らかな完全断裂例では3～4週の固定期間が必要である．全体として約6週間の外固定を行う．母指に負荷のかかる作業やスポーツへの復帰は6週以降とするが，受傷後3ヵ月までは必要に応じて作業時やスポーツ時だけ装具を装着したり，テーピングを行ったりして保護を継続する．

ギプス除去時に不安定性が残っている症例では，手術治療への切り替えを検討する．

手術治療

1．新鮮例

①母指MP関節橈側のゆるいS状皮切か縦皮切で進入する（図2）．

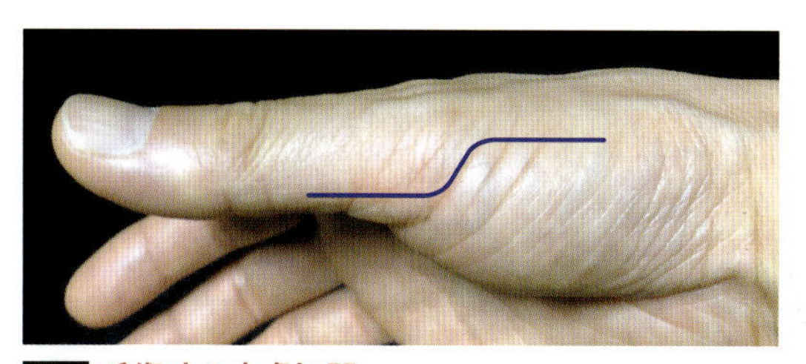

図2 手術時の皮膚切開

MP関節橈側のゆるいS字切開で進入する．

Point

MP 関節橈側の展開は比較的容易である．慣れていれば縦切開でも十分である．

②進入路に橈骨神経浅枝の枝が 1 ～ 2 本存在するので，これを保護する．

③伸筋腱の背側腱膜を短母指伸筋（extensor pollicis brevis：EPB）と短母指外転筋（abductor pollicis brevis：APB）の間で縦切開し，MP 関節の橈背側を展開する（**図 3**）．このとき，EPB も APB も腱膜と基節骨の両者に停止しているため[8]，2 つの腱の間を裂くようにして，腱膜を挙上し反転する（**図 4**）．EPB の停止は背側関節包と一緒に断裂していることがあり，これは後に関節包と同時に修復する．APB の停止が断裂していることは少ないが，断裂していれば修復が必要である．

④橈側側副靱帯は中手骨頭橈側の背側から起始し，基節骨橈側の掌側に停止する斜めに走行する靱帯である（**図 5**）．その掌側に掌側板に停止する副靱帯がある．靱帯の断裂部は，遠位の剥離，近位の剥離，実質部断裂のいずれの場合もある．実質部断裂であれば端端縫合する．付着部の剥離であれば，suture anchor を用いて縫着する．

⑤掌側板との間の副靱帯を修復する．背側関節包を修復する．断裂がある場合は，EPB の停止，APB の停止を修復する．

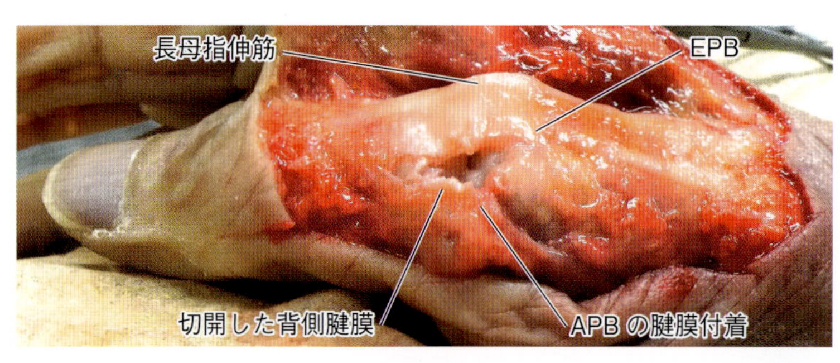

図3 母指 MP 関節の橈背側の屍体解剖像
EPB と APB，伸筋腱背側腱膜の位置関係を示すために広範囲に展開している．靱帯を展開するためには，APB と背側腱膜に付着する APB の間の腱膜を切開し MP 関節の橈背側に入る．

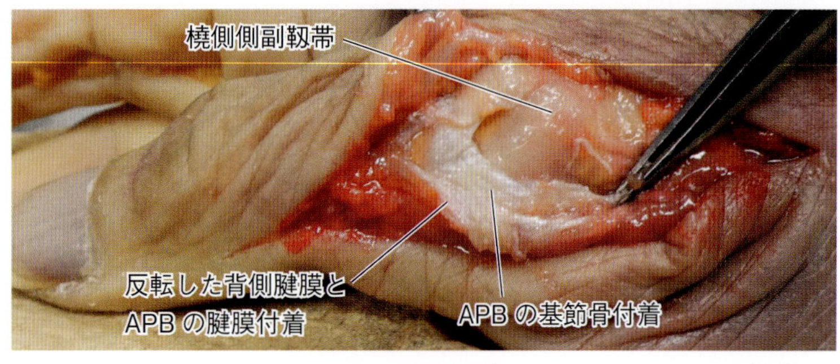

図4 屍体による模擬手術：背側腱膜切開後
切開した背側腱膜を APB とともに反転すると，基節骨に停止するもう一つの APB 腱と橈側側副靱帯が現れる．

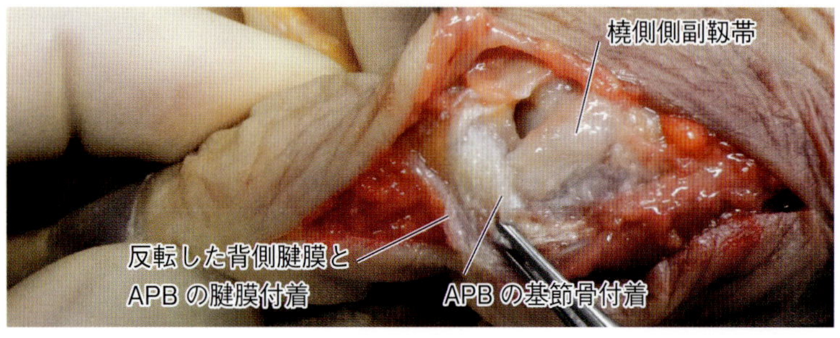

図5 屍体による模擬手術：APB をよけたところ
基節に停止する APB 腱を掌側によけると橈側側副靱帯が観察できる．APB 腱の停止よりも近位に靱帯は付着している．

Point

橈側側副靱帯の修復だけでは十分な安定性が得られない．副靱帯と後方関節包を修復することで安定性が得られる．修復後は，対側の可動域を参考にして可動域制限がないことを確認する．

⑥靱帯縫合が難しいほどの強い不安定性がある症例では，修復に先立って MP 関節を Kirschner 鋼線で一時固定を行い，術後も約 3 〜 4 週固定を継続する．一時固定が必要となることはほとんどない．

⑦術後の後療法は，保存的治療に準じる．

2．陳旧例

陳旧例でも瘢痕化した靱帯を剥離し前進し，縫合できれば術後の成績はよい[9]．縫合できる靱帯がなければ遊離腱移植術が適応となる．その方法は尺側損傷と同様である．Iba らは，橈側側副靱帯の前進縫合術に短母指外転筋腱の半裁腱を重ねて縫合する術式を開発し，安定して良好な術後成績を報告している[10]．ほとんどの症例で適応可能で，比較的容易であり優れた術式である．本稿では，その方法を紹介する．

①進入は新鮮例と同様である．APB の腱膜停止を切離しないように気を付けながら背側腱膜を橈側に反転し，APB の基節骨に停止する腱を展開する（図 4，図 6）．

Point

APB には背側腱膜停止と基節骨停止があることを念頭に，両者を傷付けないよう筋肉を裂くように展開する．

② APB の基節骨停止部には幅約 8 mm の腱成分を認める．約 15 mm の長さを半裁し，その背側半分を基節骨停止部を残して中枢側で切離し起こす（図 7）．

③関節包は断裂した靱帯と一体となり橈側から背側にかけて瘢痕化していることが多い．橈背側で関節包を縦切開し，裏表両方から関節包を観察すると肥厚した部分として，靱帯の遺残を同定することができる．損傷部が基節骨側剥離か，中手骨側剥離か，実質断裂かを判断する（図 7）．

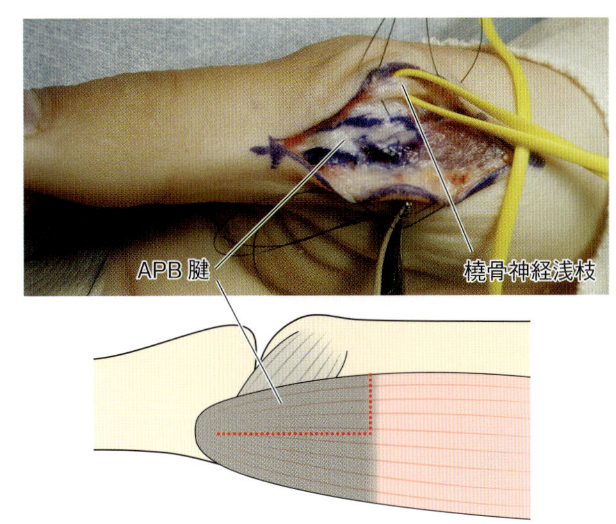

図6 陳旧例の手術：展開
背側腱膜を切開し APB と橈側側副靱帯を展開した．
（文献 11 より改変して転載）

④剥離であれば付着部を新鮮化する．付着部に suture anchor を挿入して，損傷靱帯を再縫着する（図 8，図 9）．付着部剥離でなければ実質損傷であり，その場合は瘢痕化した部分を折りたたむようにするか，瘢痕を切離して縫縮する．

⑤引き続き副靱帯や背側関節包を修復する．

⑥修復した橈側側副靱帯の上に半裁した APB 腱を重ねて置き，切断端を中手骨の側副靱帯起始部に重ねて縫着する（図 10）．

⑦切離した背側腱膜を修復し，閉創する．

⑧術後の後療法は保存的治療に準じて行う．著明な掌側亜脱臼や尺側偏位があり，APB 半裁腱による補強だけでは不安がある場合には，MP 関節の Kirschner 鋼線による一時固定を行う．

後療法

新鮮例の修復術後でも陳旧例の APB 半裁腱補強術後でも，術後の後療法は完全断裂の保存的治療と同様に行う．術後は 3 〜 4 週の thumb spica plaster

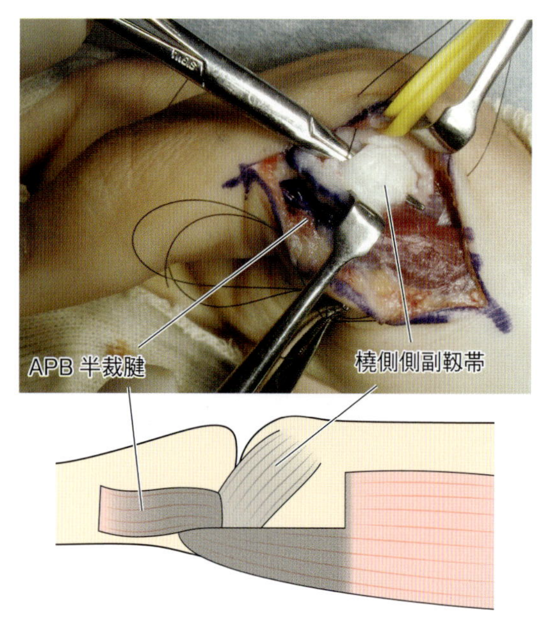

図7 陳旧例の手術：APB 腱の半裁と損傷靱帯の露出

APB 腱を半裁し末梢に反転し，橈側側副靱帯の全体像を確認した.
（文献 11 より改変して転載）

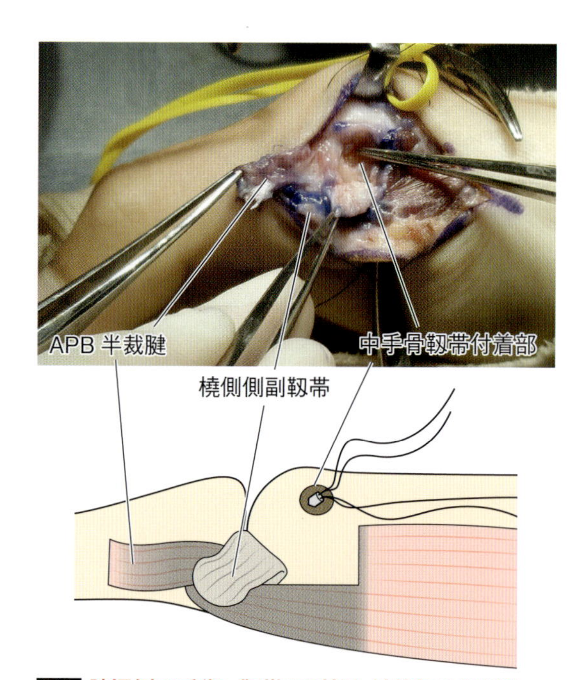

図8 陳旧例の手術：靱帯の剥離と付着部の新鮮化

中枢側の剥離と診断し，周囲を剥離し末梢に反転したところ.
さらに再縫着のため付着部を新鮮化し，アンカーを挿入する.
（文献 11 より改変して転載）

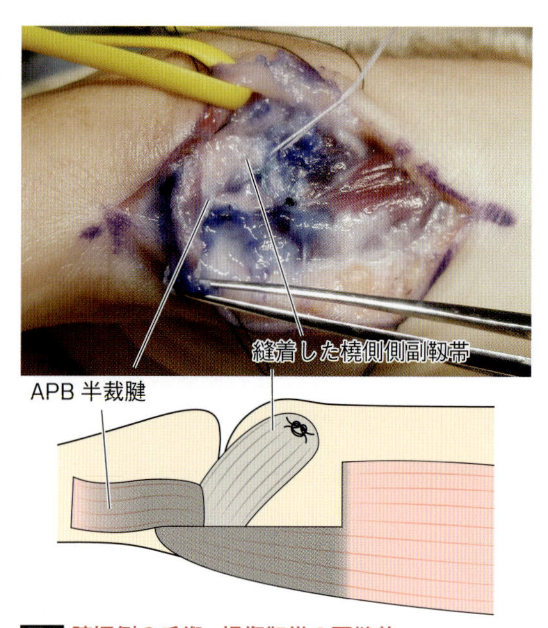

図9 陳旧例の手術：損傷靱帯の再縫着

靱帯を中手骨に再縫着したところ.
（文献 11 より改変して転載）

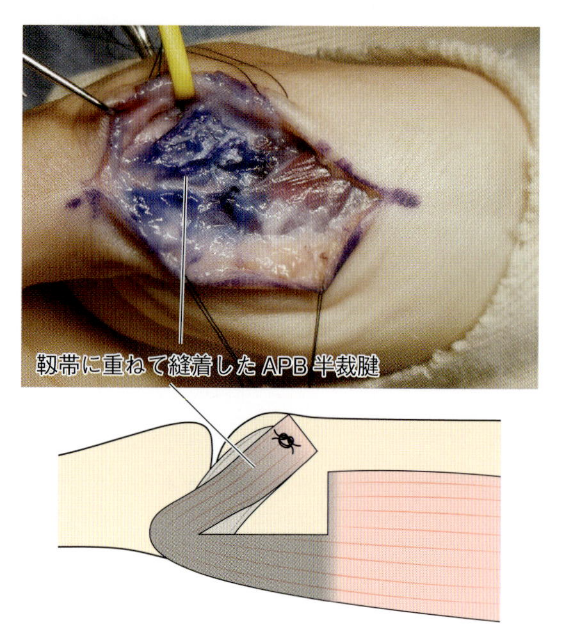

図10 陳旧例の手術：APB 半裁腱の縫着

靱帯に重ねるように APB 半裁腱を置き，縫着した.
（文献 11 より改変して転載）

cast による固定を行い，引き続き着脱可能な装具に引き継ぐ．全体として約 6 週間の外固定を行う．母指に負荷のかかる作業やスポーツへの復帰は 6 週以降とするが，受傷後 3 ヵ月までは必要に応じて作業時やスポーツ時だけ装具を装着したり，テーピングを行ったりして保護を継続する．

謝　辞

術中写真の転載の承諾をいただいた札幌医科大学医学部整形外科学教室・射場浩介先生に深謝する．

引用・参考文献

1） Coonrad RW. et al. A study of the pathological findings and treatment in soft-tissue injury of the thumb metacarpo-phalangeal joint. With a clinical study of the normal range of motion in one thousand thumbs and a study of post mortem findings of ligamentous structures in relation to function. J Bone Joint Surg Am. 50(3), 1968, 439-51.
2） Frank WE. et al. Surgical pathology of collateral ligamentous injuries of the thumb. Clin Orthop Relat Res. 83, 1972, 102-14.
3） Smith RJ. Post-traumatic instability of the metacarpophalangeal joint of the thumb. J Bone and Joint Surg Am. 59(1), 1977, 14-21.
4） Moberg E. et al. Injuries to the ligaments of the thumb and fingers : diagnosis, treatment and prognosis. Acta Chir Scand. 106(2-3), 1953, 166-86.
5） Taylor KF. et al. Radial collateral ligament injuries of the thumb metacarpophalangeal joint : epidemiology in a military population. J Hand Surg Am. 38(3), 2013, 532-6.
6） Shaftel ND. et al. Impact of Joint Position and Joint Morphology on Assessment of Thumb Metacarpophalangeal Joint Radial Collateral Ligament Integrity. J Hand Surg Am. 40(9), 2015, 1838-43.
7） Stener B. Skeletal injuries associated with rupture of the ulnar collateral ligament of the metacarpophalangeal joint of the thumb. A clinical and anatomical study. Acta Chir Scand. 125, 1963, 583-6.
8） Amin TJ. et al. The Dorsal Aponeurosis of the Thumb. J Hand Surg Am. 43(6), 2018, 567.e1-567.e7.
9） Coyle MP Jr. Grade III radial collateral ligament injuries of the thumb metacarpophalangeal joint : treatment by soft tissue advancement and bony reattachment. J Hand Surg Am. 28(1), 2003, 14-20.
10）Iba K. et al. Reconstruction of chronic thumb metacarpophalangeal joint radial collateral ligament injuries with a half-slip of the abductor pollicis brevis tendon. J Hand Surg Am. 38(10), 2013, 1945-50.
11）射場浩介. “母指MP関節靱帯損傷（橈側側副靱帯）”. 実践！手・手指外傷の診断・治療のテクニック. 田中寿一監. 大阪, メディカ出版, 2015, 68-72.

12 手指関節側副靱帯損傷（PIP/MP関節）

WEB動画

善家雄吉 Yukichi Zenke ● 産業医科大学整形外科学教室講師・四肢外傷センター長
酒井昭典 Akinori Sakai ● 産業医科大学整形外科学教室教授

はじめに

手指関節の側副靱帯損傷は，いわゆる「突き指」として日常診療においてよく遭遇するが，その程度が強く，軟部組織損傷を伴うものでは腫脹，疼痛，不安定性が残存し，適切な治療がなされないまま放置されると二次性に関節症に至ることもあるとされている[1]．その手術適応や手術方法については多く報告されているが，本稿では当科の治療方針について詳述する．

解剖学的特徴

1．MP 関節の靱帯構造

MP 関節の靱帯は両側の側副靱帯と掌側の掌側板（volar plate）からなり，側副靱帯は，cord like portion（proper ligament）と fan like portion（副靱帯，accessory ligament とも呼ばれる）に分けられる．ここで注意すべきは，**図 1A** で示したように，cord like portion は伸展位で緊張し，屈曲位で弛緩するという点である（a ＜ b）．中手指節（metacarpophalangeal：MP）関節は球関節としての機能を有しており，また，中手骨の骨頭は，掌側の方が背側よりも幅広く，屈曲位で緊張する（**図 1B**）．すなわち，MP 関節の側副靱帯は，伸展位では弛むため，内・外転動作は容易であるが，屈曲位では緊張するため，内・外転動作は困難となる．したがって，外傷や術後に外固定を行う際には，MP 関節は屈曲位で固定しなければならない．

2．PIP 関節の靱帯構造

MP 関節と比較すると，屈曲・伸展の際の側副靱帯の cord like portion の部分の長さに変化は少なく（**図 2A**），基節骨骨頭も，掌背側ともその幅はほぼ同等である（**図 2B**）．蝶番関節であるため，内・外転や回旋運動はほとんどない．一方で fan like portion は，伸展位で緊張し volar plate は強い靱帯機構である手綱靱帯（checkrein ligament）を有する（**図 2C**）．また，**図 2A** で示したように，volar plate も同様に伸展位で緊張し，屈曲位で弛緩する（a ＞ b）．したがって，近位指節間（proximal interphalangeal：PIP）関節の屈曲位での固定は，volar plate が短縮することで伸展困難を引き起こし，屈曲拘縮の原因となるため，PIP 関節は伸展位で固定しなければならない．

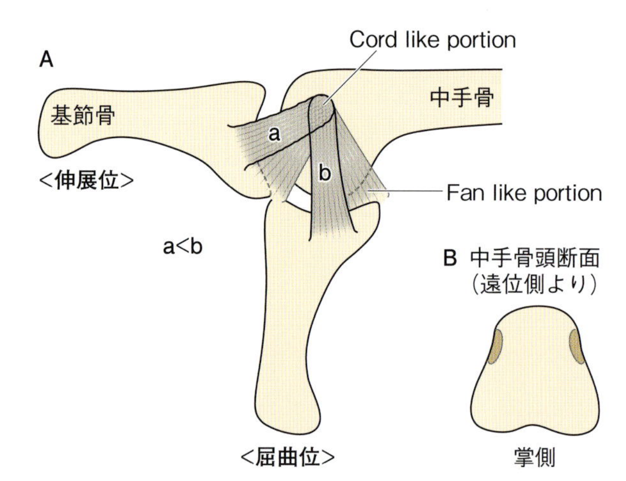

図1 MP 関節の靱帯構造
A：MP 関節側副靱帯の解剖（伸展・屈曲位での靱帯の長さの変化）．
B：遠位側より見た中手骨頭断面．

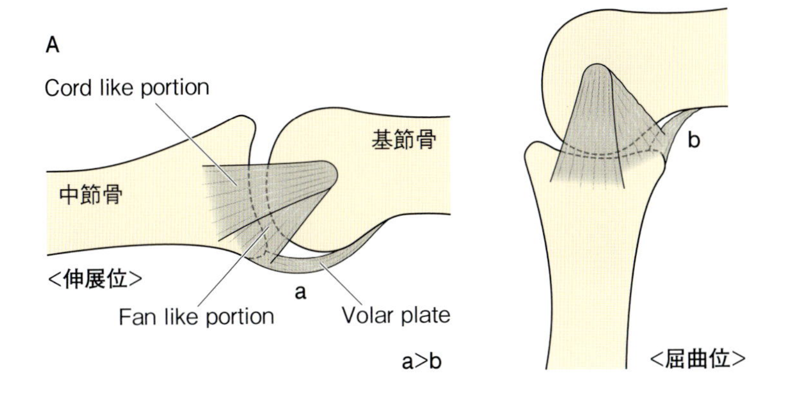

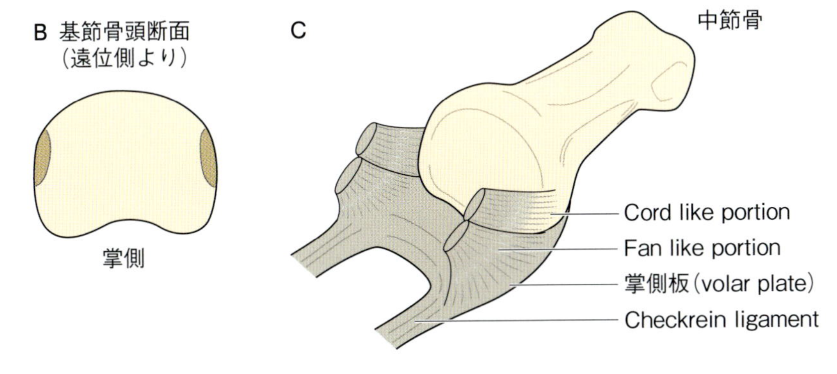

図2 PIP 関節の靱帯構造
A：PIP 関節側副靱帯の解剖（伸展・屈曲位での靱帯の長さの変化）.
B：遠位側より見た基節骨頭断面.
C：PIP 関節における側副靱帯構造（基節骨は除去）.

診　断

1. 転倒，突き指，巻き込みなどの受傷機転を聴取する

外傷の多くは，スポーツや事故などによる過伸展，あるいは過度な側方ストレスによる損傷である.

2. 関節側方の腫脹，皮下出血，圧痛，不安定性の評価を行う

橈側，尺側，掌側，背側のどの部位に最も強い所見があるか，ピンポイントで確認することが重要である．また，徒手的に橈屈・尺屈ストレスを行い，その不安定感や end point を評価することで，不全断裂か完全断裂かの診断はある程度つく.

3. X 線像にて，脱臼，骨折を除外する

明らかに外観上の変形を伴う場合は，その診断は容易であるが，裂離骨折や亜脱臼は捻挫として見逃されることもあるため，所見を伴っていれば必ず X 線評価を行う.

4. 徒手的不安定性を透視下ストレステストで客観的に評価する

臨床所見のみで完全断裂の確信が得られない場合には，透視下のストレステストを行う．橋詰ら[2]の新鮮凍結屍体指を用いた研究では，側副靱帯単独損傷では，ストレス撮影における傾斜角：α（tilting angle，図3）は 15° 以下であり，側副靱帯に加えて，副靱帯や volar plate の損傷を伴う場合には 20° 以上となることを報告しており，その手術適応は，20° 以上の tilting angle と sliding：β（図3）を示すものとしている．われわれも同様な根拠で手術適応を決めているものの，ストレス X 線撮影時に PIP 関節に加えられる力が定量化されているわけではないため，その tilting angle のみを最重要視しているわけではない．最も重要なのは，健側と比較して，PIP 関節に明らかな sliding や soft end point を触知するか否かであり，これらの所見があれば，側副靱帯の完全断裂の証拠と捉えており，手術適応としている.

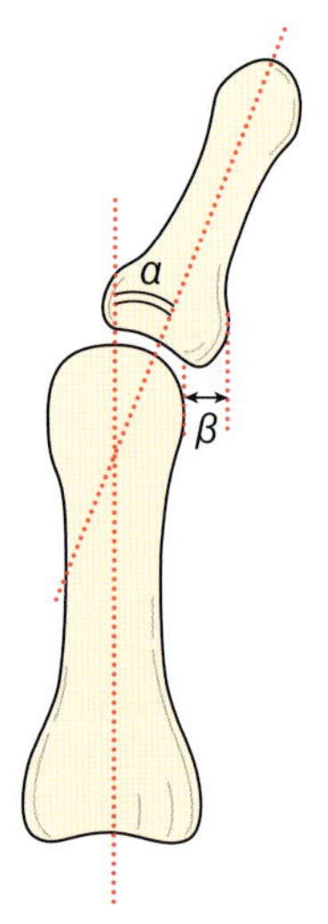

図3 Tilting angle：αと sliding：β

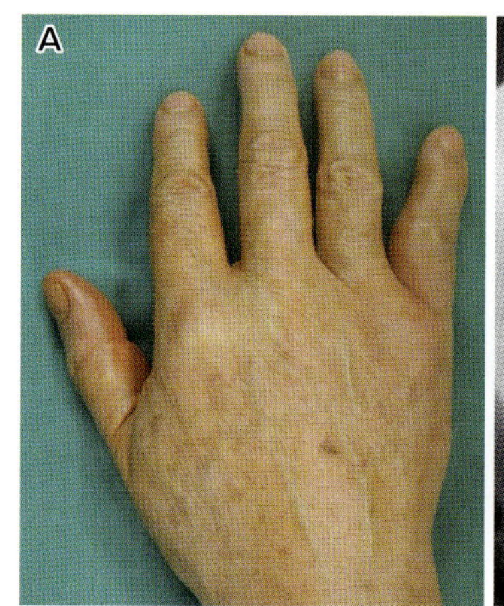

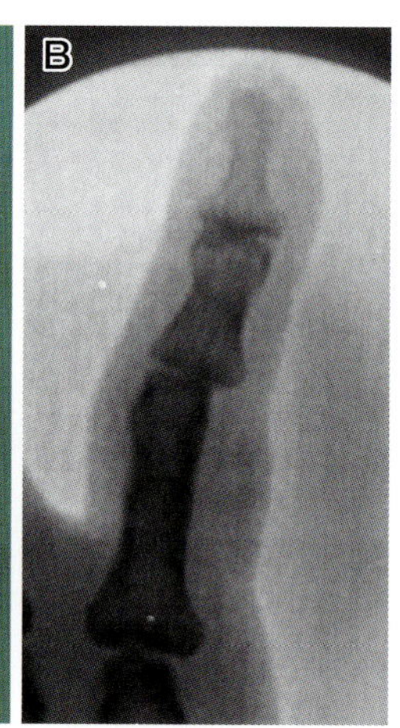

図4 症例の局所外観と透視像

A：局所外観.
B：非ストレス下透視画像.

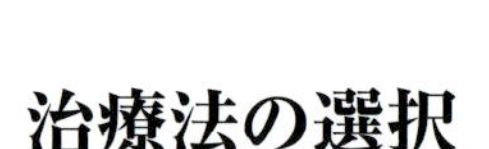

治療法の選択

前述のように，皮下出血や腫脹などの局所所見と，徒手的ストレステストによる不安定性を評価し，tilting angle が 15° 以下で sliding がなく，その程度が軽度の場合を不全断裂，sliding や soft end point を認めるような重度の場合を完全断裂と診断し手術適応としているが，当科では，長期の指関節固定による日常生活動作（ADL）障害を減らし，社会復帰を早める目的で積極的に手術を行う方針としている．

保存的治療

靱帯不全断裂の場合は側副靱帯単独損傷と考えられるため，数日間の高挙，冷罨法，消炎鎮痛薬の使用を程度に応じて，局所安静の保持を数日～2 週間程度行う．この期間に関しては，腫脹や皮下出血が強く，運動時痛を伴う場合は長めにするなど臨機応変に対応している．また，PIP 関節の固定肢位に関しては，Kato ら[3] の報告に準じて，アルフェンスシーネあるいはスプリントにて伸展 0° としている．これら外固定除去後は，受傷より 2 ～ 3 週よりバディースプリントを装着し，可動域訓練を開始するとともに，靱帯が修復されるまで，受傷よりおおよそ 5 ～ 6 週間は，PIP 関節に過度の側方ストレスをかけないように指導している．

手術治療

1．新鮮例

腋窩伝達麻酔もしくは指神経ブロック下に空気駆血帯を用いて行う．代表症例を供覧しつつ，詳細な手術手技について解説する．

症例は 57 歳，男性，掃除中に強く左小指を打撲した際に，PIP 関節が外れて自己整復した．受傷より 7 日目に前医より紹介された後，手術治療を行った．手術時の外観（**図 4A**）と非ストレス下の透視像（**図 4B**）を示す．明らかな骨折や脱臼の所見は認めない．また，麻酔下の徒手ストレス時の局所所見（**図 5A**）とストレス下の透視像（**図 5B**）を示す．徒手的には soft end point であり，tilting angle 30° かつ sliding も著明に認めている．皮切は，PIP 関節上の側正中とし（**図 6**），横支靱帯を横切し，側索を背側に引いて，これらを背側によけるように stay suture をかけ（**図 7**），側副靱帯の断裂部を展開する（**図 8**）．靱

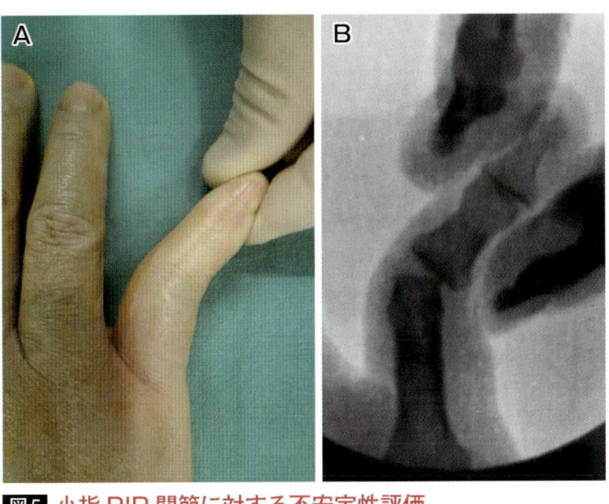

図5 小指 PIP 関節に対する不安定性評価

A：徒手的不安定性評価.
B：ストレス下透視画像.

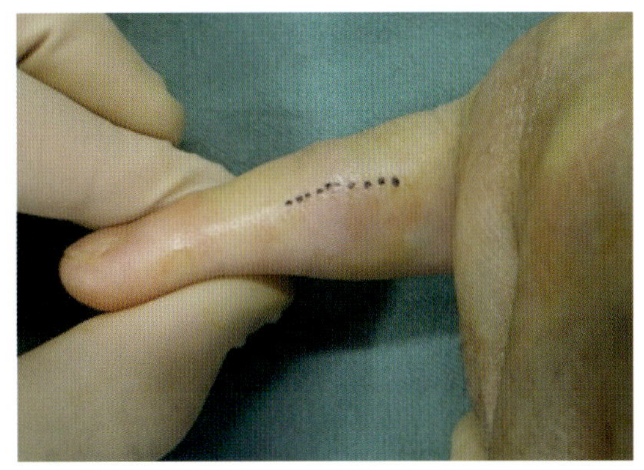

図6 皮切（側正中切開）

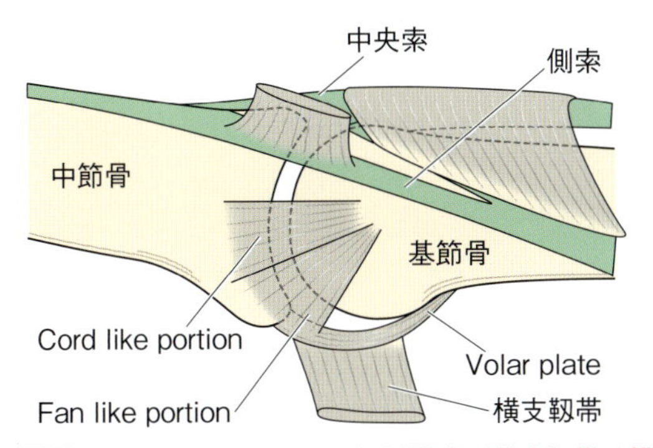

図7 PIP 関節側面より見た解剖構造（横支靱帯は横切）

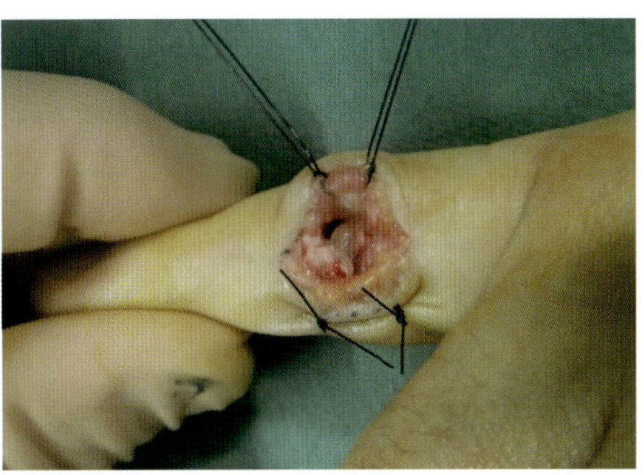

図8 断裂した PIP 関節尺側側副靱帯（側索と横支靱帯に stay suture）

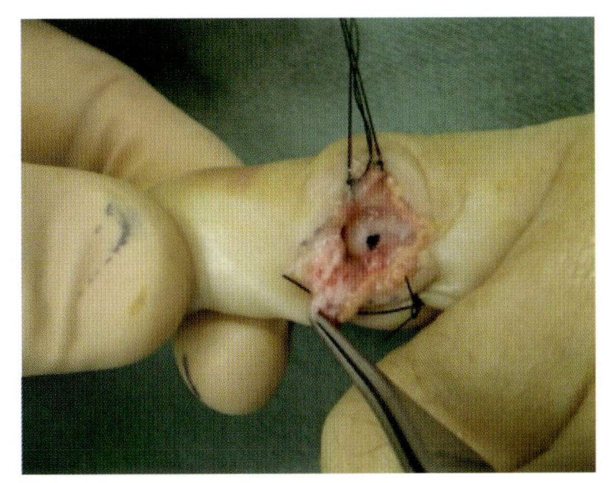

図9 基節骨頭部側副靱帯付着部にマーキング

帯の断裂部位はほとんどの場合，基節骨骨頭の靱帯起始部の断裂である．次に，基節骨頭部の断裂した側副靱帯付着部（図 9）に，1.0 mm 専用ガイドピンでドリリングを行い（図 10A），アンカーを留置する骨孔を作製した後，Zimmer Biomet 社製 Jugger-Knot Soft Anchor 1.0 mm Mini を骨孔に刺入する．

ピットフォール

アンカーはいったん骨内に挿入すると修正はできないため，刺入位置や角度，深さを決定するためのドリリングは，慣れないうちは X 線透視下に行うべきである．特に提示症例のような小指例は基節骨が小さいため，アンカー刺入には注意を要する．また，加藤ら[4]の手技に準じて，靱帯断端が十分に海綿骨内に引き込まれるように，骨孔の入口部を先細のヤスリで広げる工夫を行い，靱帯を骨内に押さえ込むようにするため，糸の結び目を靱帯表層にくるようにする．

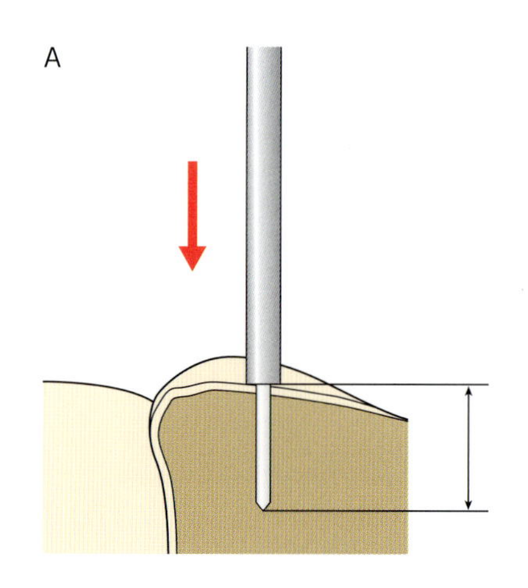

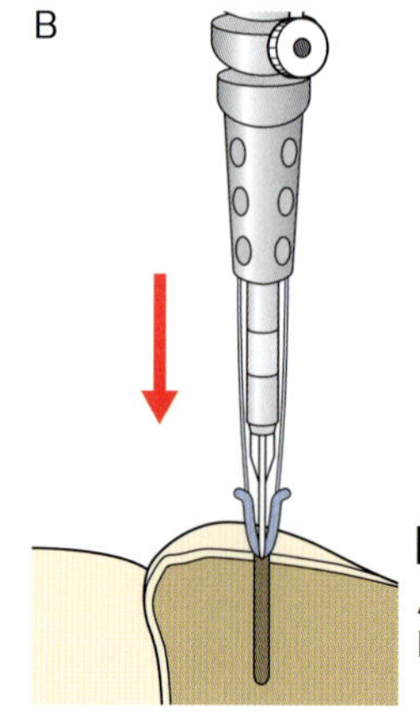

図10 JuggerKnot アンカー挿入手技①
A：基節骨頭部へのドリリング．
B：ドリリングした骨孔に対して JuggerKnot アンカーを挿入している．

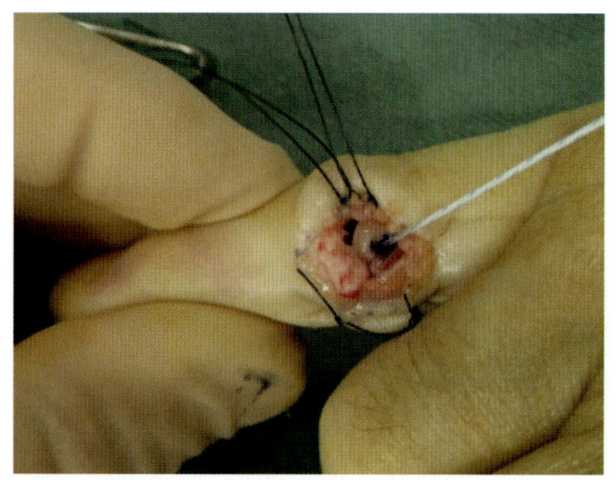

図11 JuggerKnot 1.0 mm 刺入後

手術のコツ

スーチャーアンカーを骨孔に適切に挿入するためには，まず骨孔周囲の骨膜などの軟部組織を十分に剥離することと，挿入角度を骨孔と同じ角度にすることである．また押し込んで入れるよりも，対側に指でカウンターをかけた状態でハンマーを用いて叩き入れた方がスムーズに挿入できる．

この際，透明な JuggerKnot ガイドスリーブがスライドしてハンドルに当たるまでインサーターを挿入する（**図 10B**）．次に，ハンドルを持って捻らずに真っ直ぐに JuggerKnot インサーターを引き抜くと，アンカーがインサーター先端から離れて骨孔に残る（**図 11**）．アンカーの挿入は，まず縫合糸の両側を軽く 1 回引き戻し，アンカーを固定する（**図 12A，B**）．ここで，縫合糸がアンカー内をスライドし固定されていることを確認する（**図 12C**）．続けて，2-0 縫合糸に付いている針を使用して，断裂した側副靱帯に通し，水平マットレス様に縫合する（**図 13**）．

Point

スーチャーアンカーの縫合糸の数については，今回の提示症例は，小指 PIP 関節であり，基節骨頭部が小さいこともあり，JuggerKnot soft anchor 1.0 mm Mini を使用したが，MP 関節や中指など基節骨頭部が大きい場合には，スーチャーアンカー部から縫合糸が 2 本ずつ使用できるタイプを使用して，側副靱帯を 2 ヵ所で縫合し（図 14），さらに 2 本の縫合糸を靱帯の表層で縫合することで強度を高めている．

本症例では，fan like portion 部の断裂に対して，4-0 PDS で 2 ヵ所縫合し補強を加えている（**図 15**）．縫合終了時の靱帯の緊張度は，PIP 関節伸展 0° でやや強めとし，縫合終了後に，X 線透視下に側方ストレスをかけて靱帯の支持性を確認している．

2. 陳旧例

新鮮例と同様の切開・展開で手術するが，断裂した靱帯成分を剥離・同定して十分な長さがあり，靱帯成分で縫合可能であれば，瘢痕様の周囲組織と縫合固定することもあるが，一般的に，受傷から時間が経過している場合には，靱帯成分を同定できないか，あるいは十分な長さが得られないことが多い．そのような場合は，当科では長掌筋腱（palmaris longus muscle tendon：PL）を用いた靱帯再建術を

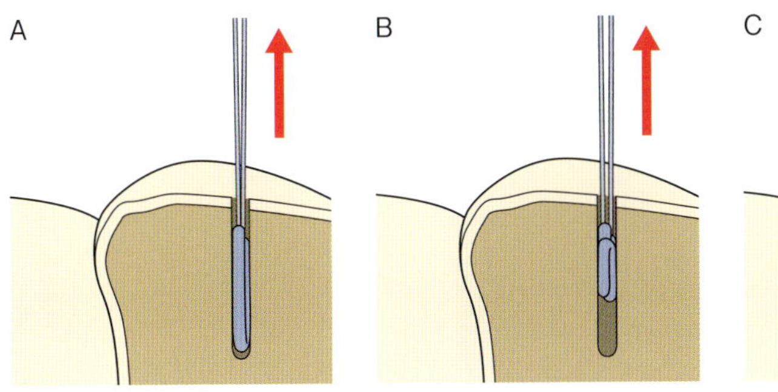

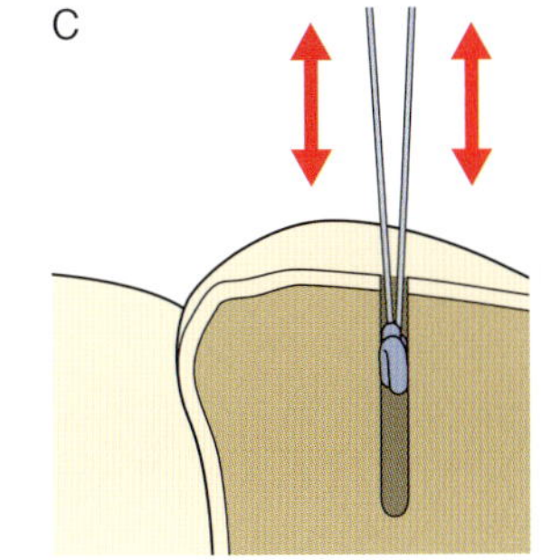

図12 JuggerKnot アンカー挿入手技②
A：骨孔に刺入した JuggerKnot.
B：縫合糸の両側を軽く1回引き戻す.
C：縫合糸がアンカー内をスライドすることを確認.

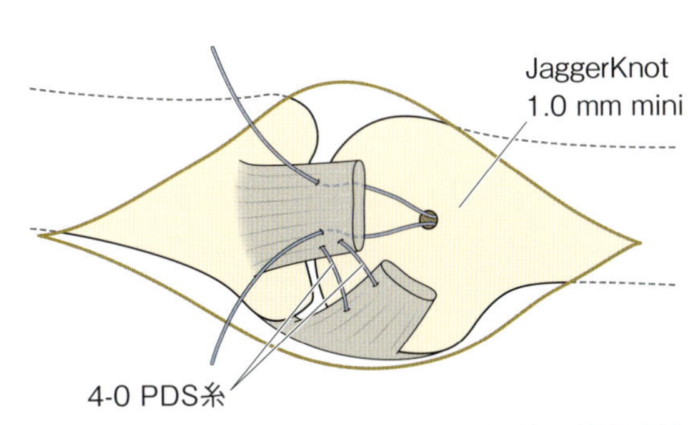

図13 JuggerKnot を用いた断裂側副靱帯の縫合方法（図解）

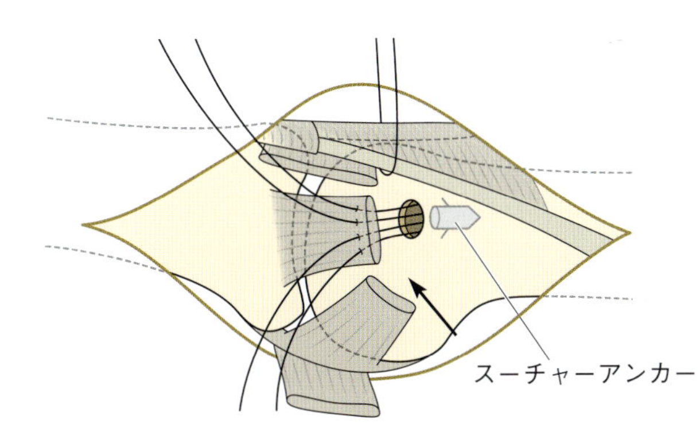

図14 断裂側副靱帯へのその他の縫合パターン

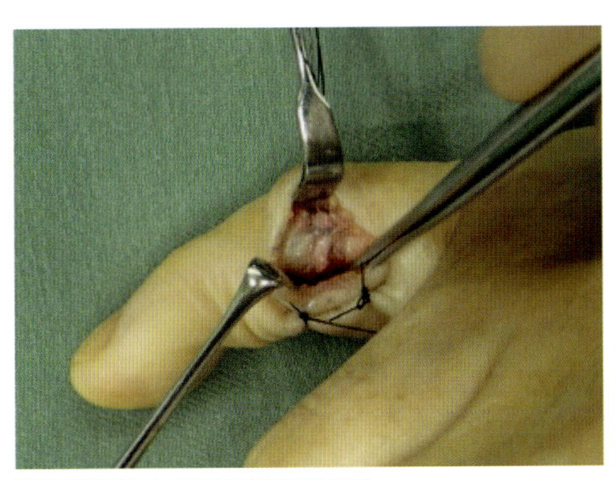

図15 断裂した側副靱帯の縫合後

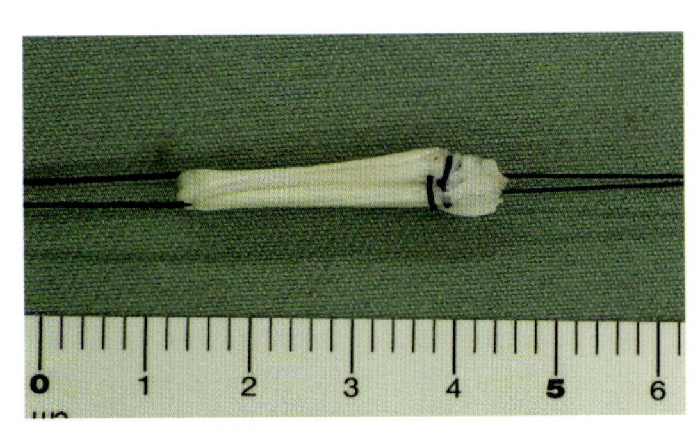

図16 再建用に採取した PL

行う．術式は，基節骨頭部，中節骨基部それぞれ本来の靱帯付着部に，径 3.2 mm ドリルを用いてドリリングを行い，同側から採取した PL（図 16）にナイロン糸を縫合し，穴付き Kirschner 鋼線を用いて対側に誘導する．次に，縫合糸を対側に引っぱることで，移植腱に緊張を与え，その状態で同側肘頭より採取した皮質骨（図 17A）を移植腱と骨孔部の介在皮質骨として，メイラ社製 TJ screw を骨孔にねじ込むことで移植腱を固定する[5]（図 17B，図 18）．もう一方も同様の手技で移植腱を固定する．緊張度は，新鮮例と同様に PIP 関節伸展 0° とするが，一時的に（2 週間），径 1.2 ～ 1.5 mm C ワイヤーで関節固定を行うため，あまりにも緊張度を強くし過ぎないように注意する．

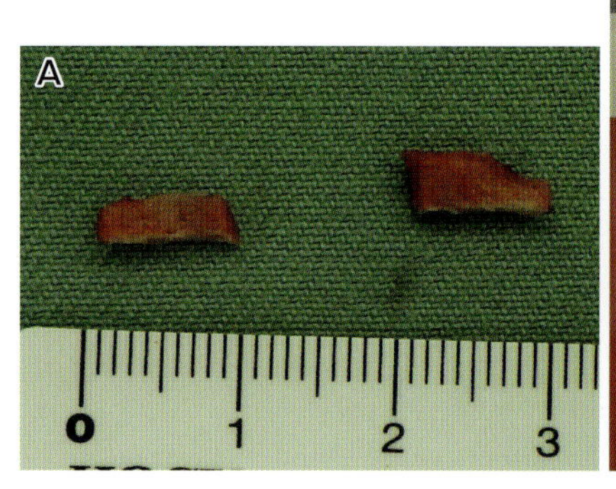

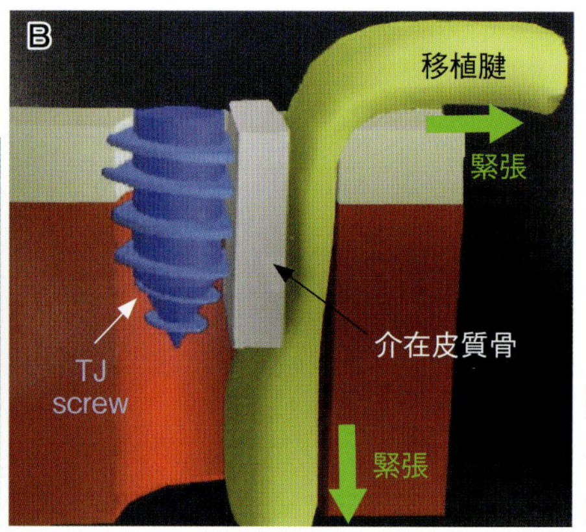

図17 移植腱の固定方法

A：移植腱と骨孔の間に充填する皮質骨（同側肘頭より採取）.

B：移植腱の骨孔内への固定シェーマ.

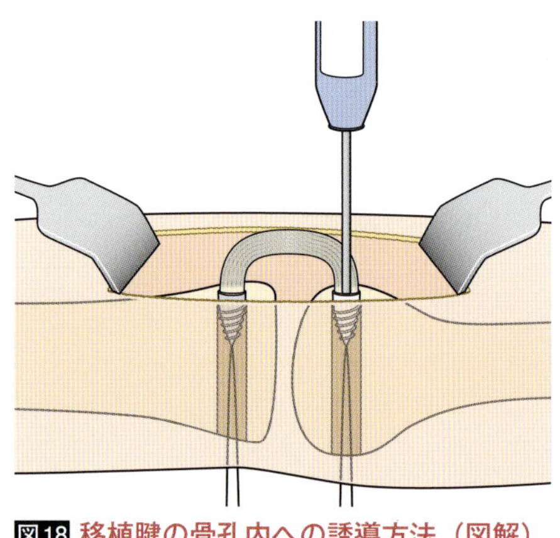

図18 移植腱の骨孔内への誘導方法（図解）

後療法

1. 新鮮例

術当日から術後2日まではガーゼや包帯で厚めに固定し，術後出血や腫脹に対応する．以後，術後1週までは，ドレッシング材を簡素化し，PIP関節のみを伸展位でアルフェンスシーネやスプリントで外固定し（MP関節は屈曲位，PIP関節は伸展位），篠根ら[6]の報告に準じて，術後1週より，自動・他動運動とも制限なく，PIP関節可動域訓練を開始した．ただし，側方へのストレスは禁止した．活動性が高い症例や疼痛が遷延している症例に関しては，buddy tapingを指導することもある．スポーツ復帰に関しては，競技レベルにもよるが，レクリエーションレベルであれば術後3週を目安にbuddy tapingをしたうえで徐々にスポーツへの復帰を許可している[6]．

2. 陳旧例

術後は，Cワイヤーを用いた一時的関節固定を2週間程度行うため，それまでの期間はシーネ固定を行う（MP関節は屈曲位，PIP関節は伸展位）．腫脹・疼痛が治まった後，関節固定用のCワイヤーを抜去した後は，新鮮例と同様に，徐々に自動・他動運動を開始する．ただし，buddy tapingは併用することが多い．また，症例によっては，積極的に外来通院リハビリテーション訓練を行うこともある．

引用・参考文献

1）McCue FC. et al. Athletic injuries of the proximal interphalangeal joint requiring surgical treatment. J Bone Joint Surg Am. 52(5), 1970, 937-56.
2）橋詰博行ほか. PIP関節側副靱帯損傷の病態と治療. 日手会誌. 2(2), 1985, 493-6.
3）Kato H. et al. Surgical repair of acute collateral ligament injuries in digits with the Mitek bone suture anchor. J Hand Surg Br. 24(1), 1999, 70-5.
4）加藤博之ほか. "手指側副靱帯損傷に対する治療". NEW MOOK整形外科 5 上肢の外傷. 越智隆弘ほか編. 東京, 金原出版, 1998, 167-77.
5）Rozmaryn LM. The Collateral Ligament of the Digits of the Hand : Anatomy, Physiology, Biomechanics, Injury, and Treatment. J Hand Surg Am. 42(11), 2017, 904-15.
6）篠根理孝ほか. 指PIP関節側副靱帯断裂の積極的手術と早期可動域訓練による治療経験. 日手会誌. 29(2), 2012, 114-7.

13 屈筋腱損傷

金谷耕平 Kohei Kanaya ● JR 札幌病院整形外科科長

受傷機転，症状

屈筋腱断裂は，受傷機転により大きく3つに分類される．①鋭利な刃物や機械などに巻き込まれることによる開放創を伴った断裂，②骨折や骨病変，関節リウマチなどの疾患に伴う皮下断裂，③ jersey injury に代表される，急激な張力により骨から裂離する断裂である．症状は，遠位指節間（distal interphalangeal:DIP）関節および近位指節間（proximal interphalangeal：PIP）関節の自動屈曲の制限または不能である．損傷部位は国際分類により，zone 1～5に分類されている（**図1**）.

診　断

裂傷を伴い，腱の断端が露出していれば診断は容易である．屈筋腱断裂では，resting position で損傷指の屈曲角度が減少する．浅指屈筋（flexor digitorum superficialis：FDS）腱と深指屈筋（flexor digitorum profundus：FDP）腱の両方が断裂している場合には，DIP 関節および PIP 関節は完全伸展位となる（**図2**）．不完全伸展例では，DIP 関節および PIP 関節を個別に屈曲させて FDP 腱および FDS 腱のそれぞれの断裂の有無を確認する（**図3**）．断裂部位の診断には，超音波検査または CT 検査が有用である．

治療法の選択

腱断裂では手術は必須である．裂傷では腱断裂以外に神経血管損傷を伴う症例もあり，感覚障害の有無や指の血行障害の有無を確認すべきである．神経血管損傷が疑われる場合には，手術用顕微鏡を準備

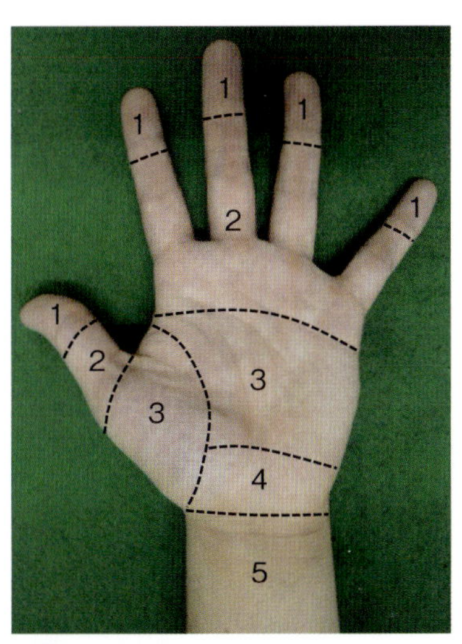

図1 屈筋腱損傷の国際分類（zone 1～5）

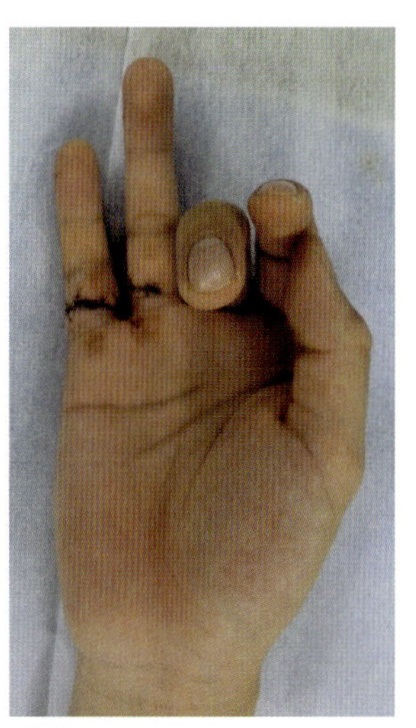

図2 環指・小指の FDP・FDS 腱断裂
環指・小指は完全伸展位となっている.

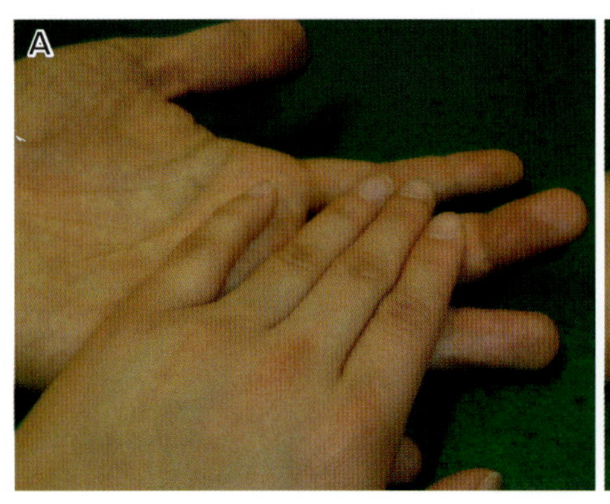

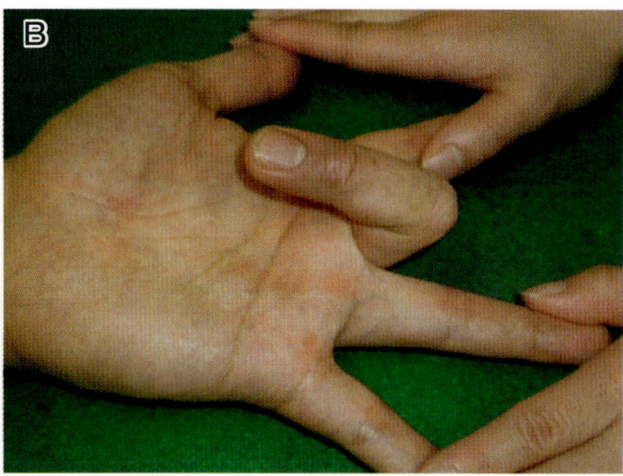

図3 FDP 腱および FDS 腱の断裂の有無の検査法

A：患指の PIP 関節以下を伸展位で固定し，DIP 関節を自動屈曲させる．屈曲できなければ FDP 腱損傷．

B：患指以外を伸展位で固定し，患指 PIP 関節を自動屈曲させる．屈曲できなければ FDS 腱損傷．

して手術に臨むべきである．

保存的治療

指の屈曲障害があり，屈筋腱損傷が疑われる場合には手術は必須である．

手術治療

1．手術時期

腱損傷から縫合までの時間は，以下の 3 つに分類される．すなわち，24 時間以内に縫合される一次腱縫合（primary repair），24 時間～ 2 週間以内に縫合される遷延一次腱縫合（delayed primary repair），2 週間以降に縫合される二次腱縫合（secondary repair）である[1]．一次腱縫合を行うのが望ましいが，腱損傷が加えられてからの組織反応や治療成績を考慮すると，縫合後 3 日以内ならば一次腱縫合と考えてよいと思われる[2]．腱損傷後 2 ～ 3 週間以内なら端端縫合が可能である．

2．皮　切

裂傷を伴った症例では，Bruner のジグザグ皮切または側正中切開で創を拡大して展開する（**図 4**）．指屈曲位で損傷した場合は遠位断端が遠位に，指伸展位で損傷した場合には近位断端が近位に移動するので，受傷時の指の肢位を確認しておく．Zone 2 の損傷で近位断端が手掌まで引き込まれている場合には，遠位手掌皮線上に新たな皮切を加える．

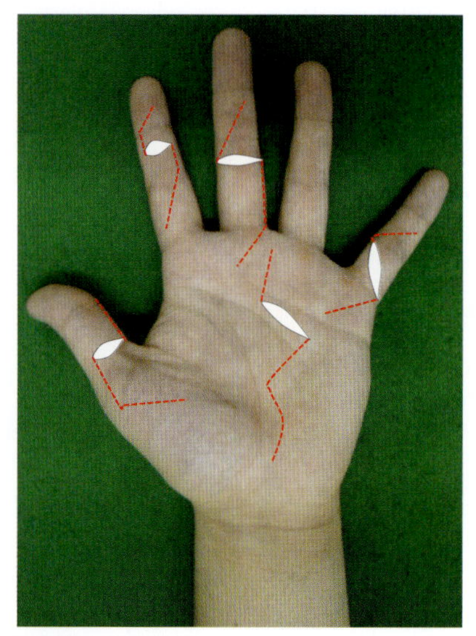

図4 皮切の拡大

3．縫合法

さまざまな縫合法が報告されているが，早期に自動運動療法を行うためには強固な縫合が必要である．現在では，core suture として腱内に 6 本の縫合糸が通過する 6-strand 法が主流である．**図 5** に主な 6-strand 法を列挙する．**図 5A ～ C** は 4-0 津下式ループ針，**図 5D** は津下法に 4-0 津下式ループ針，Kessler 変法に吉津式腱縫合用針付き縫合糸（4-0 ループ両端針）が用いられている．どの方法でも良好な成績が報告されており，術者が最も熟練した縫合法を用いるのがよい．筆者は，津下式 4-0 ループ針を用い，津下法と Kessler 変法を組み合わせた吉津 I 法に準じた縫合を行っている．腱に縫合糸を刺入

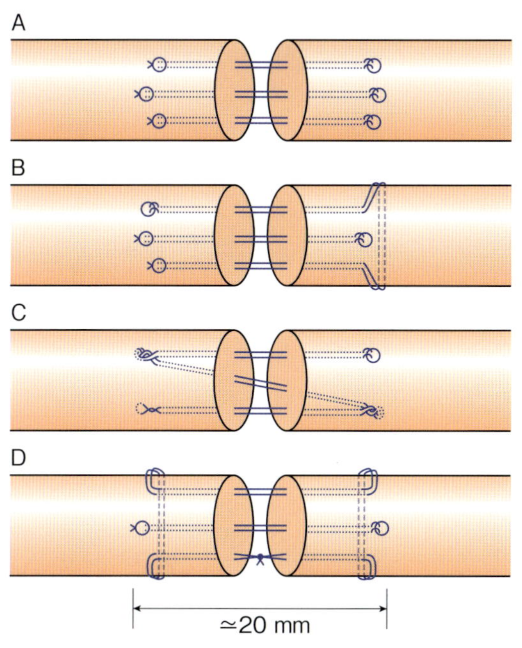

図5 主な 6-strand 法
A:Triple loop 法，B:M-Tang 法，C:Lim and Tsai 法，D：吉津Ⅰ法．

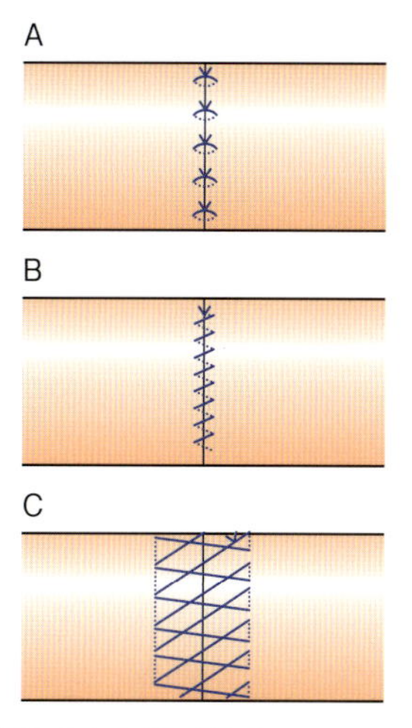

図6 主な補助縫合
A：結節縫合，B：Running suture，C：Cross-stitch 法．

する部位は，いずれも断端から 7 ～ 10 mm の部位となる．

腱の断端を整えるための補助縫合にもいくつかの方法が報告されている（**図6**）．筆者は，断裂部が clean-cut の場合には単純な結節縫合または running suture，bulky な場合には cross-stitch 法を用いている．

4．損傷部位別の治療法

1）Zone 1

FDP 腱付着部から FDS 腱付着部までの損傷であり，屈筋腱は FDP 腱のみが存在する．FDP 腱が付着部から 1 cm 程度残存していれば縫合可能であり，zone 2 と同様の方法で縫合する．断裂が 1 cm 以下で DIP 関節以遠にある場合は端端縫合が困難であり，アンカーまたは pull-out 法で近位断端を末節骨に固定する．A4 pulley が開放された場合には修復する必要はない．

2）Zone 2

FDS 腱付着部から滑膜性腱鞘の折り返し部までの損傷であり，FDP 腱と FDS 腱が存在する．両方の腱断裂の場合には，できる限り両腱の修復を行う．Zone 2 では屈筋腱が靱帯性および滑膜性腱鞘で覆われており，その処置が重要である．以前は腱の bowstringing を防止する目的で，靱帯性腱鞘，特に A2 pulley および A4 pulley は開放しない，開放しても修復する，という考えが一般的であった．しかし，Tang らは，それ以外の靱帯性腱鞘が intact なら，A2 pulley の 2/3，A4 pulley はすべて開放しても bowstringing は起こらないと報告している[3]．Zone 2 における FDP 腱の滑走距離は 20 mm であるため，修復後の腱が安全に滑走するためには縫合部から近位に 20 mm までに存在する腱鞘の開放が必要である．Tang らの知見は，縫合部が腱鞘に衝突することによる滑走障害を予防するために，A2 pulley 全長の 2/3，すなわち 10 mm 程度の切開を加えることが可能であるということを示した（**図7**）．

3）Zone 3

滑膜性腱鞘の折り返し部から横手根靱帯までの損傷である．裂傷では複数の腱が断裂することがある．Zone 3 では FDP 腱と FDS 腱の形態が類似しているので，しっかり同定したうえで両腱の修復を行う．縫合法は zone 2 と同様である．合併する神経損傷は

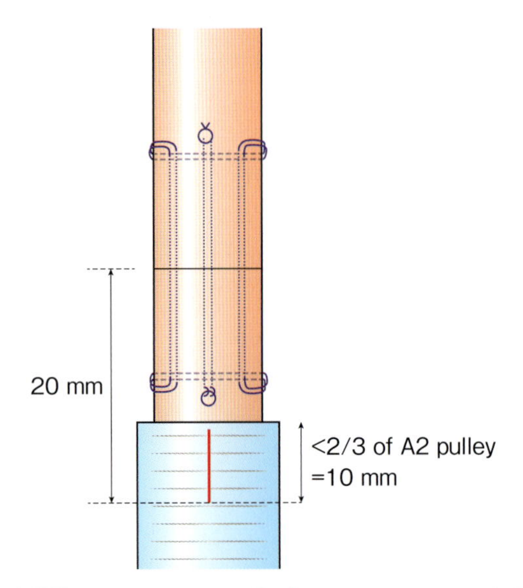

図7 Tangらの知見に基づいたA2 pulleyの処置

確実に修復し，さらに血管損傷の修復が必要な場合がある．

4）Zone 4およびzone 5

Zone 4は手根管部での損傷，zone 5は手根管より近位の損傷である．この領域では屈筋腱は深部にまとまって存在しているため，裂傷では複数の屈筋腱損傷となり，神経･血管損傷を合併することも多い．治療方針としては，原則的に長掌筋腱以外のすべての腱を縫合する．すべての腱の修復が困難な場合には，長母指屈筋（flexor pollicis longus：FPL）腱とFDP腱はすべて縫合し，FDP腱は橈側指を優先的に縫合する．腱の縫合法はzone 2と同様である．神経損傷は必ず修復する．動脈は尺骨動脈の断裂があれば吻合すべきである[4]．

5. 筆者が行うzone 2における腱縫合の手順

1）受傷から手術まで

受傷当日に一次修復を行うのが望ましいが，病院の体制や予定手術の状況などにより困難な場合もある．受傷時に洗浄と創閉鎖のみを行い，3日以内ならば受傷時とほぼ同様の条件で手術可能である．

2）皮　切

既述の通り，ジグザグ皮切と側正中切開を組み合わせて展開する．近位断端が手掌内に引き込まれている場合には，遠位手掌皮線上に1.5～2 cm程度の横皮切を追加する．

3）展　開

腱鞘上で皮膚とともに皮下組織を剥離し翻転する．十分な術野を確保するため，健常な腱鞘が確認できる範囲まで展開する．腱鞘の裂傷や腱鞘内の血腫などから，腱断裂部を同定する．指屈曲位での裂傷では腱の遠位断端は裂傷より遠位となるため，術前に受傷時の指の肢位を確認しておくと断裂部位を同定しやすい．腱鞘は，腱の遠位断端部を中心に中央から縦切し，2 cm程度開放する．近位断端が腱鞘内にすぐに見つかればモスキート鉗子などで引き出し，25G針を刺して固定する（**図8A**）．引き出せない場合は手関節屈曲位とし，milking（手関節部から手掌にかけてもみ出す操作）を行う．それでも引き出せない場合には手掌に皮切を追加する．手掌で近位断端を確認したら断端に糸をかけ，腱鞘遠位部から2つ折りにした軟鋼線を挿入する．軟鋼線の2つ折り部を手掌の皮切から出し，断端にかけた糸を挟み込んで引き出すと近位断端は腱鞘内に誘導される．

4）神経血管の処置

この時点で神経血管束を確認する．指動脈は片側のみの断裂なら放置してよい．指神経は片側のみの断裂であっても必ず縫合する．腱縫合後は指が屈曲位となり縫合しにくいので，腱を縫合する前に顕微鏡視下に神経縫合を完了する．

5）腱縫合

FDP腱の断端は，clean-cutならそのまま縫合する．断端が多少bulkyであっても腱の切除はなるべくしない．筆者は，津下式4-0ループ針を用い，津下法とKessler変法を組み合わせた吉津I法に準じた縫合を行っている．初めに，4-0ループ針で津下法による縫合を行い，腱のアライメントを整えながら腱の断端を密着させる．次に4-0ループ針でKessler

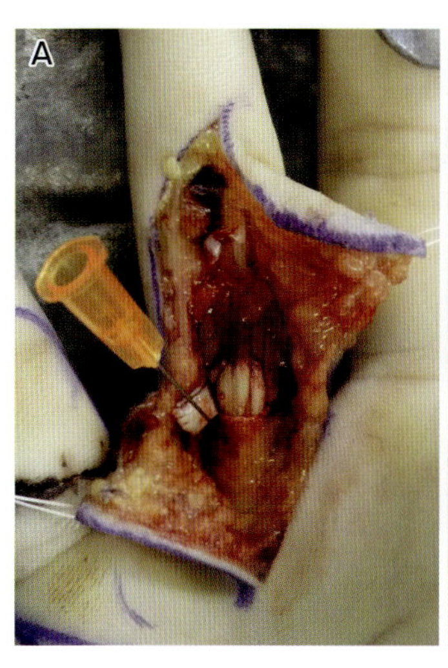

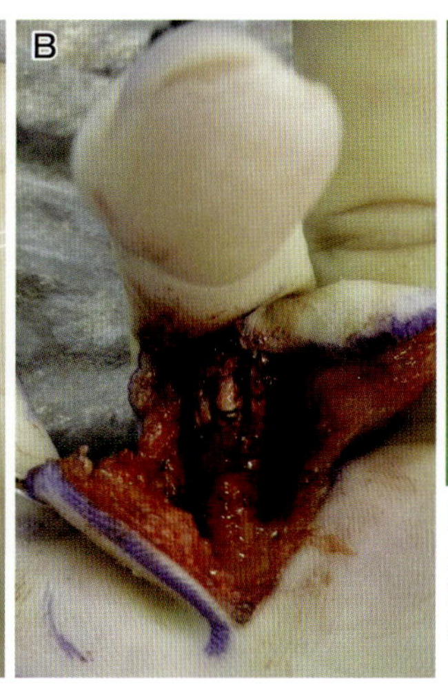

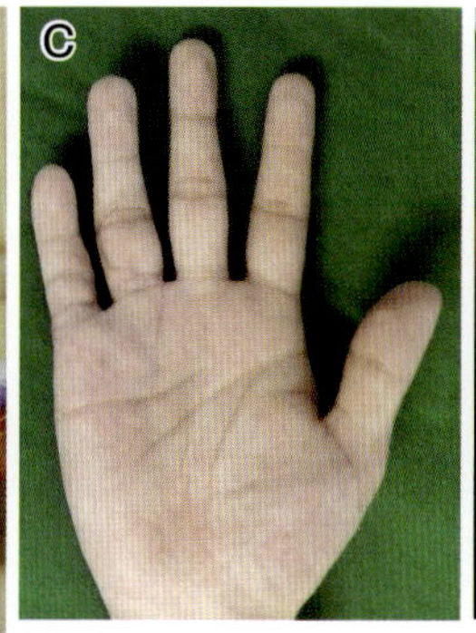

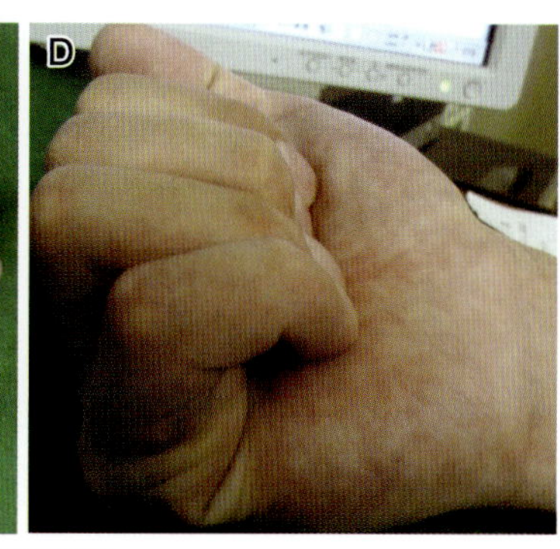

図8 環・小指の zone 2 断裂例
A：断裂部を中心に腱鞘を開放．A2 pulley を 5 mm 切除した．
B：縫合後に縫合部が円滑に滑走することを確認する．
C・D：術後 6 週の状態．

変法による縫合を行う．注意すべき点は，縦糸は必ず横糸の掌側を通すこと，横糸を通す際に津下法で縫合した縫合糸を切らないことである．補助縫合は，縫合部が整っていれば 6-0 ナイロンを用いて結節縫合か running suture，多少 bulky であれば cross-stitch 法を行っている（図 9）．FDP 腱の断裂がなければ，FDS 腱が断裂していても修復はしない．FDS 腱が二分した部分の断裂では，片側のみの断裂なら切除，両側の断裂ならそれぞれ 4-0 ループ針を用いた津下法と 6-0 ナイロンによる結節縫合を行う．縫合が終了したら指を他動屈曲させて縫合部の引っかかりを確認する（図 8B）．腱縫合部の近位への移動は約 2 cm であることを考慮する．A2 pulley は全長の 2/3 まで開放できる．

6）創閉鎖と外固定

皮膚の縫合には 5-0 ナイロン糸を用いる．創は bulky dressing を行い，伸縮包帯を巻く．背側に前腕から指尖部までのシーネ固定を行う．その際，手関節軽度屈曲位，中手指節（metacarpophalangeal：MP）関節 30° 屈曲位，指伸展位として固定する．シーネが固まったら，MP 関節以遠の包帯は自動屈曲の妨げにならないよう除去する．

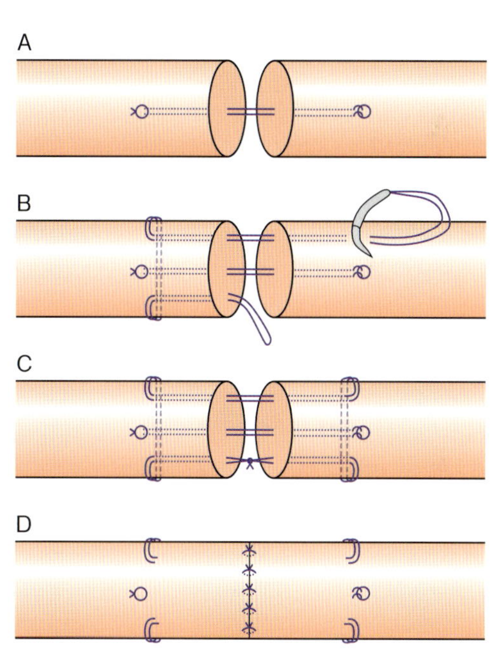

図9 筆者の縫合法
A：津下法，B：Kessler 変法，C：縫合，D：結節縫合．

後療法

1．屈筋腱損傷の後療法における早期自動運動療法

屈筋腱損傷の後療法は，早期運動療法，特に早期自動運動療法が主流である．ゴムバンドを用いた他動屈曲と自動伸展運動を行う Kleinert 法，他動伸展・他動屈曲を行う Duran 法，Kleinert 法と Duran 法を組み合わせた方法，早期自動運動療法の 4 つを比

較したsystematic reviewでは，ExcellentまたはGoodの割合はそれぞれ68%，59%，93%，94%であり，早期自動運動療法が最も良い成績であった[5]．また，危惧される再断裂の頻度はそれぞれ7.1%，3.8%，2.3%．4.1%であり，大差がなかった．したがって，早期自動運動療法は現時点で屈筋腱損傷に対する後療法として最も良い治療成績が期待できる方法と考えられる．

一方，早期自動運動療法を行うためには，訓練されたハンドセラピストの介助と監視が必要である．しかし，ハンドセラピストがいる施設は限られており，当院でもハンドセラピストは在籍しない．そのような施設における屈筋腱修復術後の後療法は，術者が積極的に介入した早期運動療法とならざるを得ない．

2．筆者が行うzone 2における屈筋腱修復術後の後療法

術後および術翌日はbulky dressingのみを行う．術後2日目に創をドレッシング材で被覆し，術者自身がゴムバンドを用いたKleinert法を行う．示指から小指の爪に瞬間接着剤で1号サージロンを接着させ，すべての指に一定の緊張がかかるように長さを調節して輪ゴムに縫合する．手掌と前腕近位部に伸縮性のない布テープを巻き手掌は中央でなるべく遠位に，前腕はやや橈側に安全ピンを付ける．サージロンに縫合した輪ゴムを手掌の安全ピンを通して前腕の安全ピンに固定する（**図10**）．自動伸展，他動屈曲の方法を指導し，1セット10～20回で1日3セット行う．Kleinert法ではDIP関節の完全屈曲が得られないため，DIP関節の他動屈曲を1セット行う．同時に，Duran法に準じたDIP関節およびPIP関節の他動伸展を行う（**図11**）[6]．術後1.5週で全指を他動的に完全屈曲位として屈曲位を保持させる（place and hold）運動を追加する．術後3週でシーネおよびゴムバンドを除去し，手関節および手指完全伸展位のシーネとし，手指の自動屈曲・伸展運動を許可する．また，手指屈曲位での手関節伸展および手指伸展位での手関節屈曲運動を追加する．ここまでは，すべて術者が指導し直接介助を行う．6週でシーネを除去する．このプロトコルでは，術者が積極的に後療法に介入するために患者は最低でも3週間の入院が必要となる．

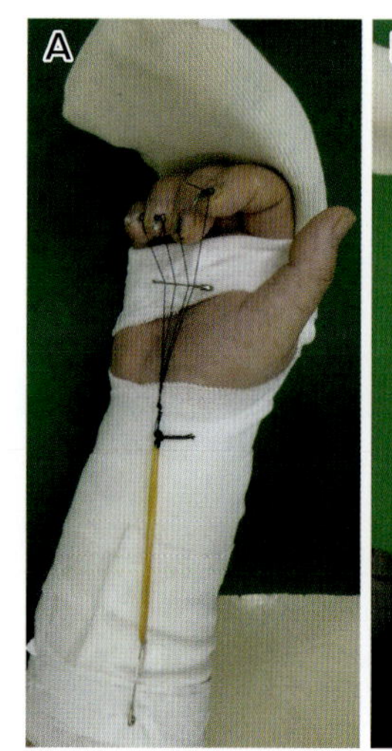

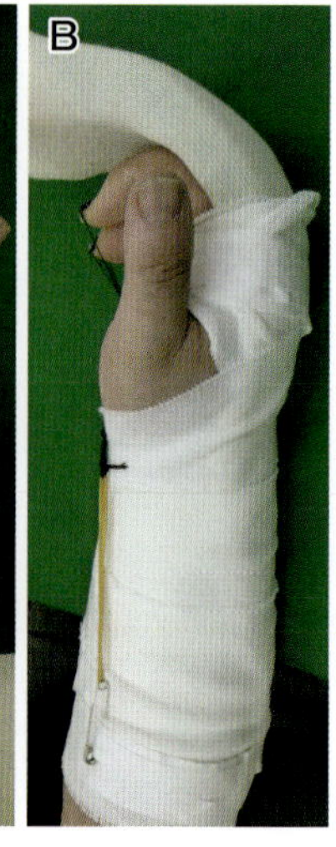

図10 Kleinert変法
A：正面像，B：側面像．

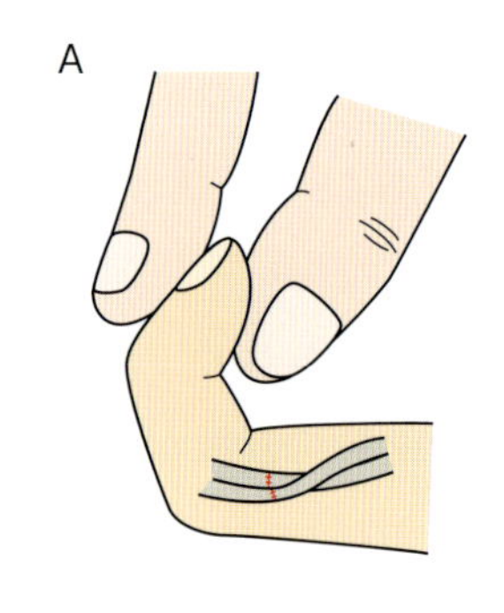

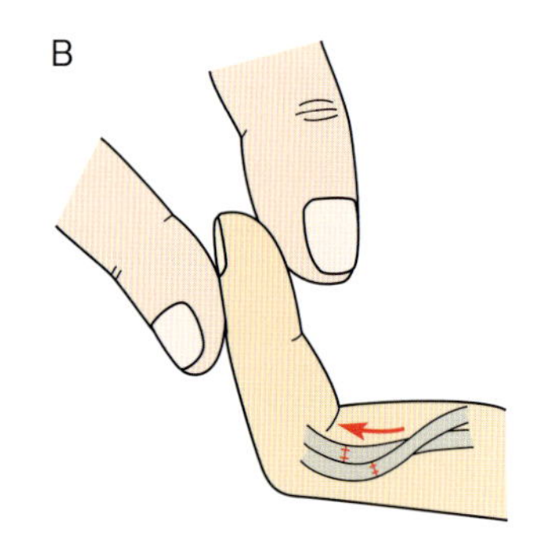

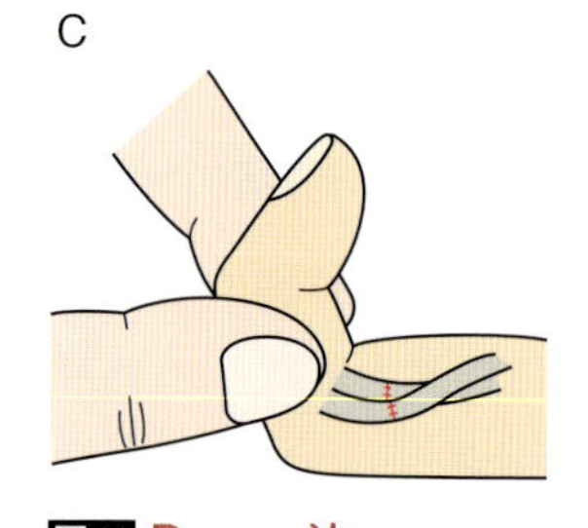

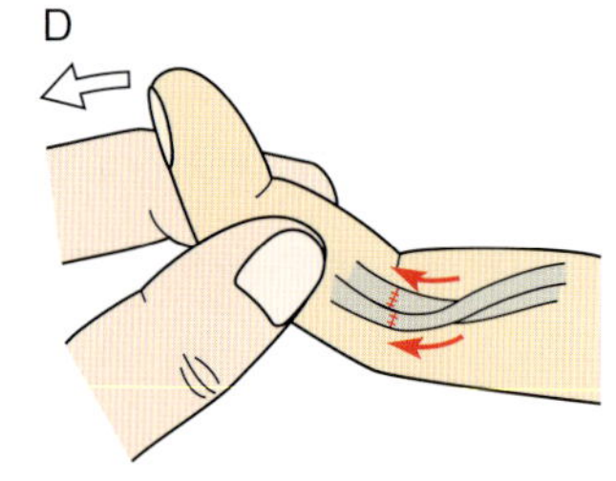

図11 Duran法
A・B：DIP関節の他動運動．
C・D：PIP関節の他動運動．
（文献6より）

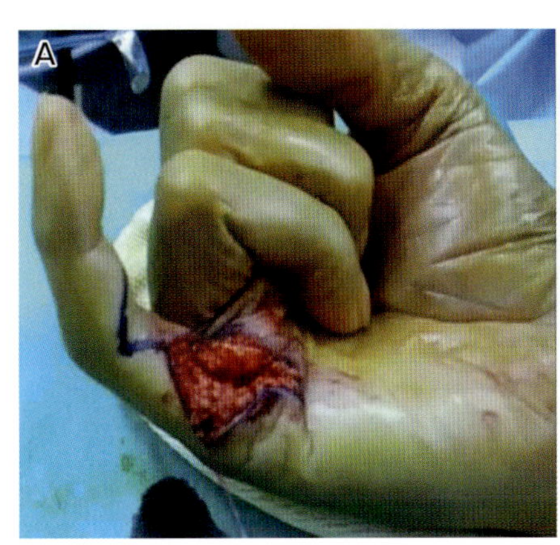

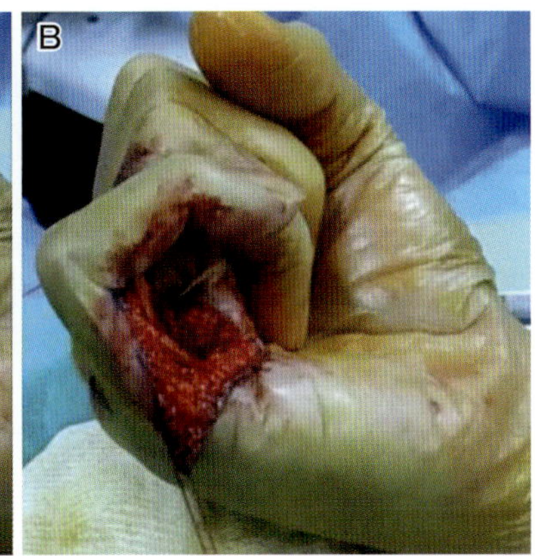

図12 局所麻酔による腱剥離術
A：腱剥離前，B：腱剥離後.

合併症

1. 腱再断裂

どの後療法においても一定の頻度で再断裂が報告されており，その頻度は5%前後である（既述）．特に術後早期の手関節の背屈は縫合部の弛みや再断裂の危険性があるので，厳重な注意が必要である．

2. 癒　着

癒着は屈筋腱修復後に最もよく認められる合併症の一つである．重度の組織損傷例や骨折例では癒着をきたしやすい．腱剥離術が必要な症例は約5%とされており[7)]，その手術時期は術後3～6ヵ月と報告されている[8, 9)]．筆者は，術後3ヵ月以降の症例に対して，局所麻酔薬を用いて腱剥離を行っている．腱剥離直後に指の自動屈伸運動を行ってもらい可動域の改善を確認している（図12）.

3. 関節拘縮

Kleinert法ではDIP関節およびPIP関節が屈曲位となりやすく，屈曲拘縮を生じやすい．Kleinert法を行っている間は必ず拘縮予防の他動伸展運動を行う．

まとめ

- 新鮮屈筋腱損傷に対する治療法をzone 2を中心に解説した．
- 屈筋腱の修復には，強固な縫合法の選択と縫合部が円滑に滑走するための適切な腱鞘の開放が必要である．
- 後療法は早期自動運動療法が主流であり，必ずハンドセラピストの監視の下で自動運動を行う．ハンドセラピストのいない施設では，術者が積極的に後療法に介入してKleinert法とDuran法を組み合わせた早期運動療法を行う．

引用・参考文献

1) 津下健哉. "屈筋腱の新鮮損傷". 手の外科の実際(第6版). 東京, 南江堂, 1989, 268-9.
2) 石井清一ほか. 指屈筋腱損傷の癒着に関する研究(第5報)：腱断裂後, 縫合までの期間が癒着に与える影響. 整形外科. 28(13), 1977, 1308-10.
3) Tang JB. et al. IFSSH Flexor Tendon Committee report 2014 : from the IFSSH Flexor Tendon Committee (Chairman : Jin Bo Tang). J Hand Surg Eur Vol. 39(1), 2014, 107-15.
4) Tang JB. et al. "The Nantong Experience". Tendon surgery of the hand (1st Edition). Philadelphia, Elsevier, 2012, 138-152.
5) Chesney A. et al. Systematic review of flexor tendon rehabilitation protocols in zone II of the hand. Plast Reconstr Surg. 127(4), 2011, 1583-92.
6) Santos LG. et al. Conceptos actuales sobre reparación primaria de los tendones flexores de la mano. Rev Esp Cir Osteoart. 28, 1993, 327-51.
7) Moriya K. et al. Incidence of tenolysis and features of adhesions in the digital flexor tendons after multi-strand repair and early motion. J Hand Surg Eur Vol. 2018[Epub ahead of print].
8) Frueh FS. et al. Primary flexor tendon repair in zones 1 and 2 : early passive mobilization versus controlled active motion. J Hand Surg Am. 39(7), 2014, 1344-50.
9) Rigo IZ. et al. Predictors of outcome after primary flexor tendon repair in zone 1, 2 and 3. J Hand Surg Eur Vol. 41(8), 2016, 793-801.

14 屈筋腱損傷後のリハビリテーション
—早期運動療法の実際 WEB動画

越後 歩 Ayumu Echigo ● 札幌徳洲会病院整形外科外傷センター作業療法士副室長
松井裕帝 Hirotada Matsui ● 札幌徳洲会病院整形外科外傷センター部長
倉田佳明 Yoshiaki Kurata ● 札幌徳洲会病院整形外科外傷センターセンター長
辻 英樹 Hideki Tsuji ● 札幌徳洲会病院副院長・外傷センター部長

はじめに

手指屈筋腱損傷術後リハビリテーションは修復腱の再断裂を回避しながら，どのように腱を滑走させるか，拘縮を回避するかが重要であり，療法士にとって大きな課題である．

本稿では，屈筋腱縫合術後の早期のリハビリテーションに必要なスプリント，各種後療法（早期運動療法）の実際とリハビリテーションのポイントについて解説する．

背側保護スプリント

屈筋腱損傷のハンドセラピーでは腱縫合法や合併損傷，患者のコンプライアンスによって術後の管理方法が異なる．どの方法も5～8週間，縫合腱を保護するため，前腕から遠位指節間（distal interphalangeal：DIP）関節まで背側保護スプリントを設置し，指と手の過度な伸展を防止する（**図1**）．スプリントの手関節・中手指節（metacarpophalangeal：MP）関節の角度設定は諸家によってさまざまである[1]．現在は手関節0～20°屈曲が標準的であるが，軽度伸展位とする報告もある．また，Peckらのshort arm splintのように手関節30°伸展位で短いタイプもある[2]．MP関節は屈曲30～70°の範囲で症例に合わせて設定する．

Point

スプリントの肢位設定（表1）

手関節屈曲角度は徐々に減少傾向にある．その理由として，①強い腱縫合法が開発されたこと，②過度の手関節屈曲は患者にとって快適な肢位ではなく手根管症候群発症のリスクを高めること，③自動屈曲を取り入れたプロトコルが浸透し手関節過屈曲での指伸筋の緊張増加は望ましくないこと，などが挙げられる[1]．

MP関節の肢位は手関節と比べ言及している文献は少ない．MP関節屈曲が大きいほど指節間（interphalangeal：IP）関節の自動伸展はしやすくなり，MP関節屈曲が小さいほど遠位への屈筋腱の滑走距離は大きくなる．

術後の運動種類とスケジュール (Pyramid of progressive force application)

Grothは屈筋腱の術後セラピィに用いられる運動の種類を9段階の負荷レベルによって分類した[14]（図2）．

1. Passive protected extension

Duranの他動運動レベルである．指伸展では腱は末梢へ移動し，逆に指屈曲では腱は中枢へ移動する．負荷が少なく術後すぐに使用できる．

2. Place and hold

指関節をゆっくり他動屈曲し，その肢位を自動屈

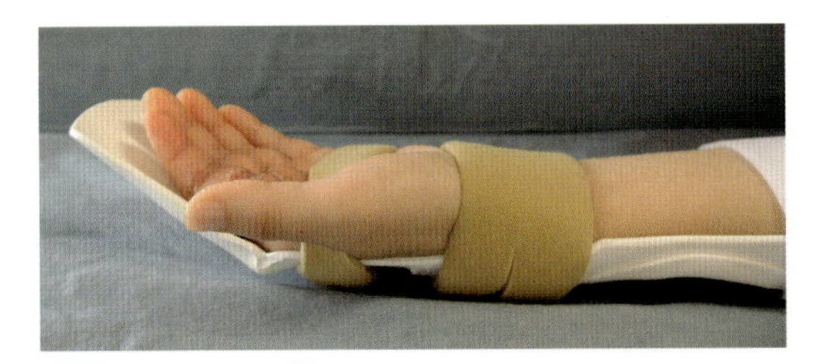

図1 背側保護スプリント

表1 背側保護スプリントの肢位の設定

Author	year	手関節	MP 関節	備考
Kleinert [3-5]	1967	最大屈曲位－20°	20°屈曲	Kleinert 原法
Duran [6]	1975	20°屈曲位	自然な肢位	Duran 法
McGrouther [7]	1981	最大屈曲位－20°	90°屈曲	Kleinert 変法
Saldana [8]	1987	0°中間位	70°屈曲	Kleinert 変法
Strickland [16]	1993	20°屈曲位	50°屈曲	安静用
		30°伸展位	60°屈曲	synergistic motion splint
Sifverskiöld [10-12]	1993	0°中間位	50～70°屈曲	4 指牽引 Kleinert 変法
Sandow [13]	1996	20°伸展位	90°屈曲	
Peck [2]	2014	30°伸展位	30°屈曲	short arm splint

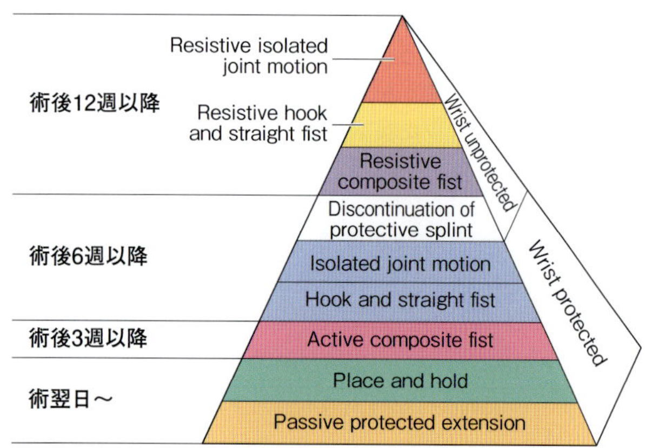

図2 Pyramid of progressive force application と運動開始時期（文献 14 より）

曲で保持する（自動屈曲保持）．この運動も術後すぐに使用できる．Synergistic motion 法（後述）はこの方法の応用型である．

3. Active composite fist

自動で近位手掌皮線・遠位手掌皮線まで指屈曲する運動である．術後3週以降に開始することが多い．

4. Hook and straight fist（図 3）

Hook fist では MP 関節伸展位，近位指節間（proximal interphalangeal：PIP）・DIP 関節屈曲位をとる．Straight fist では MP・PIP 関節屈曲位，DIP 関節伸展位をとる．Hook fist は深指屈筋（flexor digitorum profundus：FDP）腱中心の握りであり，straight fist は浅指屈筋（flexor digitorum superficialis：FDS）腱中心の握りである．

5. Isolated joint motion

いわゆるブロッキング運動である．DIP 関節運動時は PIP 関節を伸展位に固定し，PIP 関節運動時は MP 関節を伸展位固定とする．本法は負荷が強いため，通常 6～8 週以降に段階的に使用する．

6. Discontinuation of protective splint

背側保護スプリントを外す段階である．通常，術後 4～6 週であり，日常生活では食事程度の軽作業での使用が可能となる．日中はスプリントを外す時期でも，就寝時は 8 週まで装着することが多い．

7. Resistive composite fist

抵抗運動を用いた自動屈曲運動である．ハンドセラピィの場面ではセラピィ用のパティやグリッパーなどを用いることがある．抵抗運動は 12 週以降に開始する．

8. Resistive hook and straight fist

抵抗運動を用いた hook fist, straight fist 運動であり，FDP と FDS の分離した抵抗運動となる．

9. Resistive isolated joint motion

抵抗運動を用いたブロッキング運動である．

Duran 法（動画 1）

他動運動によって腱を滑走させる方法である（図 4）．DIP 関節を伸展させると FDP 縫合部が FDS に対し 3～5 mm 遠位に移動し，DIP 関節を固定

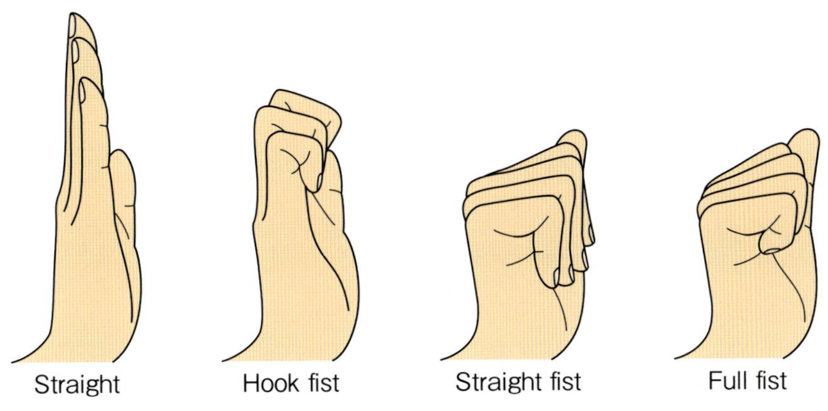

図3 セラピィに用いる握りの形（文献15より）

Hook fist はFDP中心の握り，straight fist はFDS中心の握り，full fist は両腱の握りである．

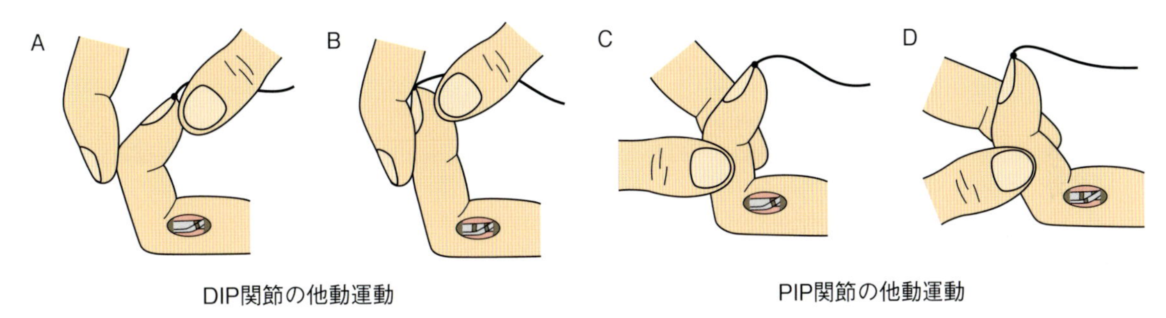

図4 Duran法（文献15より）

DIP関節を伸展させるとFDPがFDSに対し3～5 mm遠位に移動し（A，B），PIP関節を伸展させると両腱が周囲に対し遠位に移動する（C，D）．

しPIP関節を伸展させるとFDP・FDSの両腱が周囲組織に対し遠位に移動するとされる[6]．

原法は手関節屈曲20°のスプリントまたはキャスト装着下で行う．2種類の運動があり，1つは**図4A，B**のようにMP関節とPIP関節を屈曲位に保持したまま，DIP関節を他動的に屈伸させる．2つめは**図4C，D**のようにMP関節とDIP関節を屈曲位に保持したままPIP関節を他動的に屈伸させる．StricklandとGlogovacはDuranの原法に加え，安静時に背側保護スプリント装着下でPIP関節を伸展位に保持する方法を推奨した．現在ではDuran法は屈筋腱減張位での単関節運動や腱滑走運動として，Kleinert変法や自動屈曲法などと併用して用いられることが多い[16, 17]．

Kleinert変法（動画2）

原法は1960年代にKleinertらが報告した[3-5]．指に牽引用糸を装着し，糸の牽引によって指屈曲を他動で，指伸展は自動で行い腱滑走させる方法である．Kleinert原法は手関節を長期間屈曲位固定すること，DIP関節の屈曲が不十分であること，PIP屈曲拘縮を惹起することなどが問題であった．Kleinert変法[7-13, 18]ではスプリントの肢位の変更や手掌pulleyの追加により，これらの問題が改善された（**図5**）．Kleinert変法の運動療法ではゴムの張力または健側手で牽引用糸を引っぱり，しっかりと他動屈曲した後，指の背側がスプリントに接するまでしっかりと自動伸展させる（**図6**）．これを日中1時間ごとに20回行う．

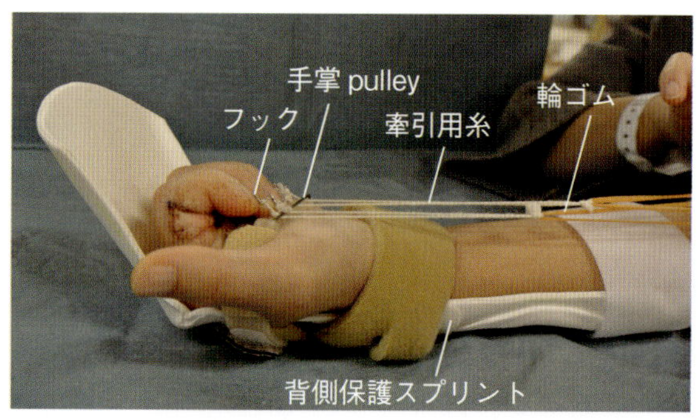

図5 Kleinert 変法のシステム

背側保護スプリント，フック，手掌 pulley，牽引用糸と輪ゴムで構成される．指屈曲時は糸による他動運動，伸展は自動運動で行う．

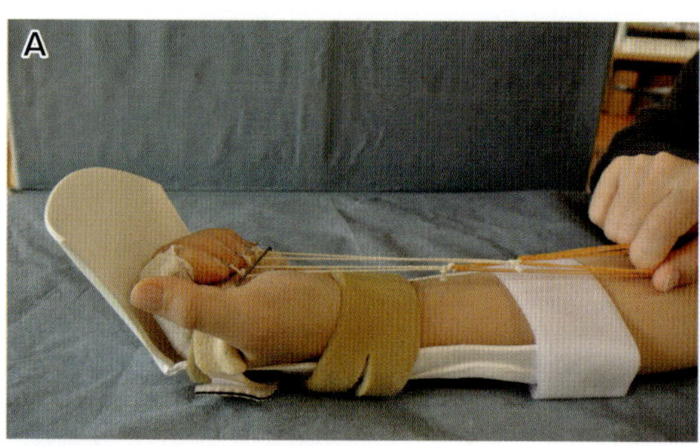

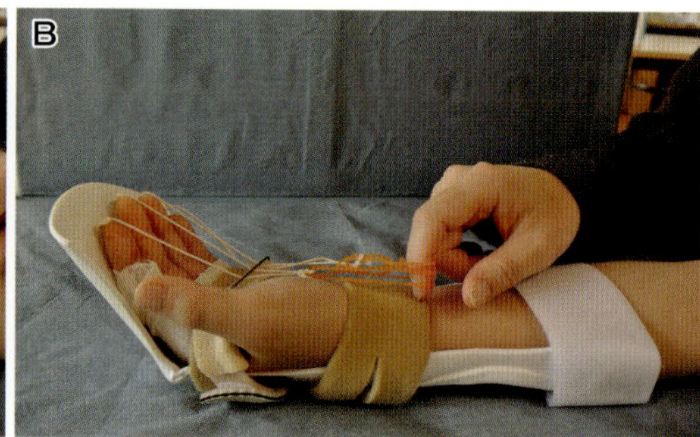

図6 Kleinert 変法の様子

A：指他動屈曲時（健側でゴムを牽引している），B：指自動伸展時（ゴムを弛めながら）

術後プロトコル

術翌日に背側スプリントを作製し，牽引用糸による他動屈曲運動と自動伸展運動を日中毎時 20 回行う．術後 3 週で牽引用糸を除去し，自動屈曲を許可し，術後 6 週で日中スプリントを除去する．8 週でスプリントを完全除去し，12 週で手の使用制限を解除する．

Point

Kleinert 変法システム設定のコツ

術中爪に直接糸をつける方法と，術後に爪にフックと糸をつける方法がある．フックはゼムクリップを利用して簡単に作製可能である（**図 7**）．この際，フックは爪から 3 mm 程度とし，手掌 pulley と干渉しないようにする．手掌 pulley は幅 4 ～ 5 cm とし，高さは 8 mm 程度とする（**図 8**）．Pulley を固定するための土台はスプリント材を利用して背側保護スプリントとは別に，手掌部に装着する．受傷指以外にもフックと糸を装着し，糸に輪ゴムを装着するが，指を自動伸展した際に糸と輪ゴムの結び目が手掌 pulley に干渉しないように設定する（**図 9**）．

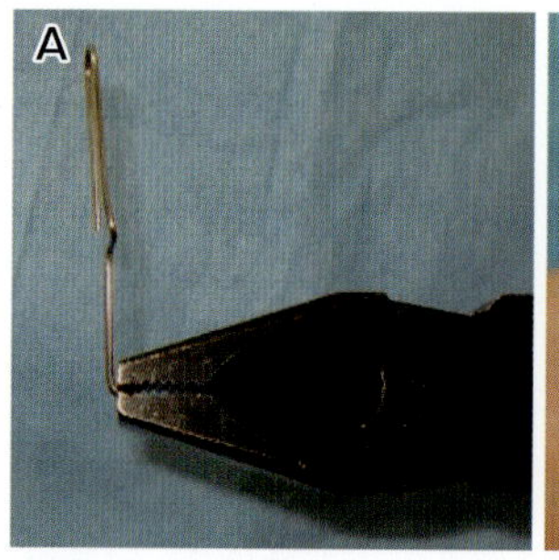

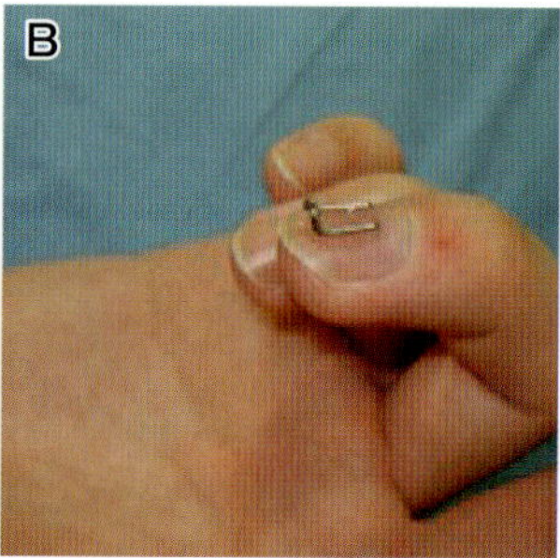

図7 フックの作製

ゼムクリップの端 3 mm 程度を曲げ（**A**），カットした後，瞬間接着剤で爪に固定する（**B**）．

Point

安静時の肢位（図 10）

安静時の固定には屈曲位固定と伸展位固定がある．屈曲位での固定は腱が近位に引き込まれた状態で固定されるため，屈曲可動域保持に有利である．しかし PIP 関節の屈曲拘縮のリスクが高くなるため，拘縮リスクが高い例では伸展位固定を用いる．日中は屈曲位と伸展位の固定を交互使用することもある．

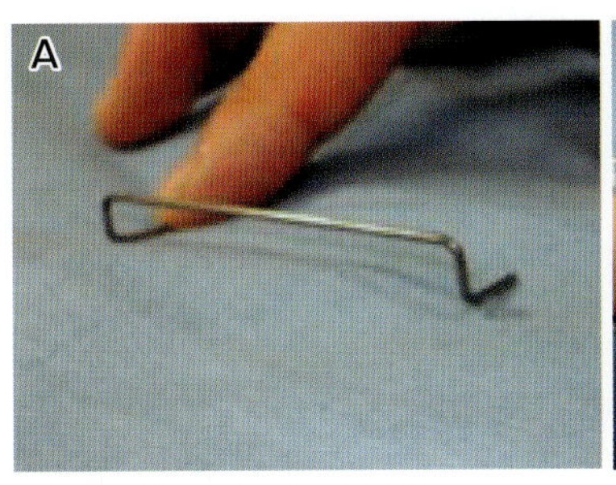

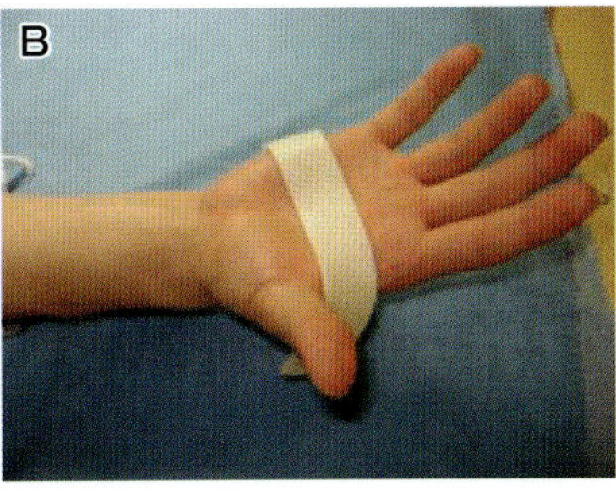

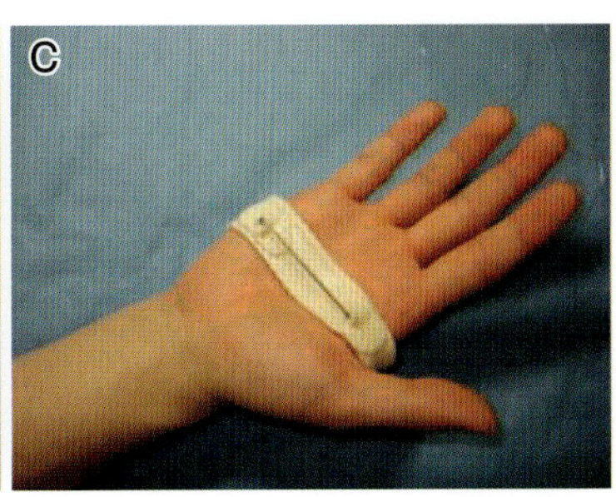

図8 手掌 pulley の作製

針金またはピアノ線を幅 4 ～ 5 cm，高さ 8 mm 程度として，A のように作製する．Pulley を固定する土台はスプリント材を利用して作製し（B），C のように pulley を装着する．

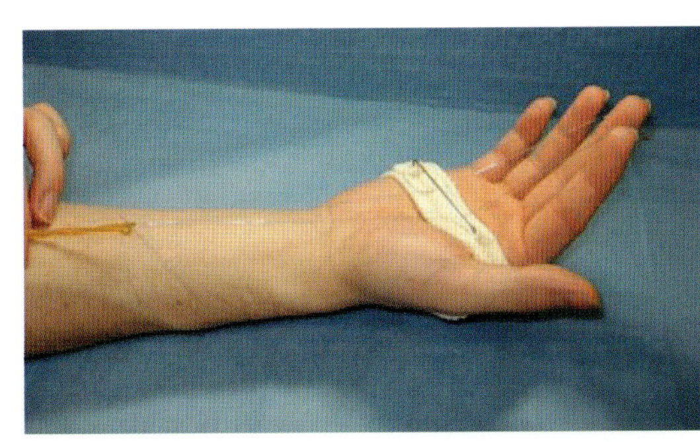

図9 牽引糸，ゴムの装着

受傷指以外にもフックと糸を装着し，糸に輪ゴムを装着する．指を自動伸展した際に糸と輪ゴムの結び目が手掌 pulley に干渉しないように設定する．

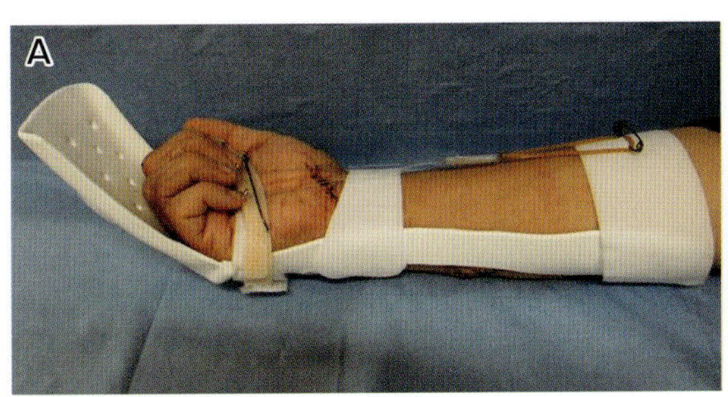

図10 安静時の肢位

A：指屈曲位の固定（ゴム牽引による），B：指伸展位の固定（ストラップによる）

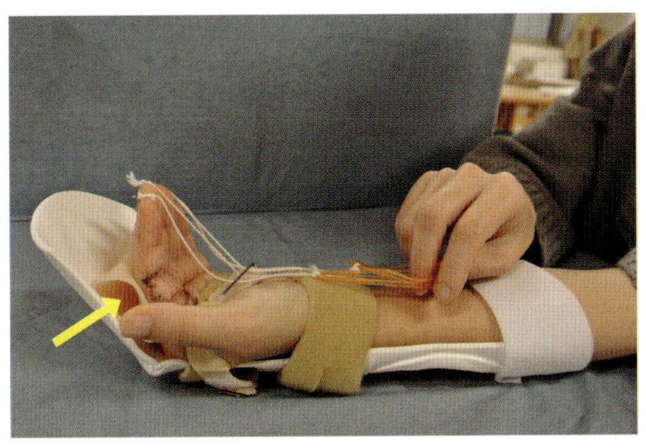

図11 くさび型スプリント

MP 関節の屈曲を強め，PIP 関節の自動伸展をしやすくする．

> **Point**
>
> **MP 関節の屈曲を強めるくさび型スプリント**[19]
>
> 図 11 矢印は取り外しが可能な，くさび型スプリントである．背側保護スプリントに装着し，MP 関節の屈曲を強め PIP 関節の自動伸展をしやすくする．術後より使用できる．

Place and hold（動画 3）

療法士または患者の健側手により，患指を他動屈曲させ，等尺性に自動屈曲保持させる（図 12）．等張性の自動屈曲と比較し，縫合腱にかかる work of motion が少ないとされる[17, 22]．

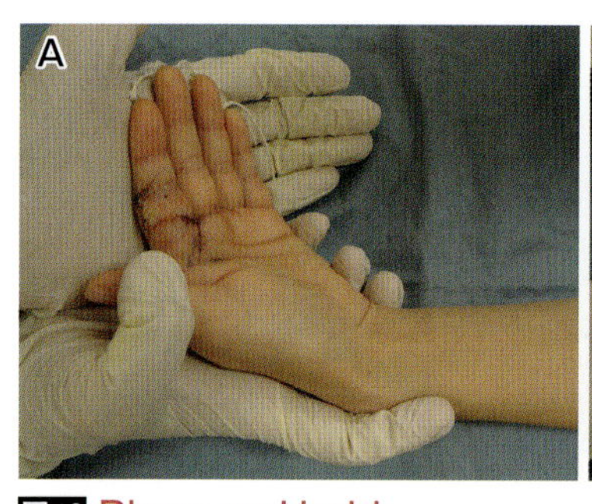

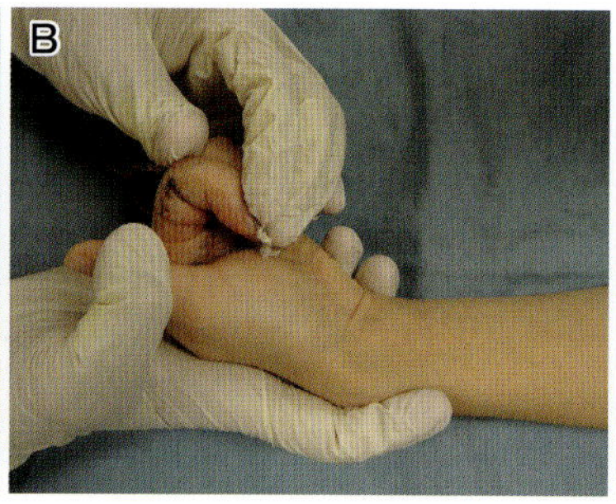

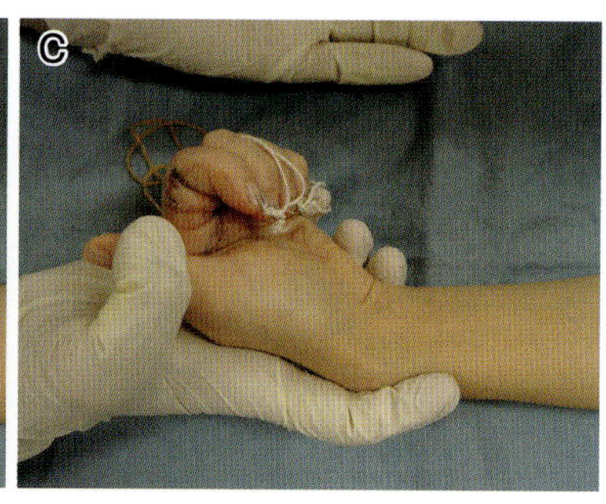

図12 Place and hold

A：指自動伸展，B：指他動屈曲，C：指自動屈曲（等尺性）．他動屈曲の後，等尺性に自動屈曲させる．

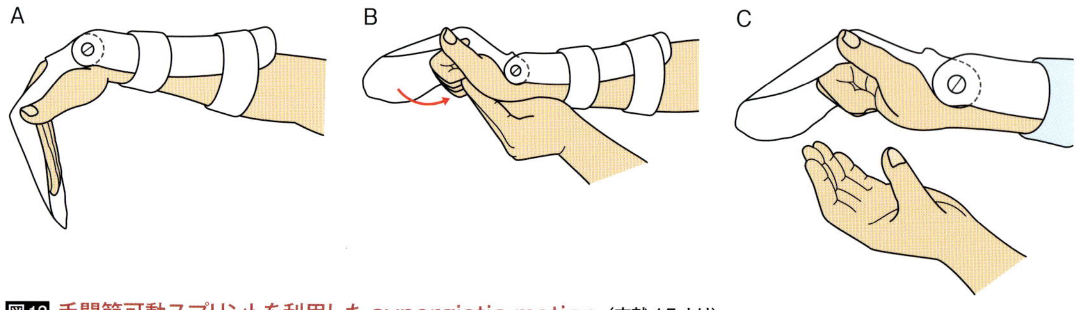

図13 手関節可動スプリントを利用したsynergistic motion（文献15より）

A：指自動伸展（手関節屈曲），B：指他動屈曲（手関節伸展），C：指自動屈曲保持（手関節伸展）

Synergistic motion（動画4）

Stricklandが報告した等尺性指自動屈曲の際に手関節を伸展させる早期運動療法である[20]．通常の背側保護スプリントと手関節部に可動性の継ぎ手をもつ運動用スプリント（**図13**）の2種類のスプリントを使用する．運動用スプリントは30°まで手関節伸展が可能であり，MP関節は60°屈曲位である．このスプリントを用いて指の他動屈曲と等尺性の自動屈曲保持を5秒間行う．その際，手関節の自動伸展と指の他動屈曲，手関節の自動屈曲と指の他動屈曲を組み合わせて行う．屈筋腱zoneⅢにおいて，Kleinert原法やKleinert変法と比較してより大きな腱の滑走を得られるという報告もある[21]．

しかし本法では背側保護スプリントを使用するKleinert変法と併用することが困難である．Kleinert変法と併用する際は療法士がsynergistic motionを介助するtherapist assisted synergistic motionを用いる[22]．この運動（**図14**）では背側保護スプリントを外し，手関節伸展と指他動屈曲，手関節屈曲と指自動伸展を療法士が介助して行う．

Midrange active motion（動画5）

等張性自動屈曲を術後早期から用いるプロトコルである．Wuらは屈筋腱の滑走抵抗について，軽度，中等度の自動屈曲で小さく，最後の1/3の深い自動屈曲で急増するため，術後早期には深屈曲を避けることで安全にセラピィが実施できるとした[23, 24]．本法は背側保護スプリントのみの簡素なシステムで施行でき，カナダ，ヨーロッパ，アジアで広く使用されている．

自動運動時は背側スプリント装着下で，健側手を患側手の手掌しわ線上に直交するように置く

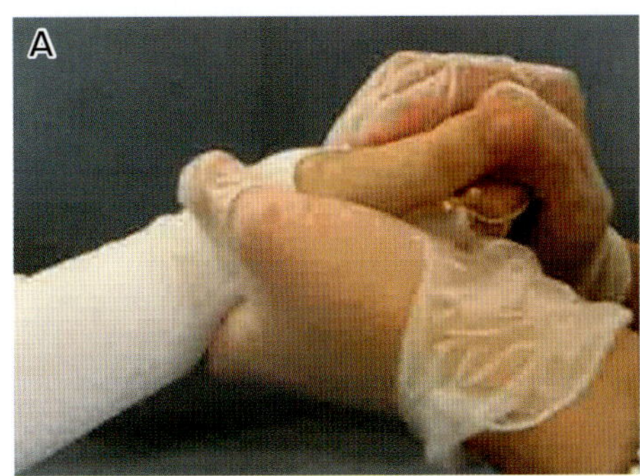

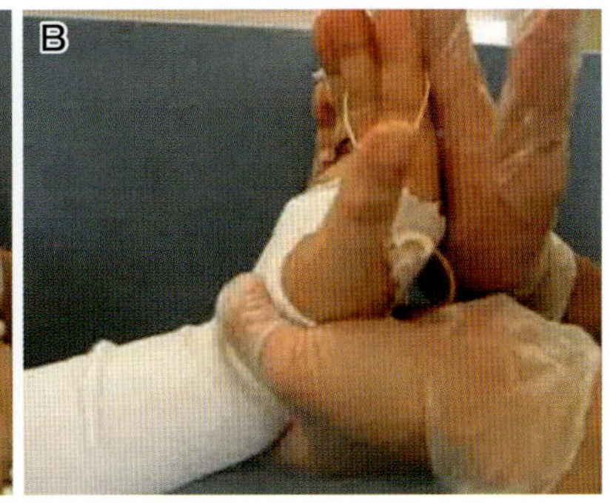

図14 療法士の介助による synergistic motion
A：介助下の手関節伸展・指屈曲，B：介助下の手関節屈曲・指伸展

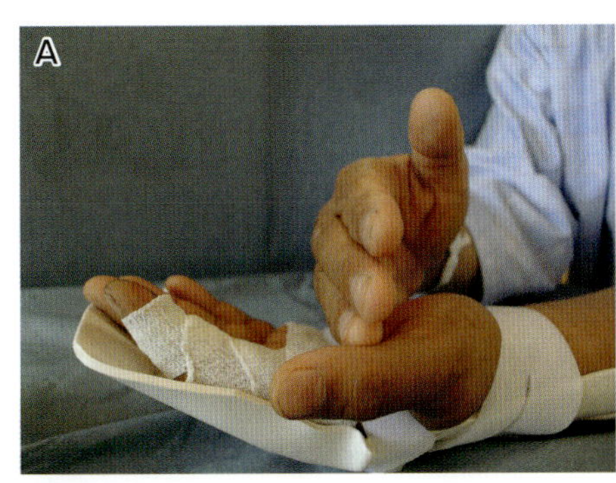

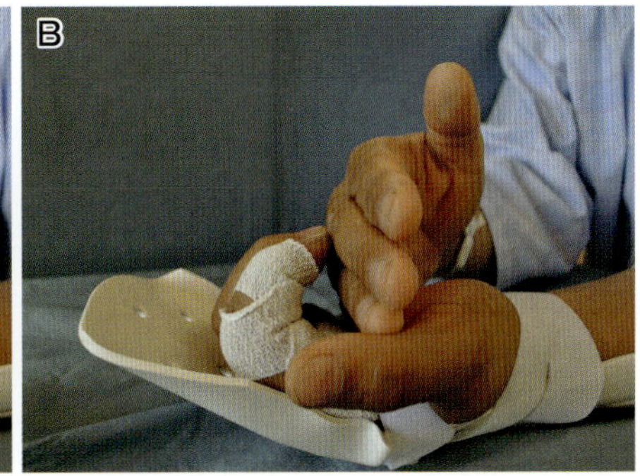

図15 Midrange active motion
自動屈曲の際，深屈曲を避けることが重要である．手掌しわ線上に健側手を置き，患側手をゆっくりと自動屈曲する（A）．指が健側手に接触したら自動屈曲を止め（B），次にゆっくりと自動伸展させる．

（図15A）．屈曲では健側手の背側に患指が接するまでとし，深屈曲を防止する（図15B）．自動伸展では患指が背側スプリントに接するまでとする．自主運動では他動運動，他動屈曲・自動伸展運動に加え本法を日中1時間ごとに20回行うように指導する．

術後プロトコル

術翌日に背側保護スプリントを作製する．Duran法，他動屈曲・自動伸展運動に加え，完全屈曲の2/3までの等張性自動屈曲を許可する．

術後3週で完全屈曲を許可し，術後6週で日中のスプリントを除去する．8週でスプリントを完全除去し，12週で手の使用制限を解除する．

おわりに

療法士は医師と連携して，受傷時の損傷組織，損傷部位，再建方法などを理解したうえで，スプリントの肢位や術後の運動方法を選択する必要がある．また，患者のコンプライアンスや理解度に合わせて自主運動の方法や頻度やリスクについて十分に教育をすることが重要である．

引用・参考文献

1) Pettengill KM. The evolution of early mobilization of the repaired flexor tendon. J Hand Ther. 18(2), 2005, 157-68.
2) Peck FH. et al. The Manchester short splint : A change to splinting practice in the rehabilitation of zone II flexor tendon repairs. Hand Therapy. 19(2), 2014, 47-53.
3) Kleinert HE. et al. Primary repair of lacerated flexor tendons in "No man's land". J Bone Joint Surg Am. 49, 1967, 577.
4) Kleinert HE. et al. Primary repair of flexor tendons. Orthop Clin North Am. 4(4), 1973, 865-76.
5) Lister GD. et al. Primary flexor tendon repair followed by immediate controlled mobilization. J Hand Surg Am. 2(6), 1977, 441-51.
6) Duran RJ. et al. "Controlled passive motion following flexor tendon repair in zone 2 and 3". American academy of orthopaedic surgeons. Symposium on tendon surgery in the hand. Maryland Heights, Mosby, 1975, 105-14.
7) McGrouther DA. et al. Flexor tendon excursions in "no-man's land". Hand. 13(2), 1981, 129-41.
8) Saldana MJ. et al. Flexor tendon repair and rehabilitation in zone II open sheath technique versus closed sheath technique. J Hand Surg Am. 12(6), 1987, 1110-4.
9) Strickland JW. Development of flexor tendon surgery : twenty-five years of progress. J Hand Surg Am. 25(2), 2000, 214-35.
10) Silfverskiöld KL. et al. Tendon excursions after flexor tendon repair in zone. II : Results with a new controlled-motion program. J Hand Surg Am. 18(3), 1993, 403-10.
11) Silfverskiöld KL. et al. Flexor digitorum profundus tendon excursions during controlled motion after flexor tendon repair in zone II : a prospective clinical study. J Hand Surg Am. 17(1), 1992, 122-31.
12) May EJ, et al. Controlled mobilization after flexor tendon repair in zone II : a prospective comparison of three methods. J Hand Surg Am. 17(5), 1992, 942-52.
13) Sandow MJ. et al. Single-cross grasp six-strand repair for acute flexor tenorrhaphy : modified Savage technique. Atlas Hand Clin. 1, 1996, 41-64.
14) Groth GN. Pyramid of progressive force exercises to the injured flexor tendon. J Hand Ther. 17(1), 2004, 31-42.
15) Pettengill KM. "Therapist's management of the complex injury". Rehabilitation of the hand and upper extremity (6th Edition). Skirven TM. et al (eds). Amsterdam, Elsevier, 2011, 1238-51.
16) Strickland JW, et al. Digital function following flexor tendon repair in zone II. A comparison of immobilization and controlled passive motion techniques. J Hand Surg Am. 5(6), 1980, 537-43.
17) 草野望ほか. "腱損傷". 手の外科診療ハンドブック. 茨木邦夫ほか編. 東京, 南江堂, 2004, 114-6.
18) Chow JA. et al. A combined regimen of controlled motion following flexor tendon repair in "no man's land". Plast Reconstr Surg. 79(3), 1987, 447-55.
19) 奥村修也. 手指腱損傷修復後のハンドセラピィ. リハ実践テクニック ハンドセラピィ. 齋藤慶一郎編. 東京, メジカルビュー社, 2014, 126-32.
20) Strickland JW. The Indiana method of flexor tendon repair. Atlas Hand Clin. 1, 1996, 77-103.
21) Horii E. et al. Comparative flexor tendon excursion after passive mobilization : an in vitro study. J Hand Surg Am. 17 (3), 1992, 559-66.
22) 青木光広ほか. 屈筋腱縫合術後に行う運動療法の工夫 : Tenodesis motionを用いた早期他動屈曲・伸展介助運動. 日手会誌. 20 (2), 2003, 111-4.
23) Wu YF. et al. Tendon healing, edema, and resistance to flexor tendon gliding : clinial implications. Hand Clin. 29(2), 2013, 167-78.
24) Wu YF. et al. Relative contribution of tissue oedema and the presence of an A2 pulley to resistance to flexor tendon movement : an in vitro and in vivo study. J Hand Surg Eur Vol. 37(4), 2012, 310-5.
25) Groth GN. Current practice patterns of flexor tendon rehabilitation. J Hand Ther. 18(2), 2005, 169-74.

15 屈筋腱損傷後の腱移植術

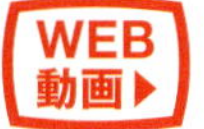

森谷浩治 Koji Moriya ● 一般財団法人新潟手の外科研究所研究部長

受傷機転

1960年代以降になると手指の屈筋腱新鮮損傷に対しては一次修復術が主流となり，現在，腱移植術が必要になる場合は以下に限られている[1-3]．

①深指屈筋（flexor digitorum profundus：FDP）腱の鋭利な断裂や末節骨停止部からの剥脱後4～5週以上経過し，近位断端が肥厚して靱帯性腱鞘内へ引き入れることができない，もしくは筋短縮性拘縮が進み両断端間が近接しないとき．

②骨折や軟部組織損傷の修復が優先されるため，屈筋腱の処置が二次的になるような挫滅創を受傷したとき．

③手根骨の骨折（月状骨や有鉤骨）や豆状骨関節の変形性関節症などで生じた骨片や骨棘による磨耗で切れたとき．

④手指の酷使による非特異的滑膜炎，関節リウマチや血液透析による慢性滑膜炎の侵蝕によって皮下断裂したとき．

診断，症状

可動域（ROM）制限が認められれば診断は比較的容易である．完全断裂ならば必ず正常指と比べて損傷指は伸展位を呈するため，手の力を完全に抜かせた安静肢位を観察することは診断に役立つ（図1A）．屈筋腱の三次元画像処理を含めコンピュータ断層撮影は断裂部位やその原因を特定するのに有用である（図1B）．

ピットフォール

指節間（interphalangeal：IP）関節や中手指節（metacarpophalangeal：MP）関節に皮膚ないし関節由来の拘縮があると腱断裂の正確な診断は難しい．また，両側の固有掌側指神経や動脈が断裂し，指尖の知覚脱失および血行障害を認める場合は手術が成功しても手指としての良好な機能が発揮できないため，腱移植術の適応とはなりにくい[4]．

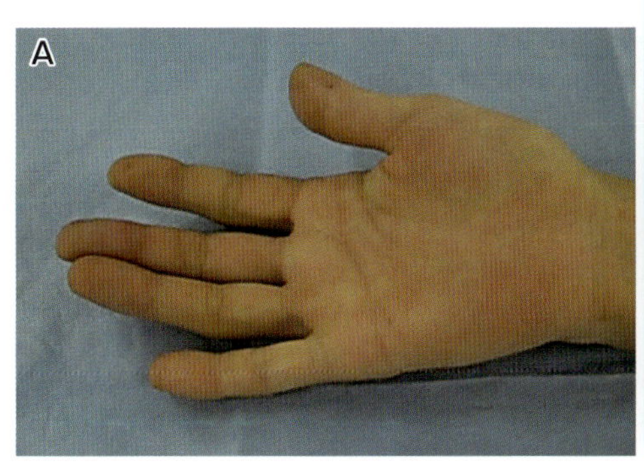

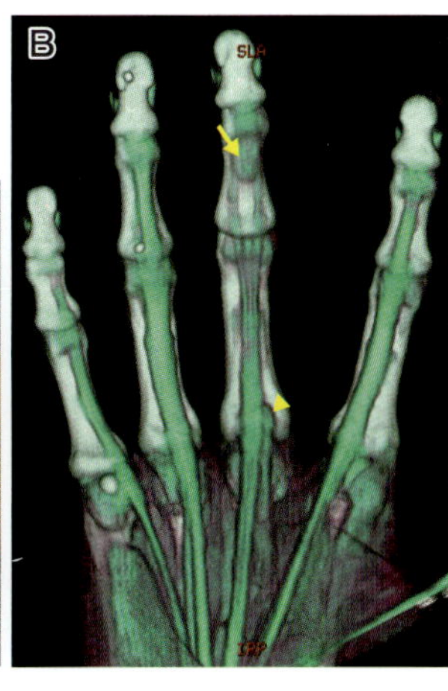

図1 術前所見

A：安静肢位．患指である中指は健常指の示指や環指と比べて伸展位になっている．

B：腱の条件の3DCT画像．中節骨中央に遠位断端（矢印）が，基節骨近位に近位断端（矢頭）が存在する．

治療法の選択

腱鞘内など移植床の損傷や瘢痕化が少ない場合は一期的な遊離腱移植術を施行する．そうでない場合はSwanson-Hunter型などのシリコン製人工腱をあらかじめ挿入し，二次手術として2～3ヵ月後にこの人工腱の周囲にできた偽腱鞘内に遊離腱を移植する二段階腱移植術を行う[1-3, 5]．

腱移植術には末節骨のFDP腱停止部から虫様筋起始部まで置換するstandard graftおよび前腕遠位部までのlong graft，欠損部のみに架橋するbridge graftがある[1, 3, 5]．

移植する遊離腱としては滑膜外腱の長掌筋（palmaris longus：PL）腱や足底筋腱，長趾伸筋（extensor digitorum longus：EDL）腱，滑膜内腱の足趾屈筋腱[6, 7]や術中に切除した浅指屈筋（flexor digitorum superficialis：FDS）腱が用いられる[1-5, 8]．筆者はstandard graftではPL腱，long graftでは足底筋腱またはEDL腱を主に使用している．

保存的治療[1-5, 8]

陳旧例の多くはIP関節およびMP関節に拘縮を伴っているため，腱移植術までに矯正副子や他動関節ROM訓練によって制限がない状態にしておく．また，術後に早期自動運動療法（early active mobilization：EAM）を速やかに実施するためにはあらかじめ筋の最大収縮能を獲得しておくことや異常運動パターンの矯正を行っておくことも必要であり，腱移植術前までに対処しておく．

Point

①術前状態は腱移植術後の治療成績に大きく影響するため，損傷指の瘢痕化が強く，神経・血管障害を認める症例にはいかなる腱移植術も適応がない．
②関節拘縮は腱移植術前までにROM訓練や矯正副子により可能な限り除去しておく．
③腱移植術を予定した場合，いつでも二段階腱移植術に変更できるようシリコン製の人工腱を必ず用意しておく．

手術治療

腱移植術が成功するための条件として，皮下結合織および掌側皮膚に瘢痕がないことも不可欠であり，もし存在するようならばあらかじめ瘢痕化した皮膚を皮弁で置換する．

1．遊離自家腱移植術[1-5, 8]

1）術前準備

患者を仰臥位とし，術者の邪魔とならず助手が2人確保される手用腕台に患肢をのせる．全身麻酔または腕神経叢ブロック下に十分な筋弛緩を得る．術野は空気止血帯で血流を止めて無血とする．

2）皮膚切開（図2）

受傷時の創瘢痕を利用したジグザグ切開か側正中切開を用いて指腹から手掌部ないし前腕遠位にかけて展開する．

3）展開（図3）

固有掌側指神経や動脈に注意しながら靱帯性腱鞘を指の全長にわたって露出し，その状態を観察した後に滑車として残せるか否かを判定する．温存できると判断した場合は中節部中央に約5 mm幅の靱帯性腱鞘を残し，より近位・遠位の腱鞘は切除する．基節部の靱帯性腱鞘は近位指節間（proximal interphalangeal：PIP）関節より約10 mm近位部が遠位端となるよう，よりPIP関節に近い部分は切除する．靱帯性腱鞘は瘢痕化や屈筋腱との癒着が強ければすべて除去し，移植腱や切除したFDS腱による再建（図4）を行う．しかし，このような場合は後述するシリコン製人工腱を用いた二段階腱移植術に切り替えるほうが無難である．

> **手術のコツ**
>
> MP関節の掌側板中央部から遠位に4～5 mm程度の靱帯性腱鞘は最低限残す必要がある．靱帯性腱鞘の内腔が狭くなっている，もしくは指節骨掌側面と癒着している場合はモスキート鉗子を挿入して内腔を拡大する．

4）両断端の処置（図5）

FDP腱遠位断端は停止部から約10 mm残して切除し，末節骨停止部をわずかに剥がす．近位断端はそこに起始する虫様筋を切除した後，先端を腱鉗子で把持して，遠位方向に数回牽引する．これにより筋拘縮および滑膜との癒着による縮れなどを解離し，他動伸張による腱滑動距離を少なくとも15 mm以上獲得する[5)]．

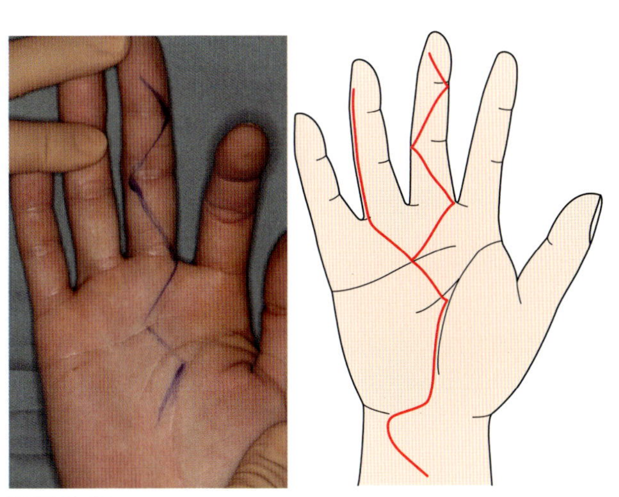

図2 皮膚切開

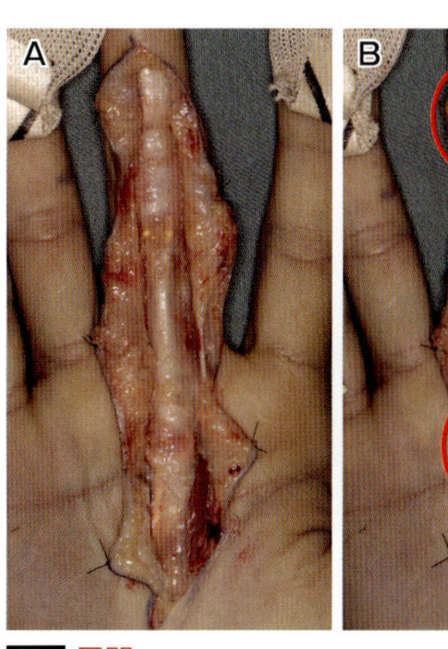

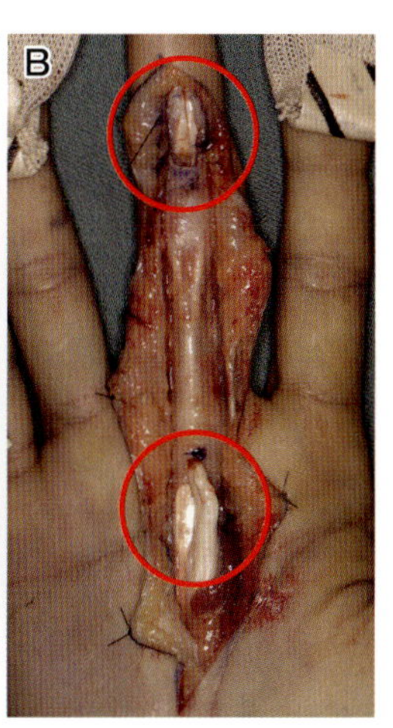

図3 展開

A：腱鞘切除前，B：腱鞘切除後
靱帯性腱鞘を全長にわたって露出する．本症例では腱鞘の瘢痕化が少ないため，両断端の処置が行える程度の少ない切除（丸印）にとどまっている．

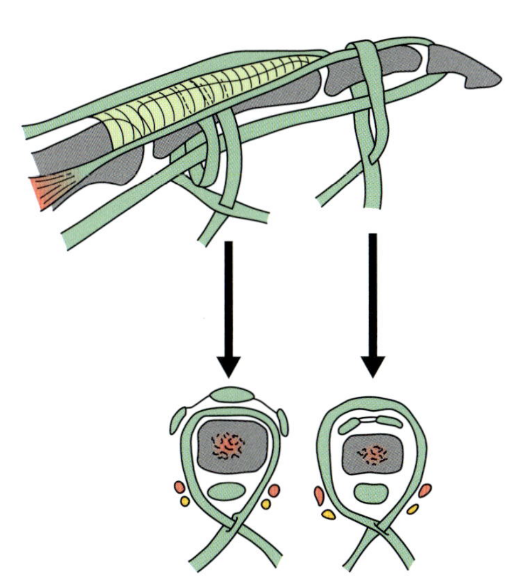

図4 腱鞘再建

基節部（A2腱鞘）の再建には側索および中央索の掌側に移植腱を二重に通す方法を用い，中節部（A4腱鞘）の再建は側索の背側に移植腱を通して行う．

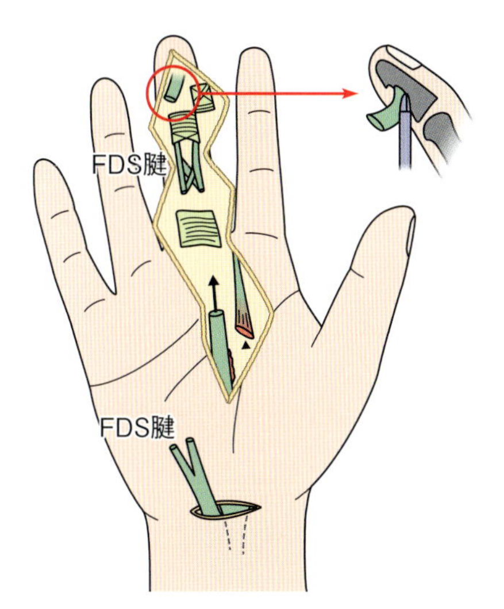

図5 両断端の処置

FDP腱遠位断端（丸印）は停止部から約10 mm残して切除し，末節骨停止部をわずかに剥がす．近位断端はそこに起始する虫様筋（矢頭）を切除し，他動伸張による腱滑動距離（矢印）を15 mm以上は獲得する．

FDS 腱は断裂していれば遠位断端を PIP 関節の掌側板近位で切除し，近位断端は PL 腱採取のために必要な手首皮線に一致する横皮切で同定し，この創から引き出して切除する．

ピットフォール

FDP 腱近位断端の他動伸張幅が 15 mm 未満の場合は動力筋として使用できないため，他指の FDP 腱または FDS 腱を用いた腱移行術を実施する[5]．

5）PL 腱の採取および処置（図 6）

手首皮線で PL 腱遠位部を露出して，この部を単鈍鉤で持ち上げる．次に PL 腱が触れる 3 ～ 4 cm ほど近位の前腕やや尺側に横切開を加えて PL 腱を露出する．この操作を 2 ～ 3 回繰り返して筋腱移行部まで PL 腱を同定した後，手首皮線部で PL 腱を切離し，遠位の小切開創から順に PL 腱の遠位断端を引き出して採取する．PL 腱を取り出した後，小切開部を 4-0 ナイロン糸で閉鎖し，PL 腱の遠位断端にも 8 字縫合または二重直角縫合を行っておく．術野で操作していないときは PL 腱を湿潤ガーゼで包んでおく．

モスキート鉗子もしくは 27 G の 2 つ折り軟鋼線を用いて，PL 腱に縫合しておいた 4-0 ナイロン糸を腱鞘内に通し，それを牽引することで PL 腱を近位から遠位に向かって腱鞘内へ通していく．

手術のコツ

FDS 腱が温存されている場合，可能であれば採取した PL 腱は腱裂孔を通すが，困難であれば FDS 腱のわきを通しても構わない．

6）遠位部の処置（図 7）

FDP 腱遠位断端に PL 腱を 1 回，可能であれば 2 回編み込み縫合する．遠位断端が短い，もしくは存在しない場合は骨アンカーを使用して PL 腱を末節骨に固定する．筆者は編み込み縫合が 1 回のみの症例や骨アンカーを使用した症例では，PL 腱を指尖まで通して埋没縫合する操作（pull-through）を追加している．

ピットフォール

従来，遠位部の処置として施行されてきたボタンを用いた移植腱の固定法（button on the nail 法）には，爪変形や固定力の不足といった問題がある．

7）止血および指部の創閉鎖（図 8）

空気止血帯を解除して出血点を丁寧に凝固止血する．指部だけを 4-0 ナイロン糸で結節縫合し，PL 腱を近位に牽引して IP 関節が円滑に屈曲することを確認する．

8）近位部の処置（図 9）

手関節を中間位として PL 腱を近位に牽引し，尺

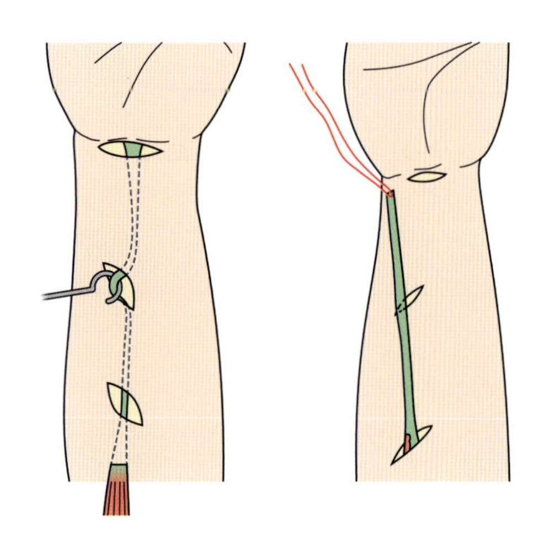
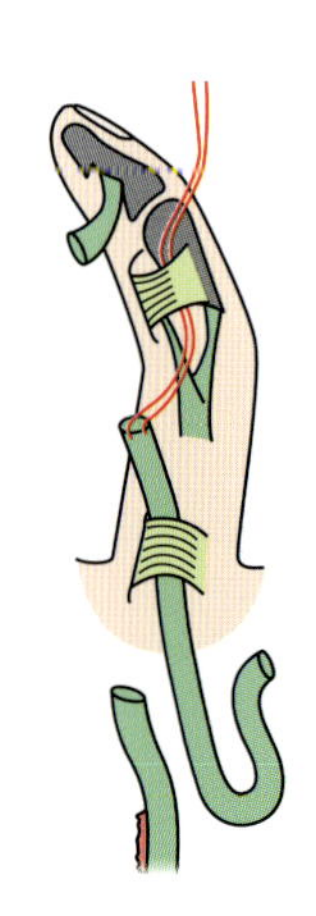

図6 PL 腱の採取および処置
PL 腱を単鈍鉤で持ち上げながら，同定と剥離を行う．PL 腱の遠位断端には 4-0 ナイロン糸で 8 字縫合または二重直角縫合を行っておく．この縫合糸を利用して PL 腱を近位から遠位に向かって腱鞘内へ通していく．

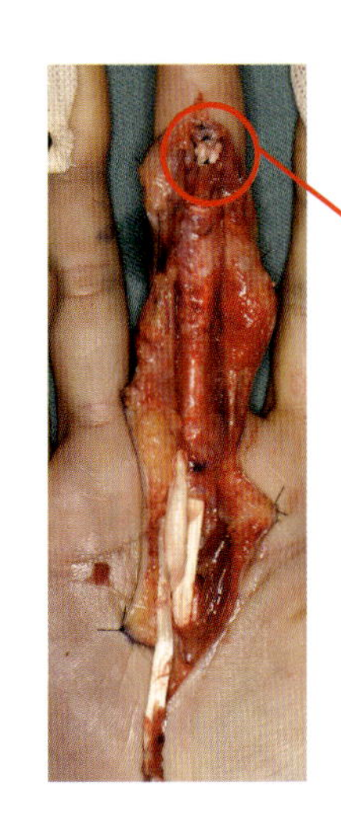

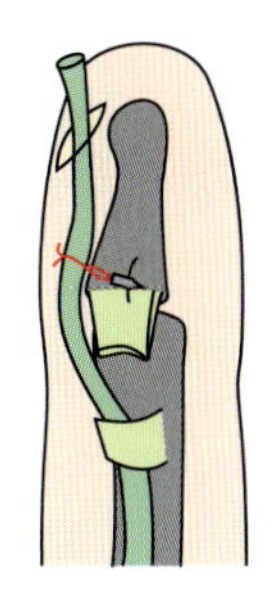

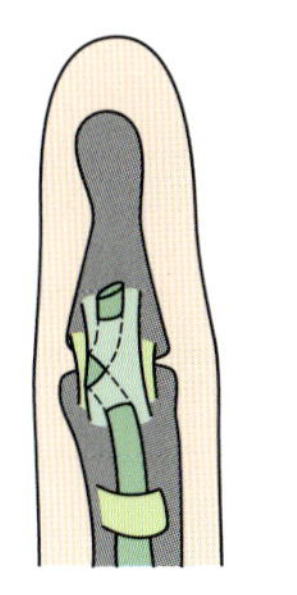

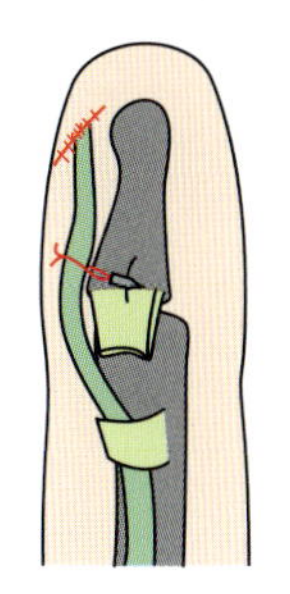

図7 遠位部の処置
PL 腱は FDP 腱遠位断端と編み込み縫合，もしくは骨アンカーと pull-through 法で固定する.

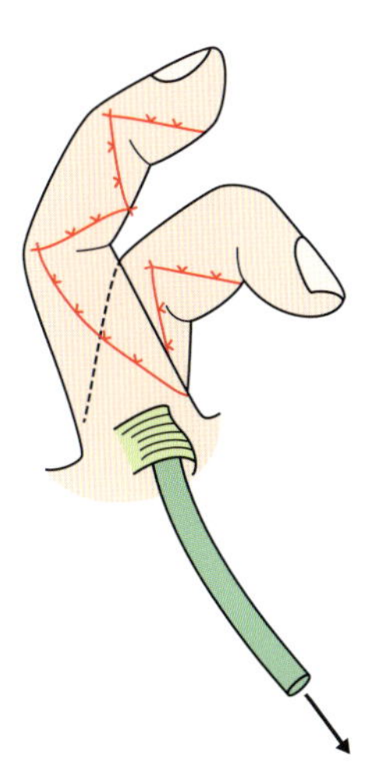

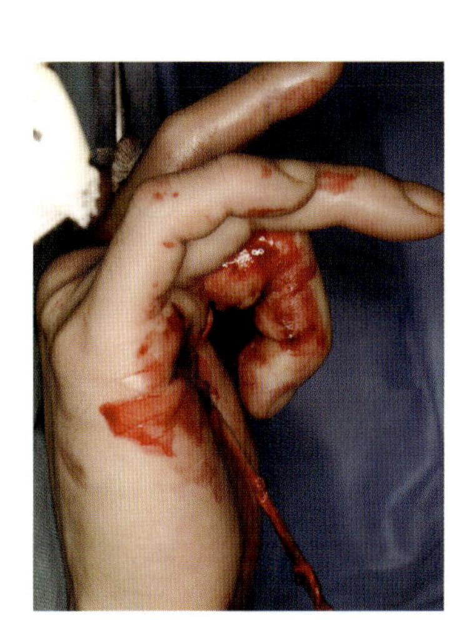

図8 指部の創閉鎖
先に指部のみ創閉鎖した後に PL 腱を近位に牽引し（矢印），IP 関節が円滑に屈曲することを確認する.

側隣接指と同程度に患指を屈曲させる．FDP 腱近位断端をやや強めに牽引しながら，PL 腱を 1 回編み込む．安静肢位で患指が尺側指と同程度に屈曲していれば，残り 2 回の編み込み縫合を追加する．

手術のコツ

小指では環指を参考として，それよりも屈曲位になるように緊張を調節する．近位部の縫合は end weave 法または Pulvertaft 法のいずれかを実施する．

ピットフォール

移植腱の緊張決定は容易ではない．術翌日からの EAM で ROM 制限が生じているようならば局所麻酔下に緊張度の再調節を行う可能性があることをあらかじめ患者にインフォームド・コンセントしておく．

9）手掌部の創閉鎖および外固定

皮膚を 4-0 ナイロン糸で結節縫合してから，創部は EAM の妨げにならないよう清潔な薄いガーゼまたは包帯を巻くだけで被覆する．背側シーネを用いて，手関節屈曲伸展 0°，MP 関節 30° 屈曲位，IP 関節伸展位で固定する（図 10A）．ただし，シーネの下巻きは手指にかかる掌側部分を切除し（図 10B），麻酔覚醒後に不意の手指自動屈曲が生じても，その抵抗にならないようにする．

2．欠損部に架橋する腱移植術 [2)]

1）皮膚切開および展開（図 2，図 3）

手掌部のみでよいが，時に手関節部や指基節部の展開が必要となる．FDP 腱の遠位断端は A1 腱鞘，近位断端は屈筋支帯を必要なだけ開放して露出する．

手術のコツ

FDP 腱遠位断端が A2 腱鞘内に位置する症例は，前述した遊離自家腱移植術の適応となる．有鉤骨鉤の偽関節や豆状骨関節の変形性関節症が断裂の原因になっている場合は同部の処理のために屈筋支帯はすべて切離する．

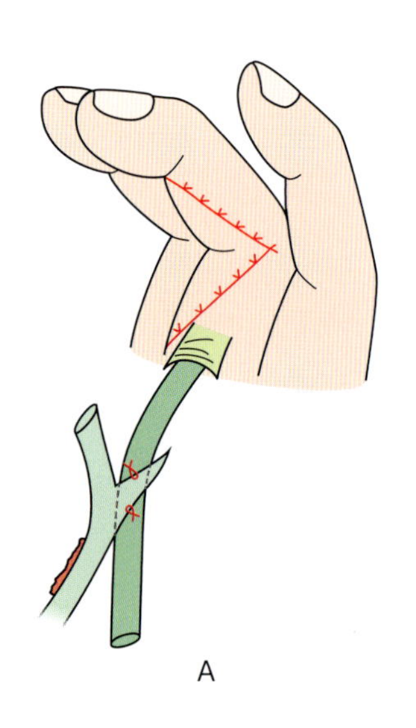

A

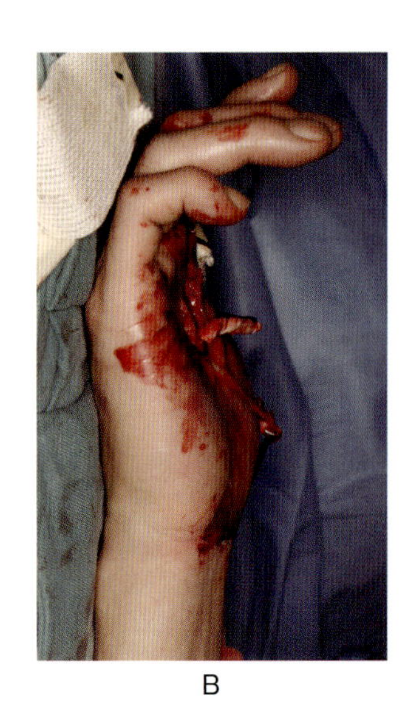

B

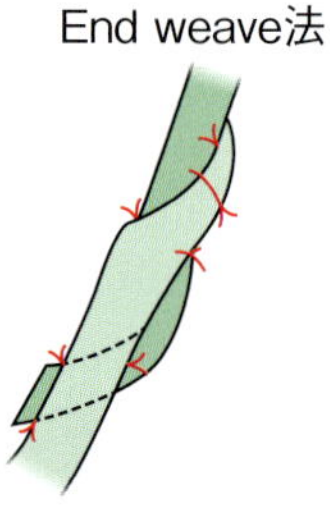

C

図9 近位部の処置

PL 腱を近位に牽引して尺側隣接指と同程度に患指を屈曲させる．FDP 腱近位断端をやや強めに牽引しながら，先程の PL 腱を 1 回編み込む（A）．安静肢位で患指が尺側指と同程度に屈曲していれば（B），残り 2 回の編み込み縫合を追加する．近位部の縫合は end weave 法または Pulvertaft 法のいずれかを実施する（C）．

A

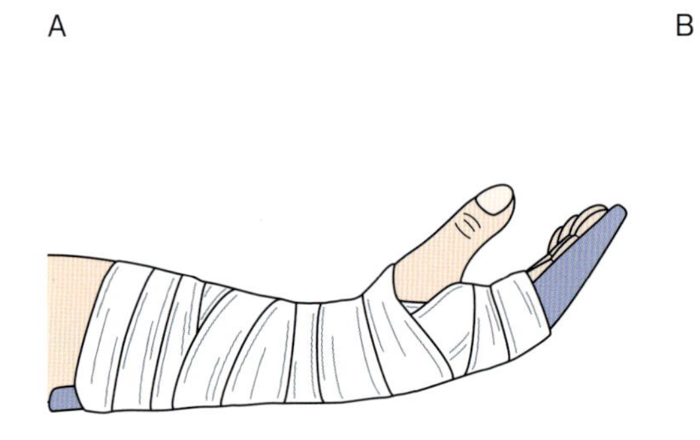

B

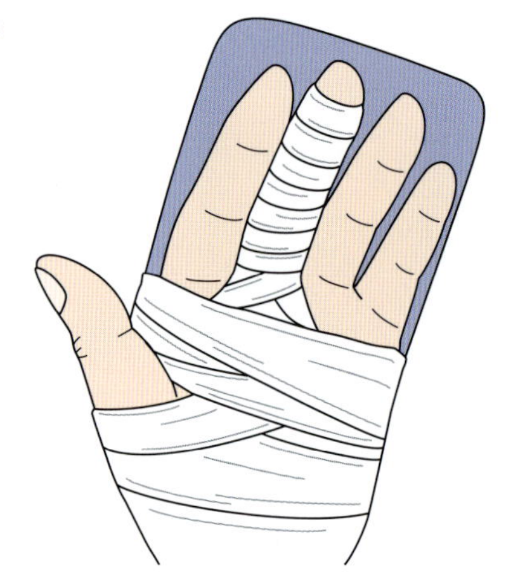

図10 術後外固定

A：背側シーネを用いて，手関節屈曲伸展0°，MP 関節 30°屈曲位，IP 関節伸展位で固定する．

B：この際，手指にかかる下巻きの掌側部分は切除しておく．

2）両断端の処置

FDS 腱は温存されていることが多いが，断裂している場合は遊離自家腱移植術と同様に切除する．FDP 腱遠位断端を近位へ引いて患指が十分屈曲することを確認し，必要であれば周囲との癒着を解離する．近位断端に虫様筋が起始していればそれを切除し，遊離自家腱移植術と同じく他動伸張による腱滑動距離を少なくとも 15 mm 以上は獲得する．

近位縫合部が手掌部になる短い架橋移植（short bridge graft）ならば PL 腱を採取する．他指の屈筋腱との癒着を回避するため手根管部での近位縫合は行わないが，そうなりそうならば移植腱として足底筋腱や EDL 腱を用い，前腕遠位部での縫合に変更する（long bridge graft）．

ピットフォール

近位断端の他動伸張幅が 15 mm 未満の場合は，他指の FDP 腱または FDS 腱を用いた腱移行術を実施する．

3）移植方法（図 11）

FDP 腱遠位断端に移植腱を 2 ～ 3 回編み込み縫合する．その後，患指を他動的に伸展させて残存する靱帯性腱鞘が縫合部の通過障害になっていないかを確認し，必要であれば腱鞘の切離を追加する．遊離自家腱移植術と同様に緊張度を決定し，移植腱と FDP 腱近位断端は 2 ～ 3 回の編み込み縫合で固定する．

4）創閉鎖および外固定

遊離自家腱移植術と変わらない．

3．二段階腱移植術[2, 3, 9, 10]

1）第一次手術（図12）

遊離自家腱移植術と同様の皮切および展開で靱帯性腱鞘を露出し，瘢痕化した組織は腱鞘であっても十分切除する．

FDP腱遠位断端は停止部から約10 mm残して切除し，末節骨停止部をわずかに剥がす．近位断端は屈筋支帯の遠位または近位で切離して退縮しないようにしっかりと周囲組織に縫着しておく．なお，虫様筋およびFDS腱は遊離自家腱移植術と同様に切除する．

なるべく大きいサイズのシリコン製人工腱（直径5～6 mm）を末節骨底部から前腕遠位部あるいは手掌部まで挿入する．人工腱の遠位端は10 mm程度残したFDP腱遠位断端の背側と末節骨の間に滑り込ませて確実に固定するが，近位端は遊離状態にしておく．最後に患指を他動屈伸させ人工腱の近位端が円滑に動くことを確認して閉創する．

術後は人工腱の近位端がより近位部まで位置するように手関節とMP関節を中等度（40～50°）屈曲し，IP関節も軽度屈曲位（20～30°）で背側シーネを用いて固定する．

> **手術のコツ**
>
> 中節部および基節部に存在する靱帯性腱鞘の内腔が狭くなっていても，モスキート鉗子で人工腱が比較的容易に通せる程度に拡大できれば，その靱帯性腱鞘は温存・使用できる．

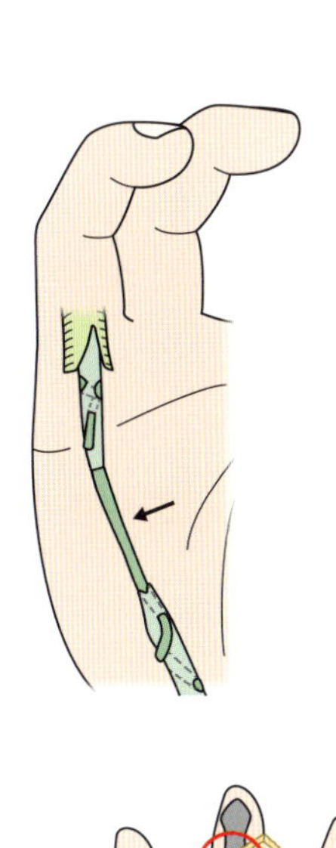

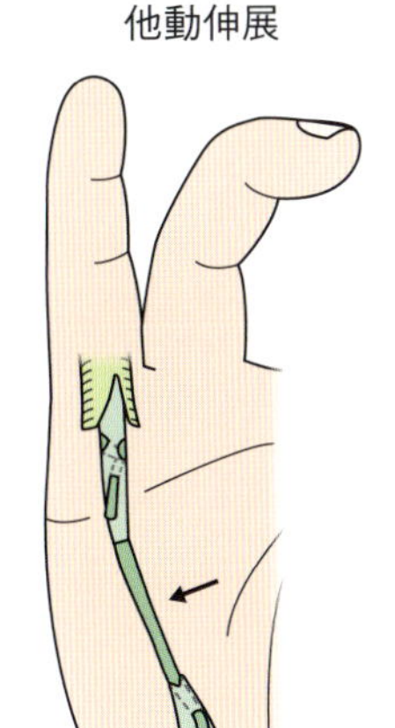

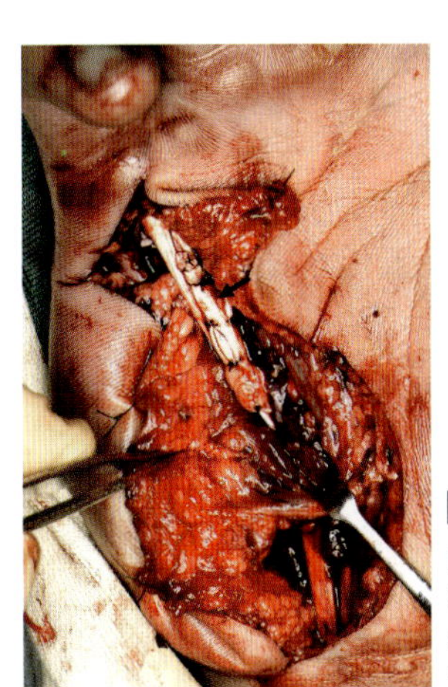

図11 橋渡し腱移植術
FDP腱遠位および近位断端に移植腱（矢印）を2～3回編み込み縫合する．患指を他動的に伸展させて残存する靱帯性腱鞘が縫合部の通過障害になっていないか確認する．

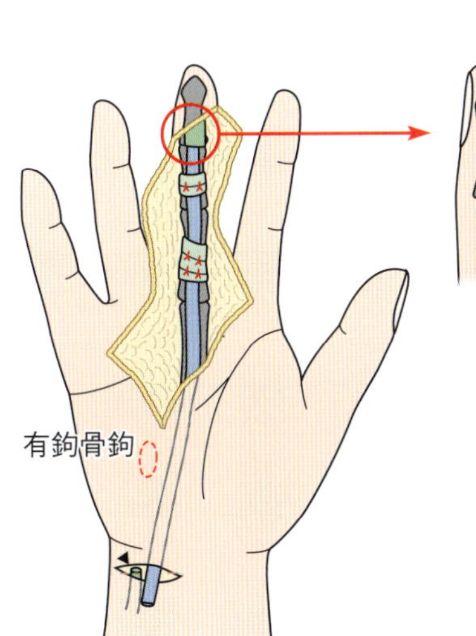

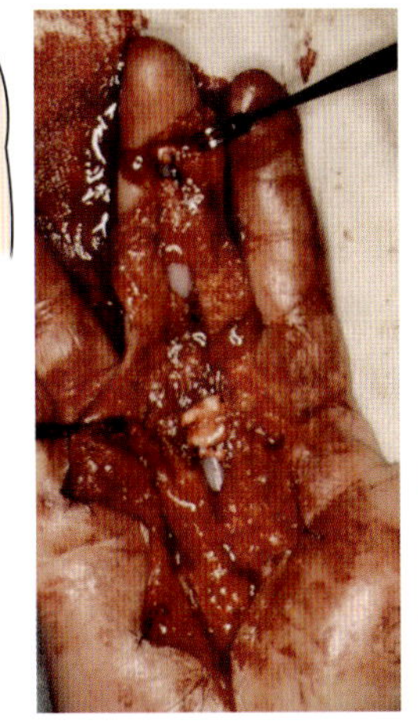

図12 第一次手術
人工腱の遠位端は10 mm程度残したFDP腱遠位断端の背側と末節骨の間に滑り込ませて確実に固定するが（丸印），近位端は遊離状態にしておく．FDP腱の近位断端（矢頭）は屈筋支帯の遠位または近位で切離して退縮しないようにしっかりと周囲組織に縫着しておく．

ピットフォール

人工腱は手袋をした手であっても直接把持することは避ける．操作する際は生理食塩水で濡らしたガーゼを介して行う．

2）第一次手術後

人工腱周囲に瘢痕組織ではあるが滑膜類似の細胞層をもつ偽腱鞘が形成される術後1～2週間は外固定を継続する．その間の訓練は健常指の自動運動および患指の他動屈曲運動にとどめる．外固定除去後から自・他動を含めて患指や手関節のROM訓練を開始する．関節拘縮の予防ないし除去がなされ，偽腱鞘が成熟した2～3ヵ月後に第二次手術を実施する．

3）第二次手術（図13）

第一次手術の縫合線に沿って遠位指節間（distal interphalangeal：DIP）関節と手掌部（standard graftの場合）もしくは前腕遠位部（long graftの場合）に皮切を加える．両断端部に増殖している反応性結合織を切除して，人工腱を露出する．その後，近位縫合部に応じた長さの移植腱を採取する．

移植腱を人工腱の近位端と4-0ナイロン糸による8字縫合でしっかり縫着した後，人工腱の遠位端を遠位方向に引き出すことで偽腱鞘内へ移植腱を無損傷的に通す．残しておいたFDP腱遠位断端と移植腱を遊離自家腱移植術と同様に固定し，その後にDIP関節部の小切開を閉創する．移植腱の近位端を引いて患指が円滑に屈曲することを確認する．

第一次手術時に周辺組織と縫着しておいたFDP腱近位断端を周囲から遊離させ，他動伸張幅が15 mm以上あることを確認する．必要であれば周囲組織との癒着剥離および牽引を繰り返す．遊離自家腱移植術と同じように緊張度を決定し，移植腱とFDP腱近位断端は2～3回の編み込み縫合で固定する．

手術のコツ

二段階腱移植術では人工腱を用いずに移植腱を偽腱鞘内へ無損傷的に通すことは難しいため，人工腱を引き抜く前に移植腱と確実に縫合する．また，一度通過した移植腱が偽腱鞘内から逸脱しないよう，操作していない移植腱の断端は腱鉗子で必ず把持しておく．

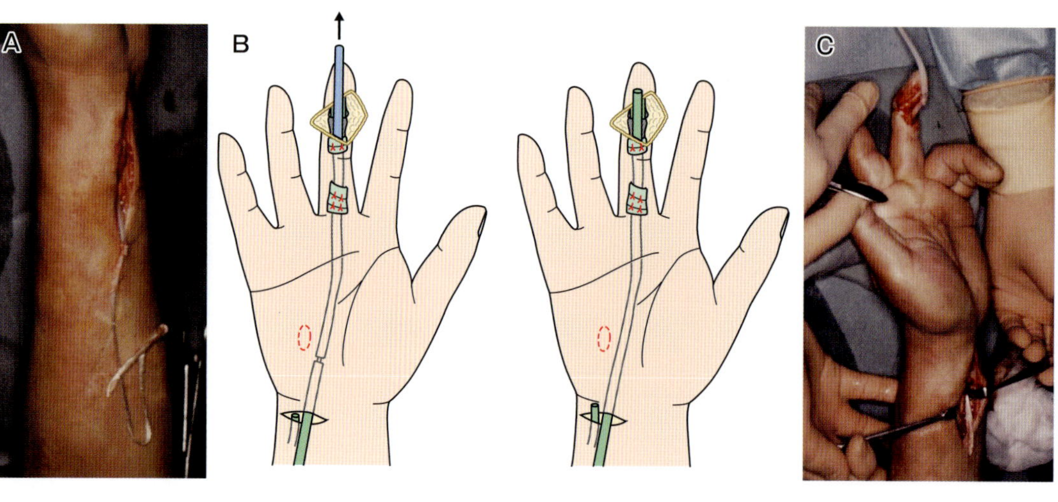

図13 第二次手術
A：移植腱を人工腱の近位端と4-0ナイロン糸による8字縫合でしっかり縫着する．
B：人工腱の遠位端を遠位方向に引き出す（矢印）．
C：移植腱を偽腱鞘内へ無損傷的に通す．

Point

①少なくとも中節部および基節部に 4 〜 5 mm 幅の靱帯性腱鞘を温存するが，それができない場合は人工腱の挿入と腱鞘再建に切り替える．
② FDP 腱近位断端の他動伸張幅を最低限 15 mm 以上は確保しなくてはならず，それ未満ならば他に動力筋を求める．
③緊張度は安静肢位で患指が尺側指と同程度に屈曲するやや強めとする．
④可能ならば両断端に編み込み縫合を行い，後療法は EAM を実施する．

後療法

訓練内容は一次修復術後の EAM[11] と同様である．術翌日に患手の外固定を背側スプリントに変更し，手関節屈曲伸展 0°，MP 関節 30° 屈曲位，IP 関節伸展位で固定する．このスプリント下に自動運動訓練を 1 日 3 〜 4 回行う．ただし，術後最初の 1 週間は手指や腱周囲の浮腫による腱滑走抵抗の増大を考慮して，手指屈曲訓練は他動屈曲自動保持運動を中心に行い，その後はハンドセラピストの監視下に補助のない自動屈曲運動を開始する．

引用・参考文献

1) 斎藤英彦．“筋・腱の損傷”．新図説臨床整形外科講座　第 6 巻　前腕・手．平澤泰介編．東京，メジカルビュー社，1995，152-75.
2) 牧裕．“陳旧例に対する腱移植術と腱移行術”．新 OS NOW No. 22　手指の外科：修復，再建とリハビリテーション．高岡邦夫編．東京，メジカルビュー社，2004，80-7.
3) 坪川直人．“腱移植術”．整形外科手術イラストレイテッド　手関節・手指の手術．三浪明男編．東京，中山書店，2012，69-74.
4) 田島達也．“腱損傷”．日本外科手術全書第 10 巻第 1．都築正男ほか監．東京，日本外科手術全書刊行会，1969，249-80.
5) 吉津孝衛．“腱損傷”．手外科診療ハンドブック改訂第 2 版．斎藤英彦ほか編．東京，南江堂，2014，106-33.
6) 内山茂晴ほか．“Zone Ⅱ手指屈筋腱断裂に対する腱移植”．OS NEXUS No. 3　手・手関節の骨折・外傷の手術．岩崎倫政編．東京，メジカルビュー社，2015，30-7.
7) Ohi H. et al. Outcomes of grafting intrasynovial tendons of the toes to the hands in 10 patients : a preliminary report. J Hand Surg Eur Vol. 42(5), 2017, 469-72.
8) 田島達也．“手の腱損傷”．外傷外科全書第 6 巻．天児民和監．東京，南江堂，1972，187-215.
9) Hunter JM 著，田島達也訳．2 回手術による指屈筋腱再建術：腱移植術の前に人工腱を用いる方法．臨床整形外科．9(12)，1974，986-93.
10) 吉津孝衛．Rod による滑膜類似管腔形成：2 次的腱移植法の検討．臨床整形外科．11(2)，1976，136-46.
11) 森谷浩治．Zone I，Ⅱ手指屈筋腱損傷に対する早期自動運動療法と腱修復術の実際．MB Orthopaedics. 29(1)，2016，26-34.

16 伸筋腱損傷（皮下断裂・腱脱臼を含む）

大井宏之 Hiroyuki Ohi ● 聖隷浜松病院手外科・マイクロサージャリーセンターセンター長

手指伸筋腱は，屈筋腱に比べて構造や機能は複雑である．伸筋腱は手関節から手背部までは，紐状の腱実質部であり，中手指節（metacarpophalangeal：MP）関節以遠は膜様部といって膜のように非常に薄い（**図 1**）．したがって伸筋腱と屈筋腱は似て非なるもので，治療法も自ずと違いが生じる．本稿では，伸筋腱損傷について損傷部位（zone）別の治療法について説明する．

伸筋腱損傷の zone 分類（国際分類）

遠位指節間（distal interphalangeal：DIP）関節部が zone Ⅰ，近位指節間（proximal interphalangeal：PIP）関節部が zoneⅢ，MP 関節部が zoneⅤ，手関節部が zoneⅦと奇数で，その間の部分が偶数の zone となる．母指は zone TⅠ～Ⅳまでとなる．伸筋腱の厚さは zoneⅠでは 0.65 mm，zoneⅡでは 0.55 mm，zoneⅢでは 0.50 mm，zoneⅣでは 0.60 mm（側索 1.0 mm），zoneⅤでは 1.40 mm と膜様部ではかなり薄い．ZoneⅥでは 1.70 mm となる（**図 2**）．したがって，膜様部での伸筋腱の損傷では，屈筋腱縫合のような強固な縫合は不可能である．また屈筋腱と比べ腱滑走が少なく，DIP 関節では 4 mm，PIP 関節では 6 mm，MP 関節では 14 mm の腱滑走があれば完全な可動域が得られる（**図 3**）．すなわち伸筋腱が癒着した場合，わずかな癒着でも大きな関節可動域の低下がみられることの裏付けになる．逆に癒着が少し改善しただけで可動域の獲得が屈筋腱より大きいことがわかる．

Point

屈筋腱と比べて構造や機能が複雑である．指部分では膜のように薄い．腱滑走距離が屈筋腱と比べて短い．

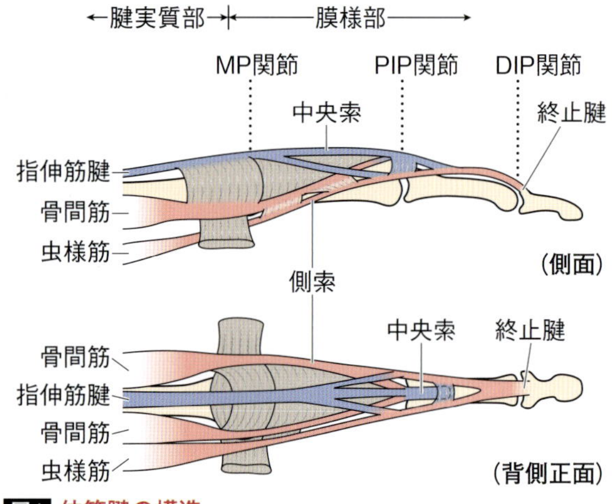

図1 伸筋腱の構造

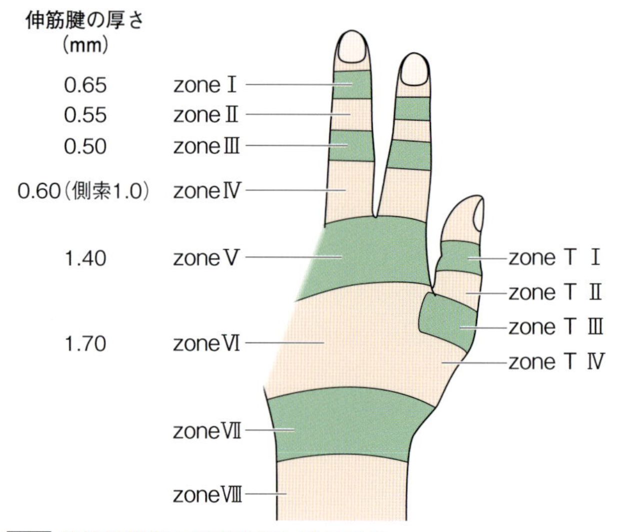

図2 伸筋腱損傷の国際分類と腱の厚さ

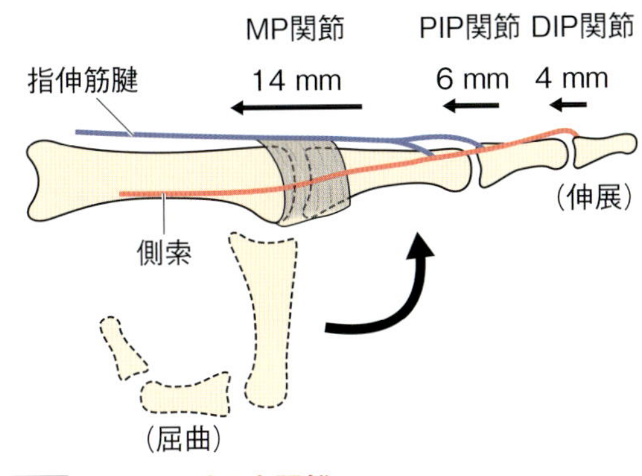

図3 伸筋腱の腱滑走距離

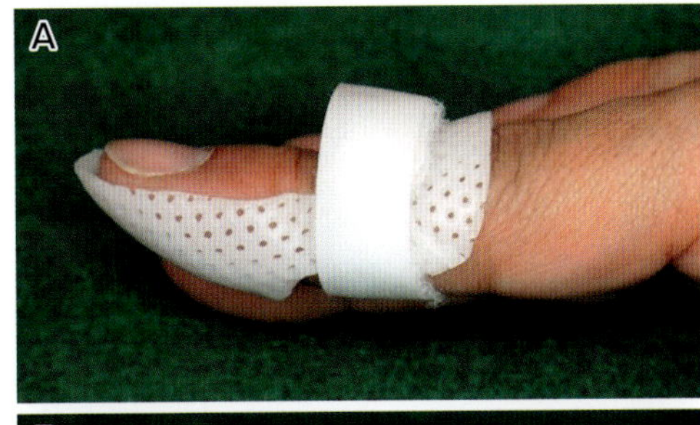

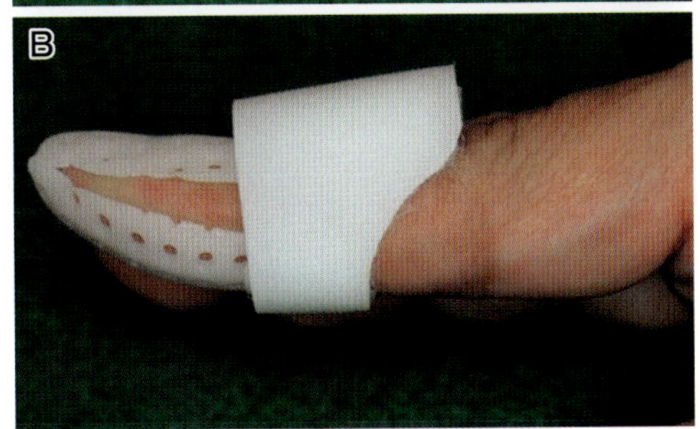

図4 Mallet 用スプリント
A：Stack 型，B：シェル型．

> **ピットフォール**
> わずかな癒着でも大きな関節可動域の低下がみられる．逆に癒着が少し改善しただけで可動域改善が屈筋腱より大きい．

示指から小指の伸筋腱損傷

1．Zone Ⅰ（およびⅡ）損傷

Zone Ⅰ（およびⅡ）損傷はDIP関節の自動伸展が不可能となり，DIP関節は屈曲位の槌指変形を呈する．受傷機転としてはボールが指尖部に当たることなどが多いが，軽く机にぶつけたり，指をはじくなど軽微な力でも生じることがある．腱断裂の場合は屈曲位損傷，骨折の場合は過伸展損傷である場合が多い．症状は，骨折では痛みや腫脹を伴うが，腱断裂の場合は腫脹も疼痛もない場合が多い．診断は槌指変形を生じていることなどから容易に推測できる．骨折の有無の確認のためにDIP関節の正面と，大切なのは正確な側面のX線撮影を行う．

治療法は腱損傷では保存的治療が第一選択である．骨折の場合の保存的治療は，伸展位で転位がない場合に限られるが，経過観察中の転位に注意が必要である．保存的治療は副子（スプリント）治療を行う．ポイントは個々の患者の指にフィットしたスプリントを装着することである．既製品のスプリントはフィットしないので用いない．熱可塑性プラスチックを用い，医師またはハンドセラピストがその場で採型し作製する．スプリントにはStack型[1]やシェル型があるが，シェル型のスプリントが作製しやすい（**図4**）．経過中に必ず何回かチェックし，フィットしていない場合は作り直す必要がある．装着期間は，2ヵ月間は終日装着し，その後1ヵ月間は夜間のみ装着させている．開放性の腱断裂では腱縫合後，Kirschner鋼線を用いDIP関節を一時的に伸展位で固定してもよいが，速やかに前述のスプリントを装着させれば保存的治療と同様に治療が可能である．陳旧性の腱断裂例では，受傷2週以内と4～8週からのスプリント治療の成績に差がないという報告もあるので，受傷3ヵ月ぐらいでも一度スプリント固定し，固定後2～3週で伸展位が維持できるようであれば，治療を継続するようにしている．またスワンネック変形のあるものは，DIP伸展位とPIP屈曲位で固定する．

手術治療は1 mm以上の転位のあるものや，脱臼のあるものは適応となる．内固定法として，Kirschner鋼線を経皮的に挿入する石黒法[2]，hook

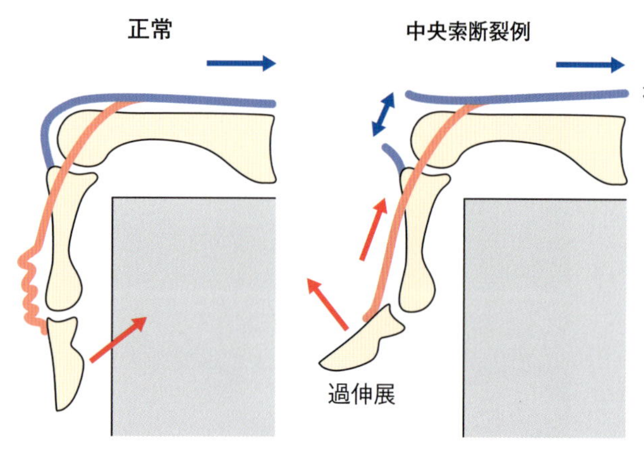

図5 Elson test
机の角などでPIP関節90°屈曲位を保持する．その状態でDIP関節を自動伸展させる．正常ではDIP関節は伸展できないが，中央索断裂例では断裂のため側索に強い力がかかり過伸展する．

plate固定[3]，スクリュー固定などがあるが，それぞれに問題点はある．

腱損傷も骨折も，後療法で過度の他動屈曲訓練を行うと，薄い伸筋腱が伸ばされ伸展不全を生じる可能性があるので，伸展不全発生に注意が必要である．

2. ZoneⅢ損傷

PIP関節レベルでの損傷である．片側の側索のみ損傷した場合や中央索の部分断裂では問題となることはない．中央索の全断裂は，切創などの外傷に限らず，指をぶつけたり挟んだりすることでも起こり得る．中央索の全断裂は，その後のボタンホール変形が問題となる．中央索断裂の初期評価としてはElson test[4]（図5）を行い評価するが，ボタンホール変形は損傷後すぐに出現しない例もある．これはPIP関節レベルでは側索から中央索へ向かう線維，中央索から側索に向かう線維が存在するため，初期は伸展時でも側索はPIP関節の回転中心よりまだ背側に存在するためPIP関節の伸展が可能であるからである．時間が経つと徐々に側索が掌側に転位してくるので，伸展時でもPIP関節の回転中心の掌側に存在することとなりボタンホール変形を生じる．したがって受傷直後に判断が難しいこともあるため，中央索断裂を疑う場合は，2～3週後に再チェックが必要である．治療は中央索の縫合例も保存的治療例も，PIP関節の伸展位保持のためsafety pin splintを作製する（図6）．なおsafety pin splintはPIP関節のみ固定し，MP関節およびDIP関節は固定しないように作製する．Safety pin splintは槌指のスプリントと同様で，医師またはハンドセラピストが作製し，患者にフィットしたものを作製する．Safety pin splintを装着した状態でMP関節と，特にDIP関節の自動屈伸訓練を励行させる．装着期間は2ヵ月間は終日，その後1ヵ月間は夜間のみ装着とする．陳旧例では槌指と同様にまずはsafety pin splintで治療を試みる．Safety pin splintでもボタンホール変形が改善しないものは，再建術などを考慮する．

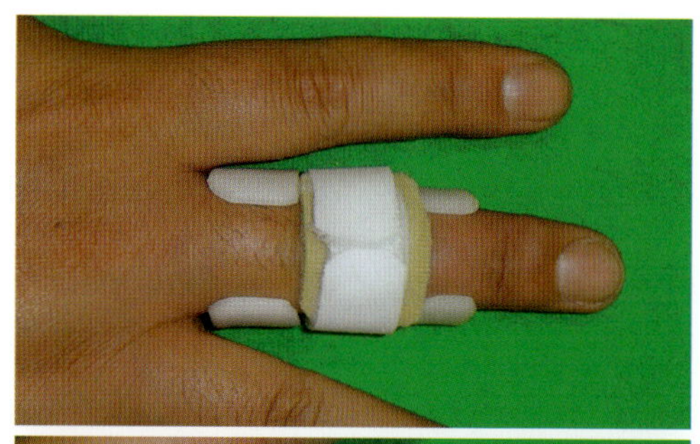

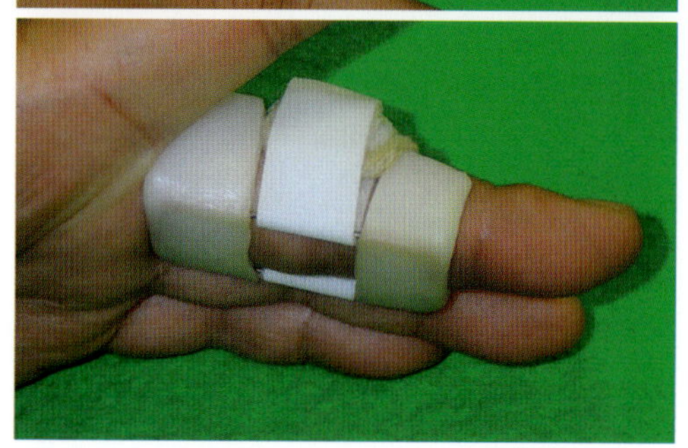

図6 ボタンホール用スプリント（safety pin splint）

Point

Zone Ⅰ・Ⅱ・Ⅲの保存的治療の場合，患者の指にフィットしたスプリントを作製する．

ピットフォール

後療法は過度の他動屈曲訓練は行わない．伸展不全発生に注意が必要である．

3. ZoneⅣ損傷

このzoneでは皮下断裂はほとんどなく，ナイフや機械の直接損傷の断裂である．ZoneⅣでは中央側と側索が基節骨周囲に立体的に存在するため，骨傷を伴わないような切創では中央索と両側側索のすべてが断裂することはほとんどない．片側の側索かもしくは中央索のみの断裂がほとんどである．ZoneⅣ損傷は，損傷した部分を修復し，術後の伸展不全に注意して運動しても問題はない．骨折があり片側の側索かもしくは中央索のみの断裂では，骨折に対する治療を行い早期に運動を行わせ基節骨と伸筋腱の癒着を防ぐ．骨折を伴い，伸筋腱全体が損傷している場合は，このzoneでの伸筋腱の強固な縫合は不可能であるため早期運動は困難である．この場合はできるだけ強固な内固定を行ったうえで，伸筋腱縫合を行い，3週間外固定後に訓練を開始する．伸展不全の発生に注意し訓練を行う必要がある．

4. ZoneⅤ損傷

直接外力による断裂はMP関節が自動伸展できるかどうかで治療法が異なる．MP関節が自動伸展できる場合は，腱縫合後MP関節を伸展位で固定し，PIP関節の自動伸展訓練を行わせる．夜間はMP関節もPIP関節も伸展位として固定する．3週後にすべての外固定を除去し自動可動域訓練を開始する．MP関節が自動伸展できない場合は，zoneⅥと同様の治療を行う（「6. ZoneⅥ損傷」参照のこと）．

5. MP関節上の伸筋腱脱臼

多くは中指の尺側への脱臼であり，2つのタイプがある．1つは指をはじいたりなどの軽微な外力で脱臼するもの（spontaneous type）で，これはsagittal bandの薄い浅層での断裂である．もう1つはぶつけたり，転倒などにより指の尺屈を強制されるなどの比較的強い外力で脱臼するもの（traumatic type）で，これはsagittal bandの浅層と深層の両方の断裂である．いずれの断裂も中指の橈側のsagittal bandが切れているのでその縫合を

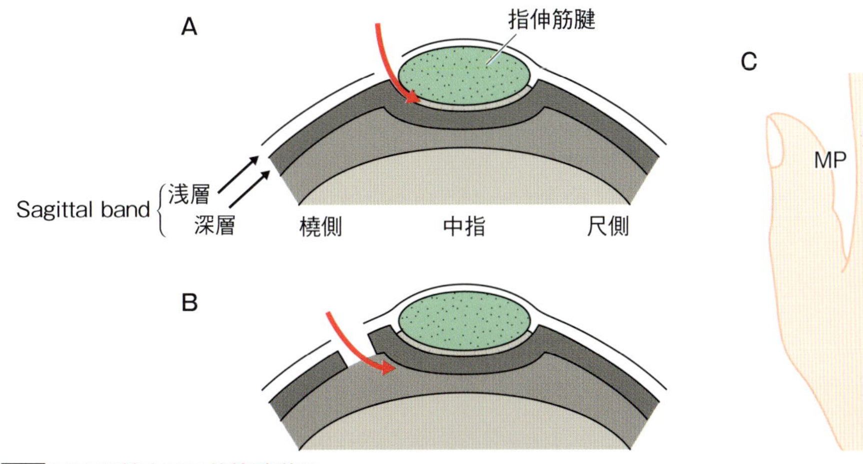

図7 MP関節上での伸筋腱脱臼

A：Spontaneous type．指をはじいたりなどの軽微な外力で脱臼．Sagittal bandの薄い浅層での断裂．
B：Traumatic typc．ぶつけたり，転倒などにより指の尺屈を強制されるなどの比較的強い外力で脱臼．Sagittal bandの浅層と深層の両方の断裂．
C：手術．新鮮例では両タイプとも断裂したsagittal bandを縫合する．中指と環指間の腱間結合は尺側へ牽引する力となるので腱間結合を切離する（矢印）．EDC：総指伸筋，EIP：固有示指伸筋，EDM：小指伸筋

行う．中指と環指間の腱間結合は中指伸筋腱を尺側に牽引する力（脱臼させる力）となるので，腱間結合も切離する（**図7**）．ギプス固定は手関節からMP関節まで伸展位で3週間固定し，PIP関節の屈伸運動は可能としておく．

6. ZoneⅥ損傷

このzoneでの伸筋腱の厚さは1.7 mm程度まで厚くなるので，ようやく強固な腱縫合が可能なzoneとなる．MP関節の伸展が不可能なzoneⅤやⅥは，屈筋腱同様にcore sutureを行いperipheral sutureも加える．術後は一定期間の外固定をする場合には，外固定の角度に注意し，3週後に可動域訓練を開始する．また術後早期より訓練を開始することも可能である．早期運動療法はいくつかの方法がある．筆者は，術翌日から手関節中間位，MP関節0°，30～40°の屈曲ブロック付きスプリントと，伸展用アウトリガーを付けて屈曲させる（10回/時間）．徐々に屈曲角度を増やし，術後3週程度で制限なく屈曲させる．また腱縫合部を確実に近位へ滑走させるために伸展位保持訓練をする（5回/時間）．装具なしでの屈曲訓練は術後3～4週で開始する．夜間は伸展位で固定するようにしている（術後12週間）（**図8**）．

Point

ZoneⅤより近位の伸筋腱は腱が厚くなり，屈筋腱縫合と同様な縫合も可能となる．

手術のコツ

屈筋腱と同様にcore sutureとperipheral sutureをする．

ピットフォール

術後は早期運動療法も可能である．ただし伸展不全発生に注意する．

7. ZoneⅦ損傷

関節リウマチや変形性関節症による遠位橈尺関節（distal radioulnar joint：DRUJ）付近での伸筋腱皮下断裂が多い．通常DRUJ付近での伸筋腱皮下断裂は小指伸筋腱（extensor digiti minimi：EDM）の断裂から始まることが多い．小指MP関節の伸展はEDMと総指伸筋腱（extensor digitorum communis：EDC）が関与するので，EDMの単独皮下断裂では指全体での伸展は可能であることが多く，発見が遅れるが，小指MP関節の単独伸展は困難となるため，DRUJ障害がある場合は小指MP関節の単独伸展が完全にできるかどうかをチェックする必要がある．EDM断裂がある場合，まもなくEDCも尺側指から皮下断裂となることが多い．関節リウマチによるDRUJでの伸筋腱皮下断裂（環指，小指）は，断裂の原因が関節リウマチによるDRUJの破壊であるので，Sauvé-Kapandji法[5]などを行う．伸筋腱は断端どうしを直接縫合することは困難なので，筆者は長掌筋腱（palmaris longus：PL）の腱移植なども行っている．手術展開のときに，術後の伸筋腱の腱浮き上がり現象を予防するため，伸筋支帯の一部を温存する．遠位では環指・小指のEDC，近位では中指を含めた環指・小指のEDCにPLを編み込み縫合している（**図9**）．その他の方法として，遠位の環指・小指のEDC断端を中指のEDCに縫着する方法などもある．

母指伸筋腱断裂

1. Zone TⅠ，Ⅱ損傷

他指は軽微な外傷でも皮下断裂を起こすことがあるが，長母指伸筋腱（extensor pollicis longus：EPL）は指節間（interphalangeal：IP）関節部でも幅や厚みがあり皮下断裂はまれである．多くは開放損傷である．EPLはIP部でも腱縫合はcore sutureを用いた縫合が可能である．また示指伸筋腱

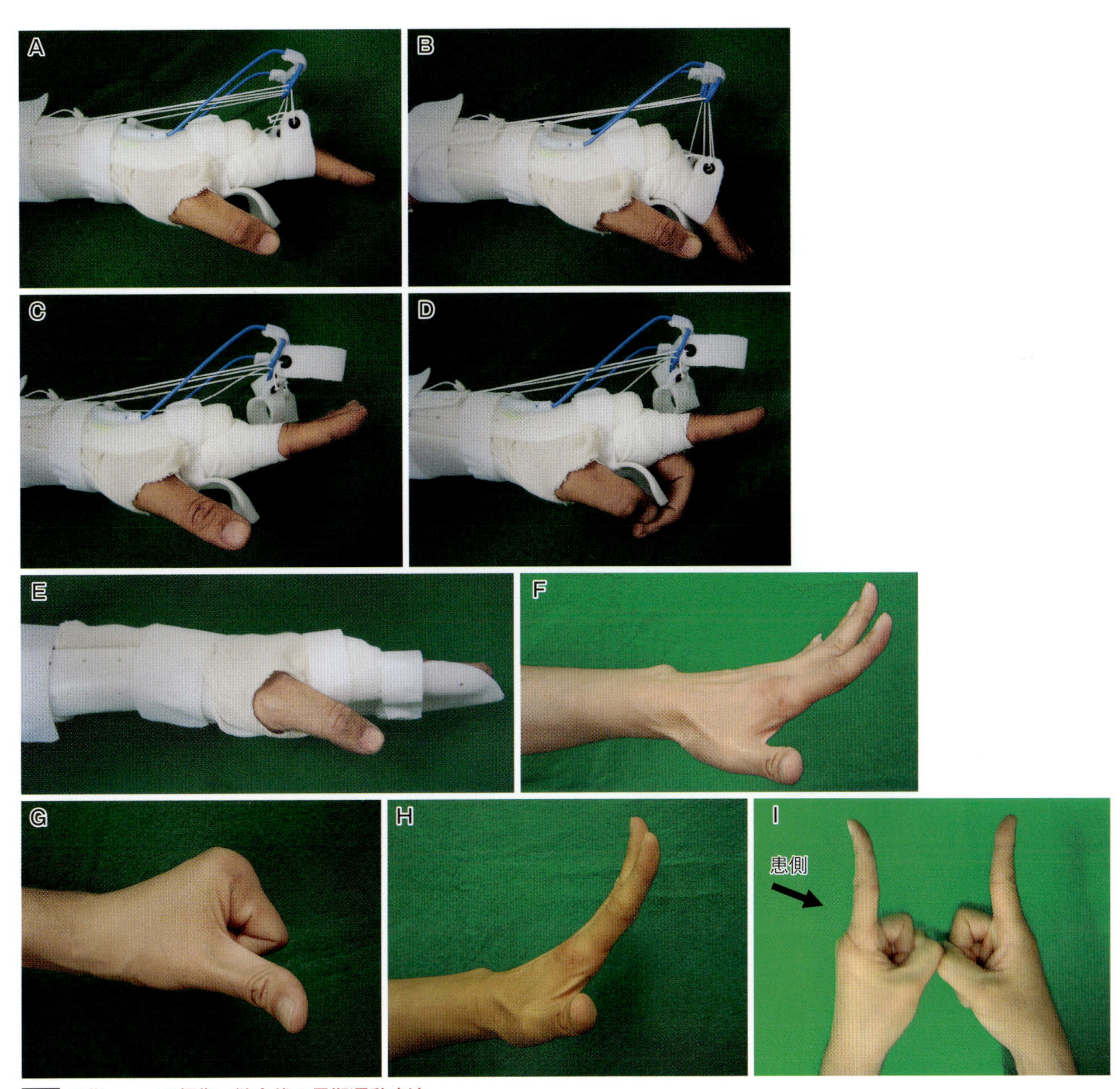

図8 示指 zoneV損傷，縫合後の早期運動療法

A・B：手関節中間位，MP 関節 0°，30 ～ 40°の屈曲ブロック付きスプリントと，伸展用アウトリガーを付けて屈曲させる（10 回 / 時間）.
C・D：腱縫合部を確実に近位へ滑走させるために伸展位保持訓練をする（5 回 / 時間）. 指全体で伸展位保持（C），示指のみ伸展位保持（D）.
E：夜間は伸展位で固定する.
F ～ I：術後 6 ヵ月.

(extensor indicis proprius：EIP）の腱滑走は他指の腱滑走より大きいので，IP 関節を伸展位で一時的に固定しても腱にかかる負荷は大きいので，縫合後 3 ～ 4 週間は thumb spica plaster cast 固定をした方がよい．Kirschner 鋼線は 8 週程度で抜去し，母指も伸展不全発生に注意する．母指のすべての zone での注意事項は屈曲拘縮や伸展不全を作らないことである．母指は多少屈曲が悪くても日常生活動作（ADL）障害にはならない．

Point

母指は示指～小指と伸筋腱の構造が違う．腱滑走も大きいので，外傷による腱断裂の腱縫合後は，IP 関節固定だけでなく，外固定も追加したほうがよい．

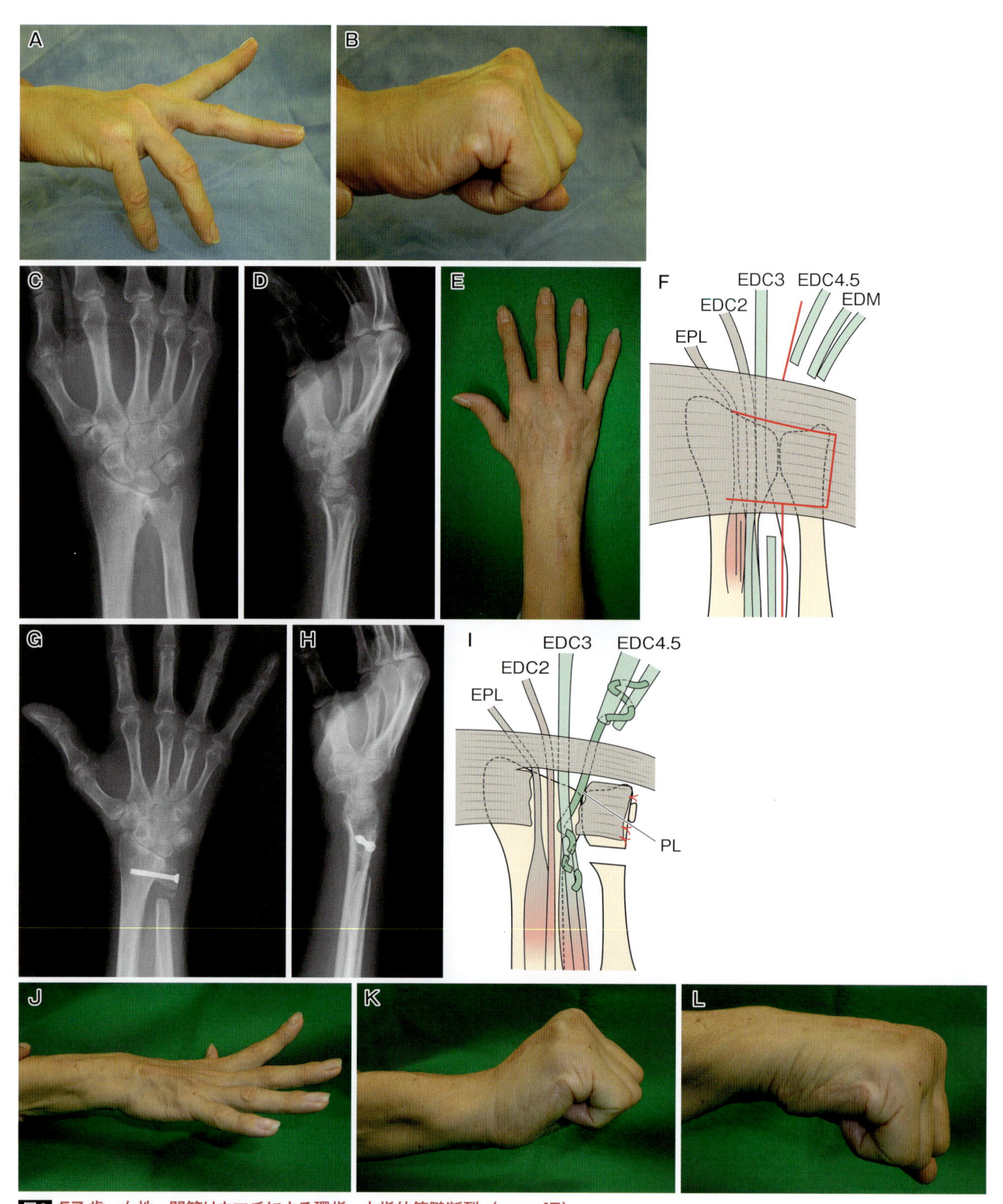

図9 57歳，女性，関節リウマチによる環指～小指伸筋腱断裂（zoneⅦ）

A・B：術前所見．伸展（A），屈曲（B）．
C・D：術前X線．遠位橈尺関節の関節リウマチによる破壊像あり，同部での伸筋腱断裂．
E・F：手背部と手関節遠位の2つの縦皮切．術後の伸筋腱の腱浮き上がり現象を予防するため，伸筋支帯は赤線の部分だけ切開し，手関節遠位部の約1 cmは切らない．
G・H：術後X線．Sauvé-Kapandji法施行．
I：腱再建．指伸筋腱（3～4）に長掌筋腱移植を行った．
J～L：術後4ヵ月．伸展（J），屈曲（K），手関節屈曲位での指屈曲（L）．

手術のコツ

母指終止腱は示指～小指と比べ厚く幅があるので，core suture ができる場合がある．

ピットフォール

母指の伸展不全は，機能的な問題を生じるので後療法に注意する．

2. Zone TⅢ～zoneⅧ損傷

新鮮例では腱縫合を行う．早期運動療法も可能であるが，再断裂や伸展不全発生に注意が必要であり，経験が少ない場合は3週間の thumb spica plaster cast 固定を行う．陳旧例の多くは橈骨遠位端骨折に伴う皮下断裂である．腱断裂直後であれば，腱移植術も可能である．この場合，移植腱は伸筋腱第3区画内を通すと腱滑走抵抗が増えたり，癒着の問題を生じる可能性があるので，第3区画を開放し皮下移行し移植する（図10）．多くは断裂時期が不明で腱移行が行われる．腱移行は EIP を用いるのが一般的で，EPL と EIP は共同筋であるために，術後はほとんど訓練なしに母指伸展が可能となる．

Point

橈骨遠位端骨折に起因する EPL 皮下断裂の EIP を使用した腱移行の成績は良好である．

ピットフォール

EPL と EIP は共同筋であるために，術後はほとんど訓練なしに母指伸展が可能となる．

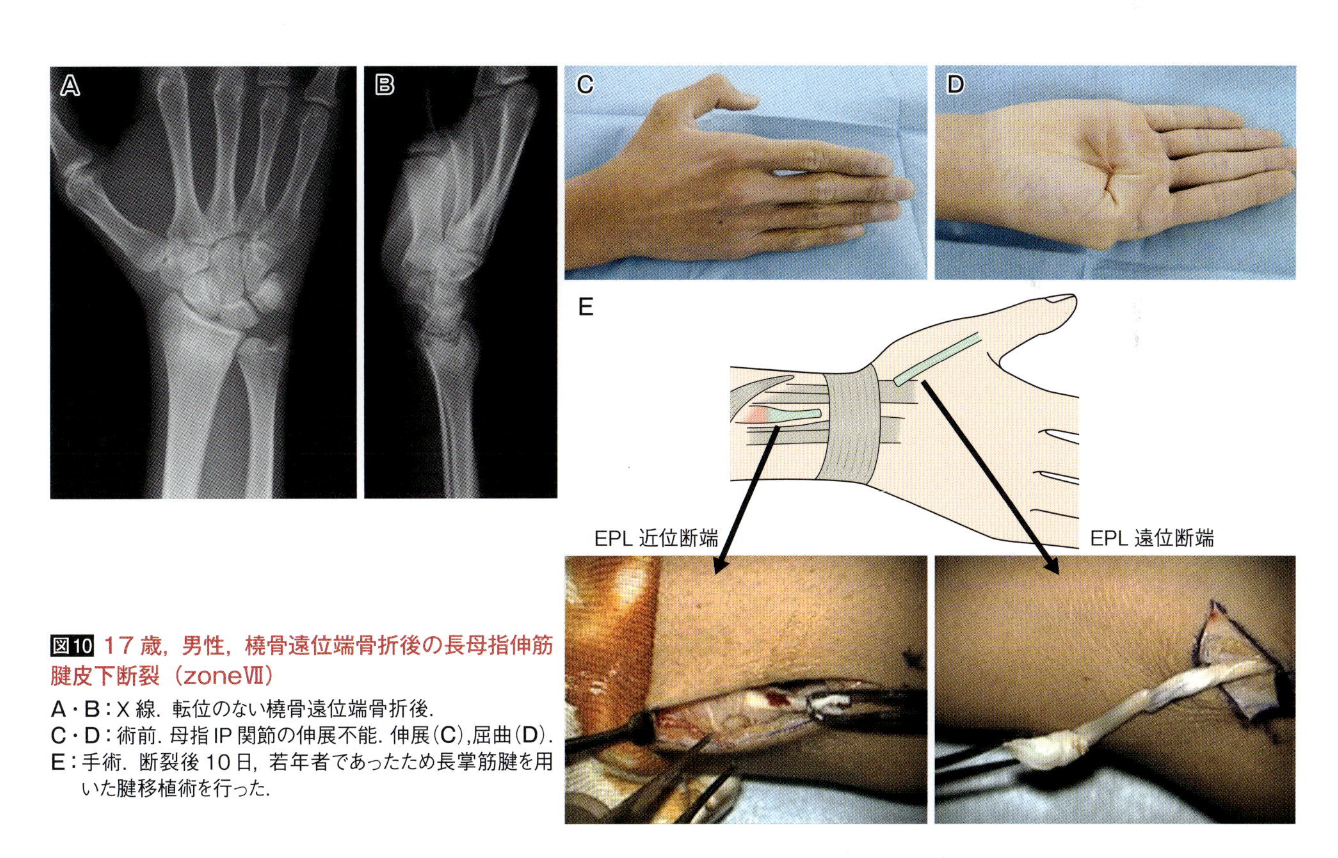

図10 17歳，男性，橈骨遠位端骨折後の長母指伸筋腱皮下断裂（zoneⅧ）
A・B：X線．転位のない橈骨遠位端骨折後．
C・D：術前．母指 IP 関節の伸展不能．伸展（C），屈曲（D）．
E：手術．断裂後10日，若年者であったため長掌筋腱を用いた腱移植術を行った．

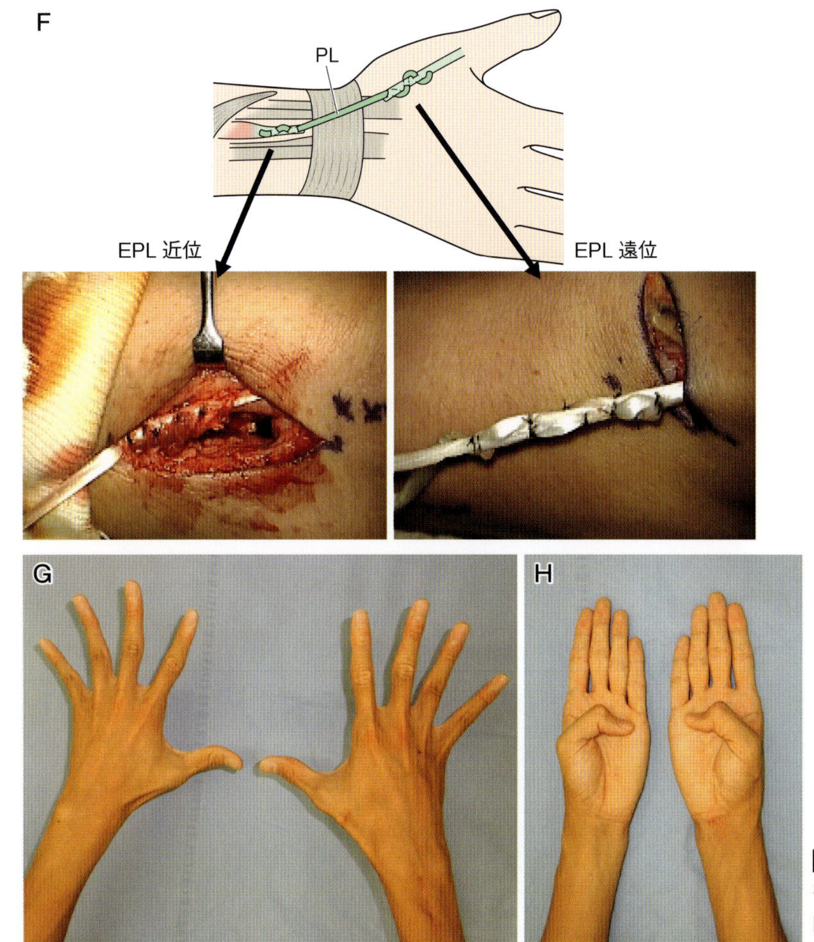

図10 17歳，男性，橈骨遠位端骨折後の長母指伸筋腱皮下断裂（zone Ⅶ）（つづき）

F：手術．長掌筋腱を用いた腱移植術．
G・H：術後6ヵ月．

引用・参考文献

1） Stack G. Mallet finger. Lancet. 2(7581), 1968, 1303.
2） 石黒隆．骨片を伴ったmallet fingerに対するclosed reductionの新法．日手会誌．5(3), 1988, 444-7.
3） Teoh LC. et al. Mallet fractures：a novel approach to internal fixation using a hook plate. J Hand Surg Eur Vol. 32(1), 2007, 24-30.
4） Elson RA. Rupture of the central slip of the extensor hood of the finger. A test for early diagnosis. Bone Joint Surg Br. 68(2), 1986, 229-31.

17 手の神経損傷

WEB動画

村田景一 Keiichi Murata ● 市立奈良病院四肢外傷センターセンター長

受傷機転，症状

手，手指における末梢神経損傷はナイフやガラスによる鋭利損傷，重量物に挟まれることなどによる圧挫損傷，巻き込みによる牽引損傷，阻血，電撃症，薬剤注入など，さまざまな原因で発症し，その頻度も高い．運動神経，知覚神経損傷により各神経の支配筋障害，支配領域での知覚障害，交感神経障害などが生じる．また知覚神経損傷では複合性局所疼痛症候群（complex regional pain syndrome：CRPS）type Ⅱに定義される重大な疼痛症候群を引き起こす可能性がある．運動神経損傷後に生じる筋麻痺による不良肢位が放置されると関節拘縮を伴い日常生活動作（ADL）の低下をきたす．

1．運動神経損傷

手および手指における運動神経麻痺には，正中神経母指球筋枝損傷による猿手（ape hand），尺骨神経深枝損傷による鷲手（claw hand）などがある．

2．知覚・自律神経損傷

知覚神経損傷ではそれぞれの神経支配領域の知覚障害が，自律神経障害では発汗異常，皮膚乾燥，冷感などの症状が出現する．

神経損傷の分類

神経損傷の病態分類はSeddonによりneurapraxia（一過性神経伝導障害），axonotmesis（軸索断裂），neurotmesis（神経断裂）の3段階に分類される[1]．現在は一般的に軸索，髄鞘，神経内膜，神経周膜，神経上膜それぞれの連続性の有無に基づいたSunderland分類が使用されている[2]．Ⅰ型はSeddon分類のneurapraxiaで，一時的な圧迫，牽引などで生じる局所的な伝導ブロックで，軸索は連続性があり，遠位部の神経伝導は保たれ，Waller変性は生じない．Ⅱ型はSeddon分類のaxonotmesisに相当し，軸索が断裂しているため，断裂部末梢はWaller変性を生じ，神経伝導性は消失する．しかし神経内膜鞘は保たれるため，過誤支配（misdirection）は生じない．Ⅲ～Ⅴ型まではSeddon分類でneurotmesisに分類される．Ⅲ型は軸索と神経内膜鞘は破壊されているが神経周膜は保たれている．神経束内では過誤支配を生じ得るが，神経束間での過誤支配は生じない．Ⅳ型では神経周膜まで断裂し，神経上膜のみ連続性がある．陳旧例では神経幹内部に著しい瘢痕が形成され，増殖したシュワン細胞や再生軸索も加わるため，神経腫が形成される．Ⅴ型は神経上膜を含めて神経幹が完全に切断されている状態である．断裂神経の中枢断端に断端神経腫を形成する．Ⅵ型は後にMackinnonらにより追加された分類である[3]．神経幹が部分的に切断された状態で連続性のある神経腫（neuroma-in-continuity）を呈し，神経幹内の各神経束の損傷はⅠ～Ⅴ型が混在している状態である．基本的にはSunderland分類Ⅰ～Ⅲ型は保存的治療，Ⅳ～Ⅵ型は手術治療の対象となる（図1，図2）．

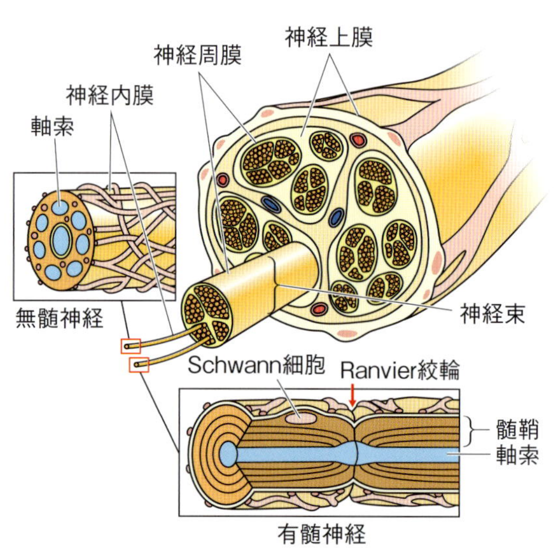

図1 神経の構造（文献 4，5 より改変）

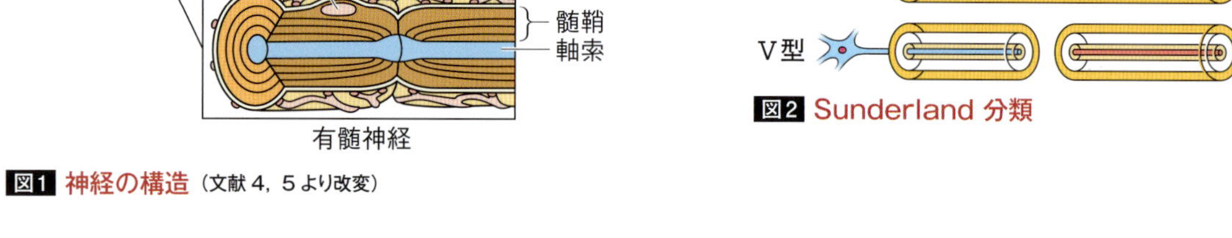

図2 Sunderland 分類

評価法

各検査法の詳細については成書に委ね，本稿では施行方法や評価における重要なポイントのみを述べる．

1．痛覚，触覚検査

2 点識別覚（two-point discrimination：2PD）

感覚器官の密度や刺激閾値を検査する知覚の密度検査である．静的（static）2PD と動的（moving）2PD があり，動的 2PD のほうが鋭敏である．患者を閉眼させて市販の 2 点識別測定器あるいはペーパークリップを曲げて作成した代用品を用いて検査を行う．静的 2PD では先端の 2 点を指腹の長軸に水平方向に軽く当てて，2 点と識別できる最低値を測定する．動的 2PD では先端の 2 点を指腹の長軸に直角に当てて，近位から遠位へ動かし，8 mm から始めて最小間隔を測定する[6]．静的 2PD では 6 mm 未満を normal，6 〜 10 mm を fair，11 〜 15 mm を poor と評価する．動的 2PD の正常値は 2 mm である．

Semmes-Weinstein モノフィラメント

皮膚の上から太さの異なるフィラメントで刺激して，感じることのできた番号に応じて，指定された色（緑：正常，青：低下，紫：防御知覚低下，赤：防御知覚脱失）でマッピングし，神経損傷範囲や程度を評価する．2.5 cm の高さから検査部位に 1.5 秒かけて垂直に降ろし，1.5 秒かけてフィラメントがたわむまで押し付け，1.5 秒かけて元の位置に戻す．末梢から中枢へ，細いフィラメントから太いフィラメントへと移行し評価する[7]．

2．電気生理学的検査

神経伝導速度（nerve conduction velocity：NCV）

運動神経伝導検査と感覚神経伝導検査に分けられる．いずれも対象となるのは，主に直径の太い A 線維に属する有髄神経である（神経線維の直径が太いほど伝導速度が速いため）．基本的には軸索損傷では誘発電位の振幅が低下し，脱髄変化では潜時の延長と伝導速度の低下を示すが，両者が混在する病態も多い．本検査で受傷早期の神経伝導障害の客観的エビデンスは得られるが，障害の重症度を正確に判断することは不可能である．受傷直後は，損傷部末梢の刺激では正常な反応が導出できるが，損傷部を挟んだ近位での刺激では軸索および髄鞘の損傷の程度により異なった伝導障害を示す．軸索断裂を伴う場合（Sunderland 分類Ⅱ型以上）では損傷神経の末梢での Waller 変性の発生（受傷後 5 〜 10 日以内）に伴い，振幅の漸減と誘発電位の形態変化が著明になる．Neurapraxia（Sunderland 分類Ⅰ型）の場合には，受傷後10日経過しても損傷部位から遠位の伝導性は保たれ，良好な神経回復が期待できる[8)]．

筋電図

随意収縮検査は，軸索の連続性のない axonotmesis と neurotmesis では損傷直後から電気的沈黙（electrical silence）となる．安静時検査での脱神経波形は神経損傷後10～14日に陽性鋭波（positive sharp wave）が，14～18日後に線維自発電位（fibrillation）が発現する．その後，神経の再生に伴い，新生運動単位電位（nascent motor unit potential）が出現し，波形の持続時間が次第に長くなり，著明な多相性を呈した神経原性波形が認められるようになる．通常，筋電図検査で神経再生所見を確認してから4～8週後に肉眼的筋収縮を認めるようになる[8,9)]．

> **ピットフォール**
>
> 神経損傷があっても，初期では安静時の波形は正常で，線維自発電位や陽性鋭波などの脱神経波形は認めない．受傷初期での安静時検査での異常波形は直近の神経損傷と既存の慢性神経筋疾患の鑑別に役立つ（労災や訴訟に関して）．

3．超音波

軟部組織の病態把握に優れ，非侵襲的であり，外来でも比較的容易に行うことができる．15～24 MHz の高周波リニアプローブを用いると神経内部の神経束の状態も描出可能で，損傷神経内の瘢痕形成，神経腫の形成の有無，周囲組織との癒着の程度などを評価できる．

治療アルゴリズム

開放性神経損傷の場合は，運動知覚評価や表層からの創部観察では神経損傷程度の正確な評価が困難であるため，適切な麻酔の下，ただちに手術的に創部を展開し，直視下に神経損傷の程度を確認する．神経断裂を認める場合で，ナイフやガラスなどによる切離で断端が sharp な場合は，一期的に神経縫合を行う．神経に挫滅や引き抜きなどのダメージが認められる場合は，損傷部位と健常部位の範囲が明確であれば一期的に神経移植術を施行してよいが，損傷範囲の判定が不確実な症例においては，初回手術では神経断端が退縮しないように縫合糸で寄せる程度にして，約2～3週後あるいは創部の軟部組織が落ち着く時期に二次手術として断端神経腫や瘢痕化した神経束を切除し，神経縫合術あるいは神経移植術を施行する．

閉鎖性神経損傷で転位の大きな脱臼・骨折を伴い，神経断裂などの可能性がある場合は，患者の同意の下，早期に展開術を行う場合もあるが，一般的にはまず4～6週程度は保存的に回復を観察する．筋力や知覚の回復を認める症例に対してはそのまま保存的治療を継続するが，回復の不良な症例では受傷後6週の時点で電気生理学的検査（神経伝導速度測定，筋電図）による評価を行う．この時点の評価が，その後の神経回復の基準点となる．その後も良好な神経回復が認められない場合は，受傷3ヵ月後に再度電気生理学的評価（筋電図）を行い，この時点で神経再支配を認めない症例では手術を考慮する．術中神経伝導検査にて損傷部末梢での神経活動電位（nerve action potential：NAP）を導出可能な症例では神経剥離術，NAP を導出できない症例では神経移植術の適応となる[10)]．

手術治療

無血野で手術用顕微鏡を用いて行う．ナイフやガラスで受傷した新鮮例の Sunderland 分類Ⅳ～Ⅵ型では，直接神経縫合可能な場合もあるが，断端に挫滅を伴う症例や陳旧例では損傷断端は瘢痕化しているので，正常な神経束が出現するまで，カミソリやメスを用いて少しずつ断端を切除し新鮮化する．切除する量が増えるほど，神経束の配列が変わって過誤支配が生じる可能性が高くなるため，切除量は必要最小限にとどめる．近位断端と遠位断端の神経束配列を顕微鏡視下によく確認し，元々連続性のあった神経束同士を一致させて縫合させることが重要である．縫合時の緊張は最小限であることが望ましく，前腕，手関節レベルでは肘・手関節を伸展位にして8-0ナイロン縫合で保持できない場合は神経移植の適応となる．指神経では各指節関節を伸展位にして10-0ナイロンで保持できなければ神経移植する[11]．神経の過伸展は神経機能回復を阻害するので，関節を屈曲して緊張を弛めて神経を無理に縫合するべきでない．また広範囲を剥離して神経の受動を得ることは神経の血行を妨げるので，できるだけ行わず，剥離範囲は断端から1～2 cmにとどめる．糸の縫合部での神経の圧迫や阻血，bucklingを起こさないように断端同士が接する程度の軽い圧着を心がけ，強く縫合しないことも重要である．またSunderland分類Ⅵ型（neuroma-in-continuity）の場合は，後述する神経内剥離術（internal neurolysis）にて神経束を分離して，損傷の強い神経束や神経腫を形成した神経束に対して損傷部切除後に神経移植を施行する[12]（図3，図4）．

手術のコツ

手，手指の神経の手術は拡大鏡（ルーペ）でも行うことは可能であるが，より正確な縫合を期すには顕微鏡下マイクロサージャリーで行うのが望ましい．

手術のコツ

太い神経断端の形成の際に，断端を舌圧子や剥離子にのせて固定し，カミソリの刃またはメスで切断すると，同一平面で複数の神経束が綺麗に切断できるので便利である．

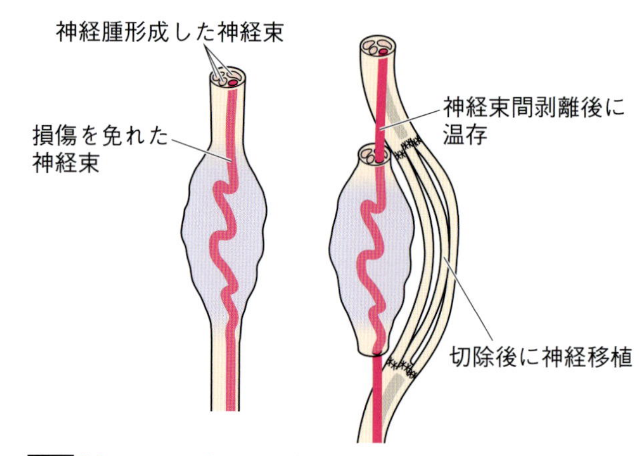

図3 Neuroma-in-continuity（文献13より改変）

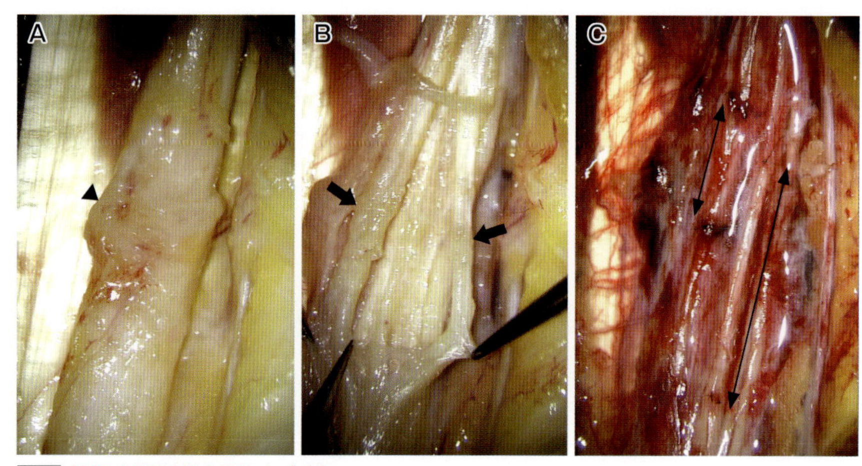

図4 神経束間剥離を要した症例

A：Neuroma-in-continuity（矢頭：損傷した神経幹）．B：神経束間剥離施行後（矢印：損傷した神経束）．C：自家神経移植後（両矢印：神経移植）．

1. 神経縫合術（図 5）

神経上膜縫合（epineurial suture）

神経束には縫合糸をかけずに神経上膜のみを縫合する．神経断端を新鮮化して神経束配列，神経上膜表面の血管を目安にして縫合する．手術時間が短く，神経線維に侵襲を加えない．しかし本法のみでは神経束同士を正確に合わせることが困難でありbucklingなどが生じやすい．

神経周膜縫合（神経束縫合）（perineurial suture / funicular suture）

神経束同士を縫合する方法である．理論的には神経束間の過誤支配を最小化できるが，手術の長時間化，神経束周囲の血流障害，瘢痕形成，異なる神経束同士を縫合した場合に過誤支配が必発するなどのリスクもある．同一神経幹内の運動神経，知覚神経を分離して縫合する場合，neuroma-in-continuityの症例などで用いられる．

神経上膜周膜縫合（epi-perineural suture）

神経上膜表面を走行する血管の位置や断端の神経束配列を参考にして表層の神経上膜と主要な神経束の神経周膜に糸が通るように縫合糸をかける．神経周膜縫合に比べ，縫合糸の数が少なく低侵襲であるうえ，ある程度は神経束同士を合わせることができるため，過誤支配を予防でき，臨床上よく使用される[15]．

2. 神経剥離術

神経の機械的圧迫を解除し，神経内血行の改善と停滞している軸索流を回復させ神経機能の正常化を導くことが目的である[16]．

> **ピットフォール**
>
> 癒着の強い損傷部位では周囲の瘢痕組織と神経の境界が判別しにくく，神経損傷の危険性があるので，まずは損傷部位の遠近位の健常部からメスや剪刀などを用いて鋭的に神経の剥離を開始し，癒着の強い損傷部位に向けて丁寧に剥離を進める．

神経外剥離術（external neurolysis）

神経上膜と周囲組織の間の剥離を行う術式である．神経幹外部組織による神経への機械的圧迫の除去や周囲組織と神経幹との癒着に伴う関節動作時の神経幹への牽引力の解除を目的に施行される．

神経内剥離術（internal neurolysis）（動画 1）

神経上膜切開術あるいは切除術，神経束間剥離術に分けられ，後者になるにつれて徹底した神経内除圧となるが，逆に神経内血流も強く障害され，術後の搬痕も高度になる危険性が高い．Sunderland分類Ⅵ型の神経部分損傷に対して神経束間神経移植を

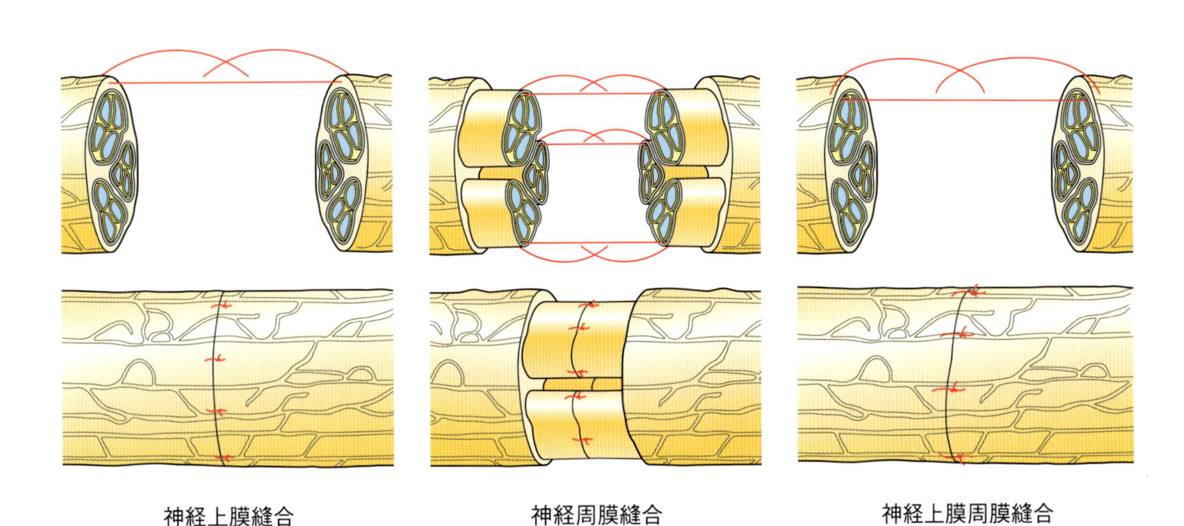

図5 各種神経縫合法（文献 14 より改変）

行う場合に適応がある．

3. 神経移植術

自家神経移植（動画 2）

神経移植のドナーには機能欠損の比較的少ない知覚神経が選択され，腓腹神経（最も長く，40 cm 程度採取可能），内・外側前腕皮神経，浅腓骨神経浅枝，深腓骨神経足関節部，後骨間神経終末枝などが用いられる．緊張のない縫合を行うためには，術後の阻血による移植神経の短縮を考慮に入れて，隣接関節を伸展位にして測定した欠損長より 10 ～ 15% 長めの神経を移植することが望ましい．太い神経幹への神経移植では一般的に細い知覚神経を束ねて移植する cable graft がよく行われている．移植手技としては，採取した神経が分枝をもつ場合に移植神経の中枢と末梢を逆にして移植し，分枝からの再生軸索の漏出を最小限にする reverse nerve graft を行う．Cable graft の両端をゴムシートでくるみ，フィブリン糊で固めてカミソリで断端を整えると 1 本の太い神経幹のような形状となり縫合がしやすい．また，移植神経の断端以外は固めないでバラバラな状態にしておくほうが周囲組織から再血行化しやすい[11]．神経移植床の血行が不良な場合や中枢での長い神経移植など，通常の神経移植では良好な回復が期待できない場合には，血管柄付き神経移植術が有用である[11]．

神経再生誘導チューブ移植（動画 3）

自家神経移植術の欠点である神経採取による新たな知覚障害を克服する目的で，近年，神経再生誘導チューブ（人工神経）に関する臨床研究が進み，一般に使用されるようになってきた．本邦ではナーブリッジ®とリナーブ®が市販され，徐々に普及している．現在でも神経欠損に対する神経移植術では自家神経移植術がゴールドスタンダードであるが，患者が自家神経採取を希望しない場合は有用な選択肢となる．また欠損長 15 mm 未満の知覚神経欠損では自家神経移植と遜色のない結果が報告されており，人工神経のよい適応と考える．しかしながら，長い神経欠損や運動神経への適応には不明な点も多い．また，軟部組織状態の悪い関節近傍に人工神経を使用した場合に，素材によっては皮膚への穿破などの報告もあり注意を要する．使用方法は，神経欠損の太さによって使用する人工神経を選択し，生理食塩水に浸して軟化させる．損傷神経断端を健全な神経束が確認できるまで切除し，欠損長より若干長めに人工神経を切断する．神経断端との固定は，顕微鏡下に 9-0 または 10-0 ナイロン糸を用いて神経断端をチューブ内に引き込むように，片側 2，3 ヵ所に水平マットレス縫合を行う[17]．

Point

手や手指では皮下軟部組織が薄く，受傷後数週間以上経過した症例では神経損傷部位周囲の軟部組織も瘢痕化していることが多い．軟部組織が悪い，あるいは薄い症例では神経剥離術や自家神経移植，神経再生誘導チューブ移植の後に，周囲の軟部組織を利用した血管柄付き脂肪（筋膜）弁により神経周囲を被覆し，神経の再癒着を予防する．

4. 腱移行術

運動神経損傷の症例で神経欠損が大きい，あるいは高齢者で神経縫合や神経移植を施行しても成績が不良であった，あるいは不良であろうと推測される症例に対して適応がある．手，手指では正中神経損傷による母指対立障害に対して母指対立再建法（浅指屈筋移行，固有示指伸筋移行，Camitz 法，木森法，Huber 法など）が用いられている．また尺骨神経深枝麻痺による鷲手変形に対しては，浅指屈筋腱を切離して A1 あるいは A2 プーリーに引っかけて縫合する lasso 法などが用いられる[18]．

5. 神経移行術

本法の適応は腱移行術と同様であるが，腱移行術に比べて本来の筋による収縮が再建されるため，筋腱の緊張が適切であること，神経再支配までの期間に関節可動域訓練や筋のストレッチが可能で，関節拘縮をきたしにくいなどの利点がある．しかしなが

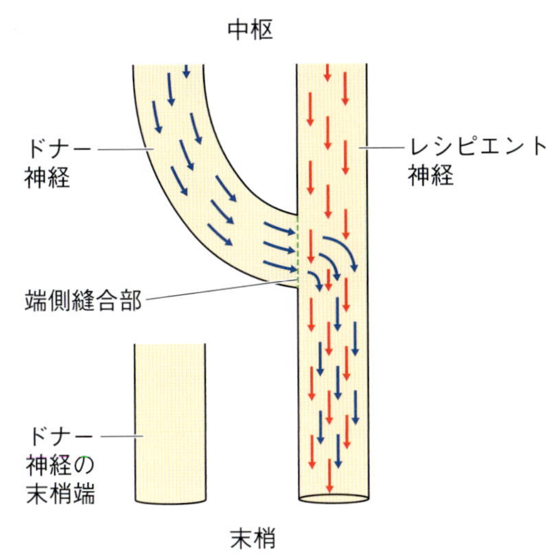

図6 Supercharge reverse end-to-side nerve transfer

ら，機能回復が移行神経による筋の神経再支配によるため，神経再生能の低い高齢者への適応は難しい．手関節近位部より中枢での尺骨神経深枝損傷に対しては，方形回内筋の筋枝（前骨間神経）から尺骨神経深枝への神経移行や，同神経を用いた supercharge reverse end-to-side nerve transfer などが報告されている[19]（図6）．

また，知覚神経障害に対して，橈骨神経浅枝から正中神経知覚枝，第4総指神経から母指尺側，示指橈側の固有指神経への神経移行などがあるが，いずれも適応は神経欠損が大きい，あるいは複数部位の神経損傷例などのために，神経移植術の適応が困難な場合に限られる[20]．

保存的治療

神経損傷受傷後の回復過程，神経縫合術，神経移植術，神経剥離術，神経移行術などの手術治療と併用して適応される．

1. 薬物療法

神経損傷による慢性疼痛は CRPS（type Ⅱ）を引き起こす可能性があり，疼痛の適切なコントロールが重要である．早期から非ステロイド性抗炎症薬（nonsteroidal anti-inflammatory drugs：NSAIDs），カルシウム（Ca）チャネル $\alpha_2\delta$ リガンド（リリカ®），ワクシニアウイルス接種家兎炎症皮膚抽出液含有製剤（ノイロトロピン®），三環系抗うつ薬，デュロキセチン，メキシレチン，麻薬性鎮痛薬などを症状に合わせて併用する[21]．

2. 装具療法

運動神経麻痺が長期間にわたると手関節，手指が不良肢位にて拘縮を起こしやすい．これを予防し，良肢位を保つ目的でスプリントを装着する．正中神経麻痺には母指対立装具，尺骨神経麻痺には虫様筋カフやナックルベンダーを着用する[22]．

3. 運動療法

触診で麻痺筋に収縮が認められるようになったら，表面電極をつけたバイオフィードバックを用いて筋力増強訓練を開始し，筋電図画面の波形が大きく振れるように指導する．麻痺筋が回復してくれば軽い抵抗運動を開始する．

4. 知覚再教育

修復神経が伸展してくると支配領域にビリビリ感（paresthesia）を感じるようになる．不快感を軽減する（脱感作，desensitization）目的で，さまざまなテクスチャーのものを指に擦りつける．コイン，ナット，クリップなどの形状の異なる物体の識別訓練を行って脳の可塑性を利用した知覚再教育を行う[23]．

引用・参考文献

1) Seddon HJ. A Classification of Nerve Injuries. Br Med J. 2 (4260), 1942, 237-9.
2) Sunderland S. A classification of peripheral nerve injuries producing loss of function. Brain. 74(4), 1951, 491-516.
3) Mackinnon S, et al. "Diagnosis of Nerve Injury". Surgery of the peripheral nerve. New York, Thieme, 1988, 74-9.
4) Lee SK. et al. Peripheral nerve injury and repair. J Am Acad Orthop Surg. 8(4), 2000, 243-52.
5) Lundborg G. Nerve Injury and Repair. New York, Churchill Livingstone, 1988, 33.
6) 鳥谷部荘八. 神経修復に関わる診断・検査法　四肢. PEPARS. 78, 2013, 8-15.
7) Bell JA. "Light touch-deep pressure testing using Senunes-Weinsten monofilaments". Rehabilitation of the hand. Hunter JM. et al. (eds). St Louis, Mosby, 1984, 399-406.
8) Jobe MT. et al. "Peripheral nerve injuries". Campbell's operative orthopaedics (13th Edition). Azar FM (ed). Philadelphia, Elsevier, 2017, 1373-5.
9) 辻哲也ほか. 整形外科に必要なリハビリテーションの基礎知識　電気診断. Orthopedics. 13(9), 2000, 22-9.
10) Robert EG. et al. Intraoperative nerve action potential recordings : technical considerations, problems, and pitfalls. Neurosurgery. 65(4 Suppl), 2009, A97-104.
11) 柴田実ほか. 末梢神経損傷の治療. 末梢神経. 25(2), 2014, 272-8.
12) Mackinnon SE. et al. A technique for the treatment of neuroma in-continuity. J Reconstr Microsurg. 8(5), 1992, 379-83.
13) Dvali L. et al. Nerve repair, grafting, and nerve transfers. Clin Plast Surg. 30(2), 2003, 203-21.
14) Lundborg G. A 25-year perspective of peripheral nerve surgery : evolving neuroscientific concepts and clinical significance. J Hand Surg Am. 25(3), 2000, 391-414.
15) 越智健介. 末梢神経損傷 / 障害治療のスキルアップ. Orthopaedics. 30(5), 2017, 27-36.
16) 柴田実. 神経修復に関わる手術手技　神経剥離術・その他. PEPARS. 78, 2013, 23-32.
17) 村田景一. 神経再生誘導チューブを用いた神経再建術. PEPARS. 128, 2017, 83-90.
18) Timothy RCD. "Principles of Tendon Transfer of Median, Radial, and Ulnar Nerves". Green's operative hand surgery (7th Edition). Wolfe SW. et al. (eds). Philadelphia, Elsevier, 2017, 1023-79.
19) Barbour J. et al. Supercharged end-to-side anterior interosseous to ulnar motor nerve transfer for intrinsic musculature reinnervation. J Hand Surg Am. 37(10), 2012, 2150-9
20) Moore AM. "Nerve Transfers of the Upper Extremity". Green's operative hand surgery (7th Edition). Wolfe SW. et al. (eds). Philadelphia, Elsevier, 2017.
21) 細川豊史ほか. "神経障害性疼痛の薬物療法". 神経障害性疼痛薬物療法ガイドライン改訂第２版. 日本ペインクリニック学会神経障害性疼痛薬物療法ガイドライン改訂版作成ワーキンググループ編. 東京, 真興交易医書出版部, 2016, 48-88.
22) 岡野昭夫ほか. 末梢神経障害に対する装具療法. Med Rehabil, (204), 2016, 51-7.
23) 茶木正樹. 末梢神経損傷における知覚, 筋再教育. Med Rehabil. (204), 2016, 28-32.

第3章

手関節部の脱臼・骨折

18 舟状骨新鮮骨折

河村健二 Kenji Kawamura ● 奈良県立医科大学玉井進記念四肢外傷センター准教授

はじめに

舟状骨骨折は手根骨骨折の70～80％を占める最も頻度の高い手根骨骨折であり，15～40歳の男性に多い[1]．転倒などにより手関節背屈位で地面に手をついた際に受傷することが多く，症状は手関節の腫脹と疼痛であるが，症状が軽い場合には陳旧例となってから受診することもまれではない．適切な治療が行われない場合には舟状骨偽関節となり，放置すると変形性手関節症の原因となる[2]．本稿では舟状骨新鮮骨折の診断および治療法について解説する．

診　断

舟状骨新鮮骨折の理学所見としては，手関節橈側の腫脹，舟状骨結節や解剖学的嗅ぎタバコ窩（図1）の圧痛，ピンチや前腕回内時の疼痛を認める．これらの所見を認める場合にはX線で手関節4方向撮影に加えて舟状骨撮影を行う．舟状骨撮影では手関節を背尺屈することで舟状骨が伸展して全長が描出されるため，通常の手関節正面像では明らかでない骨折線が判明することがある（図2）．しかし，X線検査での舟状骨新鮮骨折の診断率は70～90％であり[3]，不全骨折や転位のない骨折は見逃されやすい．X線検査で明らかでなくても舟状骨骨折が疑われる場合にはCT検査やMRI検査が有用である（図3）．舟状骨骨折に対するCT検査の感度は94%，特異度は96%で，MRI検査の感度は98%，特異度は99%である[4]．特に舟状骨骨折の3DCT画像は骨折線を立体的に把握するのに有用である．舟状骨は全長を三等分して遠位部，腰部，近位部に分けられ

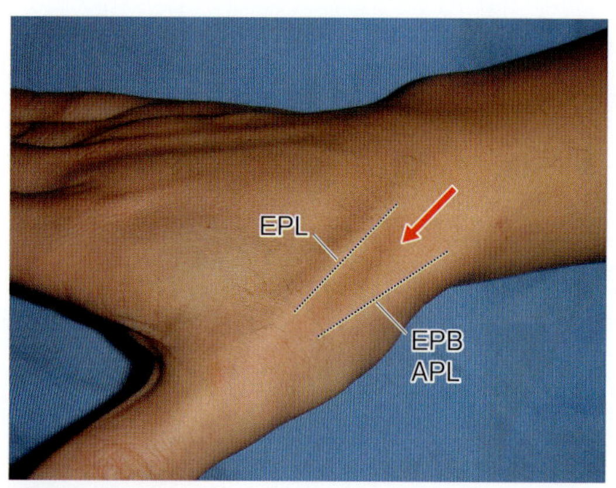

図1 解剖学的嗅ぎタバコ窩
橈骨茎状突起の遠位で長母指伸筋腱（extensor pollicis longus muscle tendon：EPL）と短母指伸筋腱（extensor pollicis brevis muscle tendon：EPB）および長母指外転筋腱（abductor pollicis longus muscle tendon：APL）の間に形成される陥凹（矢印）には舟状骨腰部が存在する．

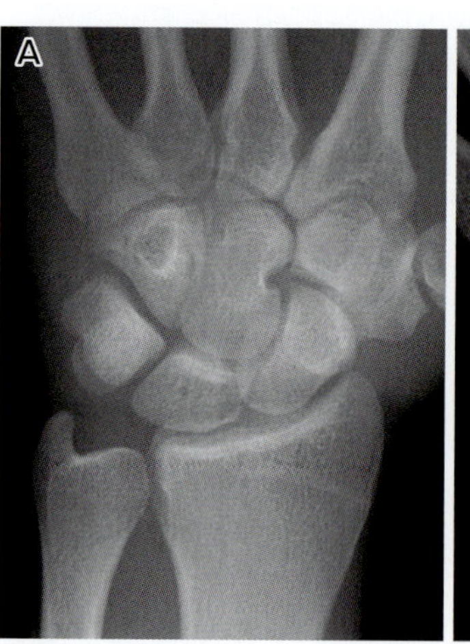

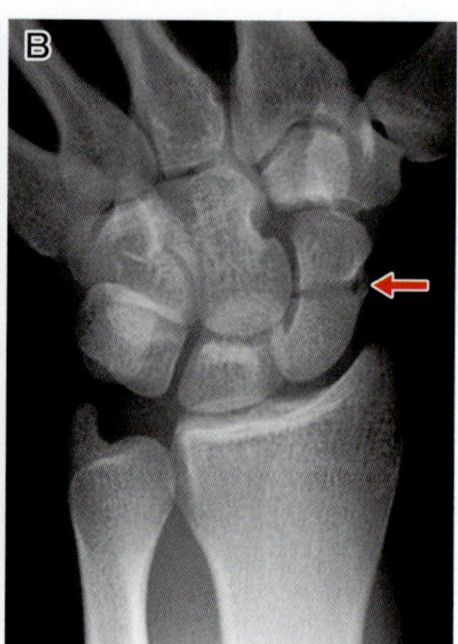

図2 舟状骨骨折のX線検査所見
通常の手関節正面撮影（A）ではわからない舟状骨骨折（矢印）が，舟状骨撮影（B）では明らかである．

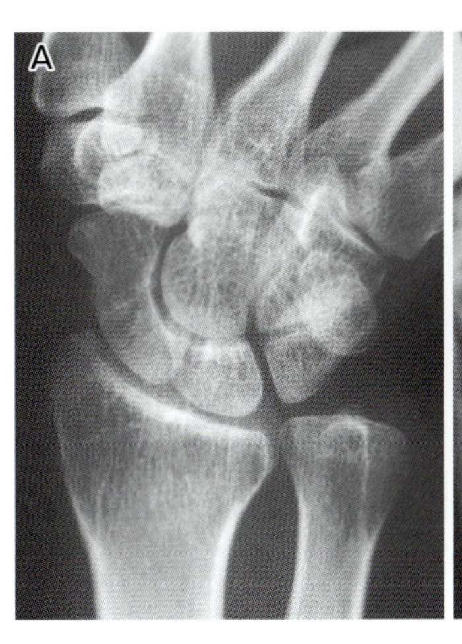

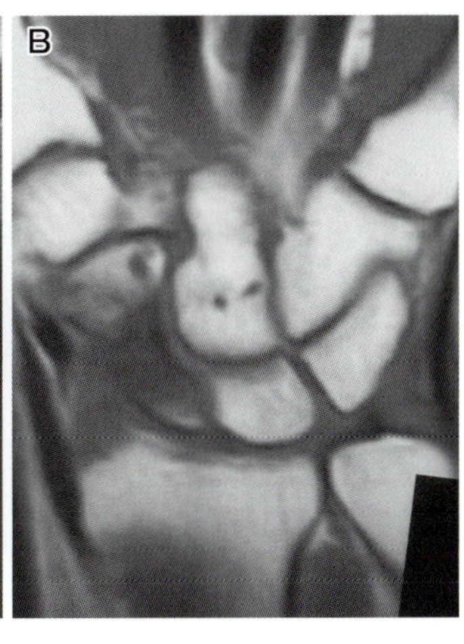

図3 舟状骨不顕性骨折
X線（A）では明らかでない舟状骨骨折がMRIのT1強調画像（B）で低信号を示している.

Type A：新鮮安定型骨折

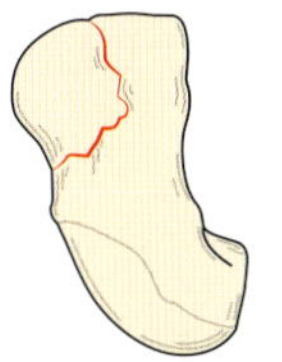

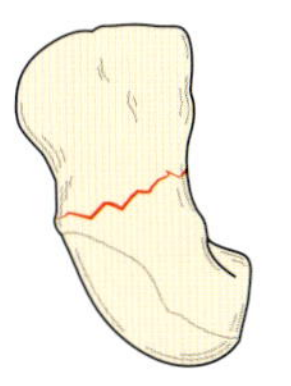

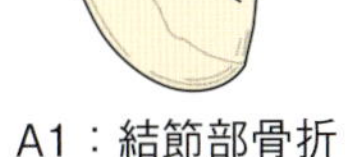

A1：結節部骨折　A2：腰部不全骨折

Type B：新鮮不安定型骨折

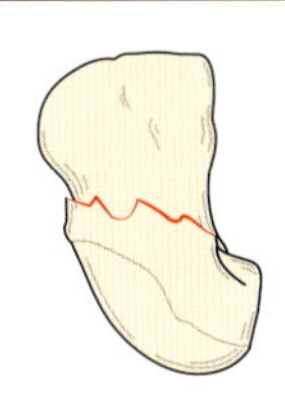

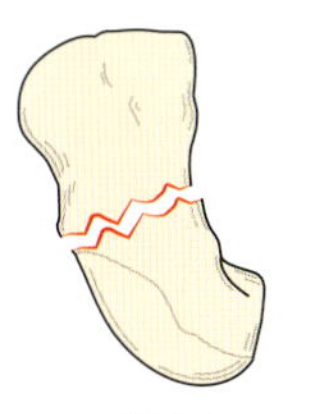

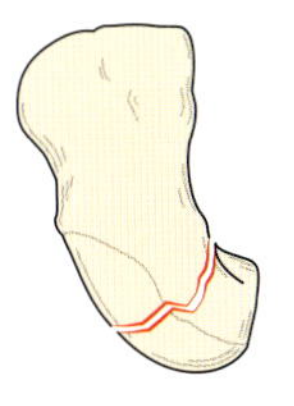

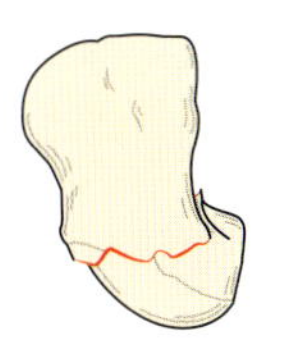

B1：遠位部斜骨折　B2：腰部完全骨折　B3：近位部骨折　B4：経舟状骨月状骨周囲脱臼

図4 舟状骨新鮮骨折のHerbert分類

るが，骨折線の位置，方向，不安定性により分類したHerbert分類（**図4**）が舟状骨骨折の分類に最もよく使用されている[5].

保存的治療

舟状骨は80％が関節軟骨に覆われているため，骨折の治癒過程において仮骨形成による二次性骨癒合が期待できない．すなわち，舟状骨骨折は一次性骨癒合で治癒することを考慮すると，手術による絶対的安定固定が骨癒合に有利であることは明らかである．

しかし，転位が1 mm以内の舟状骨新鮮骨折はギプス固定により90％以上で骨癒合が得られることが報告されている[6]．一般的にギプス固定は母指中手指節（metacarpophalangeal：MP）関節を制動するthumb spica plaster castが行われるが，前腕までのshort arm castとするか肘上までのlong arm castとするかは議論が分かれる[7]．筆者は総固定期間の前半をlong arm cast，後半をshort arm castとしている．固定期間は遠位部骨折では8週間，腰部骨折では12週間，近位部骨折ではさらに長期間を要する[8)]．舟状骨骨折の保存的治療は長期間のギプス固定を要するため，筆者はその適応を社会的背景により手術が困難な転位のない遠位部または腰部の骨折に限定している．

手術治療

舟状骨新鮮骨折の手術は一般的にはcannulated headless bone screwを用いて行われる．現在，多くのメーカーから舟状骨骨折に使用可能なスクリューが販売されている〔例：アキュトラック2（Acumed），HCS（DePuy Synthes），DTJスクリュー（メイラ），AutoFix（Stryker）〕．

手術手技については，舟状骨結節部よりスクリューを挿入する掌側アプローチと，舟状骨近位関節面から挿入する背側アプローチがある．それぞれのアプローチで経皮的に行う方法と直視下に骨折を整復しスクリューを挿入する観血法があり[9)]，さらに経皮的に行う際に手関節鏡を整復の補助に使用する方法もある[10)]．術者の技量と経験により手術手技を選択してもよいが，偽関節のリスクを減らすためには骨折の確実な整復と強固な内固定を得ることが重要である．強固な内固定を得るためには，舟状骨長軸にできるだけ長いスクリューを挿入することが重要であるが，骨折線の方向を考慮して骨折線に圧迫がかかりやすいように骨折線に対して垂直にスクリューを挿入することも重要である．Herbert分類type B1に対しては掌側アプローチでは骨折線に対して垂直にスクリューを挿入することが困難であるため，背側アプローチのほうが好ましい．Herbert分類type B2に対しては掌側アプローチと背側アプローチのどちらも適応される．一方，Herbert分類type B3では近位骨片を確実に固定するためには背側アプローチが必須である．

1．経皮的掌側スクリュー固定法

Herbert分類type A2と転位のないtype B2に対して最も適応があるが，転位のある場合でも熟練者であれば手関節鏡視下に整復して経皮的にスクリューを挿入することも可能である．手関節背側に畳んだ清潔覆布を置いて手関節を背屈させる．舟状大菱形小菱形骨間（scapho-trapezio-trapezoid：STT）関節直上に5 mmの小切開を行い，イメージ透視下にスクリューのガイドワイヤーを舟状骨結節から挿入する（**図5**）．舟状骨の長軸に沿ってガイドワイヤーが挿入されていることを正面像と側面像で確認する（**図6**）．スクリューを軟骨下に完全に埋没させることを考慮してゲージの測定値より2～4 mm短いスクリューを用いて骨折部の圧迫固定を行

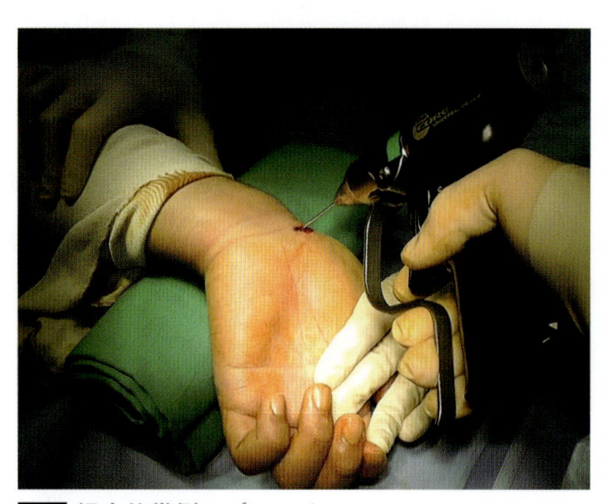

図5 経皮的掌側アプローチ

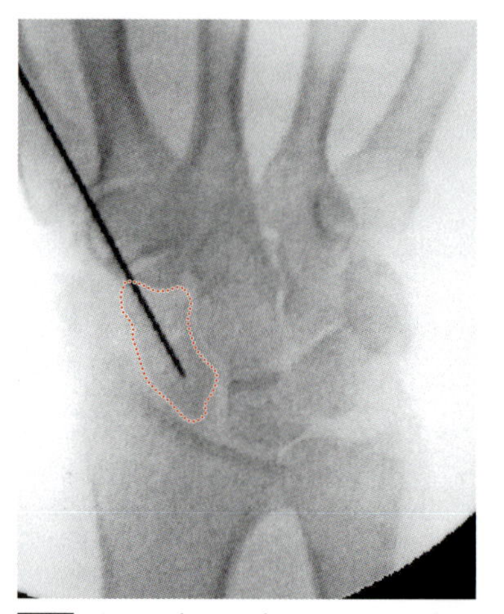

図6 イメージ下にガイドワイヤーを刺入

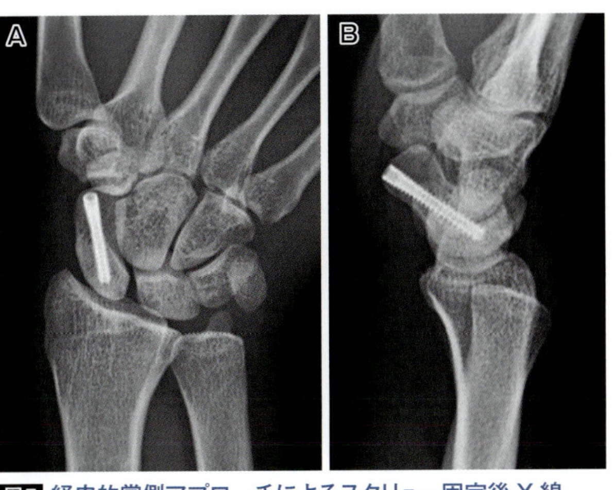

図7 経皮的掌側アプローチによるスクリュー固定後X線
A：正面像，B：側面像

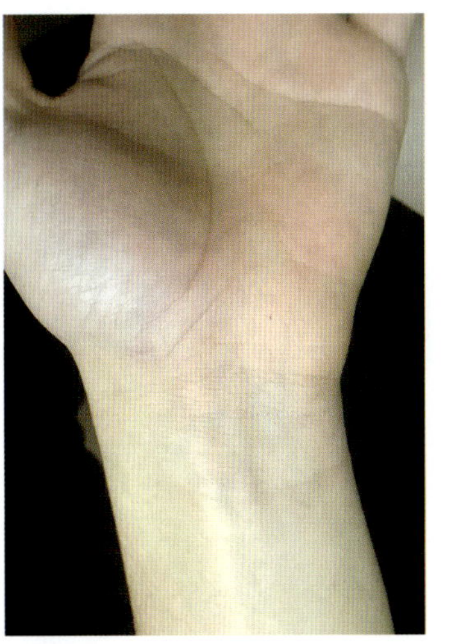

図8 経皮的掌側アプローチ術後創部

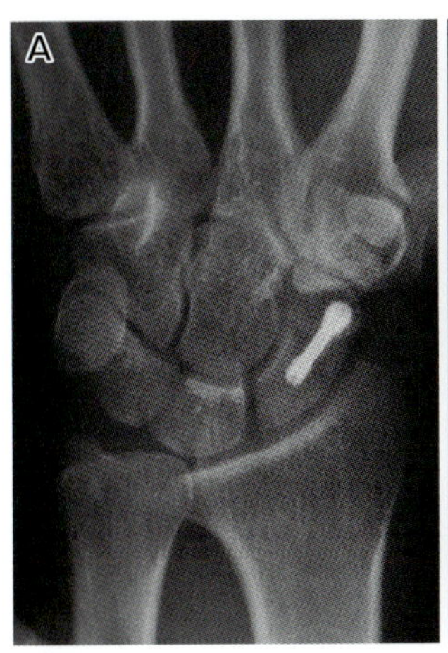

図9 スクリュー長が短い症例のX線
A：正面像，B：側面像

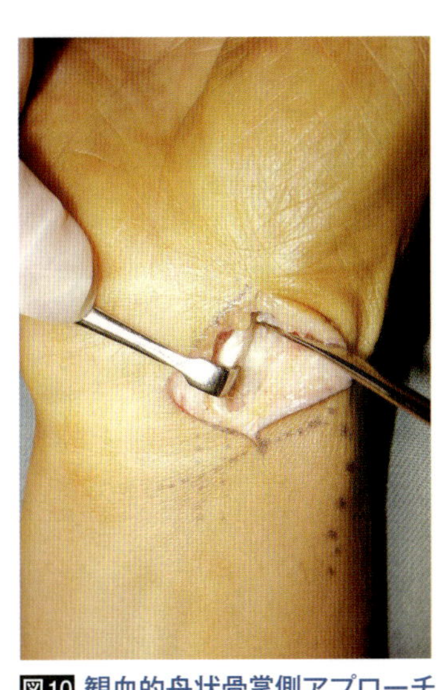

図10 観血的舟状骨掌側アプローチ

う（図7）．皮膚切開部を縫合して手術を終了する（図8）．

手術のコツ

手関節を最大限に背屈させてSTT関節内よりガイドワイヤーを挿入するように心がけると舟状骨長軸に入りやすい．

ピットフォール

スクリューの刺入点が舟状骨結節の掌側寄りになるとスクリュー長が短くなってしまう（図9）．

2．観血的掌側スクリュー固定法

転位のあるHerbert分類type B2に対して適応がある．舟状骨結節を中心とするV字切開を行い，橈側手根屈筋腱を尺側に避けて関節包に到達する（図10）．橈骨動脈浅掌枝は橈側に避ける．関節包および橈骨舟状有頭骨靱帯を縦切すると舟状骨が露出できる．転位した舟状骨を直視下に整復して舟状骨結節部よりガイドワイヤーを挿入する．経皮的掌側スクリュー固定法と同様の手順でスクリューを挿入した後に切離した関節包および橈骨舟状有頭骨靱帯を縫合修復して創閉鎖を行う．

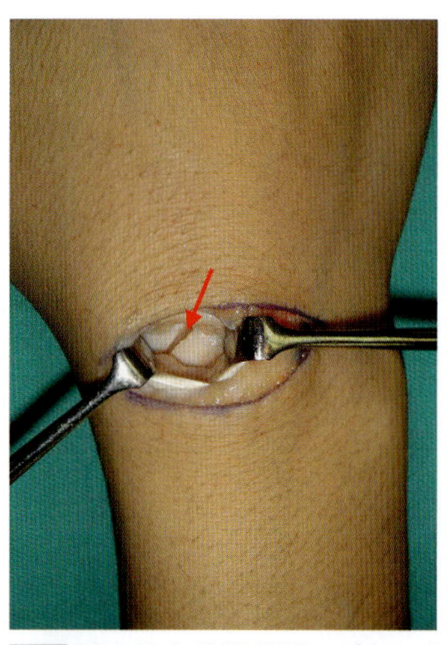

図11 観血的舟状骨背側アプローチ
舟状骨の骨折線（矢印）が確認できる．

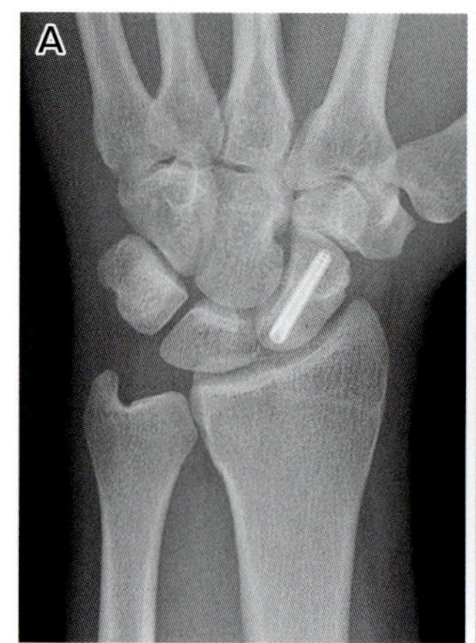

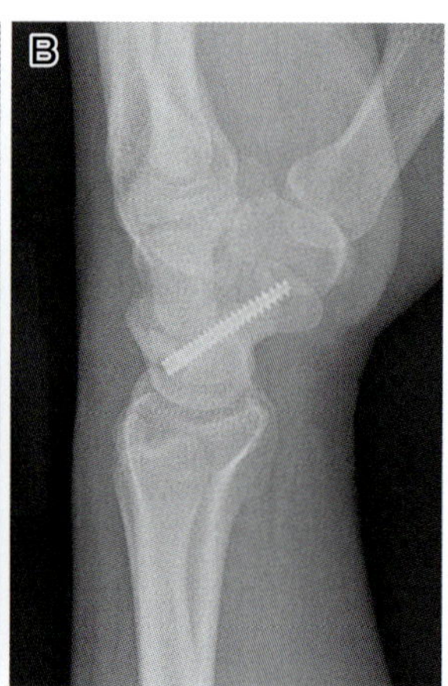

図12 観血的舟状骨背側アプローチによるスクリュー固定後X線
A：正面像，B：側面像

3. 経皮的背側スクリュー固定法

イメージ透視下に舟状骨近位関節面からスクリューを挿入する方法である[10]．手関節を掌屈および尺屈させて舟状骨がイメージ透視下に円形に写るように操作し，舟状骨軸の中心である円の中心に経皮的にガイドワイヤーを挿入した後にスクリュー固定を行う．

ピットフォール

経皮的背側アプローチは伸筋腱損傷や橈骨動脈損傷などの合併症を生じるリスクがある．

4. 観血的背側スクリュー固定法

Herbert分類type B1とtype B3に対して最もよい適応があるが，type B2に対しても適応される．橈骨舟状関節直上に横切開を行い，伸筋第2区画の伸筋支帯の末梢部を縦切し長橈側手根伸筋腱と短橈側手根伸筋腱の間より関節包を露出する．関節包を縦切すると舟状骨が露出できる（**図11**）．骨折の転位がある場合には整復し，ガイドワイヤーを舟状骨近位関節面からSTT関節に向かって挿入した後に至適な長さのスクリューで固定する（**図12**）．関節包および伸筋支帯を縫合修復して創閉鎖を行う．

後療法

筆者は転位のない舟状骨遠位部および腰部の骨折に対して経皮的スクリュー固定を行った場合には，術直後よりサポーター装具固定のみ行っている．術後2ヵ月間は，入浴時以外はサポーターを装着するように指導している．経皮的に行っているために手関節拘縮をきたすことはなく，リハビリテーションも不要である．観血的に整復固定した舟状骨遠位部および腰部の骨折に対しては，軟部組織の修復を考慮して術後4週間は前腕までのthumb spica plaster castを行い，その後に骨癒合が確認できるまでサポーター固定を継続している．近位部骨折に対しては，術後8週間の前腕までのthumb spica plaster castを行った後に骨癒合が得られるまでサポーター固定を継続している．

引用・参考文献

1) Hove LM. Epidemiology of scaphoid fractures in Bergen, Norway. Scand J Plast Reconstr Surg Hand Surg. 33 (4), 1999, 423-6.
2) Kawamura K. et al. Treatment of scaphoid fractures and nonunions. J Hand Surg Am. 33 (6), 2008, 988-97.
3) Brookes-Fazakerley SD. et al. Survey of the initial management and imaging protocols for occult scaphoid fractures in UK hospitals. Skeletal Radiol. 38 (11), 2009, 1045-8.
4) Yin ZG. et al. Diagnosing suspected scaphoid fractures : a systematic review and meta-analysis. Clin Orthop Relat Res. 468 (3), 2010, 723-34.
5) Herbert TJ. et al. Management of the fractured scaphoid using a new bone screw. J Bone Joint Surg Br. 66 (1), 1984, 114-23.
6) Dias JJ. et al. Should acute scaphoid fractures be fixed? A randomized controlled trial. J Bone Joint Surg Am. 87 (10), 2005, 2160-8.
7) Kaneshiro SA. et al. Scaphoid fracture displacement with forearm rotation in a short-arm thumb spica cast. J Hand Surg Am. 24 (5), 1999, 984-91.
8) Geoghegan JM. et al. Undisplaced scaphoid waist fractures : is 4 weeks' immobilisation in a below-elbow cast sufficient if a week 4 CT scan suggests fracture union? J Hand Surg Eur Vol. 34 (5), 2009, 631-7.
9) Shin AY. et al. Percutaneous fixation of stable scaphoid fractures. Tech Hand Up Extrem Surg. 8 (2), 2004, 87-94.
10) Slade JF 3rd. et al. Percutaneous fixation of scaphoid fractures. Hand Clin. 17 (4), 2001, 553-74.

19 舟状骨偽関節：遊離骨移植術を併用した舟状骨偽関節の治療

藤岡宏幸 Hiroyuki Fujioka ● 兵庫医療大学リハビリテーション学部理学療法学科教授・学長
田中寿一 Juichi Tanaka ● 荻原整形外科病院手外科・スポーツ傷害センター長

はじめに

舟状骨骨折はサッカー，ラグビーなどのスポーツや交通事故などで手をついて転倒して手関節を過度に背屈（伸展）した場合に生じることが多い．患者自身が捻挫と判断して整形外科を受診しないなどで受傷直後に適切な診断がなされない場合に舟状骨偽関節に至る．

舟状骨は，表面の大部分が関節軟骨で覆われ，隣接する橈骨および月状骨，有頭骨，大菱形骨などと関節を形成し，手関節の運動において重要な役割を果たす．しかし，舟状骨には骨膜や靱帯の付着する部分が少ないので，血行の点で不利な要因がある．このため，舟状骨骨折は難治性で偽関節になりやすい．また，骨接合術を行われた後にも偽関節に至ることがある．放置された舟状骨骨折は，偽関節，変形性手関節症（scaphoid nonunion advanced collapse：SNAC wrist）に進展することが多く，初期の適切な診断と治療が重要である[1-3]．

本稿では，舟状骨骨折後の偽関節に対する遊離骨移植術を併用した骨接合術について述べる．

舟状骨中央部骨折後の偽関節（図 1）

骨折部が舟状骨中央 1/3 にある場合（新鮮時には Herbert 分類[4] Type B1 あるいは Type B2 であったと推測される場合）には，舟状骨の掌側部に生じた骨欠損によって，骨折部での短縮，humpback deformity（背側凸変形）や手根骨の配列異常などが生じる．掌側進入で，X 線透視下に舟状骨を整復して手根骨の配列を整えて骨接合術を行うことが重要である．

手関節掌橈側，舟状骨結節部のやや遠位（舟状大菱形骨関節辺り）から近位手関節皮線辺りまでジグザグ皮切を行う．橈側手根屈筋腱を尺側に牽引して，橈骨動脈の掌側枝を結紮し，関節包を切開し，

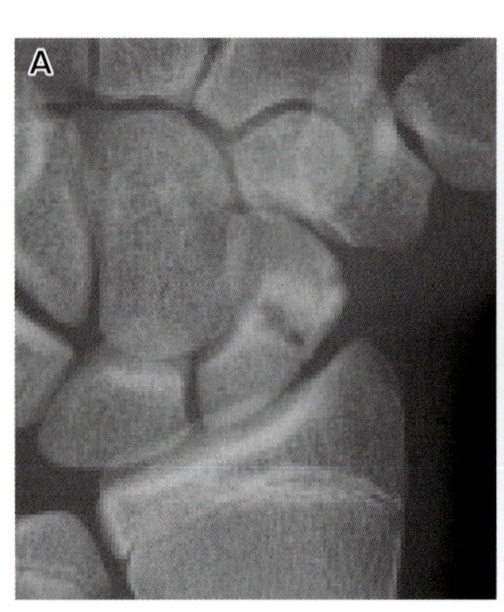

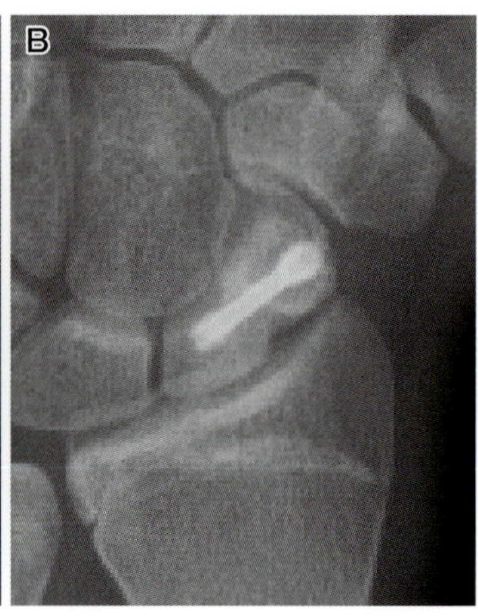

図1 舟状骨偽関節に対する骨移植術

A：16 歳，男性．サッカーで転倒して手関節痛があったが放置していた．受傷から半年程度経ってから受診した．舟状骨中央部に骨硬化を伴った偽関節を認めた．

B：術後 6ヵ月．掌側より進入して骨移植と骨接合術を行った．骨癒合が確認できる．臨床症状はなく，サッカーに復帰した．

骨折部を確認する．

1．偽関節部の展開と骨移植

偽関節部の線維組織や硬化した骨組織を切除して新鮮化する．手関節をできるだけ背屈して近位および遠位骨内に海綿骨を充填し，欠損部に，皮質骨付き海綿骨を充填する[5-7]．このとき，皮質骨が表面に位置するようにして，整復位を保持する（図2）．

移植骨は，肘頭から採取してもよいが，十分な骨の量と質を確保して，確実な骨癒合を目指すには腸骨から採取することが望ましい．上前腸骨棘より近位部に皮切を行い，腸骨の内板から幅約1 cm程度の皮質骨付き海綿骨を採取する．さらに，チップ状海綿骨を採取する．

手術のコツ

偽関節部の不良な骨や線維組織を十分に切除する．近位および遠位骨内に海綿骨を充填し，偽関節部には皮質骨付き海綿骨を充填して整復位を保持する．

偽関節部の骨欠損部に腸骨より採取した良質の海綿骨を充填することは骨癒合促進に重要である．また，皮質骨付き海綿骨を充填することは，舟状骨の整復位保持に役立つ．

2．内固定

内固定材料はさまざまなものがあるが，われわれは主にDTJスクリュー（Double Threaded Screw Japan，メイラ）を用いている[6-8]．DTJスクリューは，ガイドワイヤーを利用してスクリューを挿入することができ，スクリュー全体が舟状骨内に埋没するcannulated headless screwで，ミニとスタンダードのサイズがあるので，術中に大きさや長さを適切に選択することができる．

X線透視下にガイドワイヤーを挿入し，DTJスクリューを用いて内固定する（図3）．舟状骨は前額面および矢状面で橈骨骨軸に対して約45°傾いており，手関節を最大に背屈すると舟状骨の橈骨骨軸に対する前額面での傾きのみを考慮してガイドワイヤーを入れることができる．ガイドワイヤーは，舟状骨の大菱形骨との関節面から中枢に向けて刺入するが，刺入部が浅くなると適切な位置に挿入することが難しいので注意する．X線透視において，手関節正面，側面，回内および回外斜位のいずれの肢位でも，ガイドワイヤーが舟状骨の中央に位置することを確認して，適切な長さのスクリューを挿入する．骨折部に圧迫力がかかり，スクリュー全体が舟状骨内に位置するために，スクリューの長さは計測値よりやや短め（1～2 mm程度短め）がよい．また，スクリューを挿入する際に，偽関節部に移植した骨がはみ出さないように注意する．

手術のコツ

手関節を最大に背屈してDTJスクリューのガイドワイヤーを適切な位置に挿入する．計測値よりやや短めのDTJスクリューを用いて骨接合術を行う．

3．後療法

術後4～6週程度はギプス固定を行い，確実な骨癒合を目指す．ギプス固定除去後も手関節装具などを併用しながら，手関節の可動域訓練を行う．

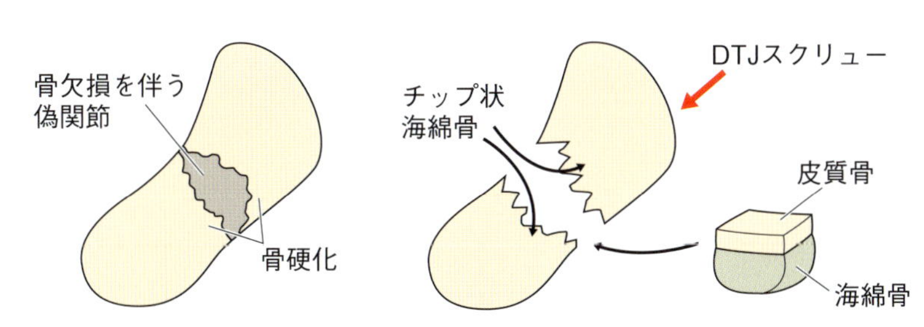

図2 手術手技のポイント
舟状骨の近位および遠位骨内にチップ状海綿骨を充填し，骨欠損部には皮質骨付き海綿骨を入れる．
この際，皮質骨が表面にくるように置くことにより舟状骨の整復位を保持することができる．
骨移植を行った後，DTJスクリューにて骨接合術を行う．

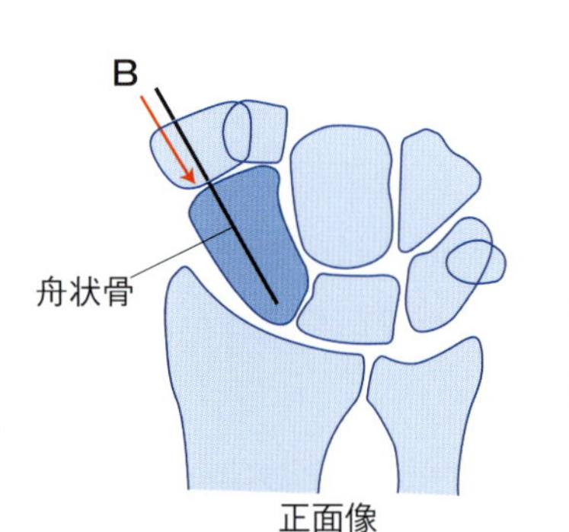

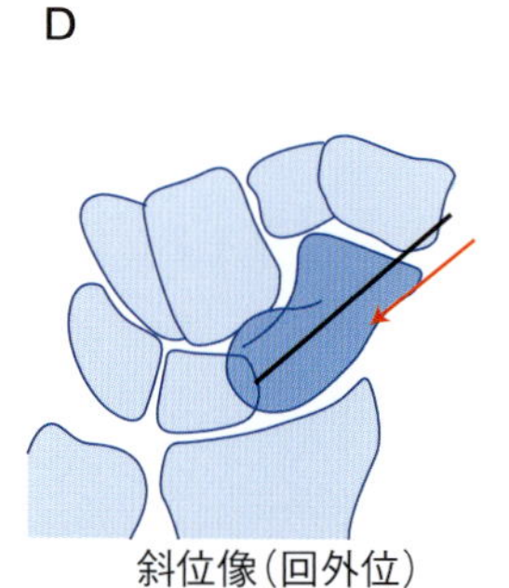

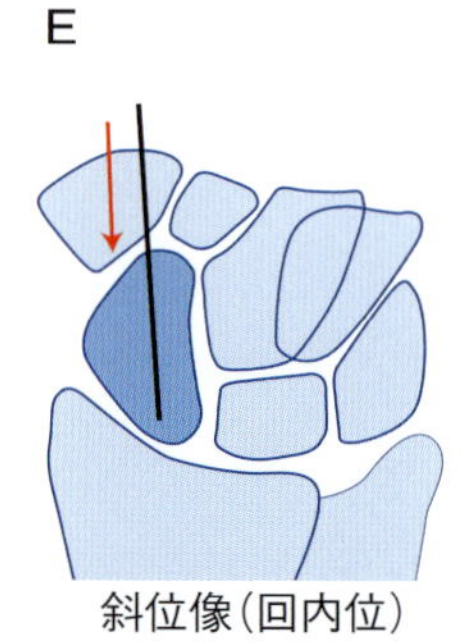

図3 掌側進入によるガイドワイヤー挿入のポイント（文献 8 より）
舟状骨の大菱形骨との関節面を展開する（A）．X 線透視下に手関節正面，側面，斜位の像でガイドワイヤーの位置が適切であることを確認して，適切なスクリューの長さを測定する（B～E）．

舟状骨近位部骨折後の偽関節（図 4）

骨折部が舟状骨近位 1/3 にある場合（新鮮時には Herbert 分類[4] Type B3 であったと推測される場合）には，背側進入で手術を行う．手関節背橈側で長母指伸筋腱の尺側に皮切を行い，伸筋支帯の遠位部を一部開放して，長母指伸筋腱を橈側に，総指伸筋腱を尺側に牽引して手関節包に至る．

1．偽関節部の展開と骨移植

X 線透視で舟状骨と月状骨の関節裂隙を確認して関節包を切開して偽関節部を展開する．偽関節部の線維組織などを掻爬して腸骨から採取した海綿骨を充填する．舟状骨近位部骨折後の偽関節では，中央部骨折後の偽関節と比較すると，骨折部での短縮や humpback deformity（背側凸変形），手根骨の配列異常などは比較的軽度であることが多い．しかし，舟状骨近位部は血流が不良で骨壊死の危険性が高く，骨癒合不全に至りやすいため，確実な骨移植と内固定が必要である．

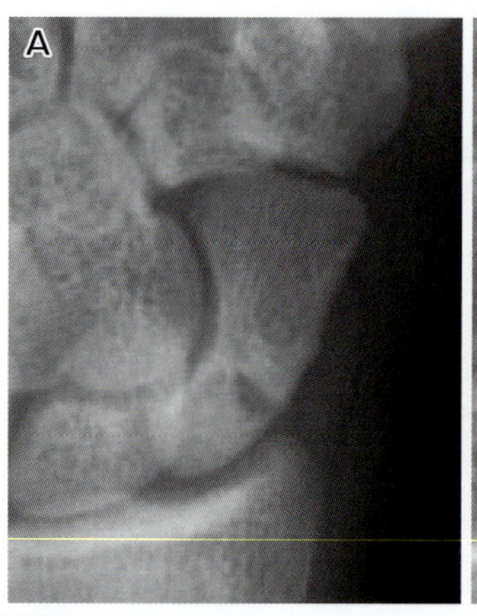

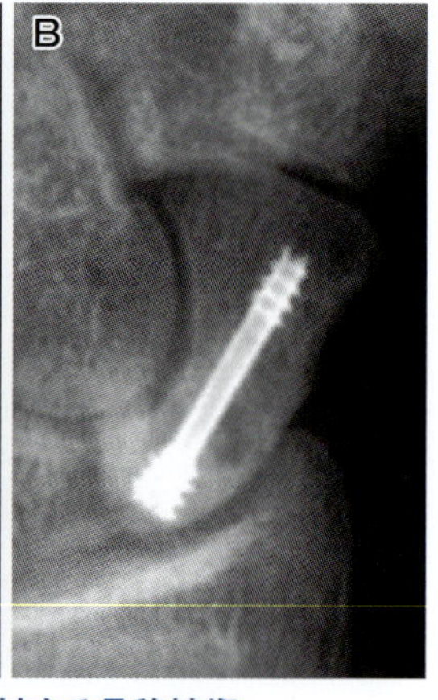

図4 舟状骨偽関節（近位部）に対する骨移植術
A：19 歳，男性．ラグビーで転倒して手関節痛があったが放置していた．受傷後 4 ヵ月で受診した．舟状骨近位部に偽関節を認めた．
B：術後 6 ヵ月．背側より進入して骨移植と骨接合術を行った．骨癒合が確認できる．臨床症状はなく，ラグビーに復帰した．

2．内固定

手関節をできるだけ掌屈した状態で，中枢骨片よりガイドワイヤーを刺入してスクリューを挿入する[8]（図 5）．X 線透視において，手関節を掌屈すると舟状骨が円形に近い輪郭になる．ガイドワイヤーは母指の方向に向けて，舟状骨の陰影の中央に入れることが重要である．内固定材料には骨片の大きさ

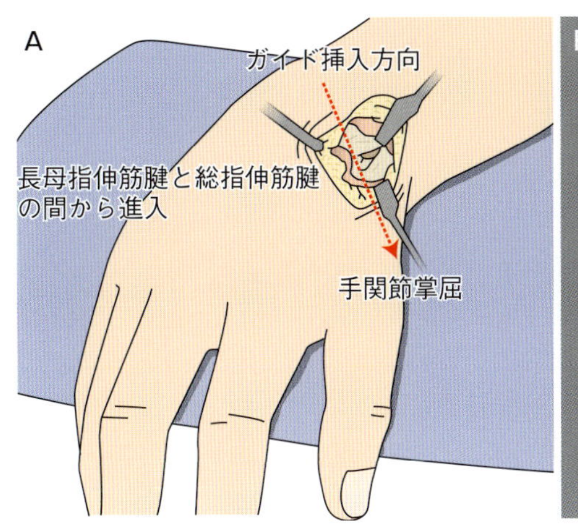

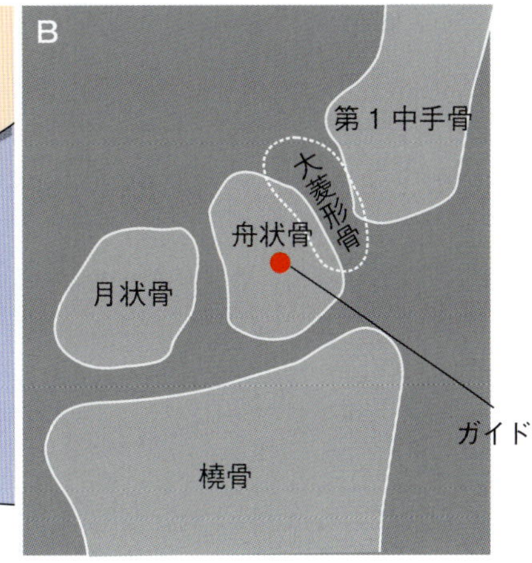

図5 背側進入によるガイドワイヤー挿入のポイント（文献8より）

手関節背橈側で長母指伸筋腱の尺側に皮切を行い，伸筋支帯の遠位部を一部開放して，長母指伸筋腱を橈側に，総指伸筋腱を尺側に牽引して関節包に至る（A）．ガイドワイヤーを入れるときには手関節を最大掌屈して舟状骨の長軸方向にX線透視を行い，その中央部にガイドワイヤーを入れる．手関節正面，側面，斜位の像でガイドワイヤーの位置が適切であることを確認して，スクリューの長さを測定する（B）．

に応じてDTJスクリューあるいはDTJミニスクリューを用いる（通常，DTJミニスクリューで固定することが多い）．

手術のコツ

舟状骨近位部での骨折は，中央部骨折と異なり，背側進入で手術を行う．手関節を最大に掌屈してDTJスクリューあるいはDTJミニスクリューで骨接合術を行う．舟状骨近位部は骨壊死の危険性も高く，骨癒合不全に至りやすいので，確実な骨移植と内固定が必要である．

3．後療法

術後のギプス固定期間は，掌側進入での手術と同様，4～6週間程度である．

骨接合術後の偽関節（図6）

骨折部が舟状骨中央部の場合には掌側進入で，近位部の場合には背側進入で再手術を行う．舟状骨偽関節部を確認して，以前に使用されている内固定材料を抜去するとともに，偽関節部や内固定材料抜去後の骨孔内の線維組織や硬化した骨組織を切除して新鮮化する[9]．

骨接合術後の偽関節では，偽関節部への骨移植とともに，以前に使用されていた内固定材料を抜去した部分に生じる骨孔に対する処置が必要である．偽関節部の骨欠損部に腸骨より採取した良質の海綿骨を充填することは骨癒合促進に重要である．また，皮質骨付き海綿骨を充填することは，舟状骨の整復位保持に役立つと考える．さらに，内固定材料を抜去した後の骨孔に皮質骨を骨釘として挿入することは，骨形成促進と舟状骨の支柱の両方の役割を担うため，たいへん重要である．このような複数の遊離骨移植の手技と強固な内固定を併用して骨癒合獲得を目指す．

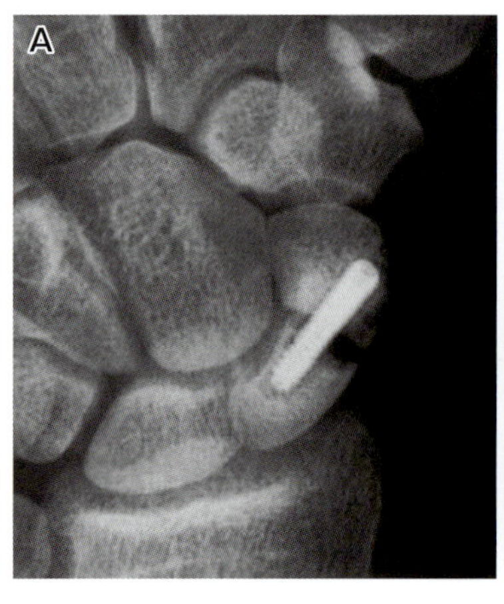

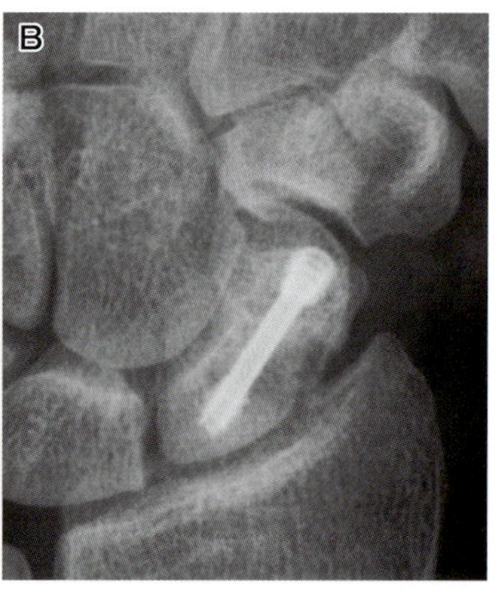

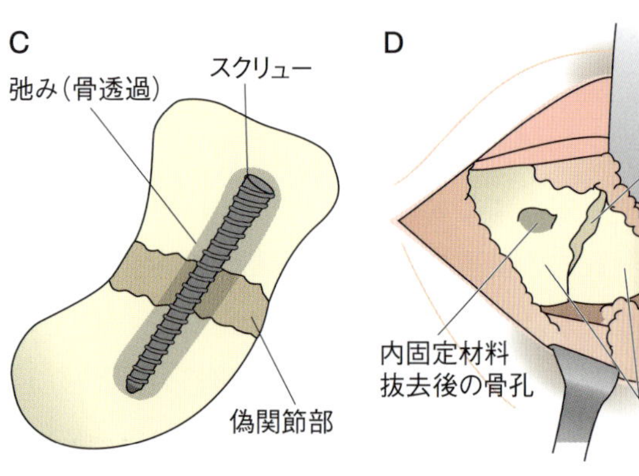

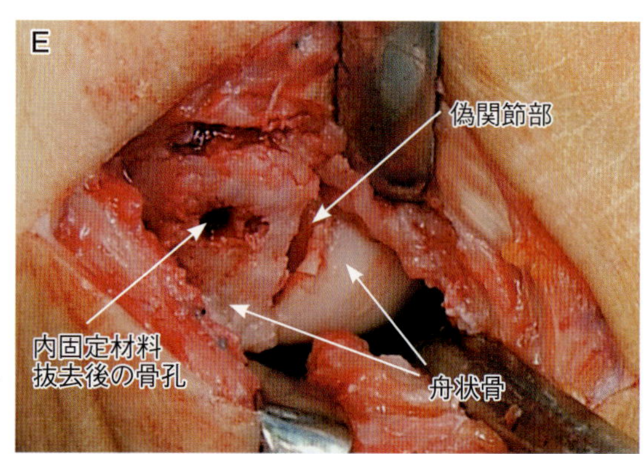

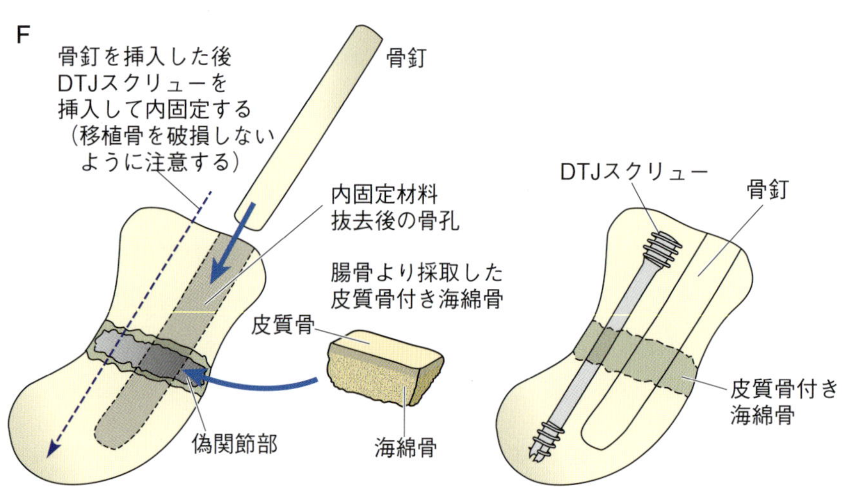

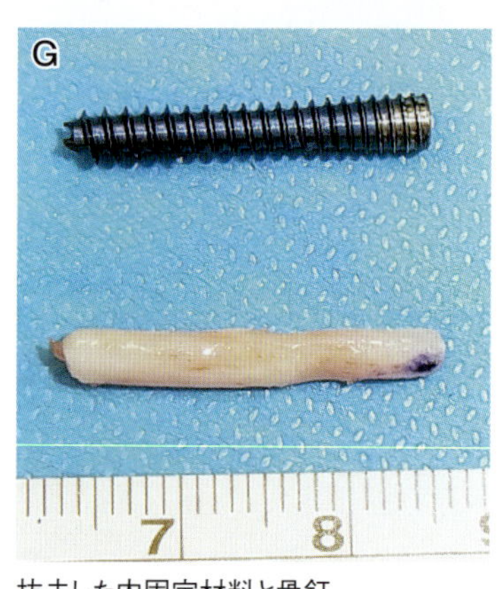

抜去した内固定材料と骨釘
骨釘を以前の内固定材料とほぼ同じ大きさに形成する.

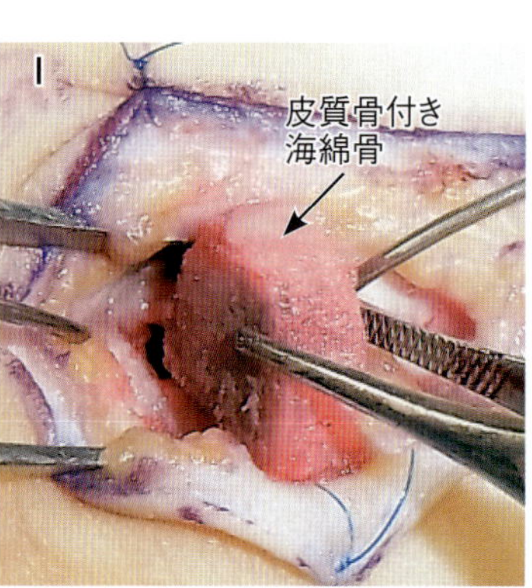

図6 骨接合術後に偽関節に至った症例に対する手術

（文献9より）

A・B：24歳，男性．スノーボードで転倒し，舟状骨骨折と診断され，骨接合術を受けた．術後1年で手関節痛が残存し，X線像にて舟状骨中央部の骨癒合不全と内固定材料周囲の骨透過像を認めた（A）．再手術後1年で骨癒合を確認できた（B）．

C・D・E：舟状骨偽関節部を確認して，以前に使用されている内固定材料を抜去し，偽関節部および内固定材料抜去後の骨孔部の線維組織を切除する．

F・G：腸骨より採取した皮質骨付き海綿骨を偽関節部に充填する．さらに，抜去した内固定材料の骨孔部に肘頭より採取した皮質骨を充填して骨釘とする．

H・I：チップ状海綿骨を充填した後にブロック状の皮質骨付き海綿骨を偽関節部に充填する．皮質骨が表面にくるようにする．鋼線を用いて舟状骨偽関節部を開大すると骨移植が容易になる．

手術のコツ

- 腸骨より採取したチップ状海綿骨および皮質骨付き海綿骨を偽関節部に充填する.
- 内固定材料を抜去して骨孔となった部分には肘頭より採取した皮質骨を挿入する. この際, 適切な長さと太さの皮質骨を骨釘として, 偽関節部に充填した移植骨を貫くように骨孔に挿入する. 骨釘は内固定材料抜去後の骨孔において舟状骨の支柱となるとともに骨形成促進の移植骨の役割を果たす.
- 内固定材料抜去後の同じ骨孔に新たな内固定材料を挿入する場合には, 大きめの内固定材料が必要になるが, 舟状骨は小さな骨なので, 大き目の内固定材料を同じ骨孔に挿入することは難しい. そこで, 肘頭より採取した皮質骨（骨釘）を骨孔に挿入する.
- 新しい内固定材料は, 以前に用いられていた内固定材料の骨孔とは異なる部位に, 適切な位置に挿入する. 以前の骨孔を避けながら新しい内固定材料を適切な位置に挿入することが重要である.
- 骨釘やスクリューを挿入する際に, 偽関節部に移植した骨がはみ出してこないように注意する.
- X 線透視下に, 舟状骨全体の整復位や手根骨の配列などに注意して, 整復位を保持して操作を行う.

後療法

術後のギプス固定期間は, 約 6 週間である.

おわりに

舟状骨骨折は診断が遅れて偽関節に至る場合や, 骨接合術後に偽関節に至る場合がある. いずれの場合も, 偽関節部の硬化した骨の切除や偽関節部に介在する線維組織を十分に掻爬した後に, 遊離骨移植を併用して骨接合術を行う. 確実な骨癒合を目指すには, 腸骨より採取した骨を移植し, 内固定にはDTJ スクリューなどの強固な固定力が得られるものを使用することが推奨される.

引用・参考文献

1） Watson HK. et al. The SLAC wrist：scapholunate advanced collapse pattern of degenerative arthritis. J Hand Surg Am. 9(3), 1984, 358-65.
2） Mack GR. et al. The natural history of scaphoid non-union. J Bone Joint Surg Am. 66(4), 1984, 504-9.
3） Waitayawinyu T. et al. Management of scaphoid nonunions. Hand Clin. 26(1), 2010, 105-17.
4） Herbert TJ. et al. Management of the fractured scaphoid using a new bone screw. J Bone Joint Surg Br. 66(1), 1984, 114-23.
5） 藤岡宏幸ほか. “舟状骨骨折偽関節の手術コツ”. 整形外科 Knack & Pitfalls　手の外科の要点と盲点. 岩本幸英監, 金谷文則編. 東京, 文光堂, 2007, 158-9.
6） 重松浩司ほか. “舟状骨偽関節　A：従来法”. 整形外科 Surgical Technique Books 2　実践！　手・手指外傷の診断・治療のテクニック. 田中寿一監. 大阪, メディカ出版, 2015, 104-13.
7） 藤岡宏幸ほか. 舟状骨骨折の治療. 整・災外. 59(6), 2016, 781-7.
8） 藤岡宏幸ほか. “舟状骨骨折新鮮例”. 整形外科 Surgical Technique Books 2　実践！　手・手指外傷の診断・治療のテクニック. 田中寿一監. 大阪, メディカ出版, 2015, 96-103.
9） 藤岡宏幸ほか. 遊離骨移植と骨釘を用いた再骨接合術（Salvage 手術）. 整形外科サージカルテクニック. 5(5), 2015, 530-4.

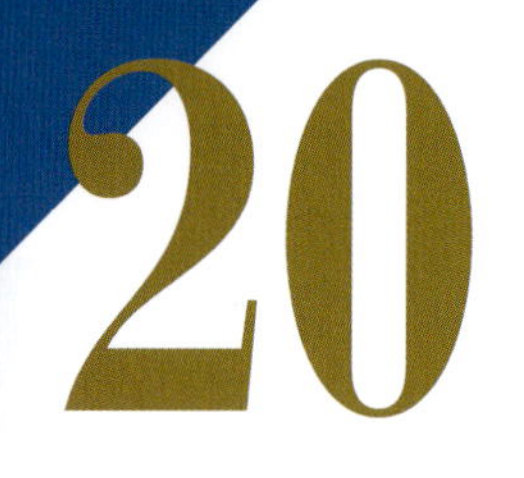

舟状骨偽関節：各種血管柄付き骨移植術の実際

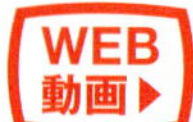

川崎恵吉 Keikichi Kawasaki ● 昭和大学横浜市北部病院整形外科准教授

診　断

舟状骨骨折は，症状が軽くて未受診であったり，病院に受診しても初期にはX線ではわからないこともあり，見逃されて偽関節になることもある．舟状骨偽関節の診断には，単純X線（尺屈位の正面像と回内斜位，側面像），CT（3DCTは必須），MRIが必要となる．

治療法の選択

舟状骨偽関節に対する治療は，以前からconventional bone graft（non-vascularized bone graft：non-VBG）である遊離骨移植術が行われてきたが，その骨癒合率はおおよそ80～90％と報告されてきた．残りの10～20％の失敗例の要因に対し，CooneyやGreenは，近位骨片の無腐性壊死を伴う例，既往に舟状骨手術がある例，受傷後長期間経過している例，近位1/3の偽関節例などを難治性と呼んでいる[1, 2]．1991年にZaidembergが橈骨遠位背側の1，2 intercompartmental supraretinacular artery（ICSRA）を茎とした血管柄付き骨移植術（vascularized bone graft：VBG）を報告し，以後有茎のVBGが難治性の舟状骨偽関節に対して有用と報告されるようになった[3]．例えば骨壊死を有する症例の骨癒合率が，VBG：non-VBGで88％：47％とのメタアナリシスの報告もある[4]．このZaidemberg法（Z法）の報告以後，現在までにさまざまな部位からの採骨による有茎のVBG（pedicled VBG）が出現し，橈骨背側（2，3ICSRAや5，6ICSRA）や掌側，尺骨，第1，第2中手骨などが報告されてきた．特に本邦では，Z法に続き，第2中手骨基部背側のMakino法（M法）[5]，橈骨遠位掌側のKuhlmannやMathoulin法[6, 7]の報告が多い．ただし，そのpedicled VBGの限界も指摘されるようになり，ChangらはZ法の成績不良要因として，近位骨片の骨壊死，スクリュー固定なし，女性，喫煙のほかにcarpal collapse〔Humpback deformity（HD）〕の存在を挙げている[8]．HDを合併した近位部骨壊死例では，Z法の骨癒合率が大腿骨内顆部からの遊離VBGに比べて有意に低かった，とJonesらは述べている[9]．2015年のPinderらのsystematic reviewでの骨癒合率の比較では，VBG：non-VBGが92％：88％，スクリュー：Kirschner鋼線：no fixationが88％：91％：79％であった[10]．また近位部壊死や極小・分節化などを有し，舟状骨近位部の再建が困難な症例に対して，Bürgerらは大腿骨内側滑車部の遊離血管柄付き骨軟骨移植（vascularized osteochondral graft：VOCG）による近位部置換術を報告している[11]．

一方，鏡視下舟状骨偽関節手術の良好な成績が報告されるようになった[12]．嚢腫型，軽度のdorsal intercalary segment instability（DISI）変形，近位部骨壊死のない，受傷からの経過の短い症例は鏡視下手術のよい適応であり，当科では現在，それ以外の難治性例とDISI変形の強い症例をVBGの適応としている．

手術治療

当科では橈骨背橈側から採骨するZ法を89手に，第2中手骨基部背側から採骨するM法を28手に使用してきた[13]．一方，再手術例で，大腿骨内上顆部からの遊離血管柄付き骨移植（F法）と大腿骨内側滑車からの遊離血管柄付き骨軟骨移植を各1手に使用した．遊離のVBGはmicrosurgery techniqueを要し，侵襲も大きくなることから，基本的にわれわれは工夫を凝らした有茎のZ法〔direct lateral approach（DLA法）による橈側一皮切で移植骨を掌側に移植する方法や，掌側にlocking plate（LP）を設置する方法など〕を選択している．手術は，採骨部（採骨法），内固定材をそれぞれ組み合わせて行う．

1．採骨方法（表1）

1）橈骨遠位背橈側からの有茎VBG（Z法）

橈骨遠位背橈側から採骨し，1，2ICSRAを血管茎として挙上する．本法の特徴として，大きい採骨が可能であるが，血管茎が細いという問題点が存在する．大きな採骨が必要な偽関節例（HDを有する例，長期経過例，スクリュー遺残型）に有用であるが，掌側に移植骨片を設置するようなHDを有する場合には，以前は掌背側の2ヵ所の皮切が必要であった．そこでわれわれは，橈側からの一皮切で移植骨片を掌側にも設置可能である，DLA法を行っている．ただし，橈骨遠位端骨折や橈骨背側の採骨手術の既往がある症例は，適応外である．

2）第2中手骨基部背側からの有茎VBG（M法）

第2中手骨基部背側から採骨し，背側中手動脈を血管茎として挙上する．本法の特徴として，血管茎が太くて長いが，採骨量には制限がある．そこで本法は，小さな採骨で十分な症例，既往に橈骨からの骨移植術の瘢痕，若年者の骨端線残存例に使用している．一方，大きな骨移植が必要な症例ではその使用を控えるか，本法に橈骨遠位背側や腸骨からの遊離海綿骨移植を追加する必要がある．

3）Medial femoral condyleからの遊離血管柄付き骨移植

大腿骨内上顆部の骨膜血管網につながる上内側膝動脈を血管茎として挙上して採骨し，橈骨動脈に端側縫合する．本法の特徴として，他の有茎VBGに比べて血行は豊富で，大きな採骨も可能であるが，マイクロサージャリーの技術を要する[14]．本法の適応としては，大きな骨欠損を有するHDがある例や，長期経過例，舟状骨術後再偽関節例などである．

4）Medial femoral trochleaからの遊離血管柄付き骨軟骨移植

本法は大腿骨内上顆部のtrochleaの関節軟骨面が舟状骨近位部の軟骨面と似た形状であることを利用している．上述の上内側膝動脈を血管茎として，

表1 舟状骨偽関節に対する各種VBG（VOCG）の特徴

	メリット	デメリット	適応	非適応
Z法（Zaidemberg）	・採骨量大 ・採型が容易	・血管径が細い ・掌側までの誘導が難しい	・骨欠損が大（著明なHD，長期経過例，スクリュー遺残例）	・橈骨遠位端骨折や橈骨背橈側からの採骨の既往
M法（Makino）	・血管径が太い ・掌側までの挙上が容易	・採骨量小	・骨欠損が小 ・骨端線遺残 ・橈骨遠位の外傷や採骨手術歴	・骨欠損が大（他部位の遊離海綿骨移植併用）
F法（free-MFC-VBG）	・採骨量大 ・血流が良好	・マイクロ・テクニック	・骨欠損が大（著明なHD，長期経過例，スクリュー遺残例） ・VBGの失敗例	
free-MFT-VOCG	・近位部例に限定	・マイクロ・テクニック ・SL靱帯なし	・近位骨片の壊死，極小・分節化	・近位部以外

大腿骨内上顆部のtrochleaの関節軟骨面を採取し，舟状骨近位部と置換する[11]．本法は，近位部の壊死症例で，極小や分節化している，近位部の再建が不可能な症例に有用であるが，形状を合わせる点，舟状月状骨（scapholunate：SL）靱帯がない点，マイクロサージャリーの技術を要するなど，手術は容易ではない．

2. 内固定材

1）Headless screw

通常の偽関節例の第一選択であるが，スクリュー固定術後の弛みによって再度スクリューでの固定性が得られないと判断した場合，近位骨片がスクリューのスレッドより小さい症例，近位骨片が分節化した症例では使用が難しい．

2）Locking plate（APTUS® Hand set，MES社）

手技的には非常に難しいため，その適応は限定的で，舟状骨にheadless screwが残存している偽関節例，骨硬化を有する長期（放置）経過例，HD変形の著明な症例である．一方，近位部偽関節例，掌側の骨皮質の巨大な欠損を有する例には使用が困難である[15]．

Point

舟状骨用のプレートのサイズは1種類であり，偽関節部の幅が4 mm以上では骨片を捉えられない．

3）Kirschner鋼線

上記2種類の内固定材で固定が不可能な場合に選択されることがほとんどで，近位骨片が小さく，分節化した症例などに限定される．

3. 難治性例の当科の治療方針

表2に記す．

症例提示

症例1：HDを有し，近位部骨壊死が疑われた32歳，男性の偽関節例―direct lateral approach法＋headless screw固定（図1，図2）

① Lister結節より近位2 cmからスタートし，関節面を越えたところで橈側へカーブして，遠位は嗅ぎタバコ窩遠位まで皮切を加える（図2A）．1stと2ndコンパートメントの間にある1，2ICSRAを確認する（図2B）．第1と第2の伸筋支帯を切開，コンパートメントを開放する（図2C）．関節面から近位1.0 cmの部位まで，そのコンパートメント間に存在する1，2ICSRAのpedicleを丁寧に骨から切離，挙上する（図2D）．

表2　各種難治性舟状骨偽関節への対策

	近位骨壊死	近位部	長期経過例	スクリュー遺残	Humpback deformity
特徴	• MRIでT1 low or T1/T2 low • 術中の出血の有無	• HDは少ない • 骨欠損は少ない	• 骨硬化著明 • 多くはHDあり • 術後可動域制限の可能性	• スクリュー周囲の弛み • 巨大な骨欠損	• 矯正による掌側のdefect
手術方法	• 背側にVBGの骨片を設置	• 矯正は必要ないことが多い • 移植骨片を背側に設置 • 近位から遠位へミニスクリュー固定	• 骨硬化部掻破による骨欠損 • 長期にわたる偽関節部での動きの制動には，強大な力が必要：LPの使用	• スクリュー抜去後の髄内の空洞＋偽関節部の掻破後の巨大な骨欠損：LPの使用	• 掌側の骨欠損に対して，DLA法やLP固定
採骨部	Z法 or M法	Z法 or M法，free-MFT-VOCG	Z法 or F法	Z法 or F法	Z法 or F法
内固定材	HS	HS-mini or KW	LP or HS	LP or HS, KW	LP or HS

HS：headless screw，KW：Kirschner鋼線．

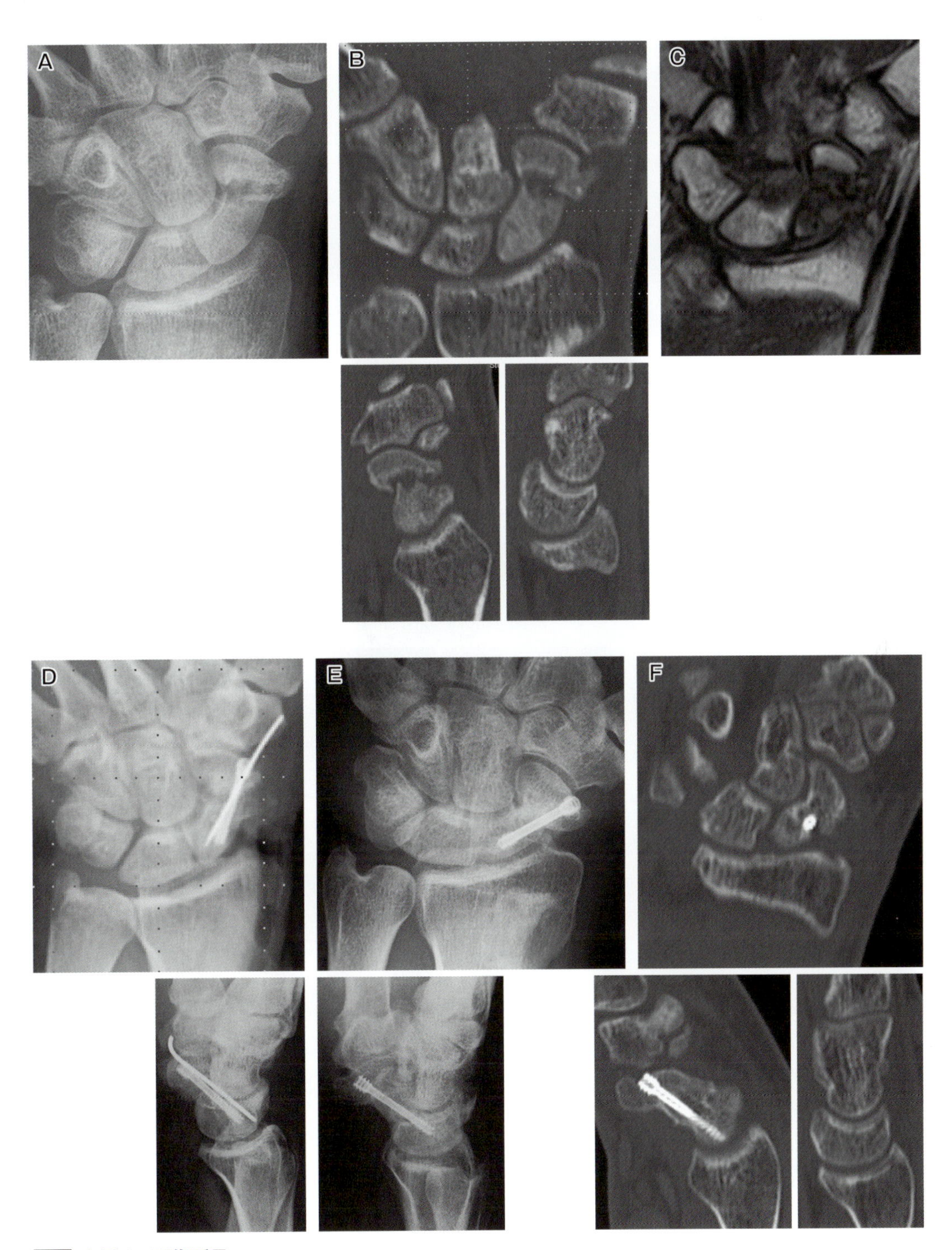

図1 症例 1：画像所見

A：術前単純 X 線像，B：術前 CT 像，C：術前 MRI-T1 像
D：術後単純 X 線像，E：術後 6 ヵ月単純 X 線像，F：術後 6 ヵ月 CT 像

手術のコツ

1，2ICSRA 血管を単独で遊離することはせずに，血管茎の骨膜を 5 〜 10 mm 程度残したまま挙上する．

挙上した血管茎の近位端（関節辺縁から 1.0 cm の部位）からさらに近位に，1.0 cm × 1.0 cm の採骨を計画，目安として骨弁の四方に 1.0 mm の Kirschner 鋼線で穴を作製する．

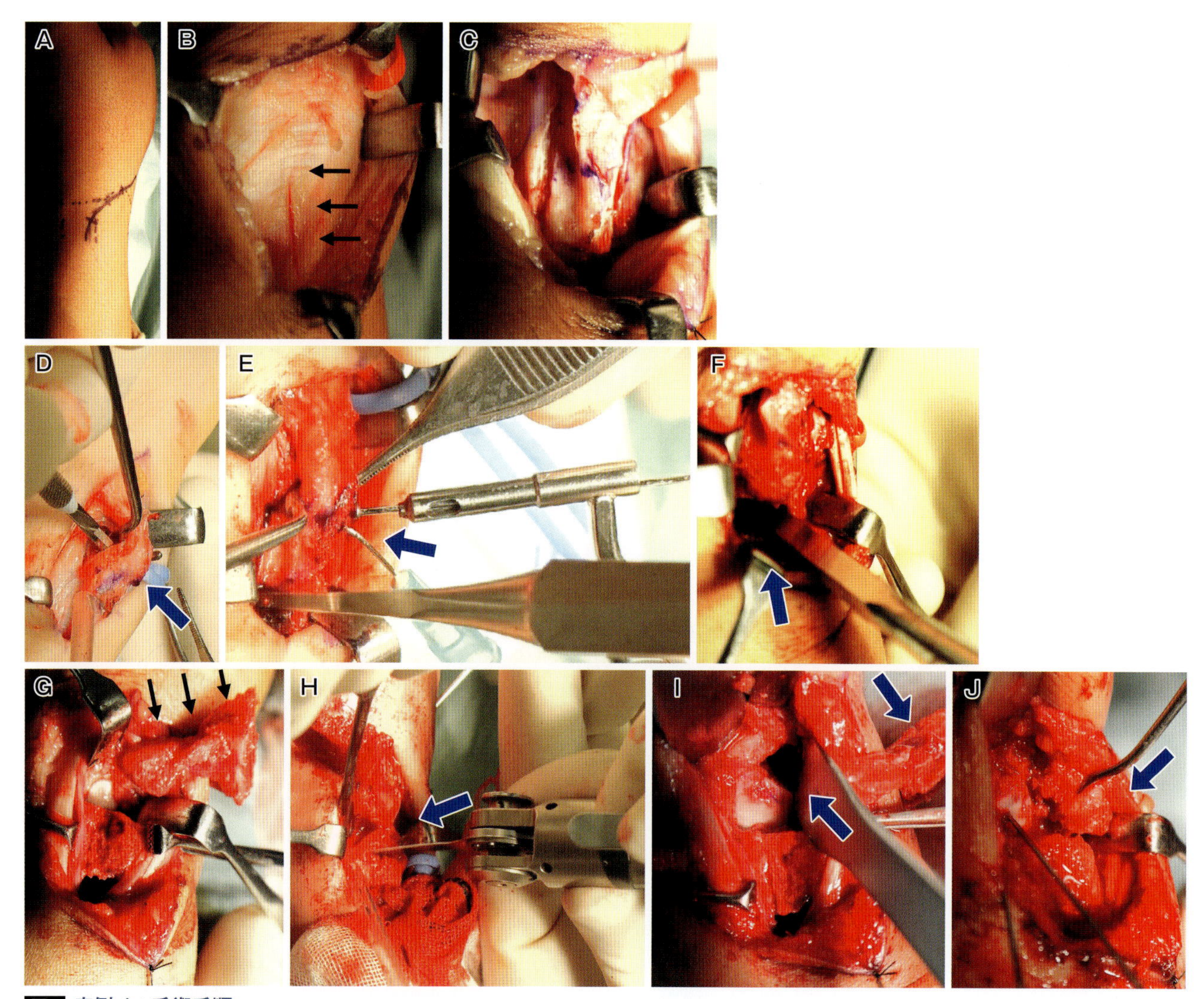

図2 症例 1：手術手順

A：DLA 法の橈側皮切，B：1，2ICSRA（矢印），C：1st と 2nd コンパートメント開放
D：血管茎を挙上，E：血管茎の下を Kirschner 鋼線で骨孔作製，F：ノミを斜めに入れてすくいあげる
G：血管茎の付いた骨片を反転，H：茎状突起先端をボーンソーで切除，I：舟状骨掌側に骨欠損
J：血管柄を付けた骨片を掌側に挿入

ピットフォール

1，2ICSRA の橈骨への栄養動脈が，関節面から 1.5 cm の付近で骨内に侵入するので，ここを骨弁に含めるようにする．

近位側横，橈側・尺側縦方向は，ボーンソーで対側の骨皮質に当たるまでカットする．血管茎の下にある遠位側横方向のカットは，血管茎を持ち上げながら，1.0 mm の Kirschner 鋼線で hole を横一線で数個作製し，最後に薄刃の 5 mm のノミで hole 間をカットしてつなぎ合わせる（図2E）．

手術のコツ

血管茎の下に穴を開ける際の Kirschner 鋼線は、ガイドスリーブを使用して、血管茎を巻き込まないようにする．

骨弁の近位骨皮質をさらに余分に 0.5 cm × 1.0 cm のカットを追加して，皮質骨のみを切除する．ノミを斜めに挿入しやすくして，海綿骨をすくい取るようにして，骨弁を海綿骨ごと採取する（図2F）．

> **手術のコツ**
> 皮質骨と一緒に海綿骨をなるべく多くすくい取る.

②骨弁と血管茎を遠位に反転して，関節包を橈骨辺縁で切離する（図 2G）．この際，橈骨動脈から1，2ICSRA への詳細な解剖を調査した Waitayawinyu の報告の通り，橈骨辺縁より遠位では1，2ICSRA は橈側へ曲がるため，血管茎の尺側は遠位に縦切開して舟状骨中央や遠位結節部まで切開する[16]．血管茎の橈側は，橈骨辺縁の骨膜下に関節包を切離するが，茎状突起先端を越えて掌側 5 mm 程度まで行うと，舟状骨の側面を観察できるようになる．茎状突起先端を約 5 mm 程度ボーンソーで部分切除すると，舟状骨側面がさらに見やすくなる（図 2H）．偽関節部の操作は，エアトームで削っていき，骨硬化部や壊死骨を十分切除する．

> **ピットフォール**
> 時に術中外観からは偽関節の部位が見つかりにくいこともあるので，術前の三次元 CT は絶対に必要である．

DISI 変形の矯正のために Tomaino 法を行うと，掌側に骨欠損を生じる[17]（図 2I）．骨欠損のサイズから，骨弁や骨欠損の大きさを調整する．DLA 法では，採取した血管柄付きの骨弁の皮質骨部分を掌側の骨欠損部にもってくるように移動させる（図 2J）．Headless canulated screw の 1.2 mm のガイドピンを，通常は遠位掌側（時に近位背側）から近位背側へ挿入する．偽関節周囲にまず遊離の海綿骨を充塡し，それから骨弁を骨欠損部に設置し，スクリューを挿入する．

> **手術のコツ**
> 遊離海綿骨移植の充塡も重要である．

回旋予防としてサイドに，もう 1 本ガイドピンを挿入し，掌側の皮下に残して埋め込む．採骨部の骨欠損には，水に入れるとスポンジ様になる人工骨のリフィット®（HOYA Technosurgical 社）1.0 cm × 1.0 cm を挿入し，その上を腱周囲の滑膜や伸筋支帯で覆う．

症例 2：18 ヵ月前に舟状骨偽関節に対して遊離の海綿骨移植（橈骨遠位背側から採骨）＋ headless screw 固定が行われたが骨癒合が得られなかった 21 歳，男性の偽関節例─背側皮切による M 法＋掌側展開による LP 固定（図 3，図 4）

①手関節橈背側の第 2 中手骨から橈骨茎状突起に向けた curve 皮切を行う（図 4A）．長橈側手根伸筋（extensor carpi radialis longus muscle：ECRL）腱と短橈側手根伸筋（extensor carpi radialis brevis muscle：ECRB）腱を展開して，これらを両サイドに避け，第 2 中手骨基部を透視下に確認し，針を刺してマーキングをしておく（図 4B）．中手骨基部より近位に横走する背側骨間動脈弓を確認する（図 4C）．ここから第 2 中手骨へ上行する第 2 背側中手動脈を周囲の軟部ごと確認し，背側骨間動脈弓の尺側への枝を結紮する．橈骨動脈から第 2 中手骨基部まで，骨膜上で血管茎を挙上する（図 4D）．第 2 中手骨基部の両サイドと遠位側を 5 mm のマイクロボーンソーで骨切りし，近位側は血管茎を持ち上げて避けながら，1.1 mm の c-wire で横一列に骨孔を作製してノミでつなげ，遠位側から海綿骨付きで骨片をすくい上げる（図 4E）．骨片はあまり大きく採取できず，本症例でも 7 mm × 7 mm 程度であった．この骨片を近位方向に反転する（図 4F）．

②掌側の橈側手根屈筋（flexor carpi radialis：FCR）腱上を，前腕遠位から舟状骨結節に向けてジグザグ皮切する（図 4G）．掌側の FCR 腱鞘を縦切開，FCR 腱を橈側（時に尺側）に避けながら，その直下の FCR 腱鞘と手関節包を縦切開すると，舟状骨掌側部が展開される（図 4H）．遺

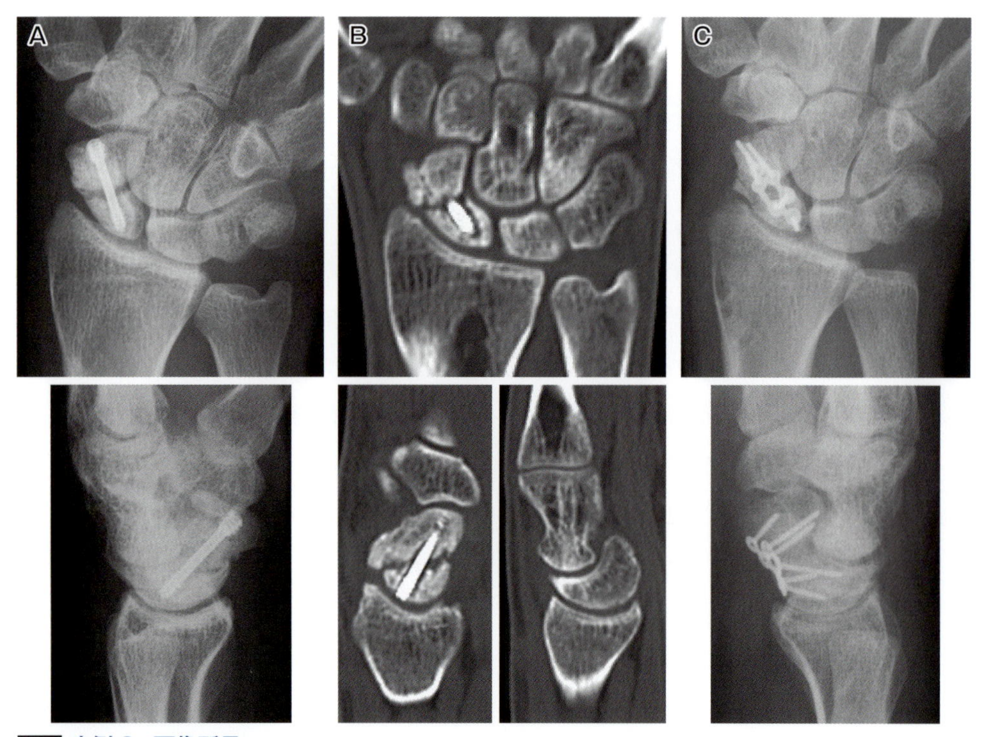

図3 症例２：画像所見
A：術前単純 X 線像，B：術前 CT 像，C：術後単純 X 線像

残している headless screw を抜去する．Tomaino 法で DISI 変形を矯正して，橈骨背側から月状骨に向けて 1.5 mm の鋼線を挿入する（図 4I）と，舟状骨掌側部に骨欠損を生じたことがわかる（図 4J）．

手術のコツ

同部より偽関節部を掻破するが，殻となる皮質骨は可及的に温存する．

整復位を鋼線で仮固定しておく．いったん背側に戻り，舟状骨偽関節部の橈背側面を展開する（図 4K）．偽関節部を橈背側から掻破し，7 mm × 7 mm 程度の骨孔を作製する（図 4L）．血管柄付きの骨片を，橈背側に作製した骨孔内へ挿入する（図 4M）．前回手術の橈背側の皮切を利用して，橈骨の遠位橈背側から遊離の海綿骨を採取する．偽関節部の掌側に大量の海綿骨を充填し，掌側に LP を設置する（図 4N）．1.1 mm の c-wire で遠位，近位ともに 1 本ずつ挿入して，プレートを仮固定する．

手術のコツ

ドリルは細くて折れやすいため，ドリルの代わりに 1.1 mm の鋼線を利用した方がよい．

1 本目は遠位の hole から cortical screw を背側の舟状大菱形小菱形骨間（scapho-trapezio-trapezoid：STT）関節より近位部（軟骨面ではない部分）に向けて挿入し，その他の 5 個の hole に locking screw を挿入する．

手術のコツ

掌側近位が骨から浮いてしまうと橈骨関節面との間でインピンジメントをきたすので，プレートを骨に圧着する．

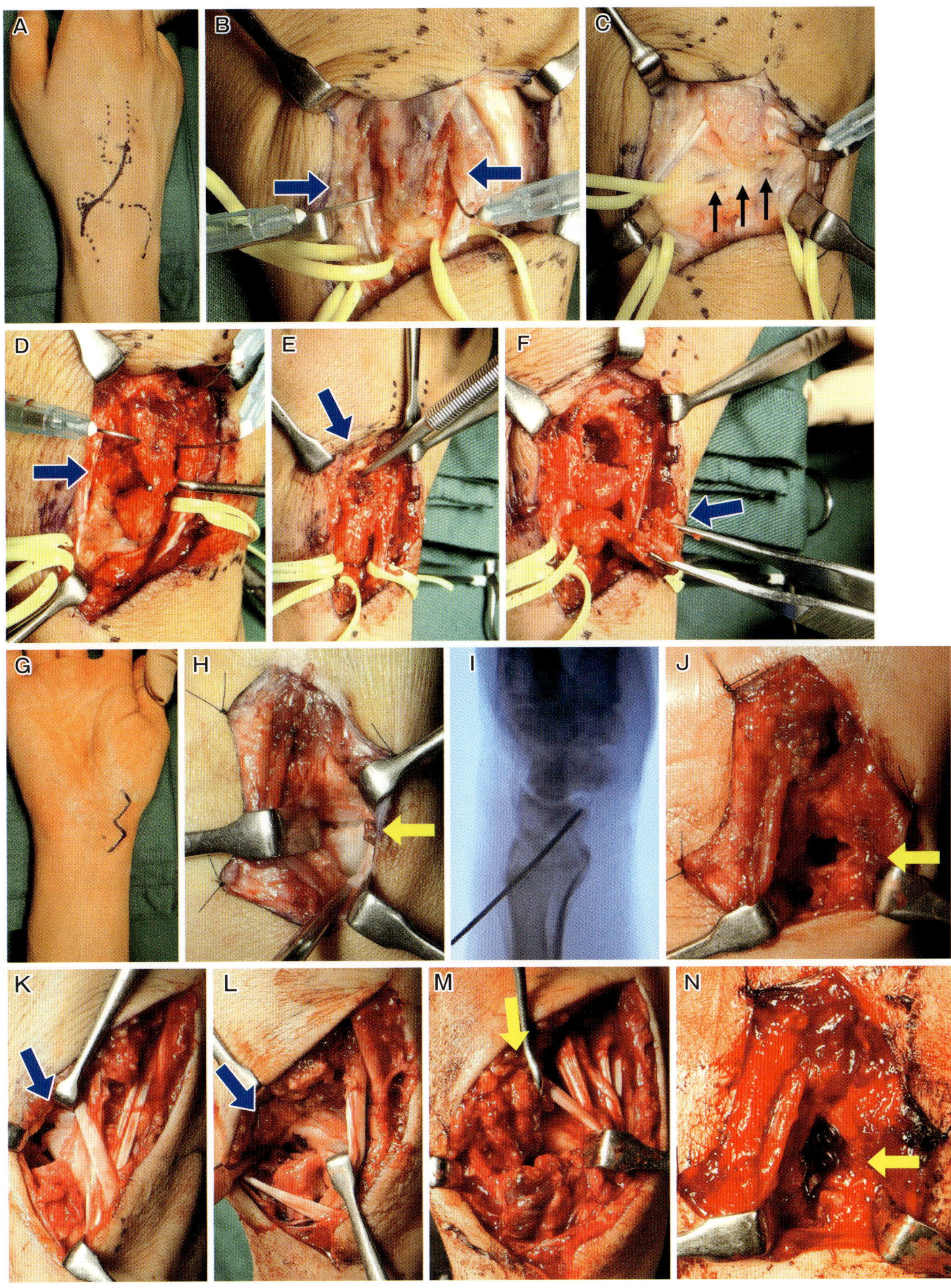

図4 症例２：手術手順

A：背側の皮切，B：ECRL 腱と ECRB 腱を展開，C：背側骨間動脈弓（矢印）
D：第２中手骨まで血管茎を挙上，E：ノミを斜めに入れて骨片をすくい上げる，F：血管茎の付いた骨片を反転
G：掌側の皮切，H：舟状骨掌側を展開，I：Tomaino 法施行
J：Tomaino 法後の掌側の骨欠損出現，K：背側から見た舟状骨の橈背側面，L：橈背側部に骨孔作製
M：血管茎を付けた骨片を橈背側部に挿入，N：掌側に LP を設置

Point

有頭骨との関節面にエレバを挿入して，関節内にスクリューが入らないように十分注意する．

掌側の関節包を縫合する．

後療法

当科では，術後6週間の前腕から母指中手指節（metacarpophalangeal：MP）までのギプス固定，その後6週間リハビリテーション運動を開始しながら，普段は硬性手関節装具を装着している．

治療成績

われわれのheadless screwで固定したZ法：M法の41：27手の治療成績は，Mayo wrist scoreは86.5point：87.0point，骨癒合率は87.8％：85.2％であり，それぞれに有意な差はなかったが，移植骨片の大きさは78.7 mm^2：53.0 mm^2で，前者が有意に大きかった．つまり，大きな移植骨片が必要な症例にZ法を選択していることがわかる．

また，LP固定＋有茎のVBGの12例（スクリュー遺残例が4例，10年以上経過例が4例）の結果は，11例で骨癒合が得られ，可動域は背屈/掌屈が66.8°/55.0°，Mayo wrist scoreは85.5point，術前/術後のRL angleが20.8°/3.9°で16°以上HD変形を矯正されており，LP固定は矯正が必要な症例に有用である．

引用・参考文献

1) Cooney WP 3rd. et al. Nonunion of scaphoid：analysis of the results from bone grafting. J Hand Surg Am. 5(4), 1980, 343-54.
2) Green DP. The effect of avascular necrosis on Russe bone grafting for scaphoid nonunion. J Hand Surg Am. 10(5), 1985, 597-605.
3) Zaidemberg C. et al. A new vascularized bone graft for scaphoid nonunion. J Hand Surg Am. 16(3), 1991, 474-8.
4) Merrell GA. et al. Treatment of scaphoid nonunions：quantitative meta-analysis of the literature. J Hand Surg Am. 27(4), 2002, 685-91.
5) 牧野正晴ほか．再発舟状骨偽関節に対する血管柄付き第2中手骨移植術．日マイクロ会誌．17, 2004, 50-4.
6) Kuhlmann JN. et al. Vascularized bone graft pedicled on the volar carpal artery for non-union of the scaphoid. J Hand Surg Br. 12(2), 1987, 203-10.
7) Mathoulin C. et al. Vascularized bone graft from the palmar carpal artery for treatment of scaphoid nonunion. J Hand Surg Br. 23(3), 1998, 318-23.
8) Chang MA. et al. The outcomes and complications of 1, 2-intercompartmental supraretinacular artery pedicled vascularized bone grafting of scaphoid nonunions. J Hand Surg Am. 31(3), 2006, 387-96.
9) Jones DB Jr. et al. Treatment of scaphoid waist nonunions with an avascular proximal pole and carpal collapse. A comparison of two vascularized bone grafts. J Bone Joint Surg Am. 90(12), 2008, 2616-25.
10) Pinder RM. et al. Treatment of scaphoid nonunion：A systematic review of the existing evidence. J Hand Surg Am. 40(9), 2015, 1797-1805.
11) Bürger HK. et al. Vascularized medial femoral trochlea osteocartilaginous flap reconstruction of proximal pole scaphoid nonunions. J Hand Surg Am. 38(4), 2013, 690-700.
12) 坪川直人ほか．手関節鏡視下舟状骨骨折の治療．関節外科．31(8), 2012, 916-25.
13) 川崎恵吉ほか．舟状骨偽関節に対する血管柄付き骨移植術の治療成績― Zaidemberg法とMakino法の比較．日手会誌．28(4), 2012, 285-8.
14) Doi K. et al. Free vascularized bone graft for nonunion of the scaphoid. J Hand Surg Am. 25(3), 2000, 507-19.
15) 川崎恵吉ほか．舟状骨骨折・偽関節に対するロッキングプレート固定術．骨折．40(1), 2018, 17-20.
16) Waitayawinyu T. et al. The detailed anatomy of the 1, 2 intercompartmental supraretinacular artery for vascularized bone grafting of scaphoid nonunions. J Hand Surg Am. 33(2), 2008, 168-74.
17) Tomaino MM. Preliminary lunate reduction and pinning facilitates restoration of carpal height when treating perilunate dislocation, scaphoid fracture and nonunion, and scapholunate dissociation. Am J Orthop. 33(3), 2004, 153-4.

21 有鉤骨鉤骨折 WEB動画

児玉成人 Narihito Kodama ● 滋賀医科大学整形外科 / リハビリテーション部准教授

受傷機転，症状

有鉤骨骨折は体部骨折と鉤骨折に分類され，手根骨骨折の2～4%と比較的まれな外傷である．しかし鉤骨折は野球，ゴルフ，テニスなどのスポーツ選手には比較的起こりやすい骨折である[1, 2]．これはバットやゴルフクラブ，ラケットなどのグリップエンドによる直達外力によるものであり，転倒して小指球部を打撲した場合にも生じることがある．その症状は手掌尺側部の違和感や鈍痛，圧痛，あるいはpower grip時の手掌尺側部の鈍痛や握力減少であり，強い痛みではないため，手関節捻挫と考えて放置し，診断が遅れる場合が多い．受傷機転はある一球を打った後から痛みが出現する場合，あるいはスイング時に徐々に疼痛が増悪するものがある．野球スイング時やゴルフでのミスショット，テニスで発症した場合は本骨折を念頭に置いて診察しなければならない．

ピットフォール

比較的見逃されやすい骨折のため，病歴を詳細に聴取，圧痛部位を確認し，本骨折を念頭に置くことが必要である．

診 断

まず，病歴や臨床所見を詳細に聴取し，本骨折を疑うことが重要である．通常のX線撮影では骨折線を見つけるのは困難であり，手根管撮影（図1）やPapilion撮影[3]を行う．Papilion撮影は手関節最大橈屈・10～20°回外位として，母指を最大掌側外転位にして側面像を撮影する方法で，手根管撮影よりは基部骨折が描出されやすい．現在ではCT撮影が最も優れた方法である[4]（図2）．理学所見としては有鉤骨鉤部に圧痛を認め（図3），圧痛部位は豆状骨遠位橈側に認める．また誘発テストとしてはhook of hamate pull test[5]があり，手関節尺屈位で環指，小指に抵抗を加え屈曲させると有鉤骨鉤周囲に疼痛が誘発され，手関節を尺屈位から中間位にすると疼痛が軽減する（図4）[6]．

ピットフォール

手根管撮影は簡便だが，骨折部がわからないこともある．有鉤骨鉤骨折を疑う場合は必ずCTを撮影する必要がある．

本骨折の合併症

偽関節，小指の屈筋腱断裂，尺骨神経麻痺，尺骨動脈血栓症が起こることがある．

ピットフォール

治療前に必ず，尺骨神経麻痺および環・小指屈筋腱損傷をチェックする．誘因のない環・小指の深指屈筋腱皮下断裂を診察した場合は有鉤骨基部骨折あるいは偽関節も念頭に置く．

治療法

治療法の決定には診断までの期間が重要で，年齢，社会的背景，スポーツへの早期復帰などを考慮する

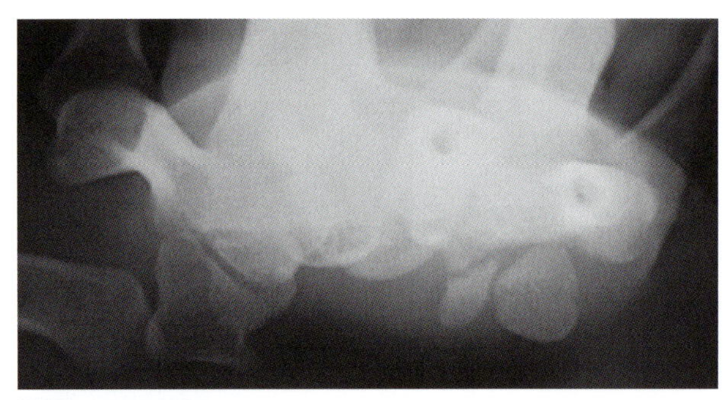

図1 手根管撮影

有鉤骨基部に骨折を認める．

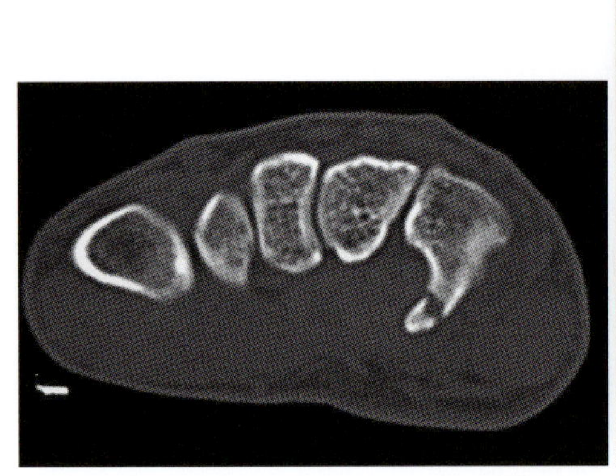

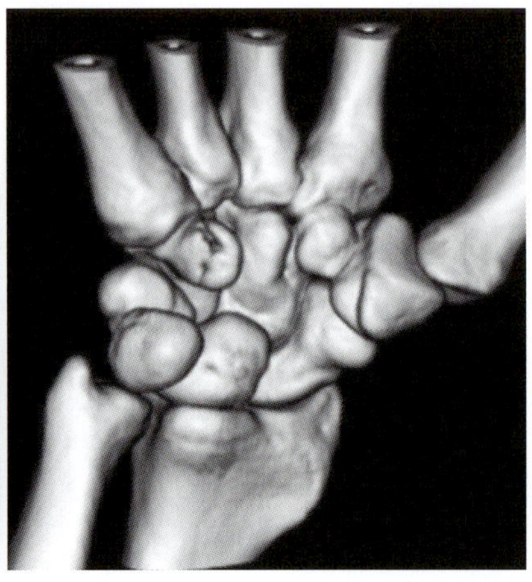

図2 CT 画像

CT 画像が最も診断しやすい．

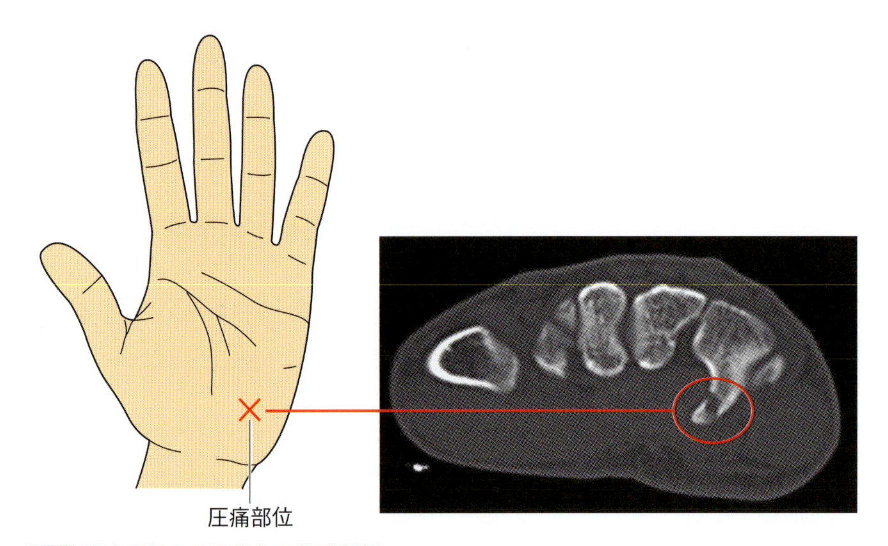

図3 圧痛部位と CT 像との位置関係

必要がある．急性期の骨折であれば，まずは保存的治療（ギプス固定）を行えば比較的早期に骨癒合が得られる[7]という報告もあるが，癒合率は50％程度とされる報告もある[8]．外固定期間は6～8週間を要し，骨癒合には約4ヵ月程度かかるといわれている[9]．しかし，初期に診断される例は少数であり，ほとんどの例では時間が経過してから判明するため，手術が必要となる．手術は本来骨接合を目的とするが，本骨折は癒合まで長時間を要し，骨癒合を得るのも困難である[10]．したがって，早期の社会

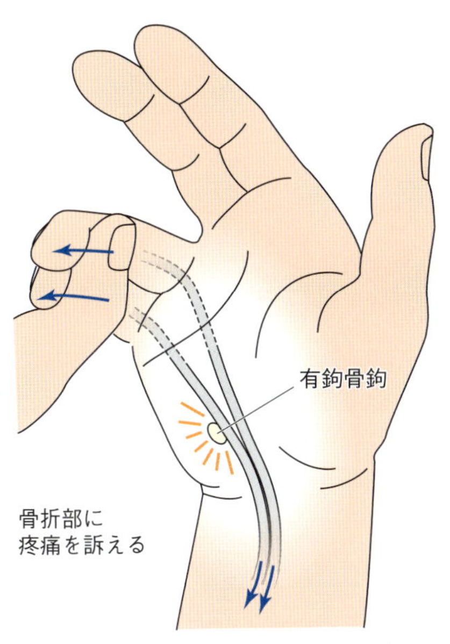

図4 Hook of hamate pull test（文献6より）

手関節尺屈位で環指，小指に抵抗を加え屈曲させると有鉤骨鉤周囲に疼痛が誘発され，手関節を尺屈位から中間位にすると疼痛が軽減する．

復帰，スポーツ復帰を望む患者には骨片切除術（鉤切除）が適応となる．鉤切除によって除痛効果はかなり得られ，スイング時のわずかな握力低下や疼痛を報告する例もあるが，多くの報告では鉤切除後の機能障害はなく，元の競技レベルまで復帰できるとされている[11, 12]．

1．局所解剖

有鉤骨と豆状骨との間は，背側は横手根靱帯，掌側は掌側手根靱帯に囲まれたGuyon管を形成している．その中を尺骨神経と尺骨動静脈が走行している．有鉤骨鉤には橈側から横手根靱帯が付着し，尺側から小指屈筋と小指対立筋が起始している．豆状骨には小指外転筋が起始し，これらの小指球筋の起始部が有鉤骨と豆状骨の間を結ぶ腱様膜（fibrous arch）を作る．尺骨神経深枝と尺骨動脈深掌弓枝はこのfibrous archの下を走行し，鉤の尺側基部を回って橈側に向かう．そのため，鉤切除を行う場合はこの神経血管束を損傷しないように注意しなければならない．

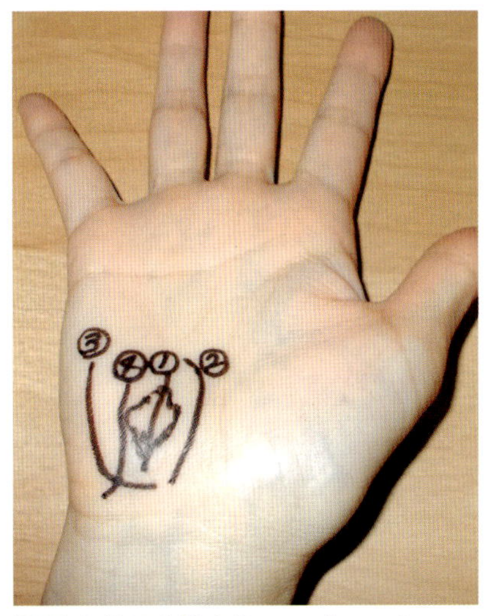

図5 有鉤骨鉤摘出術のアプローチ
①鉤直上アプローチ，②手根管アプローチ
③小指球尺側アプローチ，④ Guyon 管アプローチ

2．手術治療

皮切は有鉤骨直上に置く場合，手根管アプローチ，Guyon 管アプローチと小指球尺側アプローチがある[13, 14]（図 5）．尺側皮切は術後の創部疼痛は防げるが，皮切が大きくなり，骨折部の処置も多少煩雑になる．術前から尺骨神経症状があればGuyon管を開放する必要があり，手根管症候群や小指屈筋腱の症状があれば手根管側から展開する．直上皮切は骨折部に到達しやすく，骨片摘出を比較的小切開で行うことができる．しかし，術後創部瘢痕がバットやラケットのグリップエンドに当たり疼痛を訴えることがある．われわれは通常，有鉤骨直上皮切を用いているが，今までの症例では疼痛を訴えた例はなく，全例競技復帰している．

3．展　開

ここでは鉤直上の展開について述べる．

有鉤骨直上に3～4 cmの縦切開を加えた後，短掌筋を切離し，屈筋支帯上で有鉤骨鉤の位置を触知する．尺骨動脈と尺骨神経の浅枝は尺側に引き，小指対立筋と短小指屈筋を遠位方向へ展開した後，尺骨神経深枝を確認する．深枝は有鉤骨基部に沿ってその尺側を走るため，それらを同定しテープをかけ

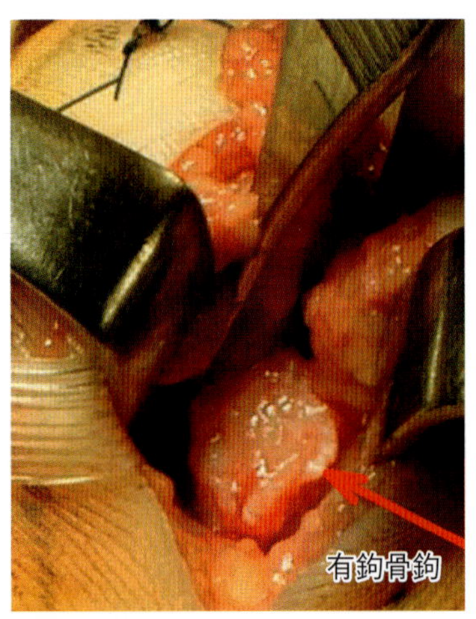

図6 鉤を全周性に露出したところ
骨ノミなどを用いて骨片を摘出する.

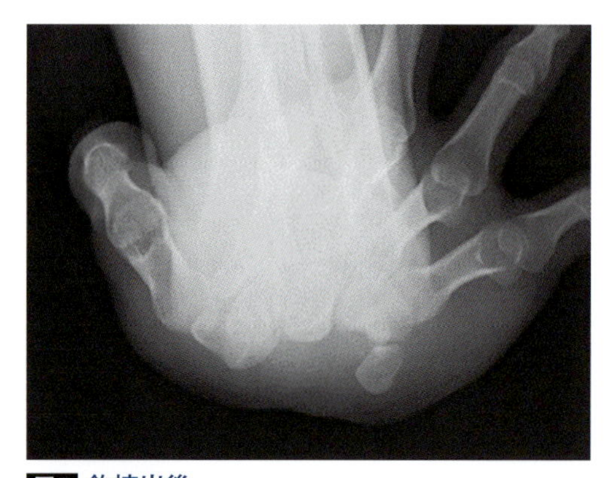

図7 鉤摘出後
術後２ヵ月で競技に復帰した.

て保護する. 有鉤骨鉤直上に切開を入れるが, 屈筋支帯と豆状有鉤靱帯および小指対立筋, 短小指屈筋が付着しているためこれらを鋭的に剥離する. その際, 尺骨神経深枝を損傷しないように十分注意する. 骨折部の多くは線維性に連続しているので, これを切離し, 骨片を切除する（図6）. その後, リウエルや骨ヤスリを用いて骨片切除面を滑らかにし, 鉤に付着した靱帯などの軟部組織を縫合して断端を被覆する. 骨接合の場合は全周性に剥離はせず, 尺側の軟部組織付着部は温存し, 血流を残す. 橈側より偽関節部を展開し, これを新鮮化し, 自家骨移植するかどうかは術中所見で判断する. その後, headless screw（Herbert type）を用いて骨片を固定する.

手術のコツ

①神経血管束は鉤切除の際に損傷する可能性があるため, 必ずテープをかけて保護する必要がある.
②尺側に尺骨神経があるので, 筋鉤による圧迫などに注意する.
③展開が不十分な場合は皮切を少し延長してもよい. 鉤周囲を十分に剥離し展開することを主眼に置く. 剥離が不十分だと, 骨片を一部残してしまうこともあるので注意する.
④骨片の取り残しがないか術中イメージあるいは手根管撮影で確認する.

4. 術後合併症

尺骨神経麻痺（一過性で自然回復する）, 創部瘢痕と小指球部の圧痛（スポーツ復帰するころにはほとんど消失する）がある.

後療法

鉤切除では１～２週間の外固定（ギプスシーネなど）を行い, 手指は術翌日より自動運動をするよう指導する. 外固定除去後は日常生活で可能なことから許可する. 通常リハビリテーションによる手関節可動域訓練は必要ない. 骨接合術では前腕ギプス固定を約４～６週間行い, その後必要に応じて手関節可動域訓練を開始する. スポーツ復帰は鉤切除の場合, 術後４～６週間とし, 本格的な競技復帰は経過, 症状を見ながら決定する.

症例：27 歳, 男性, ゴルファー（動画）

練習でミスショットをした際, 右手関節尺側から手掌にかけて痛みが走った. 痛みは軽度であったため放置し, そのままプレーをしていた. ３ヵ月経過しても痛みが軽減しないため来院した. 有鉤骨鉤直上に圧痛があり, pull test 陽性であった. 画像所見では X 線像, CT 像で有鉤骨鉤骨折を認めた. 早期の競技復帰の希望もあり，局所静脈内麻酔下に鉤切除を行った．

術後は1週間の外固定を行い，ゴルフの練習は術後1ヵ月より再開，術後2ヵ月で競技復帰した（図7）．

おわりに

有鉤骨骨折は新鮮例の場合は骨接合を選択することもあるが，手技的には難しい[15]．スポーツ選手など早期社会復帰やスポーツ復帰を目指す場合は，鉤切除が第一選択となる．鉤切除は手技的にも簡便で除痛効果に優れ，術後合併症もほとんどないため，非常に有用な方法である．

引用・参考文献

1）Bachoura A. et al. Hook of hamate fractures in competitive baseball players. Hand. 8(3), 2013, 302-7.
2）Devers BN. et al. Outcomes of hook of hamate fracture excision in high-level amateur athletes. J Hand Surg Am. 38(1), 2013, 72-6.
3）Papilion JD. et al. Radiographic evaluation of the hook of the hamate：A new technique. J Hand Surg Am. 13(3), 1988, 437-9.
4）Egawa M. et al. Fractures of the hamate：report of six cases and suitability of computerized tomography. J Hand Surg Am. 8(4), 1983, 393-8.
5）Wright TW. et al. Hook of hamate pull test. J Hand Surg Am. 35(11), 2010, 1887-9.
6）Shah MA. et al. Fractures of the carpal bones excluding the scaphoid. J Am Soc Surg Hand. 2(3), 2002, 129-40.
7）Whalen JL. et al. Nonoperative treatment of acute hamate hook fractures. J Hand Surg Am. 17(3), 1992, 507-11.
8）Suh N. et al. Carpal fractures. J Hand Surg Am. 39(4), 2014, 785-91.
9）佐々木伸ほか. 保存的治療で骨癒合した有鉤骨鉤骨折遷延癒合の2例. 骨折. 36(1), 2014, 11-5.
10）鈴木克憲ほか. 有鉤骨鉤骨折の治療成績について. 日手会誌. 12(1), 1995, 125-8.
11）Parker RD. et al. Hook of the hamate fractures in athletes. Am J Sports Med. 14(6), 1986, 517-23.
12）伊藤恵康. “有鉤骨鉤骨折の手術的治療”. OS NOW No.1　スポーツ整形外科. 林浩一郎編. メジカルビュー社, 1991, 80-5.
13）Carter PR. et al. Ununited fracture of the hook of the hamate. J Bone Joint Surg Am. 59(5), 1977, 583-8.
14）Mizuseki T. et al. Lateral approach to the hook of hamate for its fracture. J Hand Surg Br. 11(1), 1986, 109-11.
15）Watson HK. et al. Nonunion of the hook of the hamate：an argument for bone grafting the nonunion. J Hand Surg Am. 14(3), 1989, 486-90.

22 月状骨周囲脱臼骨折

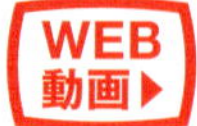

建部将広 Masahiro Tatebe ● 名古屋大学大学院医学系研究科四肢外傷学寄附講座准教授

受傷機転，症状

月状骨周囲脱臼骨折（perilunate fracture dislocation：PLFD，**図1**）は手関節への高エネルギー外傷によって生じるものであり，月状骨周辺の骨軟部組織の破綻が生じる．同様のメカニズムによる骨折を伴わない月状骨周囲脱臼（perilunate dislocation：PLD，**図2**）もみられる．近年では，脱臼が自然に整復された損傷の報告もあり，実状はperilunate injuryと呼ぶことがふさわしいと考える．

1．疫　学

多くは高所からの転落や交通事故など高エネルギー外傷で生じ，若年—青壮年の男性に多い[1, 2]．そのため，26％は多発外傷，11％は同側の前腕・肘などの損傷を合併し，10％は開放創であるとされる[3]．救急外来で遭遇する手関節の外傷のうちでは7％ほどと報告されており，最も高度な手関節部の外傷と考えられている[4]．

2．解　剖（図3）

手根骨は近位手根列と遠位手根列からなり，近位手根列には腱の付着がなく独立して運動する．手関節の掌側および背側の靱帯構造とともに，手根骨の運動を理解することはPLFD/PLDの治療には重要となってくる．なお，PLFD/PLDでは掌側の靱帯は100％損傷し，背側のextrinsic ligamentは65％，舟状骨月状骨間靱帯は78％で損傷していると報告されている[5]．同報告によると正中神経症状は62％であり，そのうちの6割ほどは緊急で除圧が必要であり，脱臼骨折では月状骨の骨壊死はまれ（8％）であるのに対し，脱臼のみでは54％に骨壊死を生じたと報告されている[5]．

> **Point**
>
> **Poirer腔**
>
> 手関節掌側は，有頭骨を中心に舟状骨・三角骨間の連結は靱帯性に強固であるが，有頭骨—月状骨間には強力な靱帯が存在せず脆弱な部分が存在しており，同部位をPoirer腔と呼んでいる．

3．分　類

Mayfieldらは PLFD/PLDを4つのステージに分類している[6]（**図4**）．本損傷は手関節背屈・尺屈・手根骨回外で生じる．舟状骨体部から舟状月状骨間の損傷から始まり（stage Ⅰ），月状骨と有頭骨間（stage Ⅱ），月状骨三角骨間（stage Ⅲ），月状骨掌側（stage Ⅳ）へと損傷が波及する．よって，掌側月状骨脱臼が最も高度な損傷形態となる．ほとんどが背側脱臼であり，掌側脱臼は数％とされている．舟状骨の骨折を伴う背側の経舟状骨月状骨周囲脱臼骨折が2/3と最多であり，次いで背側月状骨周囲脱臼が1/3を占める[1, 4]．なお，自然に脱臼が整復されるもの（Perilunate Injuries, Not Dislocated：PLIND）もあり，見逃されやすいので注意が必要とされている[7]．高エネルギー外傷で腫脹が強く，手根骨の骨折や解離性手根不安定症があればPLINDを疑い，関節鏡ないしは背側からの展開にて損傷範囲の確認と損傷に応じた修復を行う[7]．

手根不安定症についてはさまざまな分類があるが，不安定性の形態により，解離性手根不安定症（carpal instability dissociative：CID，手根列内で

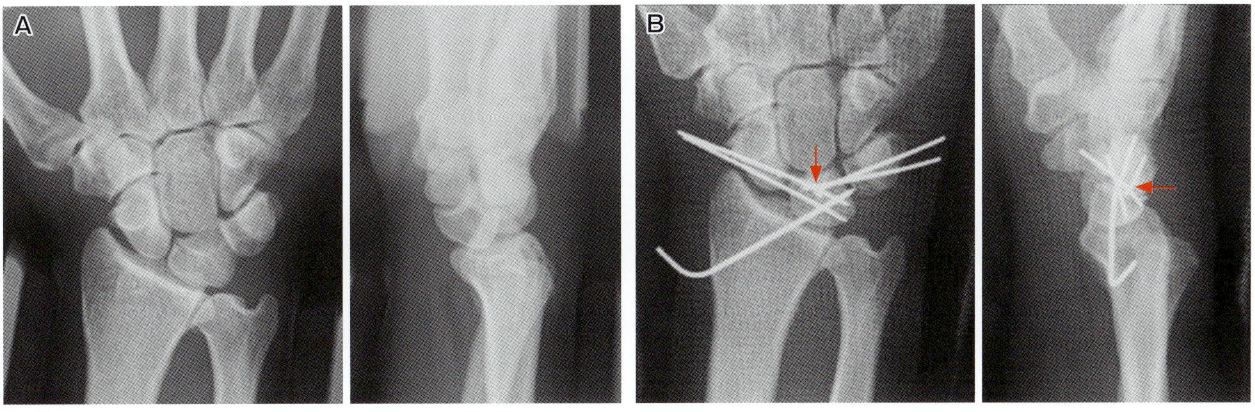

図1 PLFD（背側脱臼）

A：術前（脱臼位），B：術後．アンカー（矢印）とワイヤーによる仮固定．本症例は舟状月状骨間・月状三角骨間に加え月状骨と橈骨の間にも月状骨の（術中）背側予防のワイヤーをそのまま使用している．

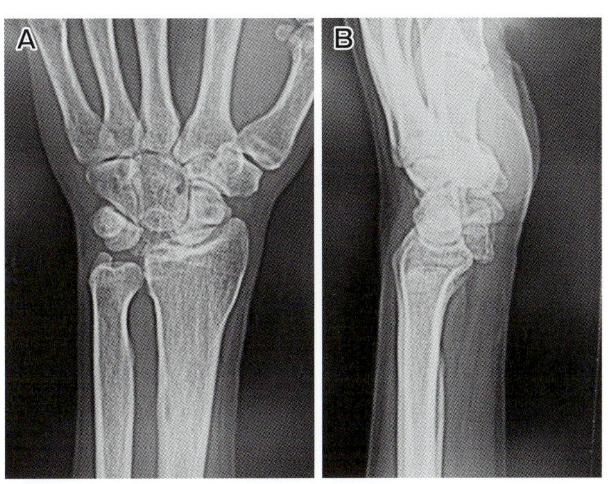

図2 PLD の陳旧例（掌側月状骨脱臼）

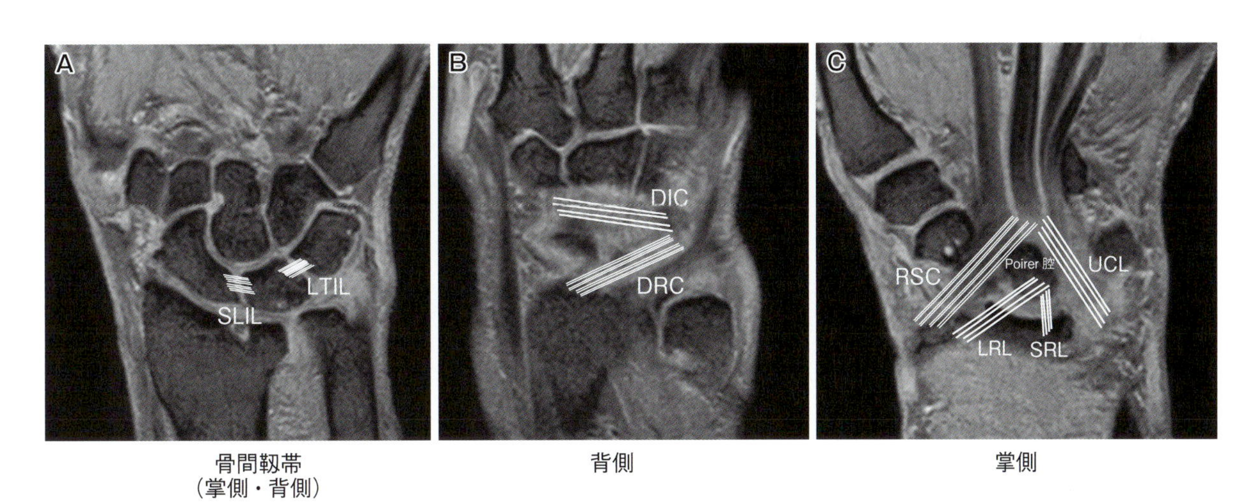

図3 手関節の解剖（MRI 画像上に描写）

PLFD/PLD 治療に重要なものを抜粋した．

SLIL：舟状月状骨間靱帯（背側メイン），LTIL：月状三角骨間靱帯（掌側メイン），DIC：dorsal intercarpal ligament, DRC：dorsal radiocarpal ligament, UCL：ulnocapitate ligament, LRL：long radiolunate ligament, SRL：short radiolunate ligament, RSC：radioscapholunate ligament.

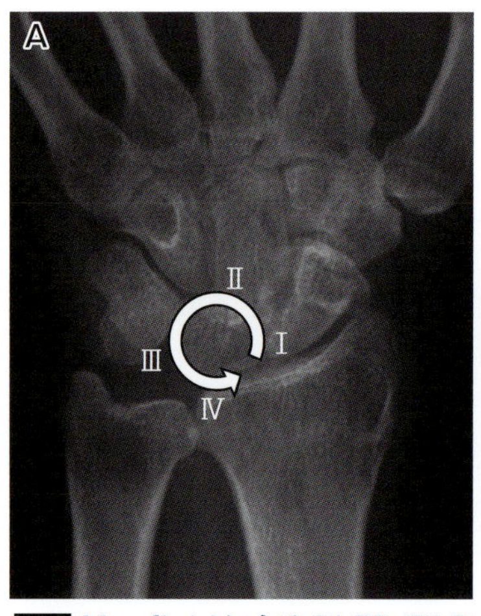

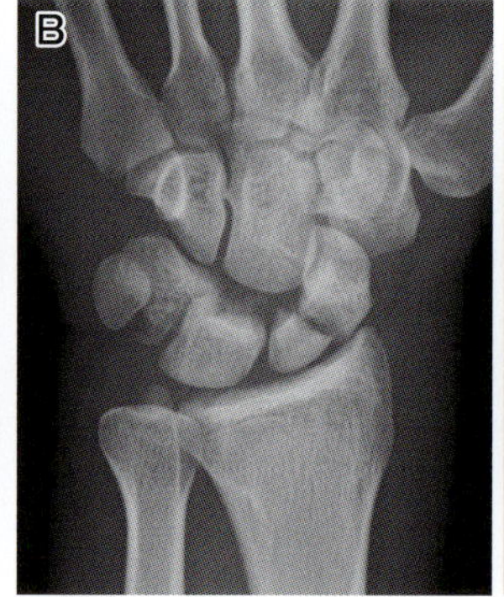

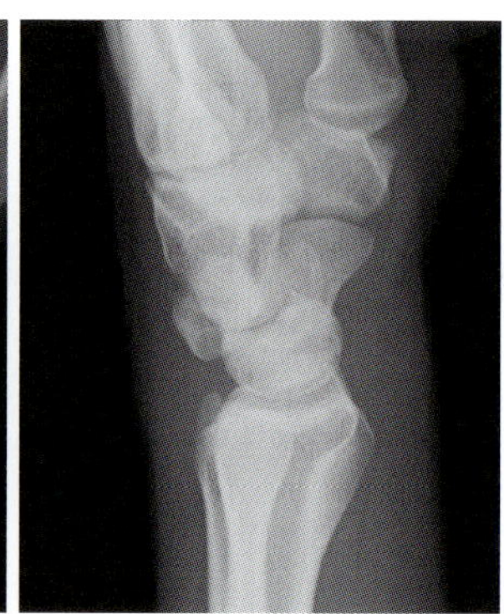

図4 Mayfield による PLFD/PLD のステージ

A：損傷の進行メカニズム．
B：徒手整復後，不安定であり，正確な解剖学的整復位は得られていない．

の破綻），適合性手根不安定症（carpal instability adaptive：CIA，橈骨遠位端骨折変形癒合など靱帯の不安定性なく変形に適応するための手根配列異常），頻度は低いが非解離性手根不安定症（carpal instability non-dissociative：CIND，手根列間の破綻）が知られ，PLFD/PLD は手根列内および手根列間，両者の破綻による手根不安定症（carpal instability complex：CIC）に相当すると考えられる．

4．症　状

手関節の腫脹・疼痛・変形を認め，通常は疼痛のため手指の運動は不可能となる[8]．

診　断

病歴を確認し，外見上の腫脹などとともに，血流の状態と神経症状（特に正中神経）を確認する．

画像診断

手根不安定症の診断において，単純 X 線写真は通常の正側と斜位像に加え，clenched-fist（強く握らせた肢位）像，機能撮影（掌背屈・橈尺屈）を組み合わせることでより不安定性を捉えることが可能となり，さらに CT/MRI による診断と併せて関節造影で動的診断と靱帯の断裂を確認する（方向/安定度と形態の確認）．新鮮外傷の際は通常の正側と斜位像にて Gilula's lines を参考に判断する．単純 X 線画像上正常な関節裂隙は平行で 2 mm 弱とされており，この点に留意して画像を確認する．PLFD/PLD の 25％は初診時に見逃されており，初期治療の遅れは治療成績の悪化につながるため注意を要する[9, 10]．見逃しに関しては外科医の経験の長さに関連し，見逃した医師の 70％は勤務開始後 2 年以内で PLD を初めて診察している．また不正確な単純 X 線画像は見逃しにつながるため，これらの点は外傷治療の場での周知が必要と考えられる[11]．

Point

Gilula's lines（図 5）

単純 X 線正面像にて①舟状骨—月状骨—三角骨の近位関節面を結ぶ，②舟状骨—月状骨—三角骨の遠位関節面を結ぶ，③有頭骨—有鉤骨近位関節面を結ぶ線であり，この線が破綻している場合は手根配列異常が生じていると判断する．

CT は手根骨の骨折型の確認などを含め極めて有効で，陳旧例であっても CT は損傷の波及範囲と治療戦略を練るのに非常に有用とされている[4, 12]．MRI はさまざまな技術の進歩により詳細な画像が得られるようになってきているが，手根骨レベルの

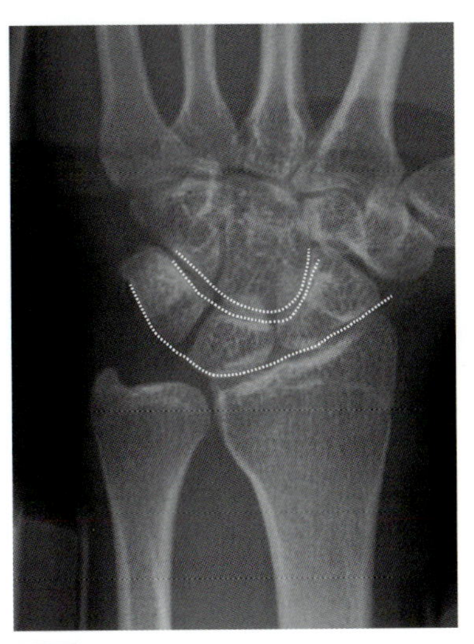

図5 Gilula's lines

靱帯についての完全な描出は現時点ではまだ困難と考えられる．最終的な判断は，現時点では手関節鏡が最も信頼のおける手段であり，手根不安定症の治療においては不可欠といえる．

治療法の選択

治療の最終目標は症状の改善であり，すなわち関節アライメントが回復し，可能な限り解剖学的修復を行うことが望ましいと考えられる．治療法の選択に関してはさまざまな報告があり，以前は観血的整復が第一選択となっていたが，最近は手関節鏡を用いた低侵襲な方法の報告もあり，治療方法について明確な基準はない．いずれにしても PLFD/PLD の成因と解剖を熟知し，早期治療を行うことが肝要となる[13, 14]．

受傷時に存在している脱臼位に対しては，正中神経への障害を最小とするためただちに整復を行う．整復後の画像診断で合併損傷の有無をしっかりと確認する．その後数日内に確定的治療を行うが，非観血的整復のみでは解剖学的な整復が完全には不可能であり，偽関節・変形癒合・靱帯機能不全・無腐性壊死が生じる可能性があるため，観血的整復・内固定が基本的に勧められている[15, 16]．潜在的な靱帯損傷・骨軟骨損傷の確認にも観血的整復が有利とされている[17]．一方，近年では正確な整復とその保持ができれば問題ないとされ，手関節鏡の使用と経皮的鋼線固定術の使用を勧めている報告もある[18-20]．

保存的治療[10]

受傷後数日以内に脱臼非観血的整復を緊急ですべての患者に試みて，非観血的整復が成功しなければ観血的整復を緊急で行う必要がある[10]．徒手整復には筋緊張を完全に取り除くことが必要であるため，腋窩神経ブロックや全身麻酔・Bier ブロックなどが必要であり，局所麻酔下での施行は勧められない[10]．

徒手整復方法

5 kg 前後で Chinese finger trap を用いて牽引を10分行う．その後，母指を月状骨掌側において背側遠位方向に圧迫しつつ牽引を弛める．月状骨周囲脱臼の場合は受傷時の肢位（手関節伸展）として，牽引しつつゆっくりと手関節屈曲（背側転位の橈骨遠位端骨折の整復と同様）させて有頭骨を月状骨の遠位に戻すようにすると整復が触知できる．月状骨脱臼の場合には手関節を屈曲させて掌側靱帯の緊張を弛めてから月状骨を整復した後，月状骨掌側と有鉤骨鉤に掌側から圧迫しつつ手関節を背屈させる．整復後は sugar tong splint で固定し，指の運動は完全にフリーとさせる．急性期であれば整復は比較的容易であるが，陳旧例では整復は困難か不可能であり，観血的整復を念頭に置いて準備を進める．

手術治療

Point

正確な整復位を得て，それを保持することが肝要である．

手術のコツ

手関節の機能解剖を熟知し，手根骨の立体構造・靱帯構造を十分に理解することが手術の最大のコツであり，これらの知識をフル活用しさまざまな損傷の程度に対し正確な整復位とその保持が確保されるよう手術操作を進める必要がある．

ピットフォール

今までの報告では，治療後の可動域・握力は損傷前の平均7割程度であり，高エネルギー外傷であることからも治療当初より症状改善の見通しについては十分説明を行う．

腫脹が落ち着いたところで手術を行う．ただし，損傷後7～10日以上経過すると手術は困難となる[10]．通常は背側からの展開（dorsal midline incision）を用いるが，月状骨が整復できない場合には掌側進入を用いる．また，正中神経症状のある場合は手根管開放術のアプローチを延長する形の掌側展開を用いる[21]．

前述したように観血的整復・内固定が標準的とされているが，創外固定とピンニングの報告もある[22]．近年は関節鏡を用いた報告も多数あり，必ずしも骨間靱帯の修復は必要ないとする報告がみられる[18-20]．観血的整復に対する長所として，侵襲が少なく関節包の線維化や拘縮をできる限り減らすことが可能で，血流が保持されるため無腐性壊死の可能性は低くなることが挙げられる．関節鏡を用いた整復と経皮的鋼線固定術は観血的治療に替わり得るといわれている[18-20]．関節鏡と合わせて必要に応じて舟状骨・月状骨にワイヤーを刺入し，joystickのように操作しアライメントを矯正する．術後は3週間ほどギプスによる外固定を行い，鋼線は2～3ヵ月で抜去する．橈骨神経浅枝損傷（三角骨・月状骨間にワイヤーを刺入する際には尺骨神経背側枝損傷）を防ぐよう，刺入する際に注意する必要がある（**動画**）．

背側展開による観血的手術（図6，図7）

Dorsal midline incision（Lister結節から中手骨基部まで）とし，第3コンパートメントを展開して長母指伸筋腱（extensor pollicis longus muscle tendon：EPL）を橈側によけて展開する．後骨間神経を第4コンパートメントのフロアで確認して切離する．背側関節包が断裂していればその部位から展開するが，dorsal intercarpal ligament（DIC）が残存していればその付着部を保護し，capsulodesisなどに用いる．手根骨を同定し，整復位を確認する．整復されていなければ整復操作を行う．いったん整復されればタオルなどで手関節を掌屈し安定化させてその後の操作を行う．舟状月状骨間靱帯（scapholunate interosseous ligament：SLIL）/月状三角骨間靱帯（lunotriquetral interosseous ligament：LTIL）などの靱帯付着部以外の小さな骨片などは切除するが，舟状骨骨折を含め大きな骨片の場合は基本的に内固定を行う．通常，固定にはheadless screwを用いる．舟状骨・月状骨・三角骨へ1.5 mm程度のワイヤーを背側から刺入し，joystickとして解剖学的に正確な整復を行う．そのうえで手根骨間を仮固定し，SLIL/LTILなどの骨間靱帯を小さなアンカー類を用いて修復する．DIC/dorsal radiocarpal ligament（DRC）が利用できればcapsulodesisとして補強する．伸筋支帯は修復可能であれば修復し，腫脹が強く修復が困難であれば伸筋支帯を形成する[23]．

背側展開は手根骨の配列が確認しやすく，整復が容易でピンニングしやすい．手根骨の骨接合も背側からがより容易とされる．背側・掌側展開を組み合わせることで整復と骨接合を容易にし，掌側の靱帯縫合と手根管開放を合わせて施行が可能となる[5]．ただし手術手技としては容易といいがたく，背側・掌側展開の組み合わせはより良好な展開ではあるが術後の線維化や拘縮が懸念される[6]．しかしどの外科的展開が優れているかの結論は出ておらず外科医

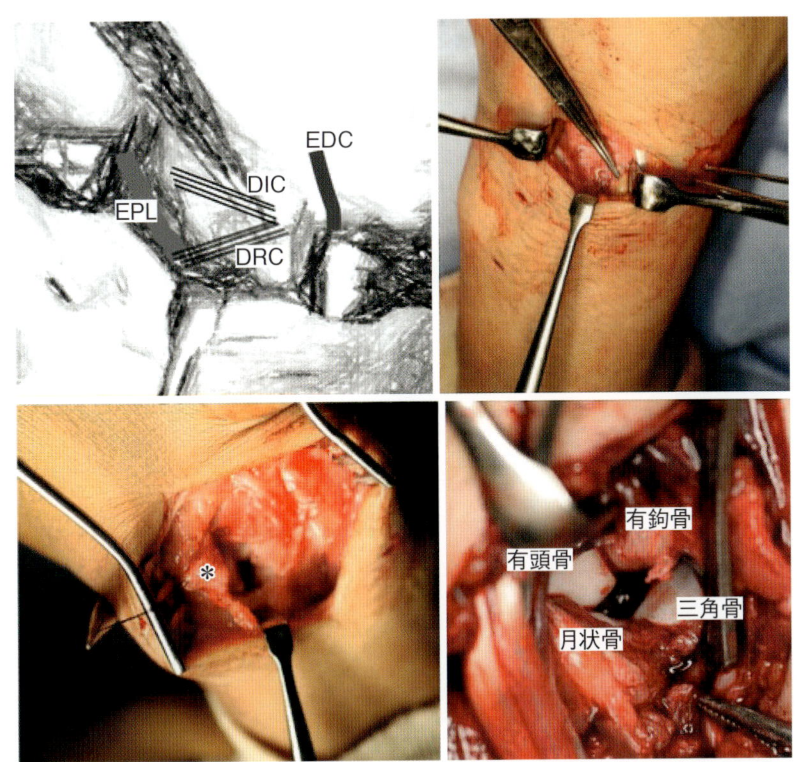

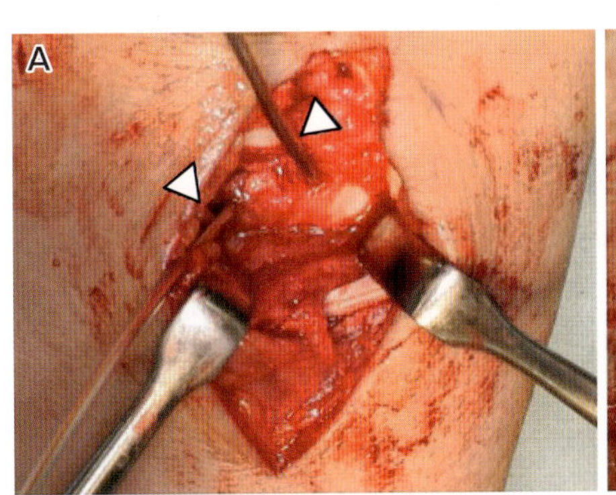

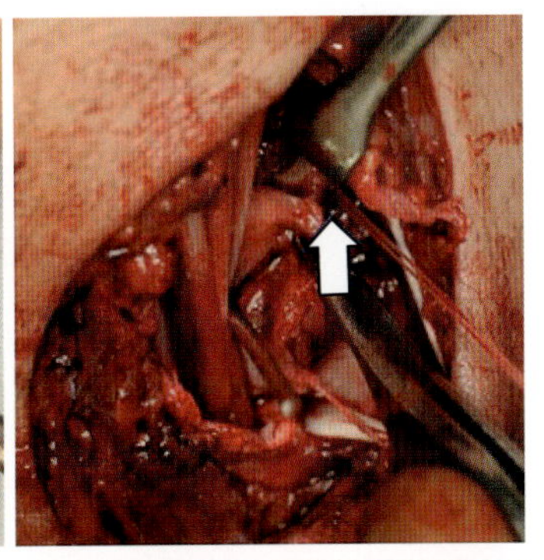

図6 背側進入

手関節背側を展開し，伸筋支帯を切離し，伸筋腱〔EPLと総指伸筋腱（extensor digitorum muscle tendon：EDC)〕をよけ，DRCとDICを同定し，DRC/DICの破綻がなければその線維方向に平行に切開を入れ，三角形の弁状（*）に展開すると手根骨の展開が可能となる（複数患者の写真を統合）．

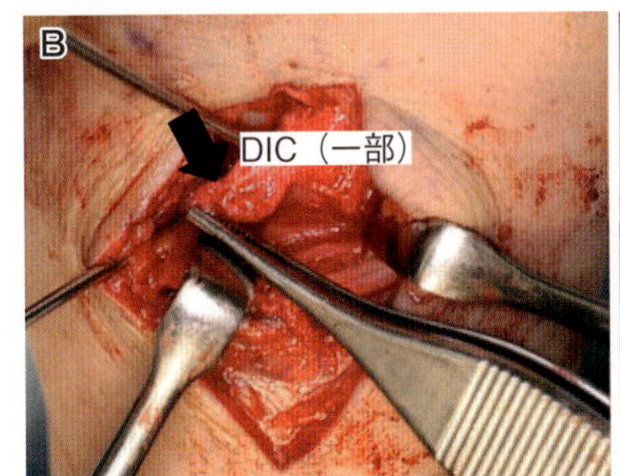

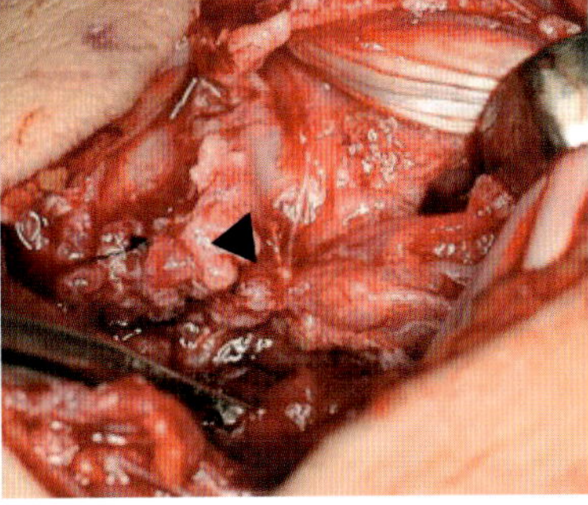

図7 Capsulodesis

A：Joystickのように操作しアライメントを矯正（白矢頭）し，ピンニングでの仮固定を併用し，手技の簡略化のためsuture anchor（白矢印）を用いて骨間靱帯を縫合している．

B：DIC/DRC（黒矢印）によるSLILに対するcapsulodesis．主にextrinsic ligamentを用いて背側関節包を縫縮し（黒矢頭），安定性を得る方法である（複数患者の写真を統合）．

の選択によるが，いずれの方法も長所と短所について理解しておく必要がある[24]．なお，急性の手根管症候群が存在している場合は緊急で掌側展開により手根管開放術と観血的整復固定を組み合わせて行うことが勧められている[25]．

陳旧例に対しては近位手根列切除術（proximal row carpectomy：PRC）**（図8）**などの選択肢が考えられるが，平均29週経過した陳旧例に対しても

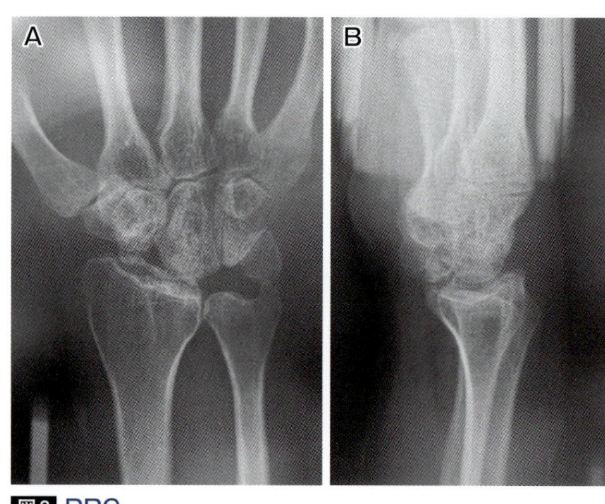

図8 PRC

軟骨変性の程度が強い陳旧例に対しては，靱帯再建を無理に行うのではなく近位手根列切除が適応となる．有頭骨・橈骨の軟骨面が保持されている必要がある．

観血的整復・内固定で6割弱にgood-excellentの成績と報告されている[26]．陳旧例に限らず，はじめからPRCとの報告もあり，良好な成績としている．PRCは手技が比較的容易で外固定が不要で手関節は安定化するといった長所がある[27]．

後療法

6週間のギプス固定，その後自動運動を中心に可動域訓練を開始する．手根骨間の仮固定用ワイヤーは12週間ぐらいまでで抜去する．温熱療法などを組み合わせてリハビリテーションを行うが，腫脹が強い場合が多く，複合性局所疼痛症候群（complex regional pain syndrome：CRPS）発症のリスクも踏まえ慎重に行っていく必要がある．

予後

的確な診断と適切な時期の手術と正確な整復，十分な外固定により良好な成績が期待できるが，整復不良は単純X線像上の関節症の発生につながるとされる[21]．つまり，良好な整復位の維持により良好な画像所見が得られ，そうでない場合は関節症が発生する．しかし中期的な成績においても関節症性変化と臨床症状は一致しないと報告されている[21]．正確な整復により関節症の発生は防ぐことが可能となるが，患者の多くは可動域制限と握力の低下を残し，痛みの残存は多くないとも報告されている[28]．過去の報告でも関節症の発生は50～100％とされるが，最短15年の長期成績では70％に関節症，可動域・握力は健側の7割ほどであり，関節症の進行と臨床症状は関連せず，無症状であることも多いと報告されている[17]．治療に際しての合併症としては疼痛・正中神経障害・CRPS・腱断裂・手根不安定症・手根骨無腐性壊死が知られている[25]．ただし，Mayfieldの分類での損傷の最終段階では，月状骨は掌側に脱臼するがshort radiolunate ligamentが掌側に付着しており，通常は血流が保持されるため無腐性壊死となるのはまれとされている[6]．なお，本外傷は高エネルギー外傷であり，その適応には議論があるものの予期しない再手術の割合は高く，若年者・受傷から手術までの時間が短い・交通外傷で再手術の頻度が高いとされている[29]．

引用・参考文献

1) Herzberg G. et al. Perilunate dislocations and fracture-dislocations：a multicenter study. J Hand Surg Am. 18(5), 1993, 768-79.
2) Kozin SH. Perilunate injuries：diagnosis and treatment. J Am Acad Orthop Surg. 6(2), 1998, 114-20.
3) Herzberg G. Acute Dorsal Trans-scaphoid Perilunate Dislocations：Open Reduction and Internal Fixation. Tech Hand Up Extrem Surg. 4(1), 2000, 2-13.
4) Herzberg G. Perilunate and axial carpal dislocations and fracture-dislocations. J Hand Surg Am. 33(9), 2008, 1659-68.
5) Capo JT. et al. Treatment of dorsal perilunate dislocations and fracture-dislocations using a standardized protocol. Hand. 7(4), 2012, 380-7.
6) Mayfield JK. et al. Carpal dislocations：pathomechanics and progressive perilunar instability. J Hand Surg Am. 5(3), 1980, 226-41.
7) Herzberg G. Perilunate Injuries, Not Dislocated (PLIND). J Wrist Surg. 2(4), 2013, 337-45.
8) Szabo RM. Scapholunate ligament repair with capsulodesis reinforcement. J Hand Surg Am. 33(9), 2008, 1645-54.

9) Forli A. et al. Perilunate dislocations and transscaphoid perilunate fracture-dislocations : a retrospective study with minimum ten-year follow-up. J Hand Surg Am. 35(1), 2010, 62-8.
10) Perron AD. et al. Orthopedic pitfalls in the ED : lunate and perilunate injuries. Am J Emerg Med. 19(2), 2001, 157-62.
11) Çolak I. et al. Lack of experience is a significant factor in the missed diagnosis of perilunate fracture dislocation or isolated dislocation. Acta Orthop Traumatol Turc. 52(1), 2018, 32-6.
12) Scalcione LR. et al. Spectrum of carpal dislocations and fracture-dislocations : imaging and management. AJR Am J Roentgenol. 203(3), 2014, 541-50.
13) Gajendran VK. et al. Long-term outcomes of dorsal intercarpal ligament capsulodesis for chronic scapholunate dissociation. J Hand Surg Am. 32(9), 2007, 1323-33.
14) Szabo RM. et al. Dorsal intercarpal ligament capsulodesis for chronic, static scapholunate dissociation : clinical results. J Hand Surg Am. 27(6), 2002, 978-84.
15) Sotereanos DG. et al. Perilunate dislocation and fracture dislocation : a critical analysis of the volar-dorsal approach. J Hand Surg Am. 22(1), 1997, 49-56.
16) Apergis E. et al. Perilunate dislocations and fracture-dislocations. Closed and early open reduction compared in 28 cases. Acta Orthop Scand Suppl. 275, 1997, 55-9.
17) Krief E. et al. Results of Perilunate Dislocations and Perilunate Fracture Dislocations With a Minimum 15-Year Follow-Up. J Hand Surg Am. 40(11), 2015, 2191-7.
18) Kim JP. et al. Arthroscopic treatment of perilunate dislocations and fracture dislocations. J Wrist Surg. 4(2), 2015, 81-7.
19) Weil WM. et al. Open and arthroscopic treatment of perilunate injuries. Clin Orthop Relat Res. 445, 2006, 120-32.
20) Liu B. et al. Arthroscopically assisted mini-invasive management of perilunate dislocations. J Wrist Surg. 4(2), 2015, 93-100.
21) Kremer T. et al. Open reduction for perilunate injuries : clinical outcome and patient satisfaction. J Hand Surg Am. 35 (10), 2010, 1599-606.
22) Savvidou OD. et al. Perilunate dislocations treated with external fixation and percutaneous pinning. J Wrist Surg. 4(2), 2015, 76-80.
23) Budoff JE. Treatment of acute lunate and perilunate dislocations. J Hand Surg Am. 33(8), 2008, 1424-32.
24) Trumble T. et al. Treatment of isolated perilunate and lunate dislocations with combined dorsal and volar approach and intraosseous cerclage wire. J Hand Surg Am. 29(3), 2004, 412-7.
25) Blazar PE. et al. Treatment of perilunate dislocations by combined dorsal and palmar approaches. Tech Hand Up Extrem Surg. 5(1), 2001, 2-7.
26) Massoud AH. et al. Functional outcome of open reduction of chronic perilunate injuries. J Hand Surg Am. 37(9), 2012, 1852-60.
27) Russchen M. et al. Acute Proximal Row Carpectomy after Complex Carpal Fracture Dislocation. J Hand Microsurg. 7 (1), 2015, 212-5.
28) Muppavarapu RC. et al. Perilunate Dislocations and Fracture Dislocations. Hand Clin. 31(3), 2015, 399-408.
29) Meijer ST. et al. Factors associated with unplanned reoperation in perilunate dislocations and fracture dislocations. J Wrist Surg. 4(2), 2015, 88-92.

23 橈骨遠位端骨折 (掌側ロッキングプレート)

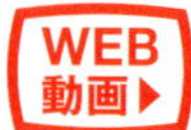

南野光彦 Mitsuhiko Nanno ● 日本医科大学整形外科准教授

はじめに

Orbay[1)]が2000年に，不安定な背屈転位型橈骨遠位端骨折に対して，watershed lineを越えない（近位設置型）掌側ロッキングプレートを用いたプレート設置を報告して以来，各種掌側ロッキングプレートの開発とその良好な成績が報告されている．近年，骨折線がwatershed lineを越える骨折に対しても強固な固定が求められ，遠位設置型プレートが開発され，次第に多く使用されるようになった．しかし，固定性が良好になった一方で，長母指屈筋腱などの屈筋腱損傷の報告が散見されるようになった．この予防として，方形回内筋による十分な被覆，正確な背屈転位の矯正，浮き上がりのないプレート設置が求められている．最近では，遠位骨片の粉砕や掌側月状骨窩骨片が小さい場合，骨片の掌側脱転，手根骨の掌側脱臼，骨片の沈み込みの報告が散見されるようになった．本稿では，骨折線がwatershed lineを越える橈骨遠位端骨折に対する遠位設置型プレート（日本メディカルネクスト製Acu-Loc® 2 Volar Distal Radius Plating System）の一般的な手術手技，ポイント，ピットフォールについて紹介する．

掌側ロッキングプレートの手術適応

橈骨遠位端骨折診療ガイドライン[2)]に記載されているように，佐々木らの不安定型橈骨遠位端骨折の判定基準に準じて手術適応を決定している．

①粉砕型で転位があり，本来不安定な骨折．

- 整復時に整復位を保つには十分な安定性がない．
- 関節面に及ぶ高度粉砕がある．
- 高度の転位〔volar tilt（VT）≦−10°またはulan plus variance（UV）≧5 mm〕があり，ギプス固定では整復位の保持困難が予想される．

②粉砕型でギプス固定後VT≦−5°またはUVが≧2mmの再転位が生じたもの．

加えて，CTで関節面のgap，step offが2 mm以上の転位が残存する関節内骨折も適応となる．

術前準備

掌側ロッキングプレートは，設置位置により①近位設置型，②遠位設置型に分けられ，遠位ロッキングスクリューのタイプにより，1）角度固定型，2）角度可変型に分けられる．

患健側の単純X線像，CT画像で骨折型，骨片の大きさ，転位の程度を評価する．

Point

遠位骨片が小さい症例やその粉砕が強い症例，すなわち骨折線がwatershed lineを越える骨折や掌側月状骨窩骨片の縦径が10 mm以下の骨折の場合，遠位設置プレートの適応である．

なお，術前には明らかでなかった骨折線，骨折部の粉砕を認めることがあるため，遠位設置型と近位設置型の両タイプのプレートを準備しておくことを勧める（Acu-Loc® 2はセット内にdistal radius plate と proximal radius plate が用意されている).

AO 分類 C3 型などの高度な粉砕例では，プレート以外に鋼線固定の追加，創外固定の併用などの工夫が必要となる場合がある.

手術手技

1. 掌側アプローチ

皮切と方形回内筋の展開

Henry approach を用いて，橈側手根屈筋（flexor carpi radialis muscle：FCR）腱の橈側縁に沿って，使用予定のプレート長よりやや短い長さで皮膚に縦切開を加える．遠位は近位手首皮線を越えない．皮下組織を分け，FCR の橈側縁の筋膜を鋭的に分け，橈骨動脈からの分枝を凝固する（**図 1**）．Trans FCR アプローチで FCR の腱鞘を縦切することもあるが，尺側に位置する正中神経が視野に入ってくることがあることを留意する．FCR と長母指屈筋（flexor pollicis longus muscle：FPL）を尺側に，橈骨動脈を橈側に避けて，下層の方形回内筋（pronator quadratus muscle：PQ）を遠位は関節包近位縁，近位は PQ の近位付着部まで展開する．

2. 橈骨掌側面の展開

PQ の切離

PQ を橈骨付着部から約 5 mm の縫い代を残して骨膜ごと縦切し，さらにカギ状に PQ 遠位縁も横切する（**図 2**）．PQ はエレバラスパと先刃を用いて骨膜下に剥離する．

手術のコツ

PQ 遠位部の intermediate fibrous zone（IFZ）に骨折部がかかる場合や骨折部に嵌入した PQ は尖刃で愛護的に剥離する．エレバラスパで無理に剥がすと，骨片ごと剥がれてしまう．PQ は骨膜下に剥離しないと，修復時に PQ が寄らず，チーズカットしてプレートを PQ で被覆できなくなる．

3. 骨折部の整復と仮固定

1）骨折部の整復

ピットフォール

骨折部は脆く骨片が割れやすいため，愛護的に骨折部から入れたエレバラスパを介助に，透視下に徒手牽引で骨折部の噛み込みを解除してから徒手整復を行う．

整復およびその保持が困難な場合は，radial inclination の矯正に，Kirschner 鋼線径 2.0 mm を経皮的に橈骨橈側から骨折部に刺入し，intrafocal pinning で整復固定を行う（**図 3**）．さらに VT の矯正には橈骨背側から鋼線を刺入して同様に整復固定を行う（**図 4**）．

ピットフォール

Mono axial type の遠位設置型プレートを使用する場合，VT をきちんと改善しないと関節内にスクリューが刺入してしまうので注意する．

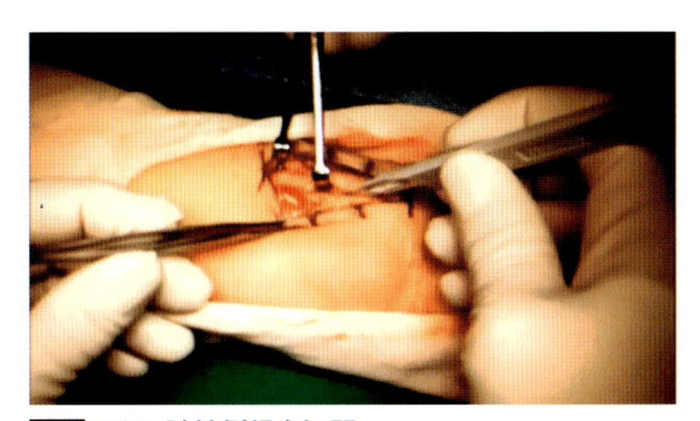

図1 FCR 腱橈側縁を切開

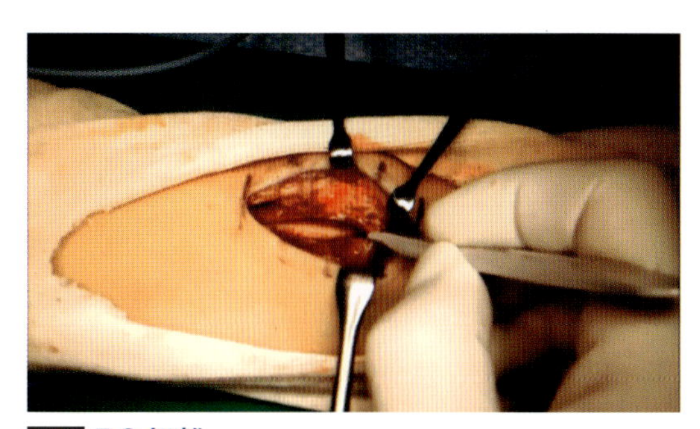

図2 PQ 切離

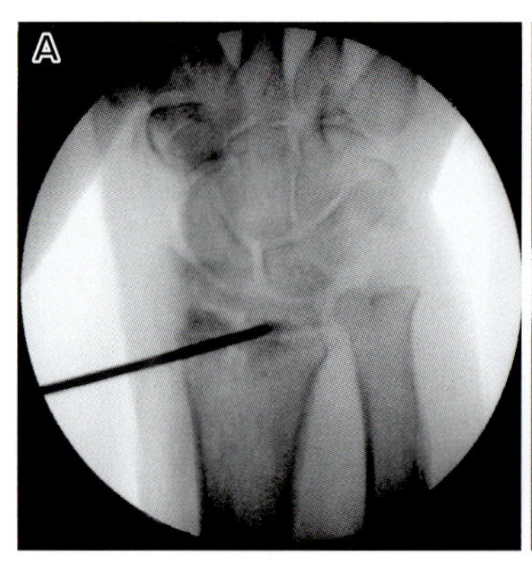

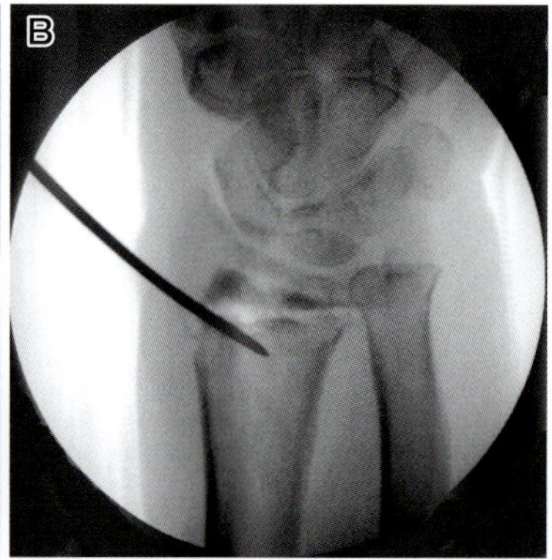

図3 Intrafocal pinning（橈側）
A：整復前，B：整復後

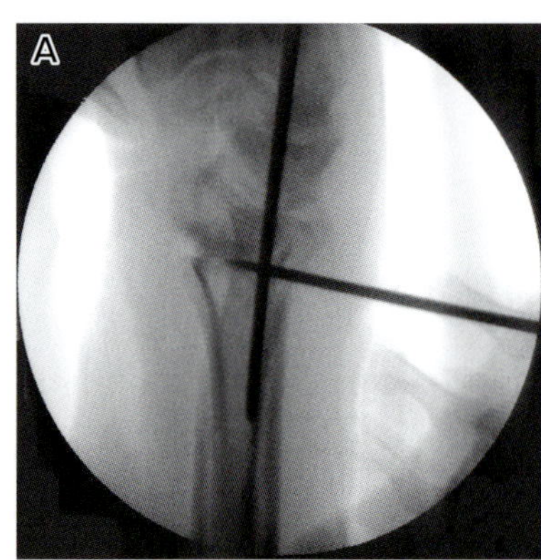

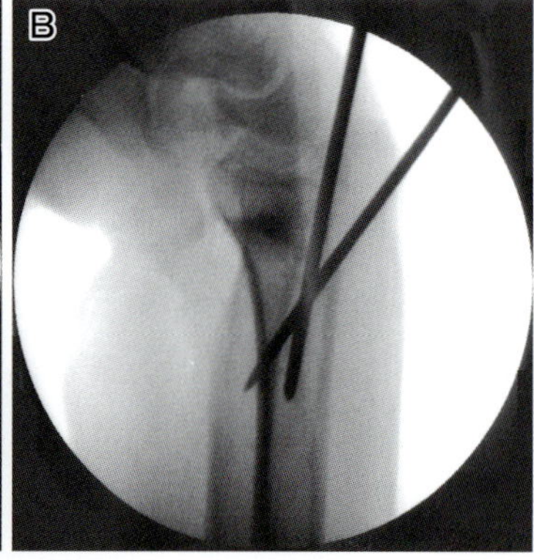

図4 Intrafocal pinning（背側）
A：整復前，B：整復後

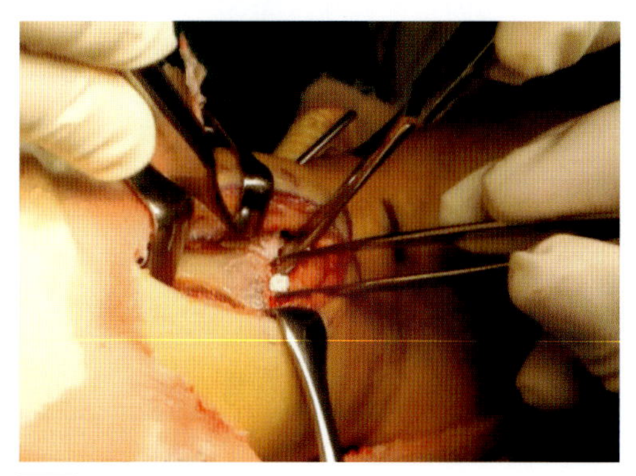

図5 人工骨移植

2）人工骨移植

骨折部が粉砕し，整復後も大きな fracture void が生じる場合は，積極的に軟骨下骨に人工骨を移植する（図5）．

3）鋼線による仮固定

手を離しても骨折部の不安定性が残存する場合は，手関節を掌尺屈させて橈骨茎状突起から Kirschner 鋼線径 1.8 mm を 1 ～ 2 本経皮的に刺入して仮固定を行う．後に，プレートのみの固定性に不安がある場合は鋼線を残して皮下に埋没させる．

ピットフォール

鋼線刺入時の皮神経損傷を予防するために，小皮切を入れてモスキートペアンで鈍的に皮下を分けてから鋼線を刺入する．

4）関節面の整復

手術のコツ

関節面が central depression で落ち込んでいる場合は，骨折部からエレバラスパや鋼線あるいは付属の器具を用いて，骨片を打ち上げて関節面を整復する（図6）．関節面の gap および step off は 1 mm とする．

転位した掌背側小骨片に対しては，経皮的に Kirschner 鋼線径 1.2 ～ 1.5 mm を刺入して，joystick 法で整復後，仮固定を行うことがある．この際，鋼線がプレート設置位置にかからないように留意する．

以上，可能な限り整復位を完成しておき，後はプレート固定だけという状態にしておく．

4. プレートの設置と固定

1）プレート選択

術前の患健側X線と術中透視下のテンプレートの設置によりプレートサイズを決定する．

2）プレート設置位置の確認

透視下正側面像でプレートの正しい設置位置を確認した後，近位楕円ホール中央に皮質骨スクリューを挿入し，再度プレート設置位置の微調整をする（図7）．

Point

遠位スクリュー方向が関節内でないこと，関節面から3 mm以内の軟骨下骨にスクリューが刺入できることを透視下正側面像で確認する．

手術のコツ

プレートの浮き上がり，軟部組織のプレートと橈骨間の介在がないことを確認する．プレートと橈骨の圧着には付属の圧着鉗子を用いるのも有用である．

プレート設置位置の確認後，径1.2 mmの鋼線でプレートの仮固定を行うこともある．この際，手関節は掌屈位とし，母指で橈骨にプレートを押し付けながら固定を行う．

3）遠位スクリューの刺入

当施設では，遠位ロッキングスクリューは遠位2列目の最尺側から挿入している（図8，9）．これはdouble-tiered subchondral supportに準じて，遠位2列目のスクリューで関節面後方を支持するためとVTの矯正をこの時点でしっかり行うためである．このスクリューによりdie punch骨片も固定可能である．

続いて遠位1列目の最尺側スクリューで，掌側月状骨窩骨片を確実に捉え，月状骨窩直下の軟骨下骨にスクリューを挿入する（図10）．

手術のコツ

掌側月状骨窩骨折が小さい場合でも，骨片には1本以上のスクリューを関節面から3 mm以内に刺入することを心がけることで，骨片の沈み込みと掌側脱転を予防する．

Point

スクリューが透視斜位像で背側骨皮質を貫いていないこと，関節内に穿孔していないことを確認する．遠位スクリューのドリリングも伸筋腱を傷つけないように背側骨皮質を貫かない．

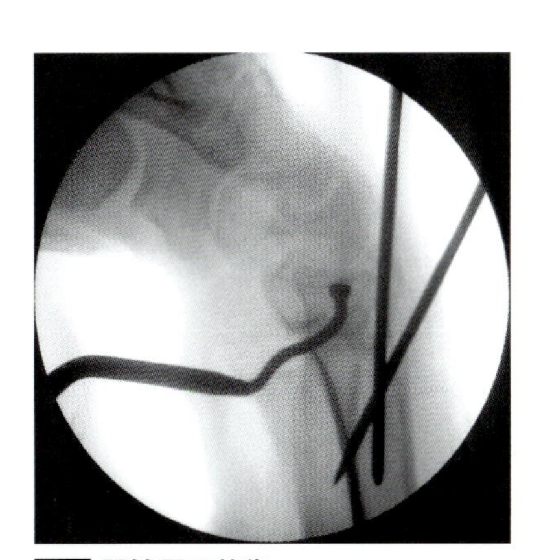

図6 関節面の整復

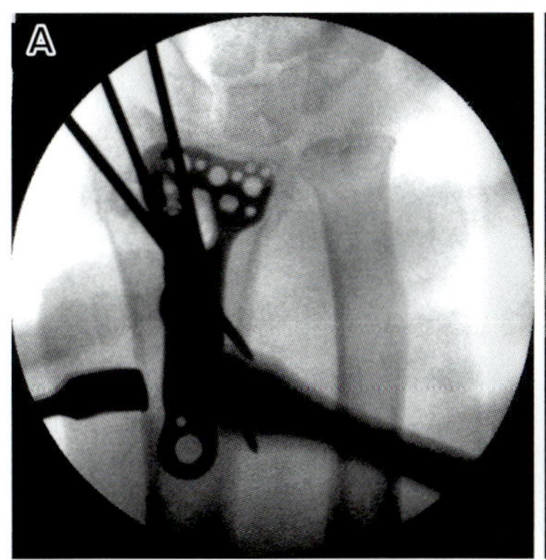

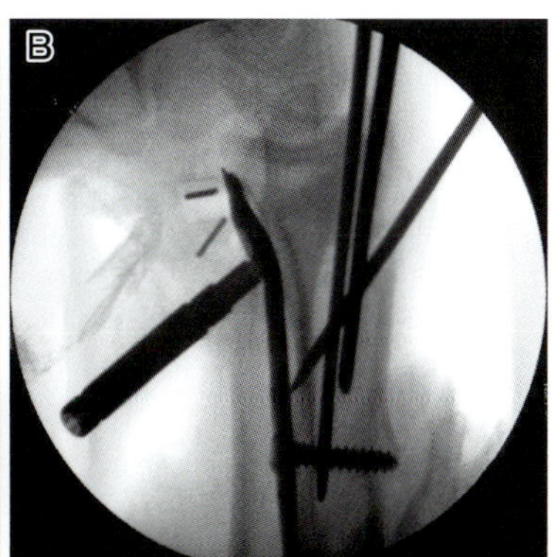

図7 プレート設置位置の確認
A：正面像，B：側面像

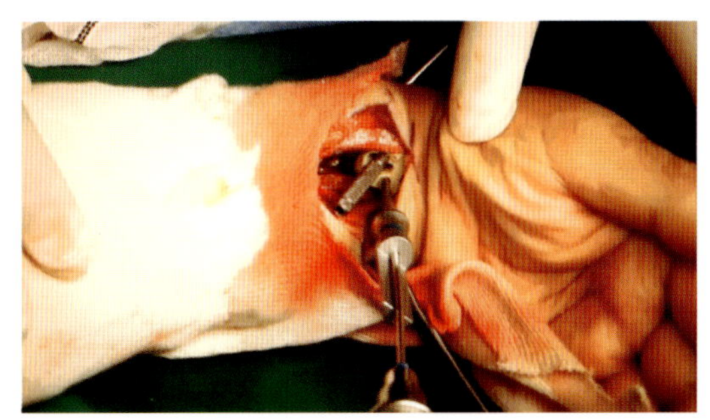

図8 遠位２列目尺側のドリリング

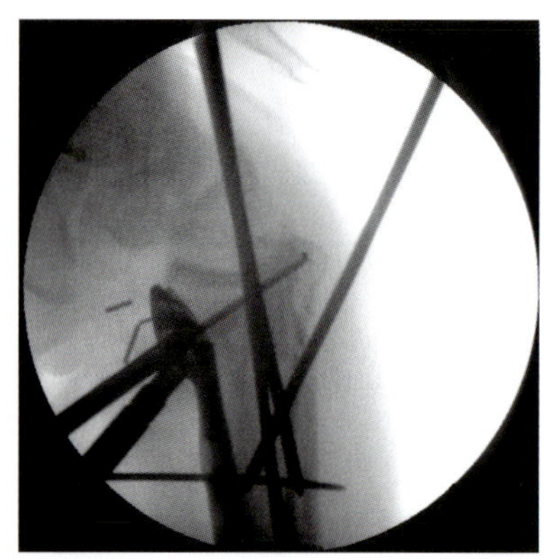

図9 遠位２列目尺側スクリューの刺入方向

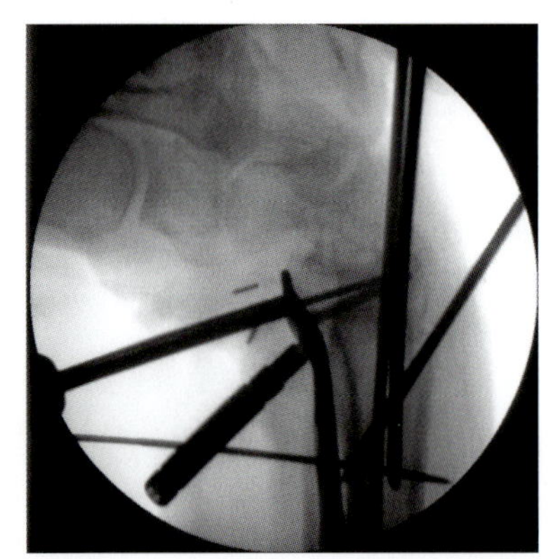

図10 遠位１列目尺側スクリューの刺入方向

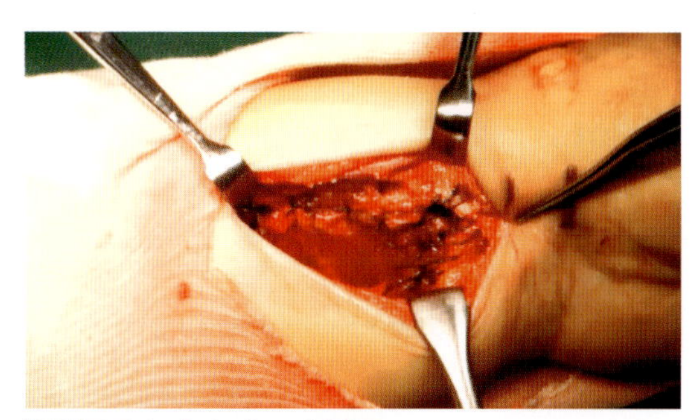

図11 PQによるプレート被覆

手術のコツ

スクリューの関節内穿孔の有無は，月状骨窩部は手関節約20°橈屈位側面像で，舟状骨窩部は約30°橈屈位側面像で確認する．

手術のコツ

掌側月状骨窩骨片が極めて小さく，プレート，スクリューによる固定性に不安がある場合は，プレート設置の前に，掌尺側の関節包とIFZにかけたファイバーワイヤーを，プレートの最遠位尺側の骨孔に通しておき，すべてのスクリューを刺入した後に縫合して，掌側月状骨窩骨片の掌側脱転と手根骨掌側脱臼を予防する．

最後に，残りの遠位，近位ロッキングスクリューを挿入して内固定術を終えた後，遠位橈尺関節（distal radioulnar joint：DRUJ）の安定性なども確認する．必要であれば三角線維軟骨複合体（triangular fibrocartilage complex：TFCC）や靱帯修復，尺骨茎状突起骨折の観血整復固定を考慮する．

5. PQの修復

FPLの走行範囲はプレート遠位尺側２穴の範囲のため，術後腱損傷の予防には，PQとIFZで少なくともプレート遠位尺側２穴の範囲すべてを被覆することを心がける（図11）．PQ修復の際は前腕を回内して，骨膜の付いたPQを3-0バイクリールで端から順に縫合する．ターニケットを解除し，十分止血後，皮下縫合，皮膚縫合を行い閉創する．術後はドレーンを皮下に留置する．

後療法

術直後から手指運動を行う．術後外固定は，創部の疼痛，腫脹改善，軟部組織損傷の治癒のために約１週間ほどの掌側シーネ固定を行い，骨折部の粉砕度，骨粗鬆の程度，固定性により検討する．固定除去後は自他動の手関節可動域訓練を開始する．

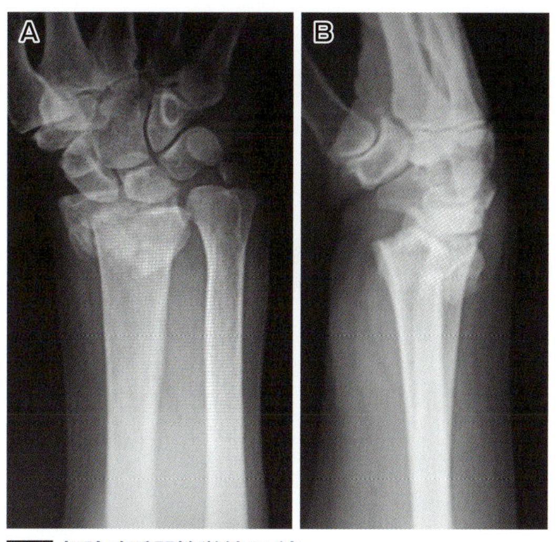

図12 初診時手関節単純 X 線
A：正面像，B：側面像

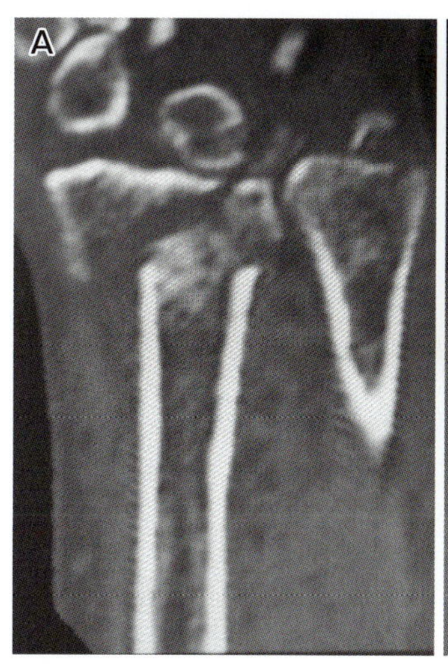

図13 初診時手関節 CT 画像
A：前額断，B：矢状断

プレート抜去の適応

青壮年者や遠位設置型プレートの場合，原則的に骨癒合が得られた早期に，術後6ヵ月で内固定除去を行っている．また，それまでの間は腱断裂のリスクを十分に説明し，少しでも異常があれば再診することとしている．

合併症

掌側ロッキングプレート固定術後の合併症として，一般的に長母指伸筋腱断裂，手根管症候群，複合性局所疼痛症候群，スクリューの関節内穿破，感染，橈骨神経浅枝障害などが報告されている．なかでも，重篤な合併症の一つである長母指屈筋腱断裂，手指屈筋腱断裂の発生率は9.3％以下とされ，その予防に適切なプレート固定とPQによる十分なプレート被覆が重要である．

症例供覧（72歳，女性）

転倒して左手をついて受傷し，当院を初診した．単純X線像では，骨折線がwatershed lineを越える橈骨遠位端骨折（AO分類C3型）を認めた（**図12**）．初診時，X線学的パラメータはVT－25°，radial inclination（RI）2°，UV 3 mmであった．CT画像では掌側月状骨窩骨片の縦径が関節面から8 mmと小さく，2 mmの関節面のgap，step offを認めた（**図13**）．徒手整復を行ったが，転位は残存し骨折部も不安定であったため，遠位設置型掌側ロッキングプレートであるAcu-Loc® 2 distal radius plateを用いて固定した（**図14**）．

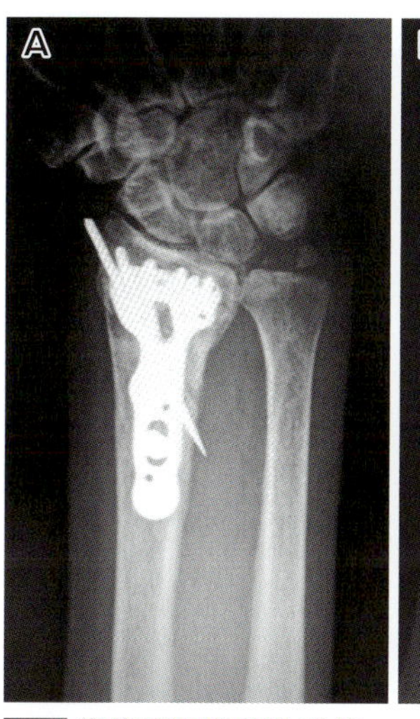
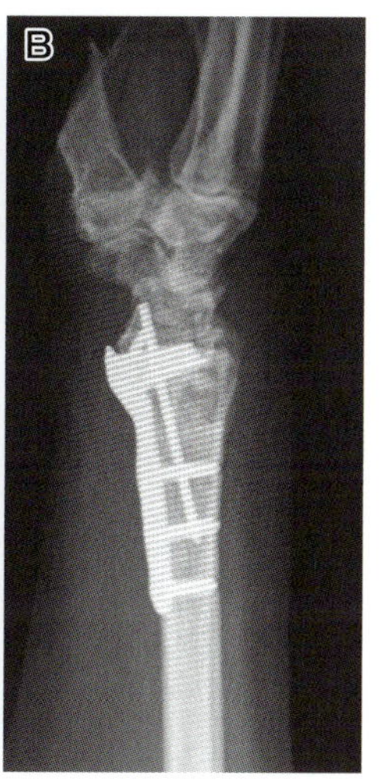

図14 術後手関節単純 X 線
A：正面像，B：側面像

おわりに

現在，橈骨遠位端骨折に対して多くの掌側ロッキングプレートが使用されている．各プレートの特徴をよく把握したうえで，骨折型に合わせたプレート選択を行う必要がある．しかし，掌側ロッキングプレート固定の基本手技は同じであり，本稿で述べた手技を正しく確実に行うことが重要である．

引用・参考文献

1）Orbay JL. The treatment of unstable distal radius fractures with volar fixation. Hand Surg. 5(2), 2000, 103-12.

2）日本整形外科学会診療ガイドライン委員会，橈骨遠位端骨折診療ガイドライン策定委員会．橈骨遠位端骨折診療ガイドライン 2017．改訂第２版．東京，南江堂，2017，5-6.

24 橈骨遠位端関節内骨折（鏡視下整復固定術）

WEB動画

坂本相哲 Sotetsu Sakamoto ● 小郡第一総合病院整形外科部長

はじめに

橈骨遠位端関節内骨折の治療において，関節内骨片の正確な整復は，術後の関節症変化を予防するうえで重要である．そのため，関節内骨片の関節面離開（gap），関節面段差（step-off）を1 mm以下に正確に整復することが推奨されている．しかし，透視下のみで関節内骨片の正確な整復を行うには限界があり，「橈骨遠位端骨折診療ガイドライン2017」[1]で推奨されているように関節鏡下整復術が有用である．

鏡視下整復固定術の適応

鏡視下術の適応となるのは，単純X線，3DCTにおいて関節内骨片のgap, step-offの転位が1 mm以上あるものである．特に，徒手整復後に転位が残存するdie-punch骨片などの背側骨片や陥没骨片の整復は，透視下のみでは困難であるため，鏡視下術の絶対的適応である[2]．

1. 術 前

1）手術時期

鏡視下整復・固定術は，腫脹が軽減するまで待機する．通常，受傷後3日目以降となることが多い．受傷後すぐに適切な徒手整復，外固定が行われ，徹底した患肢挙上，クーリング，手指の自動運動といった管理が確実にできていれば，受傷後早期での手術も可能である．

2）術前計画

関節内骨片の整復・固定法を検討する．健側の単純X線像を参考に整復位をイメージし，3DCT像で関節内骨片の位置，大きさを確認し，その固定について検討する．使用するプレートの種類，プレートのスクリューホールと骨片の位置関係，長さも計測しておく．特に，die-punch骨片の整復固定が鍵となるので，詳細な計画を立てておく．

3）体 位

仰臥位で，手の手術台上でTraction Tower（ジンマー バイオメット）やスパイダー・リム・ポジショナー（スミス・アンド・ネフュー）を使用して垂直牽引肢位をとる．手術ベッド上で患側際へ体幹を寄せて，上腕固定台に上腕の固定が十分にできるように準備する．上腕の固定は清潔野で行うため，駆血帯は清潔野で滅菌したものを使用する（**図1**）．

4）手術機械

手関節鏡は直径2.3 mmまたは1.9 mmの30°斜視鏡を使用する．プローブ，シェーバー，固定用のプレート・スクリューセットを用意する．

2. 手術手順の概略

手術は，プレートによる仮固定の後に鏡視下手術を導入するPART法（plate presetting arthroscopic reduction technique）[3]を主体とする．

まず，掌側アプローチで骨折部の展開を行い，直視下と透視下で掌側の骨片の整復を行う．中枢骨片にプレートをスクリューで設置して，末梢掌側の骨片はプレートの仮固定ホールからKirschner鋼線

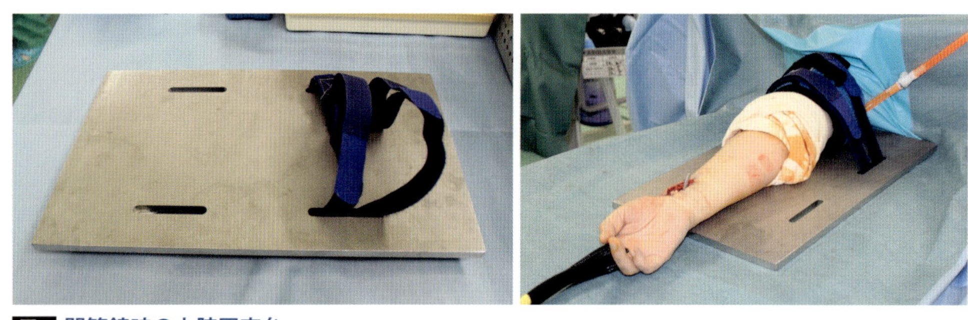

図1 関節鏡時の上腕固定台

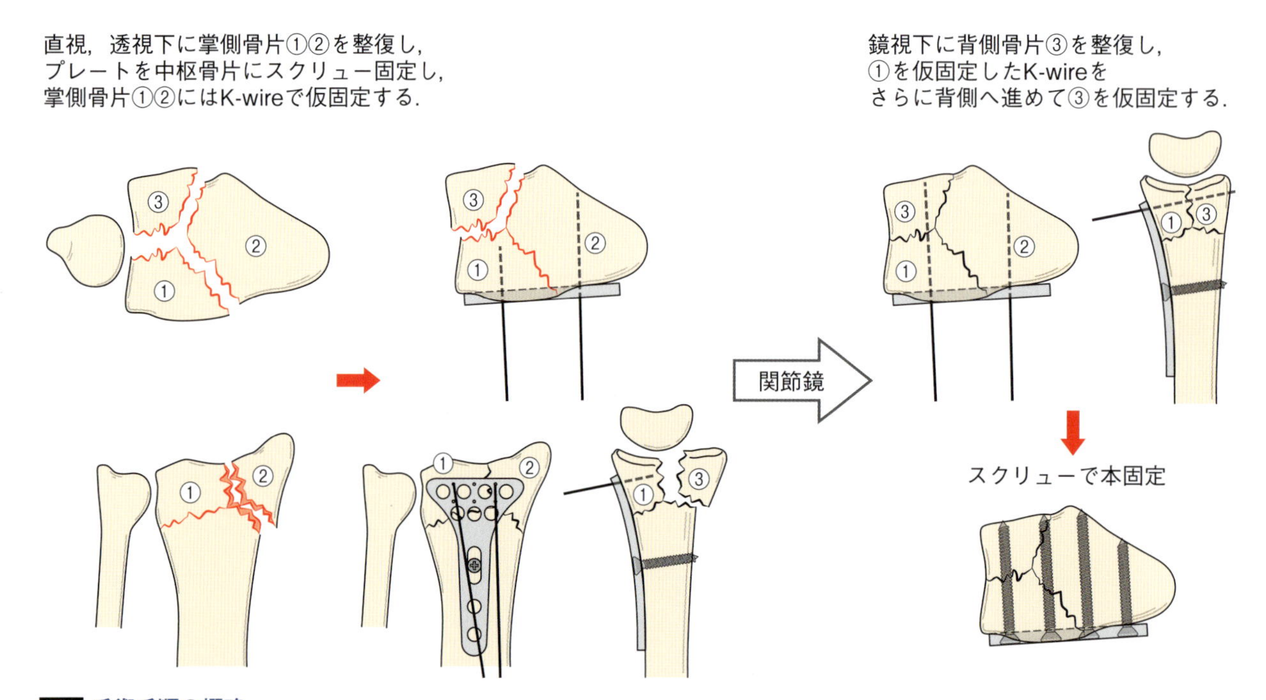

図2 手術手順の概略

(以下，K-wire）で仮固定を行い関節鏡手術に移る．関節鏡視下での整復操作は背側骨片と陥没骨片の整復のみにすることで効率的に手術を進めることができる[2,4]（図2）．

Die-punch骨片のみの2-part骨折などでは，中枢骨片とプレートを固定するタイミングで，背側骨片がない末梢骨片の橈側にK-wireでなくスクリューを入れて，関節鏡手術に移る（図3）．

3. 手術手技の実際

1）掌側アプローチ

空気駆血帯で駆血して手の手術台に置く．橈側手根屈筋（flexor carpi radialis：FCR）腱の橈側よりHenryのアプローチにて橈骨まで展開する（図4）．

2）掌側の骨片の整復，掌側プレートの仮固定

橈骨掌側面を展開し，掌側面の骨片の整復を行う．通常，掌側の骨片は骨粗鬆症のある高齢者であってもしっかりしているため，直視下に掌側の骨皮質面の整復位がわかりやすい．徒手的に骨片の整復を行う．徒手整復が困難な場合は骨折部に粘膜ヘラなどを入れ整復を行う．掌側の骨皮質面の整復位がとれたら，全体のアライメント，volar tilt，radial inclination, ulnar varianceが適正に整復されていることをX線透視下に確認する．次いで掌側プレートを当て，末梢骨片へのスクリュー位置を確認し，プレー

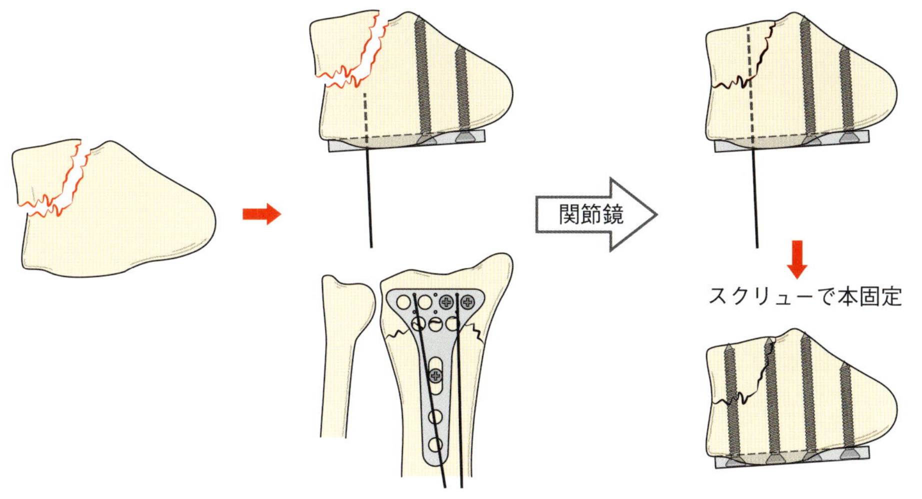

図3 2-part 骨折の場合

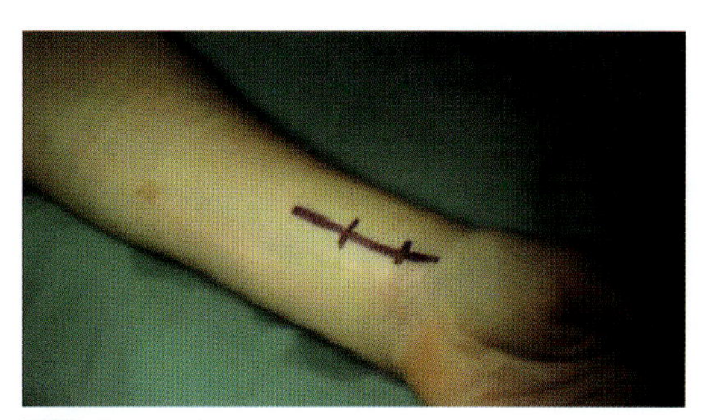

図4 掌側アプローチ

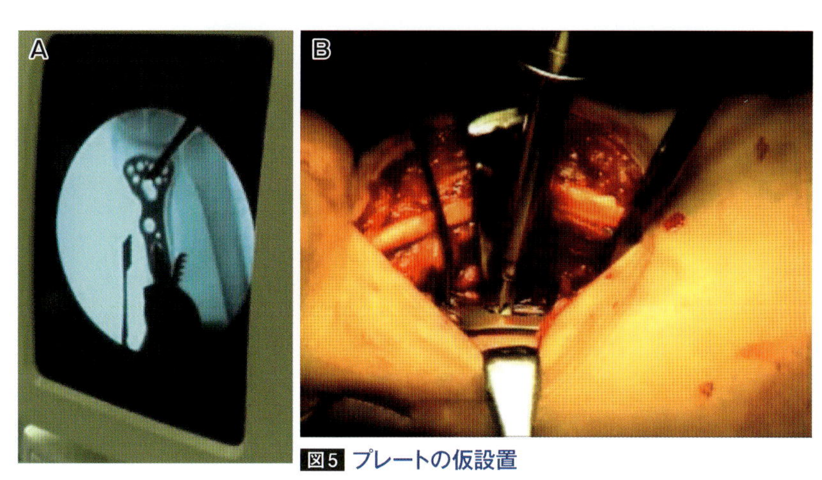

図5 プレートの仮設置

楕円ホールにスクリューを締めきらずに入れ，透視下にプレートをスライドさせて微調整し，スクリューの本締めをする．
A：プレート位置の微調整，B：楕円ホール部のスクリュー固定

トのおおよその設置位置を決める．プレート中央の楕円形ホールにスクリューで仮固定を行い，プレートをスライドできるようにしておく（図5）．整復位で楕円形ホールのスクリューを締めて中枢骨片とプレートを固定し，プレート末梢にある K-wire 仮固定用の穴から末梢の掌側骨片のみ（図6①，②）を K-wire で仮固定を行う．背側骨片（図6③）や陥没骨片などは鏡視下に整復するため，この時点では掌

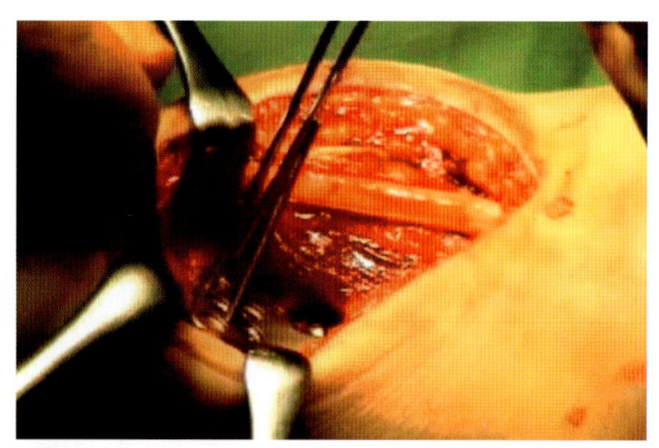
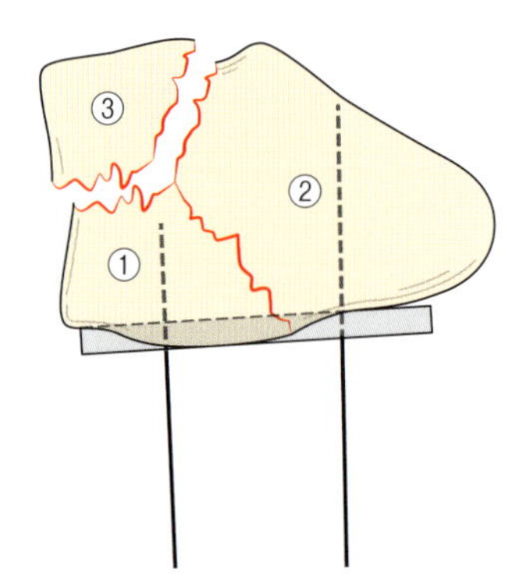

図6 末梢の掌側骨折の仮固定

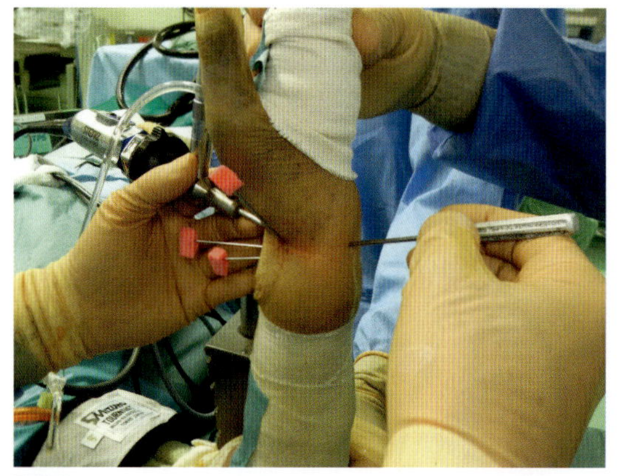
図7 K-wire での仮固定後の関節鏡操作の様子

側骨片のみの仮固定に留める.

不安定性が強く整復位の保持がとりにくい場合は,橈骨茎状突起から中枢骨片までK-wireで仮固定を行ったり,骨折部の橈背側,背側からKapandji法によるK-wireでの仮固定を追加したりする.

手術のコツ

仮固定を行ったK-wireは,以後の操作の妨げにならないように短く切っておく.ただし,短く切りすぎると,後でそのK-wireを背側骨片に進めて仮固定を行う際に長さが足りなくなる.K-wireの切れ端が術者の手に刺さらないように,小さくカットした縫合針カウンター(スポンジ)を刺して保護しておくとよい(図7).

3) 掌側ポータルの作製

助手に軽く水平に牽引させ関節裂隙を開大させ,FCRを尺側によけ,手関節掌側の関節裂隙を摂子で確認する.11番メスで関節包を縦切開し,直モスキート鉗子でポータルを拡大する(図8).関節鏡外筒を挿入し,外筒先端が関節内を自由に動き,背側皮膚に容易に突出することを確認する.

手術のコツ

摂子で末梢骨片の末梢縁を触れ,徐々に末梢へと進めて窪むところが橈骨手根関節(radiocarpal joint:RCJ)である.摂子ではよくわからない場合は23G針で確認する.

4) 垂直牽引肢位

潅流液の漏れによる皮下水腫予防のために,手部と前腕部に弾力包帯を巻き,示指,中指にfinger trapを装着する.あらかじめ掌側ポータルに刺入した外筒が抜けないように保持しつつ,Traction Towerやスパイダー・リム・ポジショナーを用いて吊るし,約5〜6 kgの牽引をかける.スパイダーの際の上腕固定は,鉄板にマジックテープを通した固定台を作製し使用している(図1,図9).

5) 背側ポータルの作製

主に3-4ポータル,必要であれば4-5ポータルを追加して用いる.橈骨遠位端骨折では,通常3-4ポータル作製の目安となるLister結節が骨折のため触れないことが多い.そのため誤って骨折部や中央手根関節に入ってしまうこともある.この場合,掌側ポータルからの外筒先端を背側へ押し進めて伸筋腱の有無の抵抗感と背側皮膚への突出部をマークする(図10).また,関節鏡を挿入し,部屋の明かりを暗くすることで光源の明かりが明確となり,背側ポー

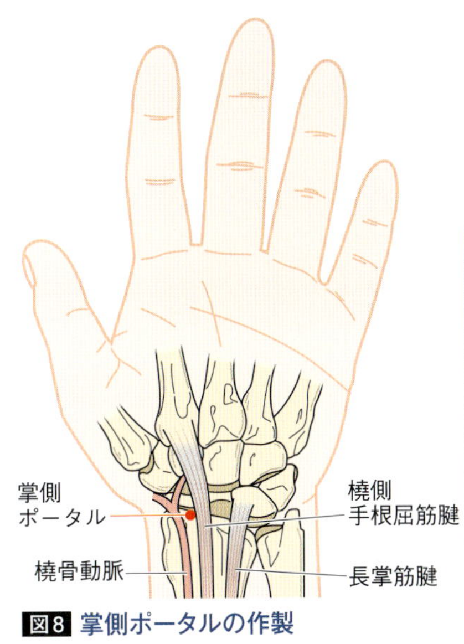

図8 掌側ポータルの作製

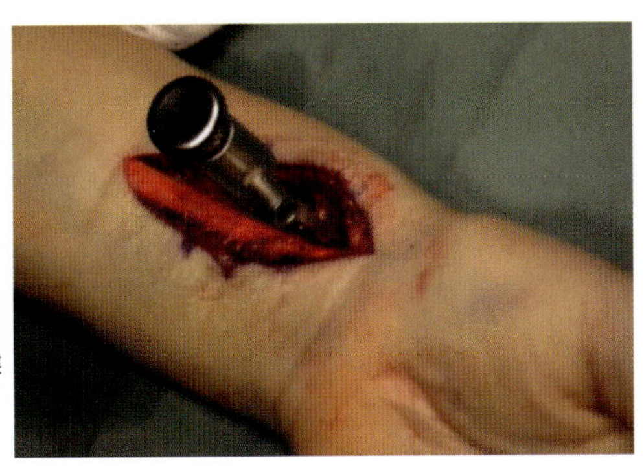

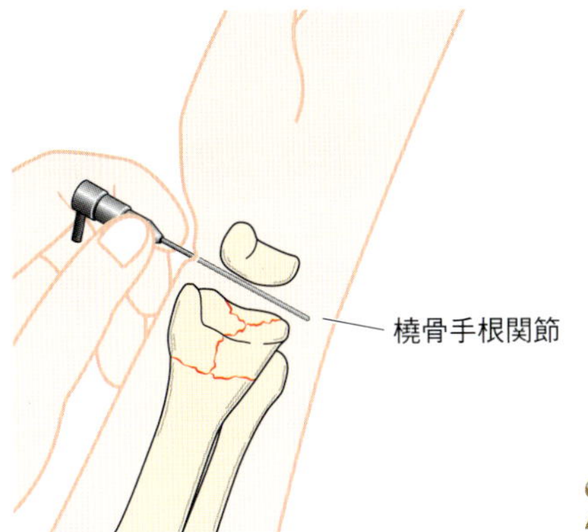

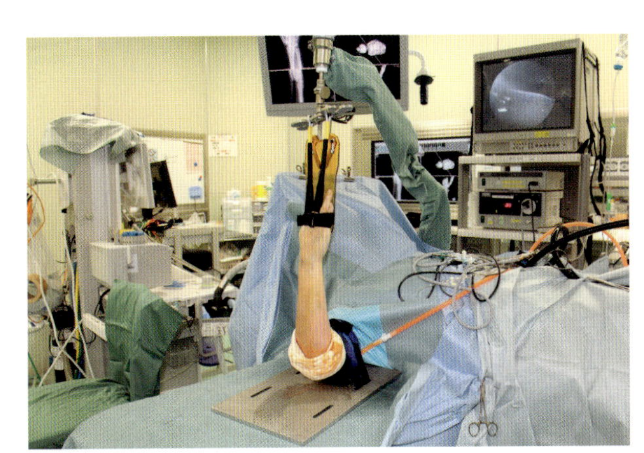

図9 垂直牽引肢位

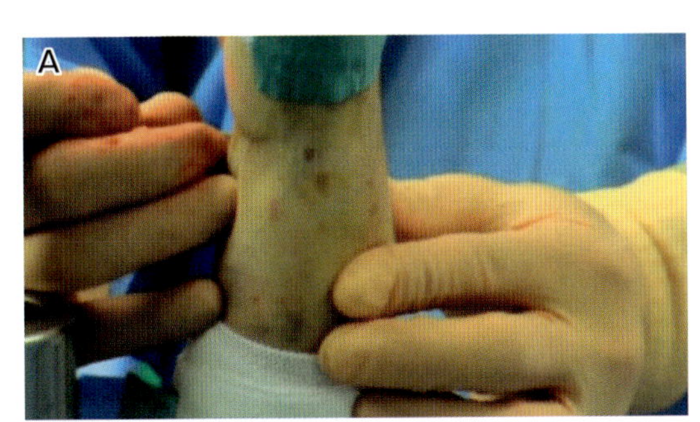

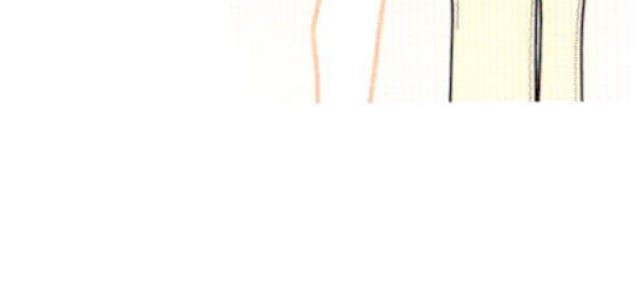

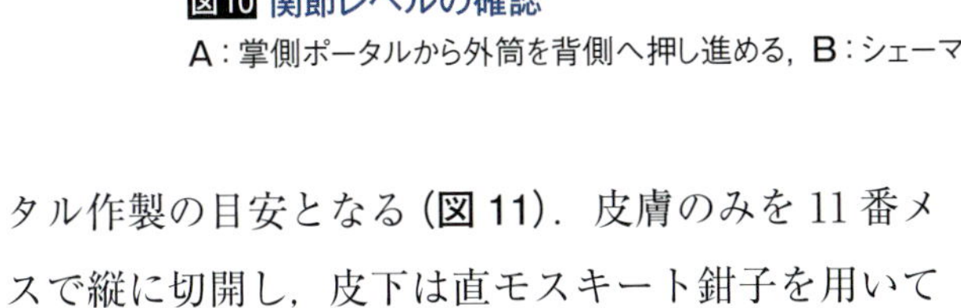

図10 関節レベルの確認
A：掌側ポータルから外筒を背側へ押し進める，B：シェーマ

タル作製の目安となる（図 11）．皮膚のみを 11 番メスで縦に切開し，皮下は直モスキート鉗子を用いて鈍的に関節包まで一気に進めて関節包を鈍的に穿孔し，ポータルを作製，拡大する．

6）鏡視下整復・仮固定

最初に掌側ポータルより関節鏡，背側 3-4 ポータルよりプローブを入れる．血腫やデブリスで視野が不良な場合はシェーバーで除去する（図 12）．視野

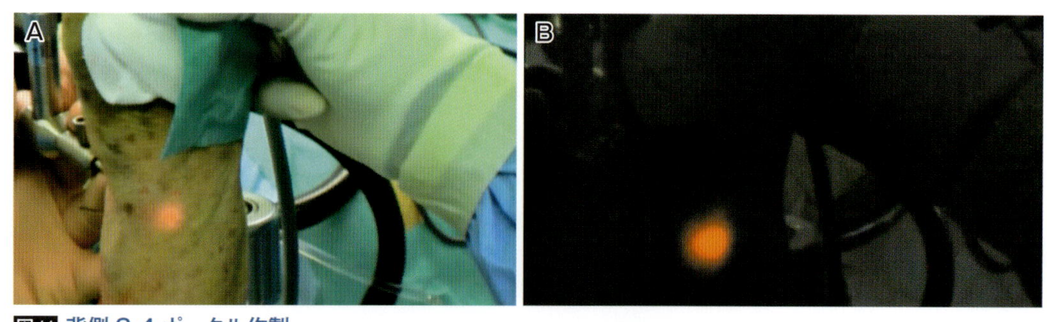

図11 背側 3-4 ポータル作製

A：光源の明かりで関節レベルを確認できる．B：部屋を暗くするとわかりやすい．

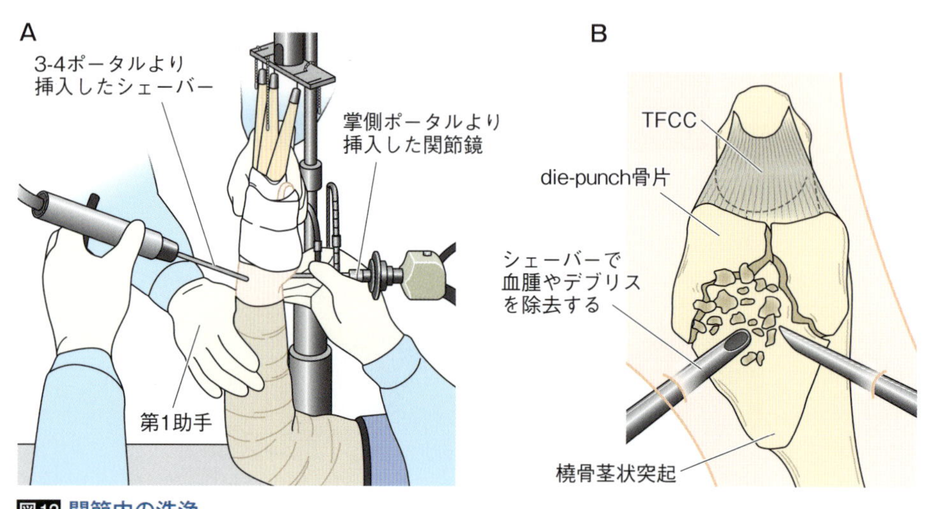

図12 関節内の洗浄

A：実際の様子，B：シェーマ

が得られ，骨折部が鏡視できたら，骨片の位置，骨折線の方向，転位の状態の評価を行う．先に行ったプレートの仮設置までの工程で，通常は掌側の関節内骨片（橈側と尺側，**図6①，②**）はすでに整復されており，ここでは背側の骨片（**図6③**）や陥没骨片の整復と仮固定が主目的となる．

掌側から鏡視を行うことで，背側寄りの骨折の観察が容易にできる．骨折部の部位や step-off の向き（掌側が高いか背側が高いか）により見やすさ，整復操作の容易さが異なるため，掌側ポータルと背側 3-4 ポータル，4-5 ポータルを適時入れ替える．

主にプローブを使用して関節面の骨折の整復を行う．必要に応じて，粘膜ヘラ，K-wire を使用する．関節内での操作のみでなく皮膚上から徒手的に圧迫して整復を行い，必要なら骨幹端部の骨折部からプローブなどで骨片を挙上させ，鏡視で整復状態を確認する．骨折線は鏡視下で 1 mm 以内の整復を目標にする．

手術のコツ

落ち込んだ骨片の整復は，プローブの先端を骨折部に差し込み，先端で骨片を引っかけ，プローブ先端を回転させるようにして持ち上げる（**図13**）．骨片が浮き上がっている場合は，プローブで押し下げる（**図14**）．Gap においては，皮膚上から徒手的に圧迫して整復を行う（**図15**）．

鏡視で整復位を保持した状態を確認しながら，先に掌側から仮固定で掌側骨片のみを固定した K-wire を背側骨片まで通し背側骨片や陥没骨片の仮固定を行う（**図16**）．不安定性が残存していれば，他の仮固定ホールからも K-wire で仮固定するか，背

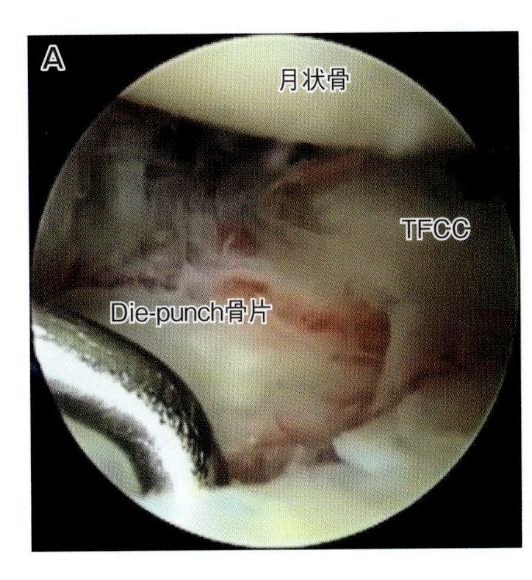

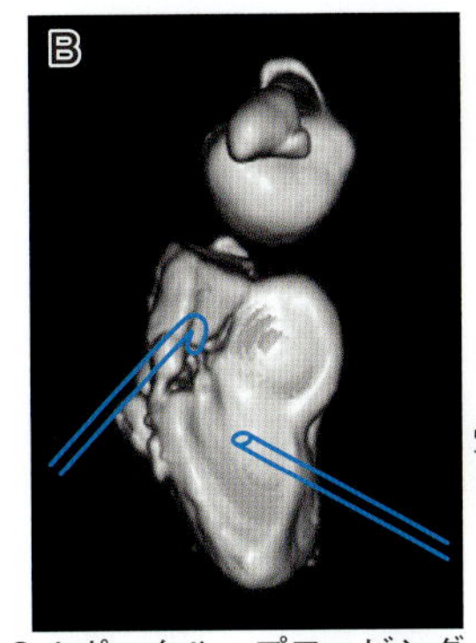

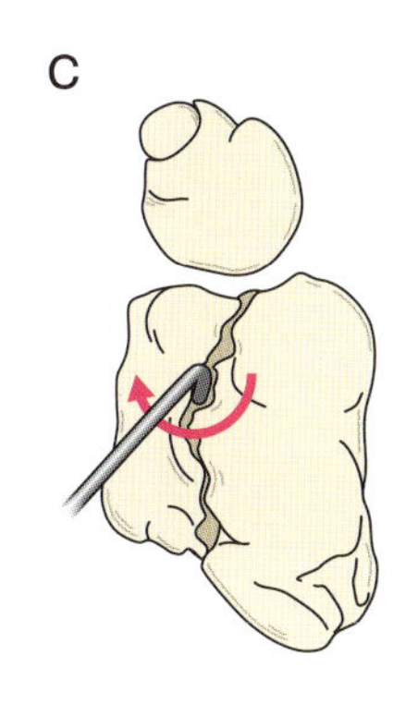

図13 落ち込んだ骨片の整復

A・B：掌側ポータルから鏡視，3-4 ポータルからプロービング
C：プローブの先端を骨片に引っかけ，プローブの先端を回転させて持ち上げる．

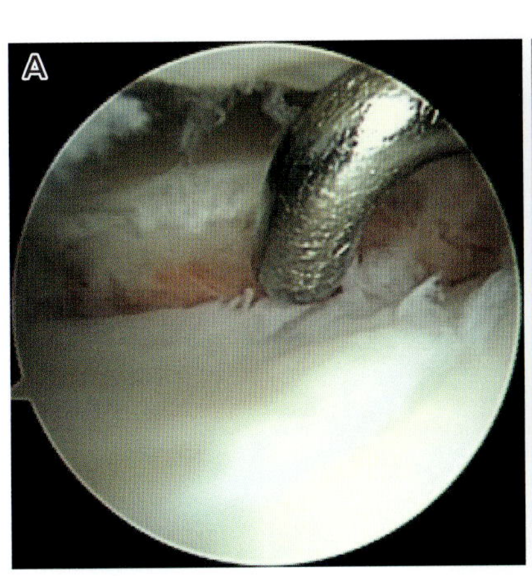

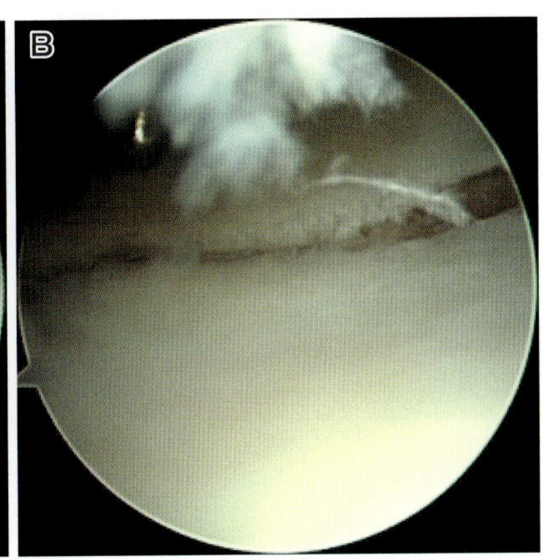

図14 浮き上がった骨片の整復

A：整復前，B：整復後，プローブで押し下げた．

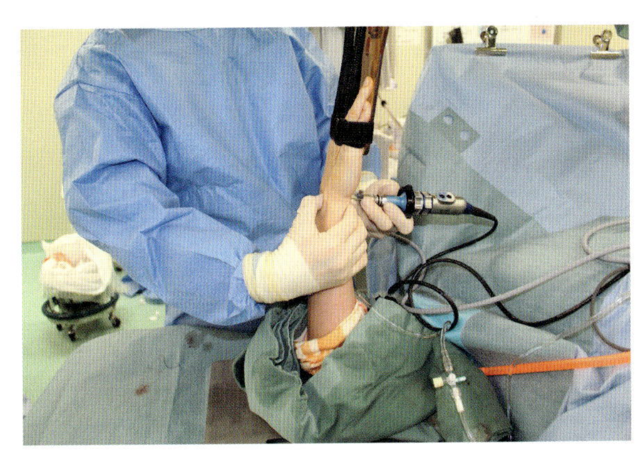

図15 徒手的圧迫による整復

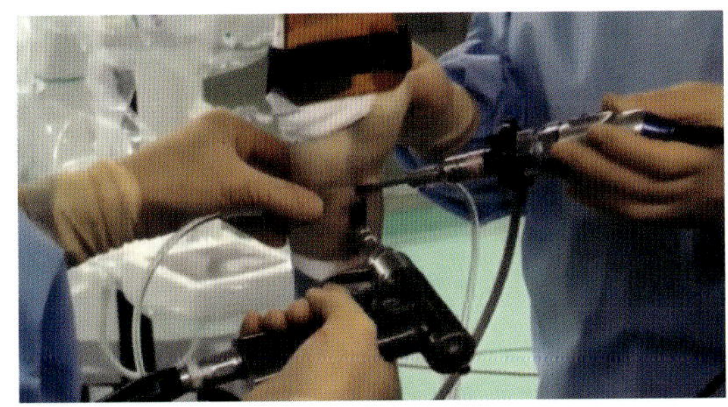

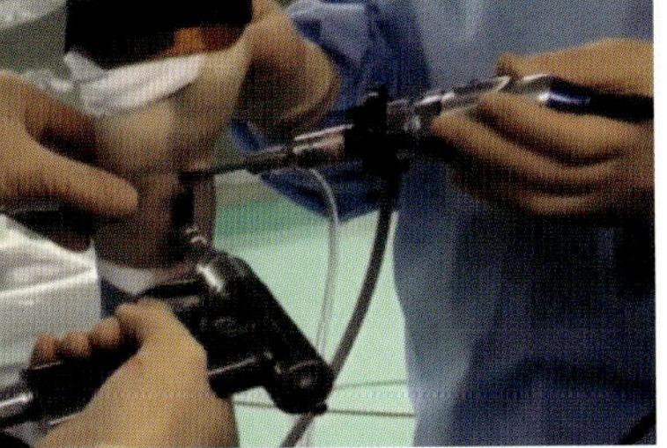

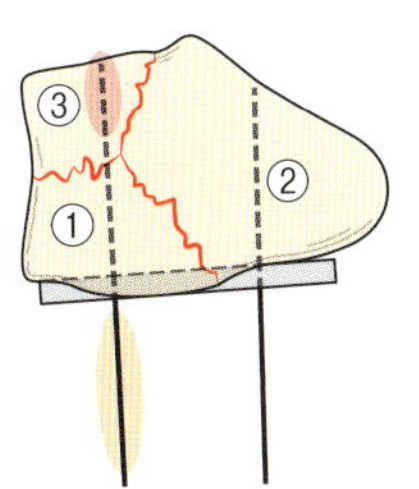

図16 背側骨片の仮固定

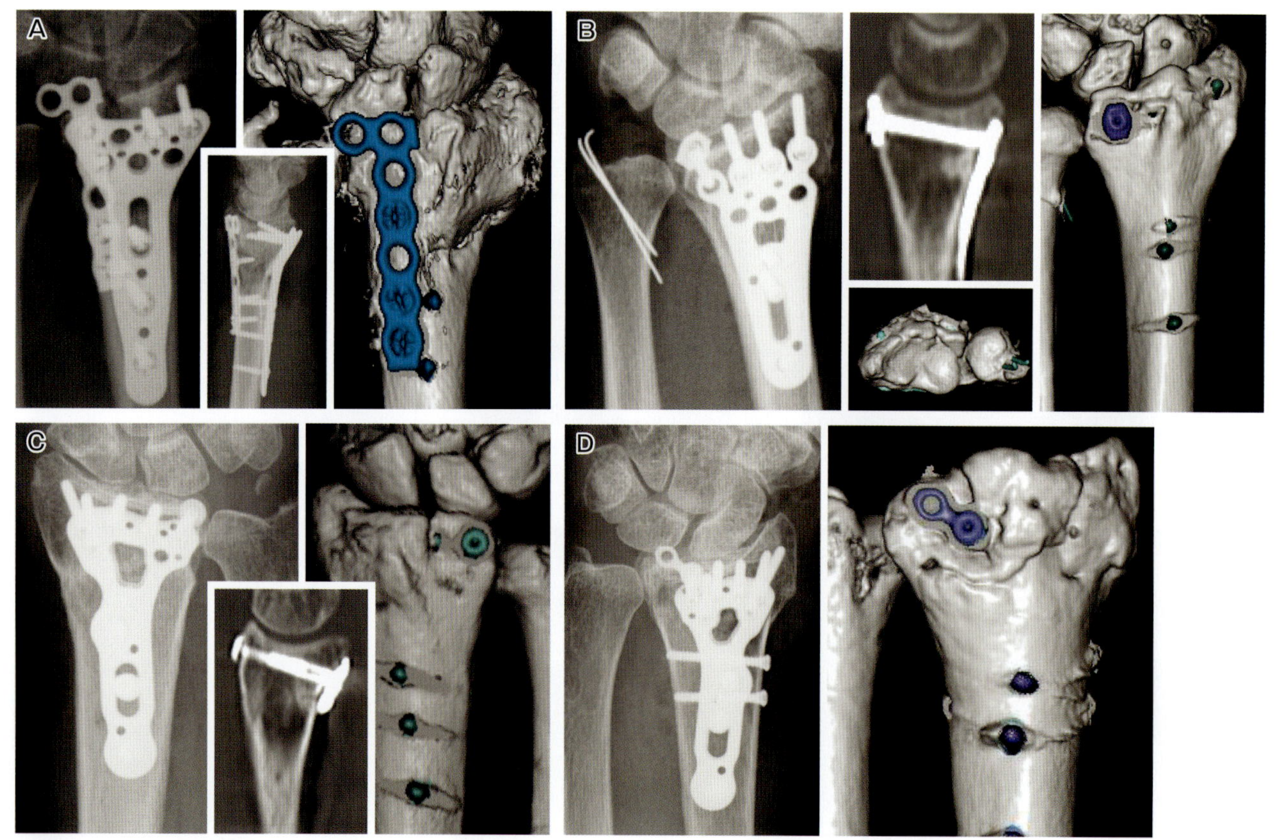

図17 背側骨片の固定法
A：バットレスプレート固定，B：フリーハンドでのスクリュー固定
C：Frag-Loc®Compression Screw 固定，D：Frag-Loc® バットレスプレート固定法

側から経皮的にK-wireを追加し仮固定を行う．陥没骨片に対して，橈骨茎状突起周囲から subchondral support で K-wire を入れる方法も有用である．

7）プレート本固定，背側骨片の固定

関節内骨片の仮固定が終了すれば，掌側プレートの残りのスクリューを入れて本固定を行う．

背側骨片の固定法には，掌側からスクリューで捉える方法（通常の掌側プレートによる固定），背側からスクリューで固定する方法，粉砕が著しい場合ではバットレスプレートで押さえる方法がある[5]（図17A）．

背側骨片が大きい場合は掌側プレートでのスクリューで固定が可能である．しかし，骨片が小さい場合，掌側からのスクリューでは十分に捉えることは困難であり，背側皮質骨を穿破して固定すれば伸筋腱への障害もあるため，骨片が小さい場合は背側から刺入する方が望ましい．背側からのスクリュー固定は本来，フリーハンドで刺入する方法が一般的であるが手技が煩雑である（図17B）．Acu-Loc®2（日本メディカルネクスト）に付属のFrag-Loc® Compression Screwを使用すれば背側からの固定が容易に可能である（図17C）．いったん牽引台から降ろし，Frag-Loc®Compression Screwの掌側の中空スクリューに掌側からガイドピンを入れ，背側に突出する部位を確認する．その直上，または背側3-4ポータルや4-5ポータルを延長し皮切し，総指伸筋（extensor digitorum communis：EDC）を一塊によけて，ガイドピンが出てきている部位を展開する（図18）．この際，骨膜を剥離せず，目的とする骨片の骨膜上で展開する．die-punch骨片周囲には後骨間神経終末枝が走行しているので，固定に干渉する場合は焼灼し切離する．誤ってスクリューに挟まれた

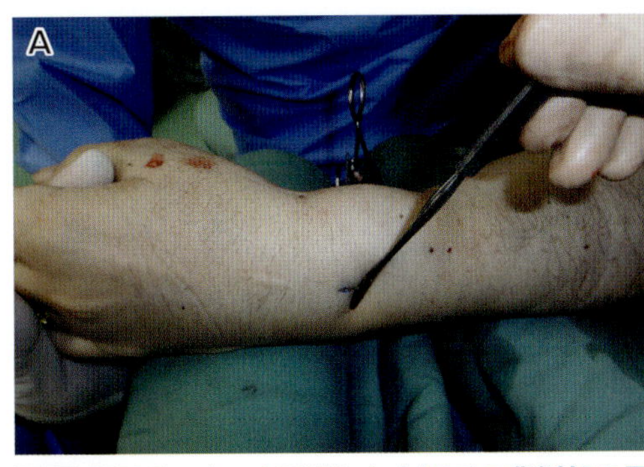

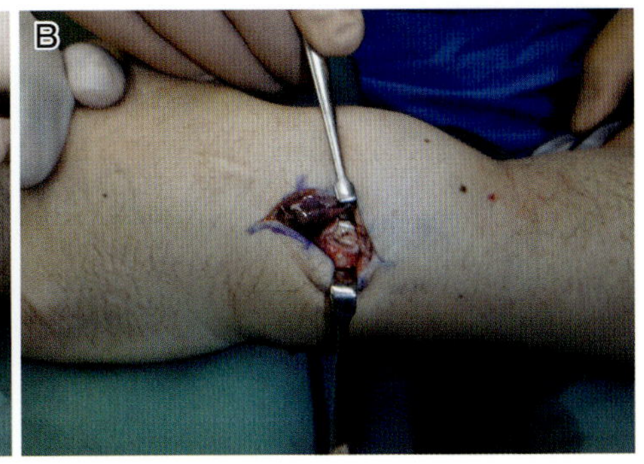

図18 背側ポータルを延長した皮切での背側部の展開
A：掌側からのガイドピンの位置の確認，B：背側の展開

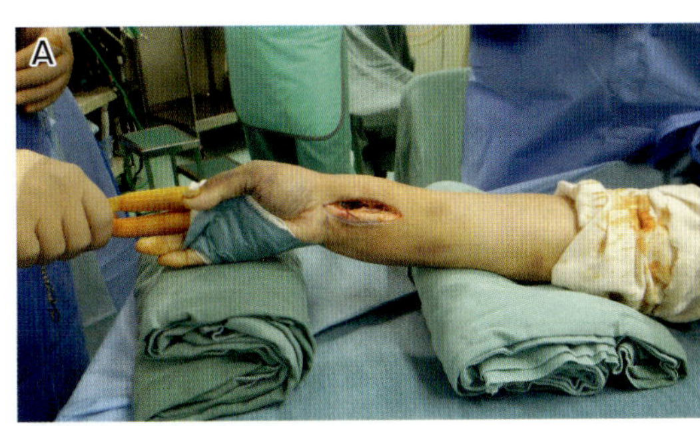

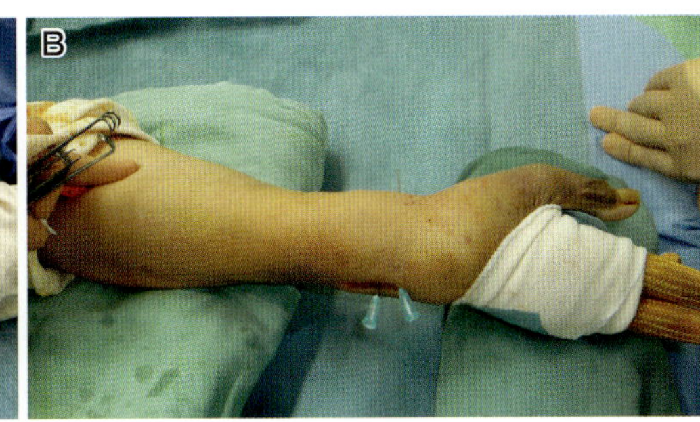

図19 掌側と背側の同時展開
A：掌側，B：背側

り，刺激されると痛みの原因となり得るので，小皮切にこだわらず，きちんと確認し処理するように注意する．ガイドピンに沿って，Frag-Loc® Compression Screwを入れる．圧迫の程度は，鏡視で直接確認する．通常，背側スクリューが背側骨皮質にややめり込む程度がよい．イメージでも確認する．背側の骨皮質は脆く，骨折があればなおさらめり込みやすい．

手術のコツ

掌側と背側を同時に展開する場合，仮固定のK-wireが突出して障害となりやすい．手部と前腕部に丸めたシーツを置き，手関節部は浮かせることで操作が容易となる（図19）．

Flag-Loc® Compression Screwの欠点は，掌側でのプレートの位置で背側スクリューの位置が決まってしまう点である．粉砕が著しい場合やスクリューの位置が骨折部となってしまい，スクリューで固定性が得られない場合は，小プレートを用いてバットレス効果での固定を行う（図17A）．近年は小さい直プレートを2穴分切離し，Frag-Loc® Compression Screwにこれを挟ませることで，スクリューを軸としてバットレス効果を得る方法を行っている．通常のバットレスより低侵襲で容易に固定が可能である[5)]（図17D）．

いずれの場合においても，die-punch骨片の整復・固定が鍵となるので，術前CTにおいて骨片の大きさ，形状を確認し，固定方法を検討しておくことが重要である．

スクリューを入れた後，再度，鏡視にて関節面の整復位を確認する．また，手関節を他動的に動かし，固定性を確認する．プレート固定後に徒手的に遠位橈尺関節（distal radioulnar joint：DRUJ）の不安定性を評価する．不安定性があれば，尺骨茎状突起骨折の骨接合，または三角線維軟骨複合体（triangular fibrocartilage complex：TFCC）縫合を行う．

8）関節内損傷の評価

軟骨損傷，TFCC 損傷と緊張，舟状骨月状骨間靱帯損傷を評価する．DRUJ に不安定性がある場合，尺骨茎状突起骨折の骨接合，または TFCC 縫合を行う．尺骨茎状突起骨片がないかあってもごく小さく，DRUJ の不安定性がある場合，DRUJ 鏡で TFCC の fovea 部での損傷を評価し，治療法の判断材料の一つとしている．DRUJ 鏡は 1.9 mm 30°斜視鏡を使用している．

9）尺骨茎状突起骨折整復固定および TFCC 縫合

尺骨茎状突起骨折は尺骨茎状突起部を中心として長軸切開で骨折部に到達し，骨折を整復した後，通常は tension-band wire 法にて固定する．TFCC 縫合は fovea への縫合を行う．

術後の合併症

橈骨遠位端骨折の術後合併症として，複合性局所疼痛症候群（complex regional pain syndrome：CRPS），手根管症候群，関節拘縮などがあるが，鏡視下手術に特有のものはない．できるだけ早期に関節可動域訓練を開始する．

後療法，リハビリテーション

術翌日より自動運動を開始し，夜間のみ外固定を術後 2 週まで行う．尺骨茎状突起骨折や TFCC 損傷を合併した症例では外固定を行い術後 3 週より回旋運動を開始する．

おわりに

橈骨遠位端関節内骨折における関節鏡手技は骨折部が不安定であり，不慣れな術者にとっては決して容易とはいい難い．しかし，本法のように先にプレートを中枢骨片と固定し，掌側骨片の仮固定を行うことにより，実際の鏡視下整復は背側骨片や陥没骨片のみとなり，効率よく鏡視下整復が行えるようになった．また，先にプレート設置することで骨折部が安定した状態で関節鏡が行える．また，Henry のアプローチで展開を行っているため，掌側ポータルは直視下に容易かつ安全に作製でき，有用な方法である．

引用・参考文献

1） 日本整形外科学会診療ガイドライン委員会 / 日本整形外科学会橈骨遠位端骨折診療ガイドライン策定委員会．橈骨遠位端骨折診療ガイドライン 2017．改訂第 2 版．東京，南江堂，2017，160p.
2） 坂本相哲ほか．橈骨遠位端関節内骨折における鏡視下整復固定術の適応．日手会誌．31(6)，2015，799-804.
3） Abe Y. et al. Plate presetting arthroscopic reduction technique for the distal radius fractures. Tech Hand Up Extrem Surg. 12(3)，2008，136-43.
4） 坂本相哲ほか．"関節内骨折に対する鏡視下整復・固定術"．OS NOW instruction No.15　高齢者橈骨遠位端骨折の治療．金谷文則編．東京，メジカルビュー社，2010，111-22.
5） 坂本相哲ほか．背側月状骨窩骨片を伴う橈骨遠位端関節内骨折の治療．日手会誌．34(2)，2017，131-6.

第4章

手関節部の靱帯損傷

25 TFCC損傷（TFCC小窩部断裂に対する掌側進入によるTFCC再建術：尺骨三角靱帯を用いて） WEB動画

有光小百合 Sayuri Arimitsu ● 行岡病院手の外科センター
森友寿夫 Hisao Moritomo ● 大阪行岡医療大学理学療法学科教授・行岡病院手の外科センター

受傷機転，症状

三角線維軟骨複合体（triangular fibrocartilage complex：TFCC）の損傷形態には，遠位橈尺関節の主要な支持組織である掌側・背側の遠位橈尺靱帯が付着する小窩部が断裂する小窩部断裂（**図1**）と，手根骨と尺骨頭との間で繰り返すインピンジメントによって円板部に生じる変性断裂（尺骨突き上げ症候群を含む）（**図2**）がある．

小窩部断裂は主に転倒やスポーツなどの外傷によって生じ，特に手関節背屈位で断裂する場合が多い．森友らは尺骨手根靱帯の機能長変化を計測し，手関節背屈位で尺骨手根靱帯の緊張が高まることを証明し[1]，手関節背屈位がTFCCの主たる受傷肢位であ

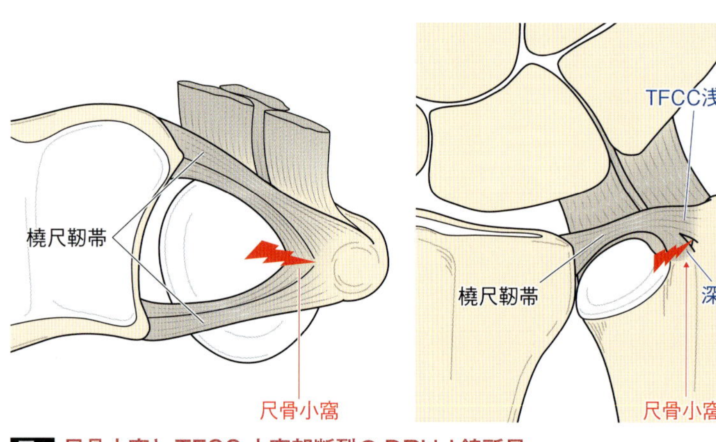

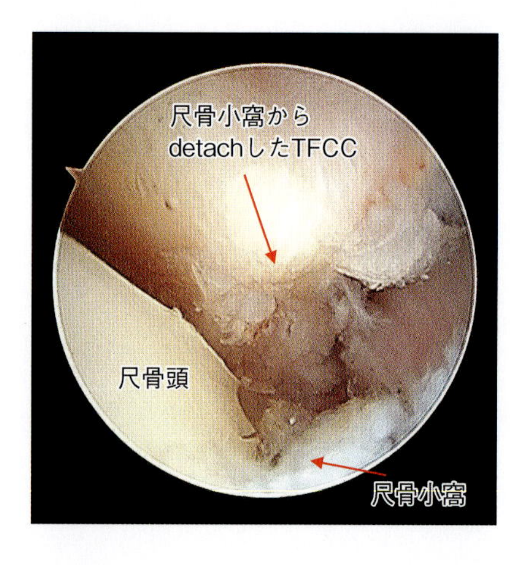

図1 尺骨小窩とTFCC小窩部断裂のDRUJ鏡所見

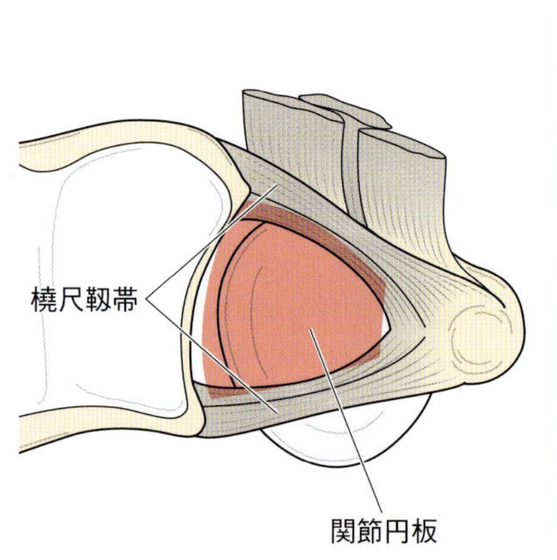

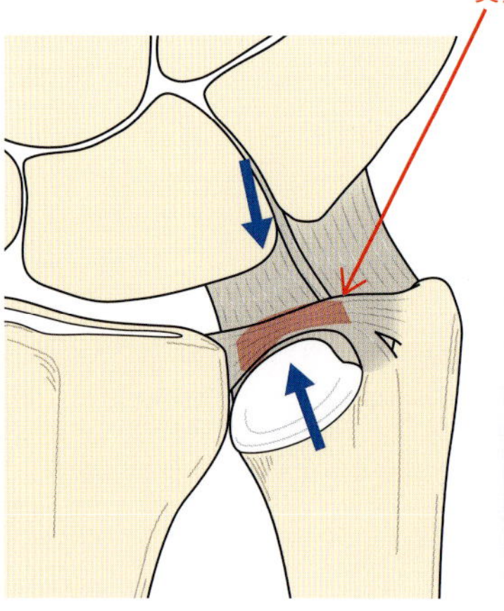

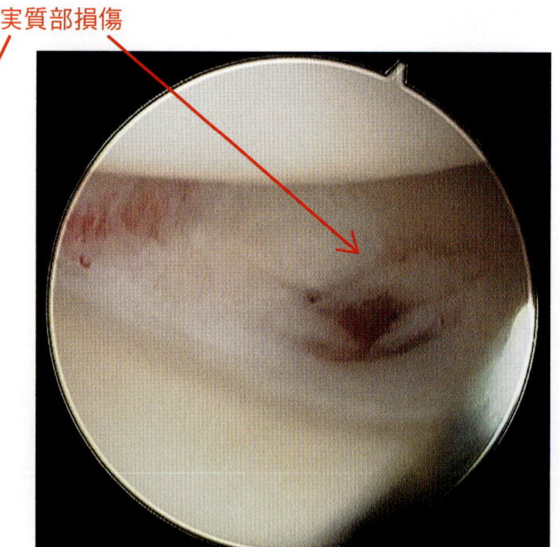

図2 TFCC円板部（実質部）と実質部損傷のRCJの損傷

る可能性を示している．小窩部には背側と掌側の橈尺靱帯の深枝が付着しているが，手関節背屈強制の際には掌側の橈尺靱帯損傷が起こりやすく，遠位橈尺関節（distal radioulnar joint：DRUJ）において橈骨に対する尺骨の背側不安定性が生じやすい．特に陳旧例では手関節尺側部の痛みのほか，尺骨頭が橈骨に対し背側に不安定であることによる“ずれ感”や sigmoid notch と尺骨頭の間で回内外運動がスムーズにできないことによるクリックなど不安定性による症状を自覚することもある．

一方，変性断裂は，剣道・ゴルフといったスポーツによる慢性外傷や尺骨プラスバリアンスがリスク因子となる．はっきりとした受傷機転がない場合も多く，主として overuse によって生じる陳旧性の損傷と位置付けられるが，外傷を契機に症状が誘発されたり悪化することが多い．小窩部断裂と異なり円板部の損傷であることから，鞄や鍋など物を持つなど手関節尺屈動作や手をついて立ち上がるなど荷重がかかる動作で，TFCC が手根骨と尺骨頭の間で挟まりインピンジして誘発される痛みが主な症状で，DRUJ 不安定性は伴わないことも多い．ただし円板中央部の損傷が広範で小窩部まで拡大すれば DRUJ の不安定性が出現する場合もある．

診　断

1．誘発テスト

TFCC 小窩部断裂は，尺骨小窩（fovea）の圧痛である fovea sign や DRUJ の不安定性をみる場合には DRUJ ballottement test や piano key sign が有用である．TFCC 変性断裂に対しては，検者が患者と握手し手関節尺屈を強制することで痛みが誘発されるかをみる shake hands test[2] が有効である．

TFCC 損傷と並んで尺側部痛の原因となる代表疾患に尺側手根伸筋（extensor carpi ulnaris：ECU）腱鞘炎がある[3]．ECU 腱鞘炎の誘発テストとしては，検者の指を持って手関節を過回外させる carpal supination test[3] が鋭敏である．

2．3 段階キシロカイン® ブロックテスト

当院では，手関節尺側部の術前診断の一環として，病変の局在を知るため，またさまざまに複合した病態を個別に診断するために，ECU，DRUJ，橈骨手根関節（radiocarpal joint：RCJ）の 3 ヵ所で造影剤入りのキシロカイン® ブロックテストを行い，ECU 腱鞘炎，TFCC 小窩部断裂ならびに円板部の変性断裂，月状三角骨間（LT）靱帯損傷の鑑別を試みている．

造影は ECU 腱鞘内，DRUJ，RCJ の順に 3 段階で施行，造影剤入りのキシロカイン® を注射する（**図 3**）．

各部位への注射ごとに疼痛誘発テストを行い，除痛効果を評価する．

3．関節造影後 CT（アルトロ CT）

造影直後に関節造影後 CT 撮影を行い，造影剤の広がりを観察することによって TFCC の損傷形態を正しく把握する．造影剤は組織欠損部位つまり損傷部位に流入するので，MRI よりも鋭敏に損傷部位を診断することができる．特に DRUJ 内に注入した造影剤が，小窩部に貯留している（**図 4**）のか，TFCC 円板内に流入が認められるのかを観察する．円板全層や小窩部の靱帯損傷が全層に及べば DRUJ から RCJ へ造影剤が流出する．

CT 撮影方向は，通常の coronal plane ではなく，尺骨茎状突起を中心とした放射状の面 radial plane view で撮影し，fovea への造影剤の流入をより詳細に捉えることができる方法で行っており，森友らは小窩部への造影剤の流入範囲を 5 つのタイプに分類し報告している[4, 5]（**図 5**）．

治療法の選択

アスリートなど復帰までの時間が限られているケ

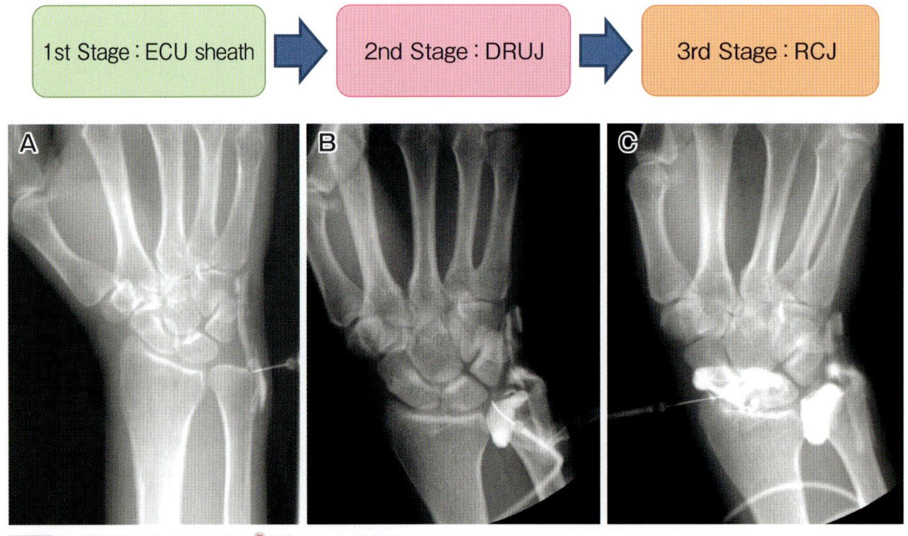

図3 3段階キシロカイン® ブロックテスト
ECU 腱鞘内（A），DRUJ（B），RCJ（C）の順に3段階で施行，造影剤入りのキシロカイン®を注射する．

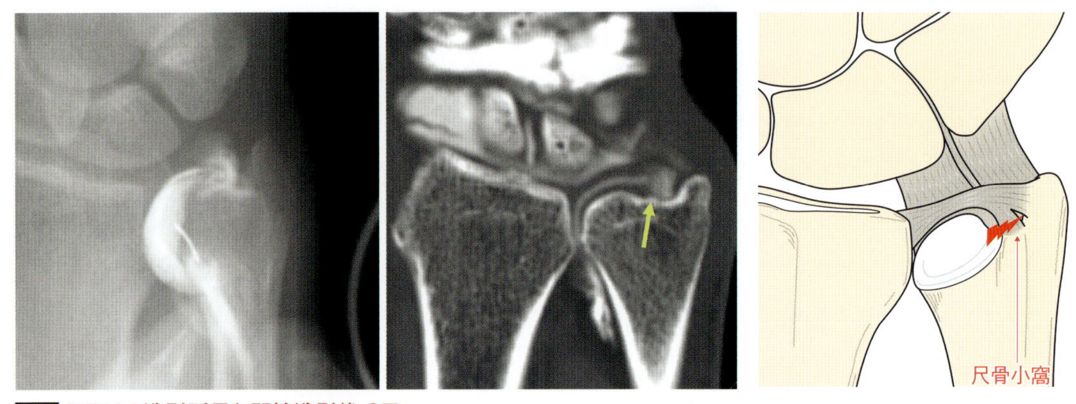

図4 DRUJ 造影所見と関節造影後 CT
DRUJ 内に注入した造影剤が尺骨小窩に貯留し，小窩部断裂が疑われる．

ースを除いて，まず受傷ないし症状出現後3ヵ月間は自然治癒を期待して保存的治療を優先して行う．保存的治療が奏効しなかった場合に手術治療を選択する．

1．TFCC 小窩部断裂（アルトロ CT type 3 または type 4）

TFCC の断端の退縮がなく縫合可能な場合は直視下または鏡視下の TFCC 縫合（transosseous repair）が適応となる．TFCC 断端の変性や退縮が起こっている場合は，直接縫合は適さず，当院では TFCC 再建を行っている．尺骨プラスバリアンスの症例の場合は再建靱帯の摩耗を防ぐために Wafer 法による尺骨頭の切除術[6]や Milch 法による尺骨骨幹部での短縮骨切り術[7]を併用する．

2．TFCC 変性断裂

円板断裂に対する積極的縫合はほとんど臨床的意義はなく，インピンジメントを解消するためには尺骨短縮の方が有効である．

尺骨ゼロまたはプラスバリアンスの場合，DRUJ 不安定性がないものについては，鏡視下デブリドマンに加え北野変法[8]による尺骨骨幹端での尺骨短縮骨切り術を，軽度の DRUJ 不安定性があるものでは Milch 法による尺骨骨幹部での短縮骨切り術を併用することがある．

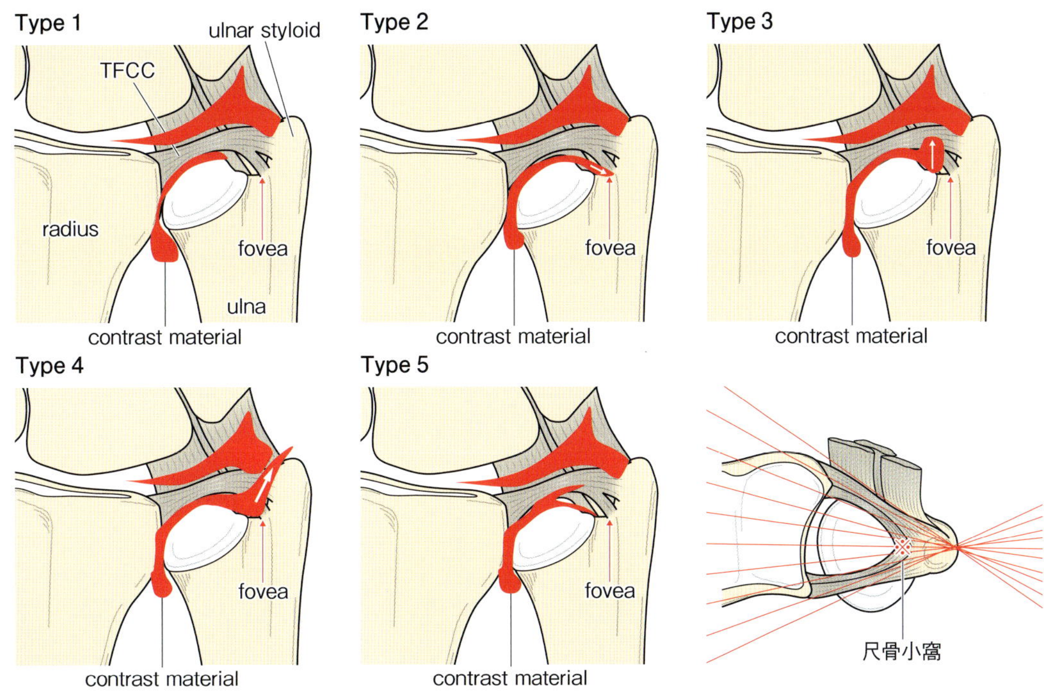

図5 関節造影後CTの放射状面 radial plane viewによるTFCC損傷の評価

マイナスバリアンスであっても手根骨と尺骨頭間のインピンジメントは生じ得ることが指摘されており，Wafer法[9]または北野変法[8]による短縮骨切りを行っている．

RCJ・DRUJ内の処置として滑膜組織および断裂部辺縁の鏡視下デブリドマンを行う．特にDRUJ内に嵌頓するような大きなflap状の断裂は，見逃すことなく確実な切除が必要である．

保存的治療

筆者らはDRUJ安定化と尺屈制限機能を兼ね備えた装具（ORTOP® シグマリストサポート，川村義肢）を使用し，受傷後ないし症状出現後3ヵ月間は基本的には保存的治療を行う．

手術治療

ここでは，臨床的に問題となる縫合不能な陳旧性TFCC小窩部断裂に対して，当院で行っているTFCC再建術[10]について述べる．

臨床的にTFCC損傷後DRUJ不安定性のほとんどは，尺骨が橈骨に対し背側に不安定な尺骨背側不安定型である．また，尺骨の背側不安定性の制動には掌側橈尺靱帯損傷が最も関与することはバイオメカニクス的に証明されている．そこでわれわれは，同病態に対して掌側の橈尺靱帯の再建を行っている．

TFCCの代表的再建方法としては，長掌筋腱（palmaris longus：PL）を用いたAdams-Berger法[11]や，ECU半裁腱を用いた中村らの報告[12]が挙げられる．Adams-Berger法は掌背側からアプローチが必要であるため手技が煩雑で高侵襲である．また，中村法は背側からのアプローチである．われわれは掌側靱帯に対しダイレクトにアプローチする方法として掌側アプローチ[13, 14]を考案した．これまでわれわれは，高度な尺骨背側不安定性を伴う陳旧性TFCC小窩部断裂に対し，長掌筋腱を用いた掌側橈尺靱帯再建術[15]を考案し報告してきたが，2016年以降，より低侵襲かつ簡便に，同一皮切のなかで完結できる再建法として，尺骨手根靱帯複合体

(unocarpal ligament complex：UCLC)(**図6**)の最も尺側の成分である尺骨三角骨靱帯(ulnotriquetral ligament：UTL)を用いた再建法[10](**図7**)を考案した．UCLCはUTL・尺骨有頭骨靱帯・尺骨月状骨靱帯の複合体であり2 mm程度厚みのある強靱な組織である．これらは掌側の橈尺靱帯に合流しているため，尺骨三角骨靱帯と掌側橈尺靱帯の連続性を温存したまま，尺骨三角骨靱帯を三角骨側から剥離翻転し尺骨頭にpull outし緊張させれば，そのまま掌側の橈尺靱帯の緊張として得られ，尺骨を掌側に安定化させられるというのが本法のコンセプトである(**動画**)．TFCC断端が退縮し尺骨小窩に届かない陳旧例でも，UCLCが破綻しているケースはなく，しっかりと血流の保たれた有茎のグラフトとして安定した効果を発揮する[10]．本法は短期ではあるが良好な成績を得ているので，手術手技を紹介する．

1．皮切および尺骨神経背側枝の保護

前腕回外位とし，ECU掌側から尺側手根屈筋(flexor carpi ulnaris：FCU)の尺側に至るfoveaを中心とした約3.5 cmのS字切開を加える(**図8A**)．皮下の展開では尺骨神経本幹から背側へ分枝する尺骨神経背側枝を損傷しないように注意が必要である．

> **Point**
>
> **尺骨神経背側枝の同定**
>
> 脂肪組織内にむやみに分け入らず，FCUの尺側縁でメスを使用して鋭的に前腕筋膜まで進入し，皮下脂肪組織は一塊として尺側(背側)へretractするほうが安全である．前腕筋膜と伸筋支帯(extensor retinaculum)は同じ深さの層にあり，前腕筋膜の層を同定したら，ツッペルガーゼなどで皮下脂肪組織と前腕筋膜および伸筋支帯の間を十分に剥離する．すると脂肪組織を裏打ちするように背側枝を確認できる(図8B)．

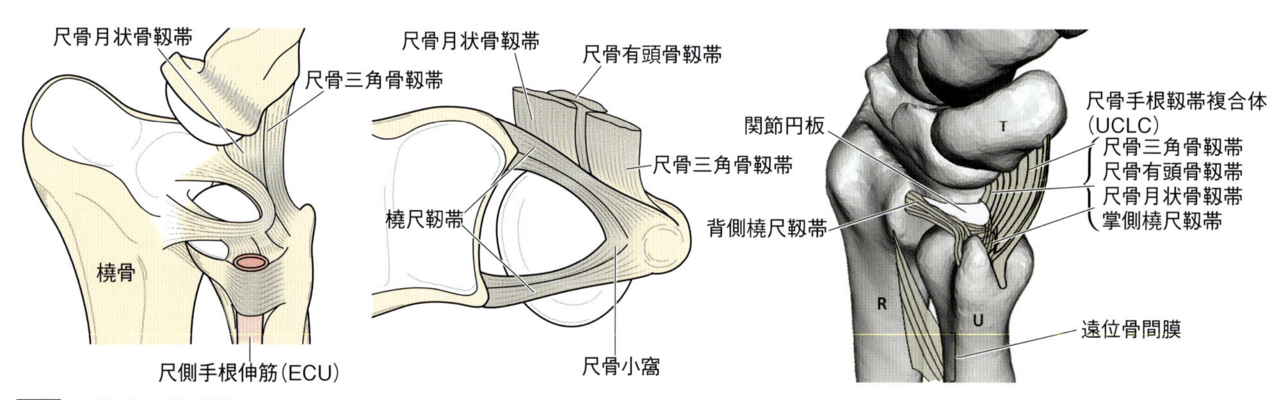

図6 UCLCの模式図

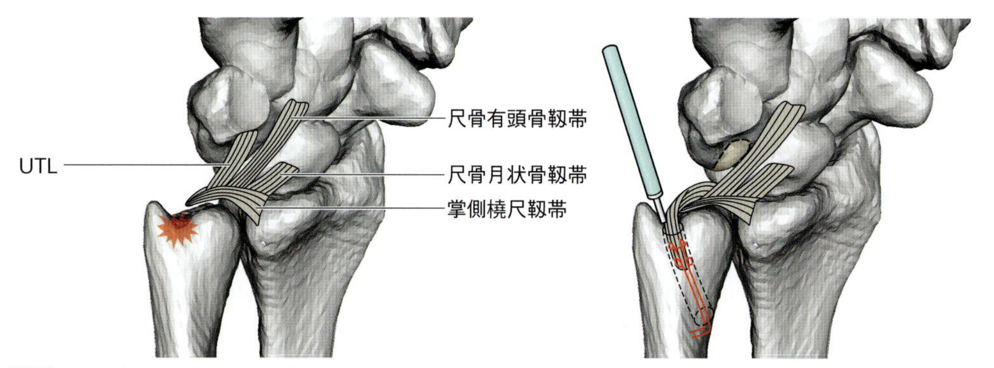

図7 UTLを用いたTFCC再建法

UCLCは掌側の橈尺靱帯に合流しているため，UTLと掌側橈尺靱帯の連続性を温存したまま，UTLを三角骨側から剥離翻転し尺骨頭にpull outし緊張させると，掌側の橈尺靱帯の緊張として得られ，尺骨を掌側に安定化させられる．

2. ECUのリリース，6Uポータルの作製

ECU腱鞘炎を伴っているケースでは，第6コンパートメントの伸筋支帯を切開してECUを開放する．その際，尺骨に付着している下層腱鞘（subsheath）を温存するように注意する：前腕回外位ではECUが確認しにくいため，牽引台を用いて前腕を立ててECUにアプローチする．さらに，subsheath遠位側でECUが接触する茎状突起背側部を削り，回外位で茎状突起背側がECUへ干渉しないことを確認する．ECU上で切開した伸筋支帯を挙上し掌側方向へ剥離する．掌側では伸筋支帯は豆状三角骨関節の関節包に連続しているため，自然と関節包が開放され，三角骨の豆状骨関節面が確認できる．これによりECU，三角骨，UCLC，TFCCで囲まれる空間の立体的な位置関係が把握しやすくなる．

さらにECU sheath floor掌側のsoft spotを穿破し（図8C），尺骨手根関節（ulnocarpal joint：UCJ）へ交通させ6Uポータルを作製する．関節鏡はこのタイミングで行い，3-4ポータルから鏡視し，6Uをワーキングポータルとする．TFCC・LT靱帯およびLT間の不安定性の有無などの状態を確認，必要に応じ滑膜炎の処理を行う．

3. 関節包を剥離

再び前腕を手術台の上に置き回外位として茎状突起～尺骨頭近位橈側のneckまで関節包を弧状に切開し，橈側へ剥離，翻転する（図9）．

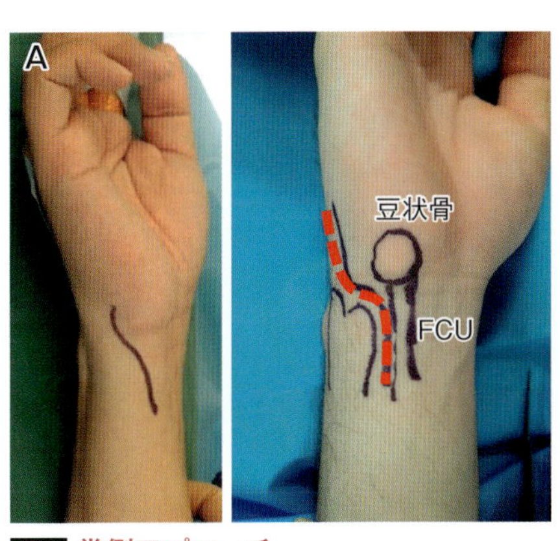

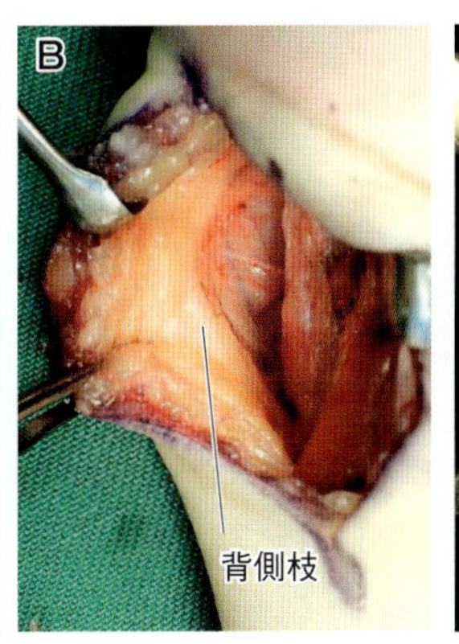

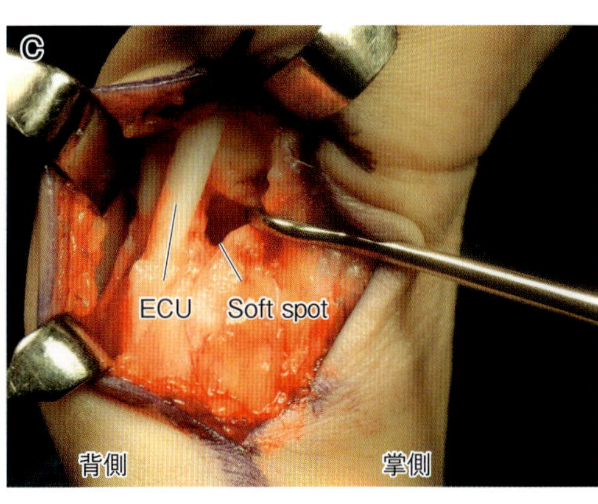

図8 掌側アプローチ
A：皮切，B：尺骨神経背側枝，C：ECUとsoft spot

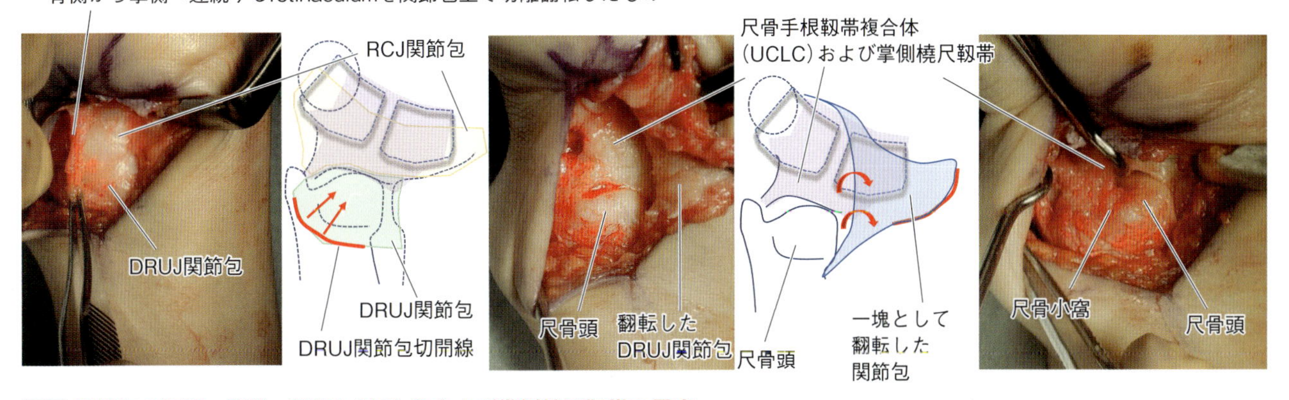

図9 関節包の切開・剥離・翻転とUCLCおよび掌側橈尺靱帯の露出

Point

関節包の剥離

掌側の橈尺靱帯およびUCLCを損傷しないように，深く切り込むことのないようメスの腹を使って関節包を靱帯表面から削ぐように剥離する（図9）．TFCCと尺骨頭の間が同定できたら，その間隙にエレバフックを挿入し，遠位へTFCCを持ち上げて緊張を観察する（図10）．

4．小窩部の新鮮化

小窩部の状態を確認する．たいていは橈尺靱帯浅枝が残存し，深枝付着部のみが断裂し瘢痕となっている．メスや鋭匙で小窩部を掻破する．この時点で必要に応じてボーンソーでWafer法による尺骨頭の短縮を行う（図11）．

5．グラフトの採取

手根中央関節（mediocarpal joint：MCJ）レベルまで関節包を剥離，UTL靱帯を同定する．UTLの尺側縁をclearにし，LT靱帯を損傷しないように遠位は薄く採取する．UTLの採取は幅4 mm，長さ10 mmを目標に行う．採取できたら近位へ翻転し，骨孔に引き込む準備をしておく（図12）．

6．グラフトの固定，TFCC再建

Tenodesis screw（SwiveLock® 3.5 mm × 13.5 mm，Arthrex）を用いてグラフトを固定する．1.2 mmのC-wireをドリルガイドとして小窩から尺骨頚部内側に通し，ガイドに沿ってドリルで直径3.2 mmの骨孔をあける．作製した骨孔が前腕の回旋中心となることが重要である．翻転したUTL断端にテフデックでKessler縫合し，骨孔を通して尺骨頚部に引き抜きpull outする（図13）．グラフトは骨孔を通じてしっかり近位方向へと牽引して緊張を保持し，助手が背側から尺骨頭を掌側へ押して解剖学的位置にDRUJを整復した状態で，SwiveLock®を遠位から挿入する（図14）．

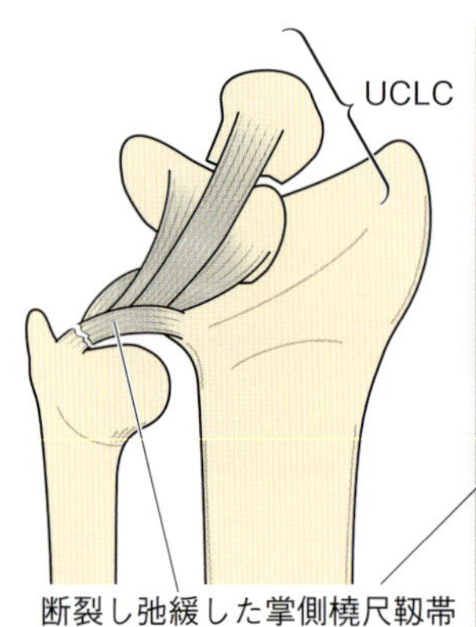

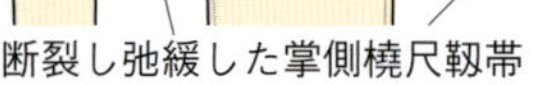

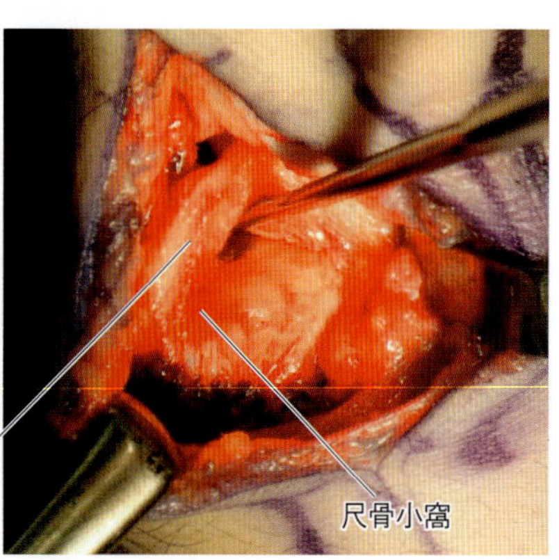

図10 断裂し弛緩した掌側橈尺靱帯と尺骨小窩

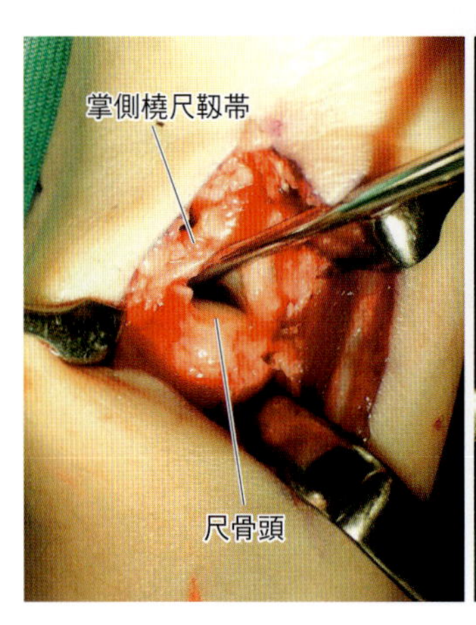

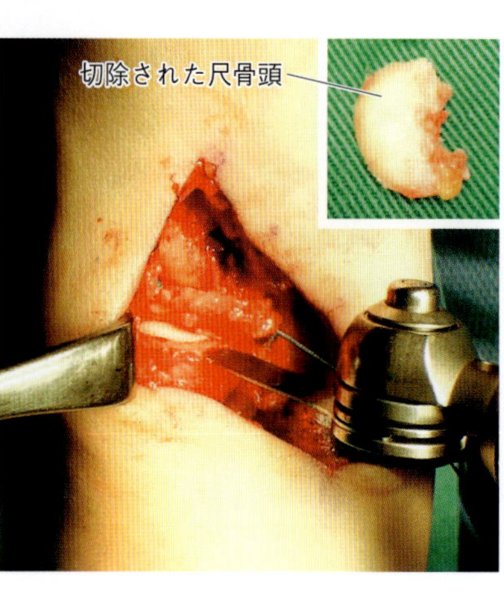

図11 Wafer法による尺骨頭短縮

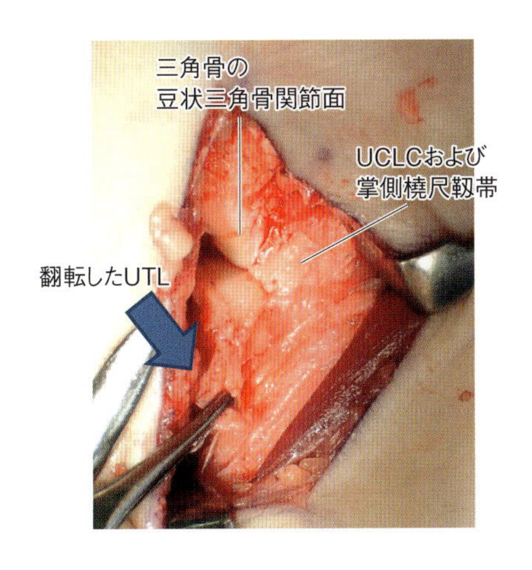

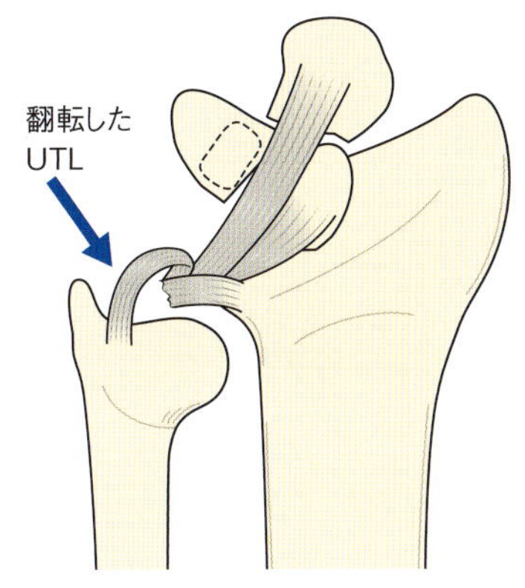

図12 UTL の採取

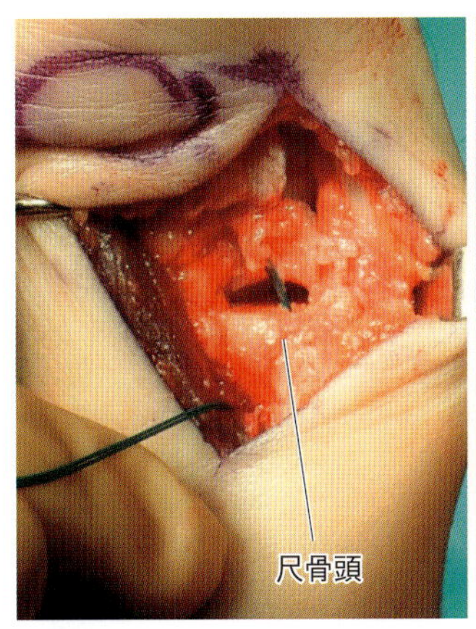

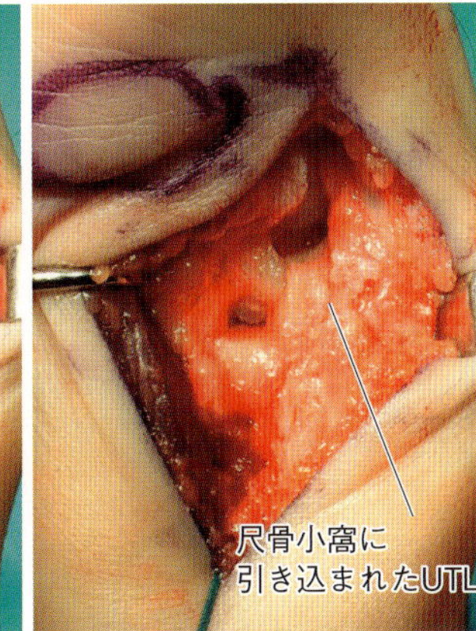

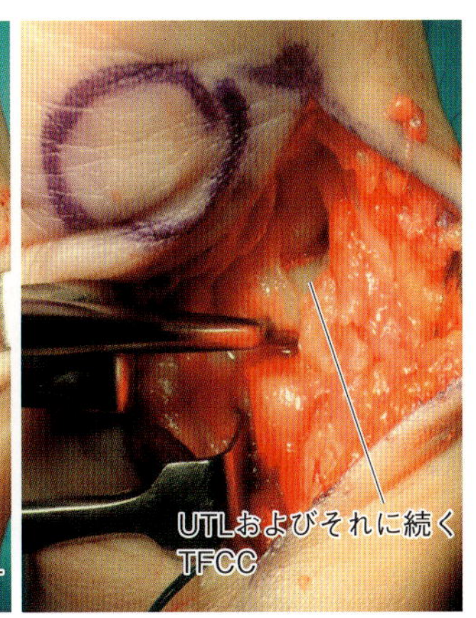

図13 UTL の尺骨小窩から頚部への pull out

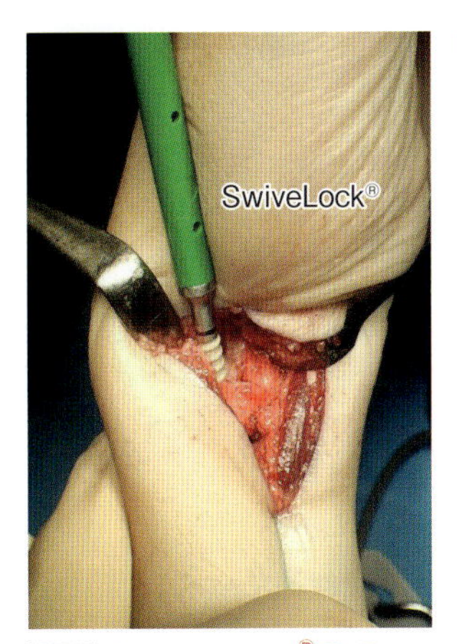

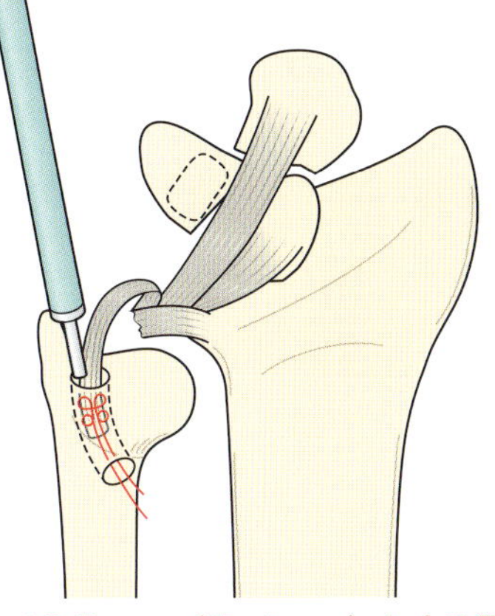

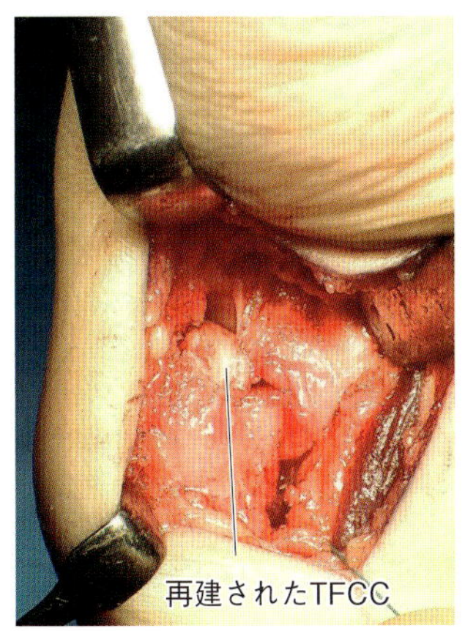

図14 SwiveLock® 3.5 mm × 13.5 mm（Arthrex）による尺骨小窩へのグラフト固定

ピットフォール

Tenodesis screw を尺骨頭の骨皮質を越えて深く入れすぎると固定が不安定になりやすい．高齢者など骨粗鬆がある患者では特に注意が必要である．

後療法

術後は約 3 週間の sugar tong splint の後，可動域訓練を開始する．

まとめ

臨床上問題となる，陳旧性 TFCC 小窩部断裂に対し UTL を用いて小窩付着部を再建する手法を考案し，短期ではあるが良好な成績を得ている．本法は有茎で移行するため血流が温存され，生着しやすいという利点がある．さらにグラフト採取が不要であり，平均手術時間は 115 分であった[10]．TFCC 小窩部断裂に対し TFCC 修復が不能である症例には，考慮されてよい術式であると考える．

引用・参考文献

1） Moritomo H. et al. Change in the length of the ulnocarpal ligaments during radiocarpal motion: possible impact on triangular fibrocartilage complex foveal tears. J Hand Surg Am. 33(8), 2008, 1278-86.

2） 森友寿夫．手関節尺側部痛の鑑別診断．MB Orthop. 27(4), 2014, 1-7.

3） 森友寿夫．スポーツ復帰を早める尺側手根伸筋腱鞘炎の治療．肩・肘・手スポーツ損傷診療マニュアル．MB Orthop. 30(4), 2017, 73-80.

4） 森友寿夫．TFCC 損傷に対する関節造影 CT の有用性．FCC 損傷診療テクニックを磨く．MB Orthop. 31(7), 2018, 25-32T.

5） Moritomo H. et al. Computed tomography arthrography using a radial plane view for the detection of triangular fibrocartilage complex foveal tears. J Hand Surg Am. 40(2), 2015, 245-51.

6） Feldon P. et al. The "wafer" procedure. Partial distal ulnar resection. Clin Orthop Relat Res. (275), 1992, 124-9.

7） Milch H. Cuff resection of the ulna for malunited Colles' fracture. J Bone Joint Surg Am. 23(2), 1941, 311-3.

8） 森友寿夫，久保伸之．TFCC 損傷に対する低侵襲手術：尺骨頚部楔状短縮骨切術（北野変法）．復帰を早めるスポーツ損傷　低侵襲手術テクニック．MB Orthop. 29(5), 2016, 163-172.

9） Wnorowski DC. et al. Anatomic and biomechanical analysis of the arthroscopic wafer procedure. Arthroscopy. 8(2), 1992, 204-12.

10）Moritomo H. Tenodesis of the Ulnotriquetrum Ligament to the Fovea for a Triangular Fibrocartilage Complex Tear. Tech Hand Up Extrem Surg. 22(4), 2018, 141-5.

11）Adams BD. et al. An anatomic reconstruction of the distal radioulnar ligaments for posttraumatic distal radioulnar joint instability. J Hand Surg Am. 27(2), 2002, 243-51.

12）Nakamura T. Anatomical Reattachment of the TFCC to the Ulnar Fovea Using an ECU Half-Slip. J Wrist Surg. 4(1), 2015, 15-21.

13）Moritomo H. Open repair of the triangular fibrocartilage complex from palmar aspect. J Wrist Surg. 4(1), 2015, 2-8.

14）Moritomo H. Advantages of open repair of a foveal tear of the triangular fibrocartilage complex via a palmar surgical approach. Tech Hand Up Extrem Surg. 13(4), 2009, 176-81.

15）Moritomo H. et al. Palmar reconstruction of the triangular fibrocartilage complex for static instability of the distal radioulnar joint. Tech Hand Up Extrem Surg. 18(3), 2014, 110-5.

26 手根靱帯損傷

中村俊康 Toshiyasu Nakamura ● 国際医療福祉大学医学部整形外科学教授・山王病院整形外科部長

病　態

手根骨は，舟状骨（scaphoid），月状骨（lunate），三角骨（triquetrum）から形成される近位手根列（proximal row）と，大菱形骨（trapezium），小菱形骨（trapezoid），有頭骨（capitate），有鉤骨（hamate）から形成される遠位手根列（distal row）の計7つの骨で構成される．豆状骨は尺側手根屈筋腱内の種子骨であり，三角骨との間に豆状―三角骨間関節を形成する．遠位手根列内の各骨は手根中手（carpometacarpal：CM）関節を介して中手骨と強固に結合し，ほとんど個別間の動きがないのに対し，近位手根列内の舟状骨―月状骨間と月状骨―三角骨間には背側，近位部，掌側をぐるりと囲む形で骨間靱帯が存在し，手関節の掌背屈，橈尺屈に伴い，同靱帯は多少のねじれ変形を生じる．近位手根列内の手根骨骨折や骨間靱帯損傷では近位手根骨列内の異常運動を生じる[1]．舟状骨は掌屈しやすく，三角骨は背屈しやすい傾向があり，近位手根列内の手根骨間靱帯がこの動きを制御しているため，舟状月状骨靱帯（scapholunate ligament：SL 靱帯）を生じると舟状骨は掌屈し，一方，月状骨は月状三角骨靱帯（lunotriquetral ligament：LT 靱帯）が保たれているため，背屈していく三角骨に引っぱられて背屈する．月状骨の動きに注目した変形を DISI 変形（dorsal intercalary segment instability）という（**図1**）[1]．一方，月状三角骨間靱帯損傷を生じると，舟状骨と月状骨は掌屈し，三角骨が単独に背屈していくため，VISI 変形（volar intercalary segment instability）を呈する[1]．

受傷機転は SL 靱帯損傷，LT 靱帯損傷ともに perilunate 損傷の最初の stage から生じ得ると考えられる[2]ため，手関節背屈位または掌屈位での軸圧損傷と考えられているが，SL 靱帯損傷は橈骨遠位端骨折に，LT 靱帯損傷は三角線維軟骨複合体（triangular fibrocartilage complex：TFCC）損傷に合併することもよく知られており，実際の受傷機転は明らかになっていない．

SL 靱帯断裂を生じると有頭骨からの軸圧や橈骨側からの反力によって SL 間の関節裂隙の開大を生じる．これを舟状月状骨解離（scapholunate dissociation）と呼ぶ（**図2**）．この状態が長期に及ぶと scapholunate advanced collapse（SLAC）wrist と呼ばれる手関節橈側の変形性手関節症に進展するとされる．最初は橈骨橈側の茎状突起周辺の軟骨障害

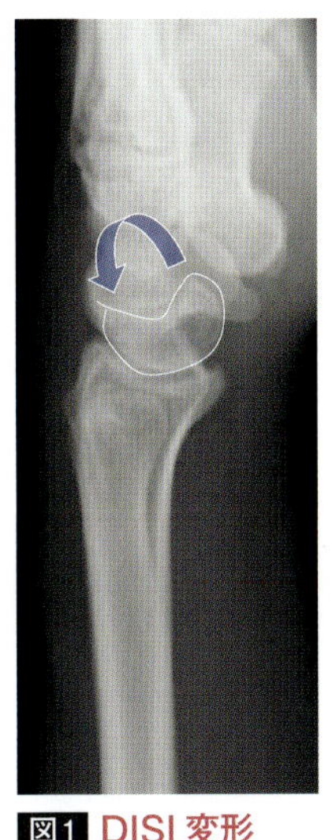

図1 DISI 変形
月状骨の背屈変形を認める．

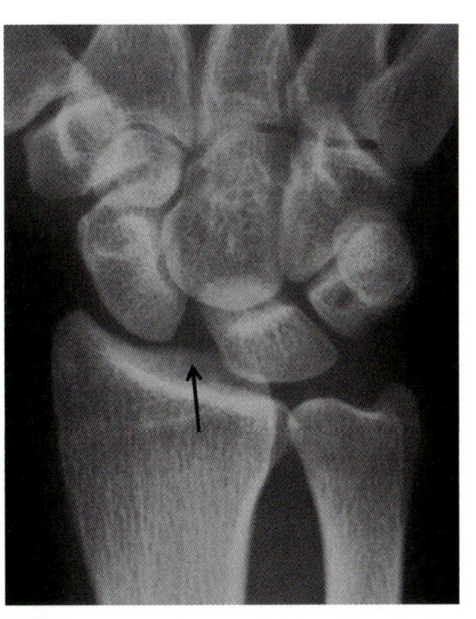

図2 SL 靱帯損傷：舟状月状骨解離（単純 X 線）
SL 間は大きく開大している（矢印）．

(SLAC stage Ⅰ)，橈骨舟状骨窩の変形と橈骨舟状骨間の関節裂隙狭小化（SLAC stage Ⅱ)，舟状骨有頭骨間の変形性関節症性変化（SLAC stage Ⅲ）に進行していく[3]．変形性関節症へ進行すると近位手根列切除や部分関節固定術などのsalvage手術を要するため，新鮮SL靱帯損傷に対しても手術治療が推奨される．

臨床症状

SL靱帯損傷では手関節鏡挿入部位である3-4ポータル（第3伸筋区画と第4伸筋区画の間のくぼみ）部の圧痛が特徴的で，手関節痛を認めるが，手関節の腫脹や運動制限を生じることはまれである．SLAC wristに進行すると腫脹や手関節可動域制限を生じる．舟状骨骨折，偽関節と同様にまったく手関節痛を生じずに，長期間経過することもある．

一方，LT靱帯損傷の場合は同部位の圧痛，手関節尺側部痛を生じる．運動制限や手関節の腫脹は少ない．

診　断

SL靱帯損傷では母指，示指の軸方向の圧迫，手関節を強制伸展下での自動回内時の痛みの出現，舟状骨結節部を母指で圧迫し，手関節を尺屈から橈屈するWatson[4]のscaphoid shift testで疼痛とclickの有無を調べる．

画像診断ではSL靱帯損傷が重度で，舟状骨と月状骨の間（scapholunate gap）が3 mm以上（欧米では4 mmが一般的）を呈するSL解離の場合には単純X線での診断が容易であるのに対し**（図2）**，靱帯損傷によって舟状骨の異常回転は生じているものの，SL間が開いていない場合には単純X線での診断が難しい．また，LT靱帯損傷の場合は単純X線での診断が難しい．単純X線計測ではradiolunate (RL) angle（正常0°）[5]，scapholunate (SL) angle（正常46°）[1]，capitolunate (CL) angle（正常0°）[1]を計測し，手根不安定症の場合にはRL角，SL角が異常値を生じる．

MRIでは，SL靱帯損傷やLT靱帯損傷自体の描出は難しい．

関節造影はヨード造影剤を手関節内に注入する画像診断で，橈骨手根関節を造影した際にSL靱帯や

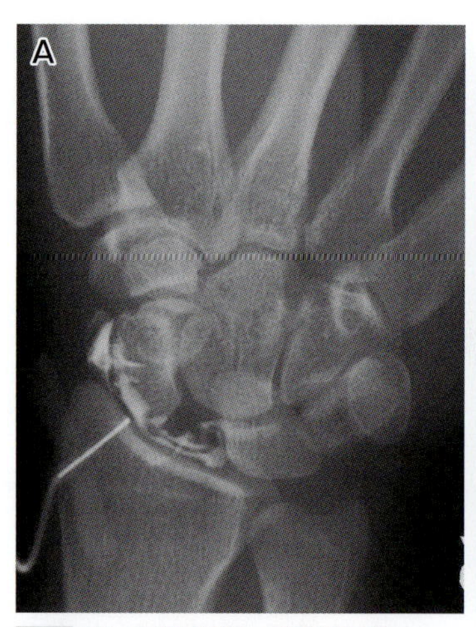

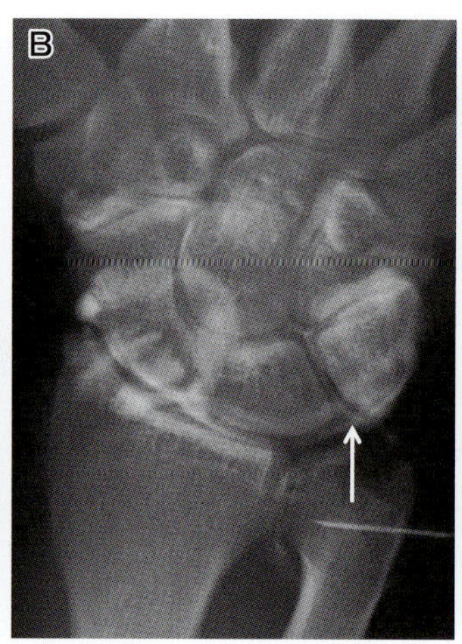

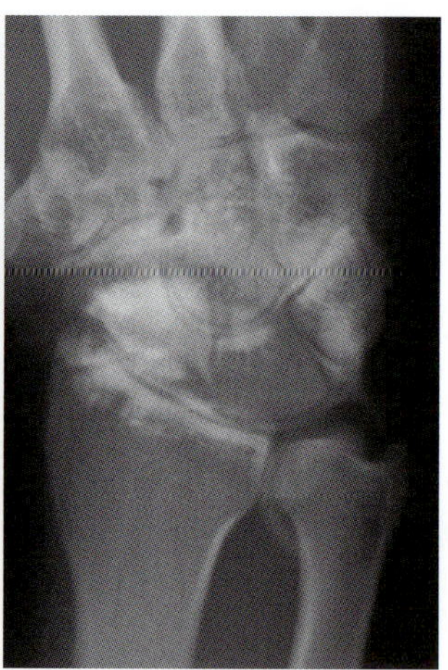

図3 SL靱帯損傷（関節造影）

A：橈骨手根関節造影で橈骨手根関節から手根中央関節へSL間で造影剤の漏出がある．
B：橈骨手根関節造影で橈骨手根関節から手根中央関節へLT間で造影剤の漏出が起こっている（矢印）．橈屈するとLT間のギャップは開大する（右）．

LT 靱帯損傷では靱帯損傷部を通って造影剤が手根中央関節に漏出するので診断可能である（**図 3**）.

手関節鏡は直接，手根骨間靱帯損傷を観察可能である．手根骨間靱帯損傷の場合には橈骨手根関節鏡および手根中央関節鏡で観察可能で，手根中央関節鏡所見での Geissler による分類が有名である．この分類では grade 1（プローブで不安定性がある），grade 2（2 mm のプローブが手根骨間関節に挿入できる），grade 3（関節鏡で手根骨間関節の鏡視ができる），grade 4（手根骨間関節内を外径 2.7 mm の関節鏡が自由に通過する）に分類する[6]（**動画**）.

治療法の選択

SL 靱帯損傷では，新鮮例では鏡視下での新鮮化や thermal shrinkage を併用した SL 間の pinning（**図 4**）や suture anchor を用いた修復術で修復可能である．陳旧例に対してはこれまで良好な成績を収めることが難しかったが，近年では骨―靱帯―骨を用いた再建術[7, 8]および橈側手根屈筋腱半裁腱を舟状骨に開孔した骨トンネルを通し，背側橈骨手根靱帯で折り返す three ligament tenodesis（3LT 法）が有効とされている[9]．一方，LT 靱帯損傷は，新鮮例では鏡視下での thermal shrinkage や LT 間の pinning を，陳旧例で尺骨 plus 変異を伴う症例では尺骨短縮術を選択する．近年，LT 靱帯再建の報告も認める．

保存的治療

SL 靱帯損傷は見逃される場合も多く，一般的に保存的治療は有効とはいえない．LT 靱帯損傷も同様である．

手術治療

筆者は背側有頭骨―有鉤骨間靱帯を用いた再建術を行い，良好な成績を収めている．この方法は SL 靱帯の完全断裂例で，舟状―月状骨間の gap は 3 mm 未満であるが，舟状骨の異常掌側回転と月状骨の DISI 変形を生じた SL 靱帯損傷例と舟状骨―月状骨間の gap が 3 mm 以上に開大した SL 解離例とで，いずれの場合にも徒手的に整復が可能な症例が適応となる．背側の Berger-Bishop 展開[10]を延長し，SL 靱帯を露出し，SL 靱帯の背側 portion の断裂を確認後（**図 5A**），膜様部が残存している場合には膜様部の裂離部位を新鮮化し，断裂した骨側に 2 ～ 3 個の

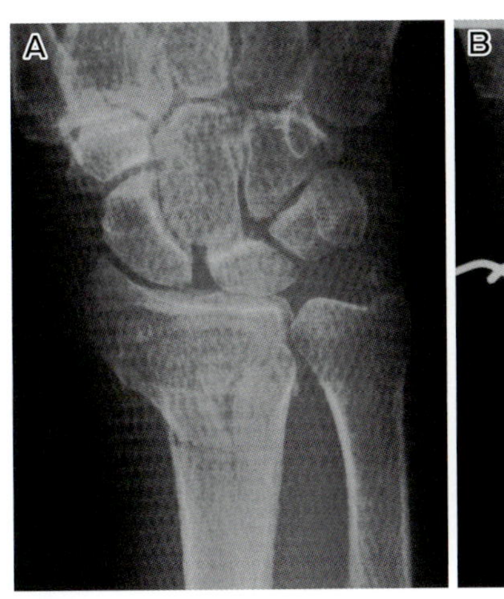

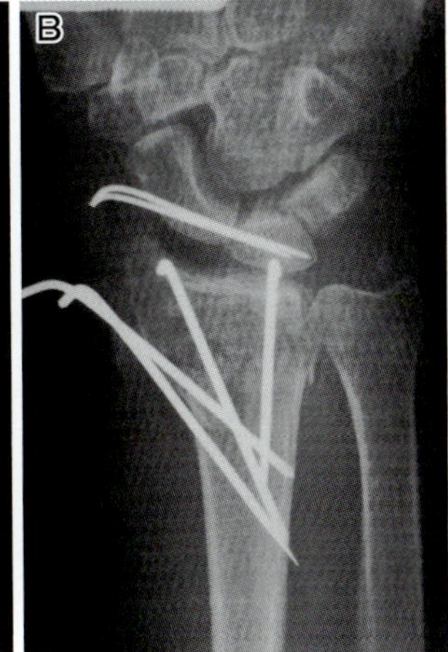

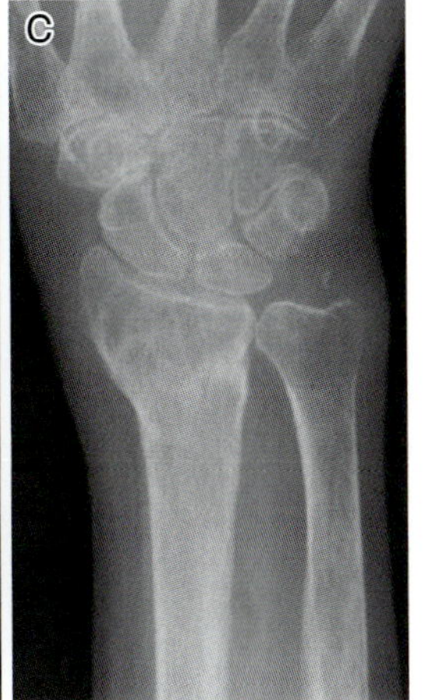

図4 SL 靱帯損傷新鮮例の治療
A：受傷時，B：pinning 時，C：4ヵ月後．
橈骨遠位端骨折に合併した SL 靱帯損傷例．SL 間の pinning を行い，良好な SL 間の整復を得た．

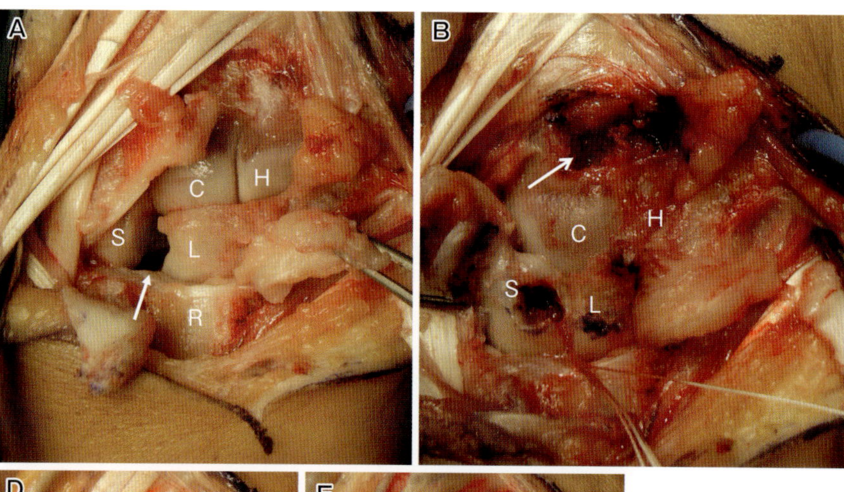

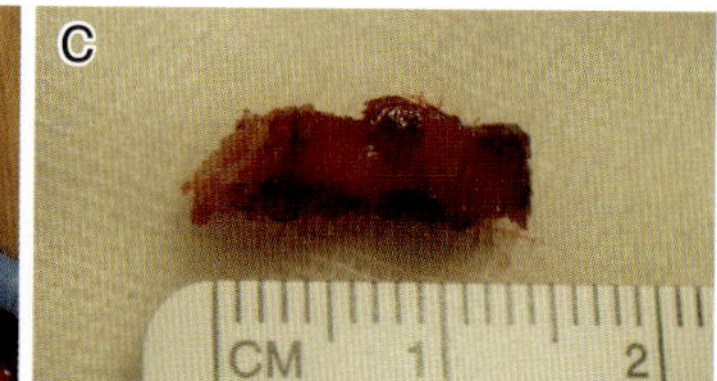

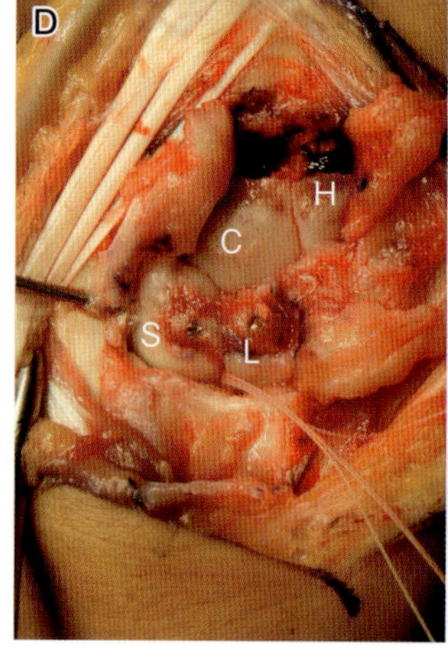

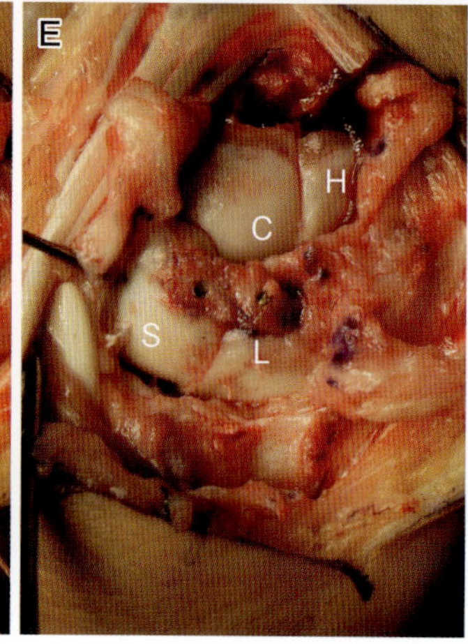

図5 SL 靱帯損傷陳旧例の治療

A：展開．断裂し開大した SL 靱帯損傷部（矢印）．
B：有頭有鉤骨間靱帯の近位 1/2 から骨―靱帯―骨を採取する（矢印）．SL 靱帯膜様部に suture anchor を挿入後，SL 間を整復する．移植骨に合うサイズの母床を舟状骨と月状骨に作製する（図は舟状骨の母床を作製したところ）．
C：採取した骨付き有頭有鉤骨間靱帯．
D：母床に骨付き有頭有鉤骨間靱帯を設置し，1.2 mm 径の小スクリューで固定する．
E：Suture anchor に付属する糸で膜様部を修復する．
S：舟状骨，L：月状骨，C：有頭骨，H：有鉤骨，R：橈骨

Mitek micro suture anchor（ジョンソン・エンド・ジョンソン）を挿入する．舟状骨および月状骨に 1.5 mm 径 Kirschner 鋼線を挿入し，joystick 法により透視下に SL を整復し，SL 間を 1 ～ 2 本の 1.2 mm Kirschner 鋼線，舟状有頭骨間を 1 ～ 2 本の 1.2 mm Kirschner 鋼線で仮固定する．SL 靱帯の背側 portion 部の舟状骨側，月状骨側をそれぞれ 5 mm（縦）× 7 mm（横）× 5 mm の大きさに骨切除し，母床を作製する（**図 5B**）．有頭有鉤骨間靱帯の背側 portion のうち，近位 1/2 を母床と同じかやや小さめの大きさで採取する（**図 5C**）．骨付き靱帯を母床に嵌め込み，1.2 mm 径のスクリュー（profile combo, Stryker）を 1 本ずつ用いて，それぞれの靱帯付き移植骨を舟状骨および月状骨に固定する（**図 5D**）．その後 suture anchor の糸で膜様部を修復する（**図 5E**）．術後 X 線撮影を行い，良好な整復位を確認する（**図 6**）．フォロー中にも X 線機能撮影を行い，靱帯機能の回復をチェックする（**図 7**）．

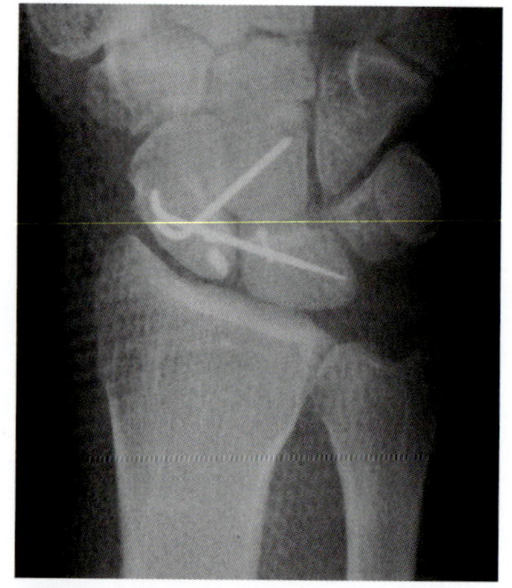

図6 SL 靱帯損傷術後 X 線

SL 間の良好な整復が維持されている．

また，Garcia-Elias らによる橈側手根屈筋腱半裁腱を用いた靱帯修復術（3LT 法）も有効な手段である

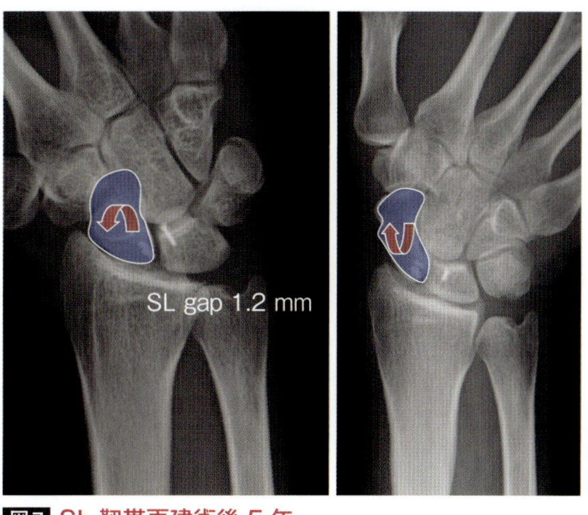

図7 SL 靱帯再建術後５年
橈尺屈機能撮影時に舟状骨の運動は正常化している．SL gap は 1.2 mm と良好である．

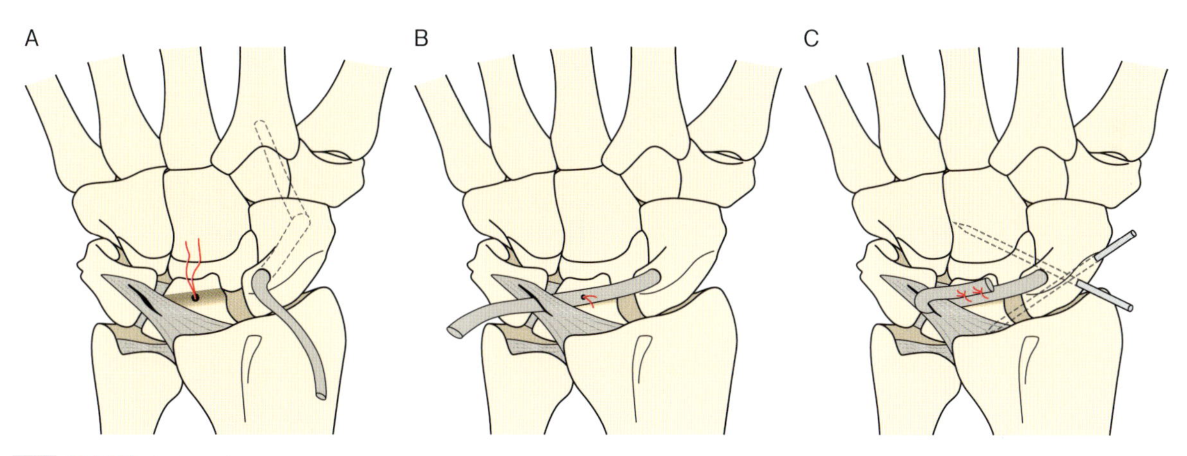

図8 3LT 法（文献７より）
舟状骨に骨孔を開け，半裁した橈側手根屈筋腱を通す（A）．さらに橈側手根屈筋腱を背側橈骨手根靱帯内に通し（B），反転して，腱どうしを強く縫合する．SL 間および舟状有頭骨間を Kirschner 鋼線で仮固定する（C）．

（図 8）[9]．

LT 靱帯損傷に対する治療法は現時点では鏡視下での新鮮化，高周波プローブによる thermal shrinkage と LT 間の pinning が有効である．また，陳旧例に対しては Omokawa ら[11]により背側橈骨手根靱帯を用いた再建法が報告されている．また，TFCC がハンモック状の構造体であることを利用し，尺骨短縮術を行うことで除圧と LT 間の安定化を図る方法も良好な成績が得られている[12]．

後療法

SL 靱帯，LT 靱帯損傷の術後は２～３本の鋼線による SL 間（場合により SC 間）や LT 間の仮固定を 8 週程度施行する．ギプスなどの外固定は４～５週施行する．鋼線抜去後から伸展屈曲運動を主体に２週程度の自動可動域訓練を施行後，他動可動域訓練を行う．

引用・参考文献

1) Linscheid RL. et al. Traumatic instability of the wrist Diagnosis, classification, and pathomechanics. J Bone Joint Surg Am. 54(8), 1972, 1612-32.
2) Mayfield JK. et al. Carpal dislocations：pathomechanics and progressive perilunar instability. J Hand Surg Am. 5(3), 1980, 226-41.
3) Watson HK. et al. The SLAC wrist：scapholunate advanced collapse pattern of degenerative arthritis. J Hand Surg Am. 9 (3), 1984, 358-65.
4) Watson HK. et al. Examination of the scaphoid. J Hand Surg Am. 13(5), 1988, 657-60.
5) Mack GR. et al. The natural history of scaphoid non-union. J Bone Joint Surg Am. 66(4), 1984, 504-9.
6) Geissler WB. Arthroscopically assisted reduction of intra-articular fractures of the distal radius. Hand Clin. 11(1), 1995, 19-29.
7) Cuénod P. Osteoligamentoplasty and limited dorsal capsulodesis for chronic scapholunate dissociation. Ann Chir Main Memb Super. 18(1), 1999, 38-53.
8) Nakamura T. et al. Reconstruction of the Scapholunate Ligament Using Capitohamate Bone-Ligament-Bone. J Wrist Surg. 4(4), 2015, 264-8.
9) Garcia-Elias M. et al. Three-ligament tenodesis for the treatment of scapholunate dissociation : indications and surgecal rechnique. J Hand Surg Am. 31(1), 2006, 125-34.
10) Berger RA. et al. A fiber-splitting capsulotomy technique for dorsal exposure of the wrist. Tech Hand Up Extrem Surg. 1 (1), 1997, 2-10.
11) Omokawa S. et al. Dorsal radiocarpal ligament capsulodesis for chronic dynamic lunotriquetral instability. J Hand Surg Am. 34(2), 2009, 237-43.
12) Mirza A. et al. Isolated lunotriquetral ligament tears treated with ulnar shortening osteotomy. J Hand Surg Am. 38(8), 2013, 1492-7.

数字

し

す

せ

ふ

へ

ほ

ま

ゆ

よ

り

わ